科学出版社"十四五"普通高等教育本科规划教材

临床药学专业案例版系列教材

供临床药学、药学、临床医学、口腔医学、护理学等相关专业使用

案例版

临床药理学

总主编　张　玉
主　编　谢　恬　魏敏杰
副主编　张丽慧　刘昭前　伍三兰　汤依群
编　委　（以姓氏笔画为序）

王文雅（南方医科大学）　　　　邓亚卉（华中科技大学同济医学院附属
占昌友（复旦大学）　　　　　　　　　　协和医院）
朱怀军（南京大学医学院附属　　伍三兰（华中科技大学同济医学院附属
　　　　鼓楼医院）　　　　　　　　　　协和医院）
向　倩（北京大学第一医院）　　刘　冰（广东药科大学）
汤依群（中国药科大学）　　　　刘昭前（中南大学湘雅医院）
李成檀（杭州师范大学）　　　　吴慧哲（中国医科大学）
张　晗（天津中医药大学）　　　张轩萍（山西医科大学）
张丽慧（杭州师范大学）　　　　张爱霞（南京医科大学）
周文婷（新疆医科大学）　　　　周红宇（温州医科大学）
赵明沂（沈阳药科大学）　　　　赵青威（浙江大学医学院附属第一医院）
袁　野（哈尔滨医科大学）　　　徐　萍（中南大学湘雅二医院）
隋新兵（杭州师范大学附属医院）谢　恬（杭州师范大学）
谭亲友（桂林医学院）　　　　　魏敏杰（中国医科大学）

科学出版社

北　京

内 容 简 介

本教材反映新时期临床药理学教学内容和课程改革成果，按照教育部专业类教学质量国家标准、专业认证的需要，采用先进教学模式，将真实、典型案例与理论教学相结合，注重素质教育，加强培养学生的创新能力与实践能力。

本教材分为总论和各论两大部分，共二十八章。第一至第十四章为总论部分，既介绍药物临床研究和临床用药中的基本理论、基本方法及共性规律，又介绍药物不良反应与药源性疾病、药物依赖性与药物滥用以及特殊人群用药等与临床合理用药密切相关的重要内容。而且，针对临床医学个体化治疗新模式，对药物基因组学与临床合理用药的关系进行了较为详尽且特色鲜明的阐述，对临床药理学实践具有重要的指导意义。第十五至第二十八章为各论部分，以临床常见疾病的治疗药物为主线，阐述常用药物的作用特点及临床合理用药原则。

本教材供高等学校临床药学、药学、临床医学、等相关专业教学使用。

图书在版编目（CIP）数据

临床药理学/谢恬，魏敏杰主编. — 北京：科学出版社，2024.6
科学出版社"十四五"普通高等教育本科规划教材　临床药学专业案例版系列教材/张玉总主编
ISBN 978-7-03-077896-3

Ⅰ. ①临… Ⅱ. ①谢… ②魏… Ⅲ. ①临床医学–药理学–医学院校–教材　Ⅳ. ① R969

中国国家版本馆 CIP 数据核字（2024）第 010456 号

责任编辑：朱　华/责任校对：任立峰
责任印制：张　伟/封面设计：陈　敬

科学出版社 出版
北京东黄城根北街 16 号
邮政编码：100717
http://www.sciencep.com
三河市宏图印务有限公司印刷
科学出版社发行　各地新华书店经销
*
2024 年 6 月第 一 版　开本：787×1092　1/16
2024 年 6 月第一次印刷　印张：23 3/4
字数：684 000
定价：144.00 元
（如有印装质量问题，我社负责调换）

序

随着社会的飞速发展以及我国医疗卫生体制改革的持续深入，公众的健康意识不断提升，合理用药需求日益增长，临床药学学科的重要性越来越突显，其学科内涵、教育理念和人才培养模式也随之发生着深刻变化。本科临床药学专业旨在培养兼备临床及药学基础知识和技能、为临床提供以合理用药为核心的药学服务并具有良好沟通能力和人文素质的高素质人才。为适应新时代、新要求，使教材建设跟上学科发展的步伐、更好地满足当前临床药学人才培养的要求，我们组织来自高校及临床一线的专家学者共同编写了这套临床药学专业案例版系列教材，旨在通过融合实际案例与课堂专业知识，帮助学生更形象、更深入地理解和掌握临床药学知识，提升解决实际问题的能力。

本套教材围绕临床药学专业核心课程，融合理论基础与案例实践，融入国内外前沿视角，形成了系列案例版教材，包括《临床药理学》《临床药物治疗学》《药物不良反应与药物警戒》《药物毒理学》《药物经济学》《药物临床试验概论》《药学服务与沟通技能》等。教材编写遵循以下原则：

以案例为载体，贴近临床实践 编者精选出一系列有代表性的临床药学案例，结合现实场景中的问题和挑战，引导学生运用所学知识进行分析，在解决临床问题的过程中掌握知识和技能。

以问题为导向，激发学生思考 本套教材通过问题引导和启发式教学，引导学生在分析和解决问题的过程中主动思考，不断激发学生探索欲望和创新思维能力。

以学生为中心，促进潜能发挥 本套教材编写基于学生认知与发展规律，难易程度逐步递进，有利于学生在学习中稳步提升。教材借助二维码技术提供电子拓展资源，包含进阶学习资料与个性化辅导内容，以便学生自主选择深入研习与探索，充分发挥个人潜能。

以信息化为支撑，提升教学实效 本套教材还利用先进的网络和数字技术，为教学和考试提供丰富的资源和支持，力求实现医学教育数字化和网络化。

值此系列教材出版之际，我衷心感谢所有参与编写教材的专家学者和热心协助的同仁们，正是因为你们的辛勤工作和无私奉献，才让本套教材得以顺利完成。同时，我也要感谢所有使用本套教材的师生们，你们的支持和反馈将推动我们不断改进和完善本套教材，以满足临床药学教育的需求。我衷心希望临床药学专业案例版系列教材能够为广大医药教育工作者和学生们提供丰富的学习资源和指导，为临床药学专业的人才培养提供有力支持，为医药学教育的创新和发展贡献力量。

张 玉

2024 年 3 月于武汉

前　言

临床药理学是临床药学专业的核心课程，也是药学和临床医学等医药学专业的重要课程。为了更好地贯彻国务院办公厅《关于加快医学教育创新发展的指导意见》和《高等学校课程思政建设指导纲要》，适应"新医科"背景下临床药理学教学改革要求，科学出版社启动了《临床药理学》等高等学校临床药学专业案例版系列教材编写工作。

本教材反映了新时期临床药理学教学内容和课程改革成果，重视学生的素质教育、创新能力与实践能力培养，突出"三基"（基本理论、基本知识、基本技能），体现"五性"（思想性、科学性、先进性、启发性和适用性）和"三特定"（特定目标、特定对象、特定限制）原则，并具有以下特点。

1. 案例特色服务专业培养目标要求　教材编写践行理论与实践、基础与临床、药学与医学三方面相结合。在各章节切入临床药理学的典型案例，通过案例分析，实现以问题为导向的启发式和研讨式教学，提升学生解决临床药理学实际问题的能力，为知识、能力、素质协调发展创造条件。

2. 思政融入服务立德树人根本任务　教材编写中，注重从家国情怀、科学精神、文化自信、全球视野和法治意识等各个维度将思政元素融入各章节的教学内容中，使价值引领、知识传播及能力培养有机统一，以期促进课程思政育人目标达成。

3. 关注学科发展、提升教材前沿性　根据国内外临床药理学研究最新进展，以正文融入、知识拓展和补充材料等多种形式增加已确证的新理论、新药物和新治疗，并在相关章节提供最新的临床药理学研究规范和临床用药指南。

4. 多样化数字化适应线上线下教学改革需求　教材配套的数字资源包括思维导图、PPT课件、思政案例、知识拓展、思考题答案及补充材料等。纸质教材与数字资源有机整合，实现教学资源多样化、数字化增值服务，让教师好教、学生好学。

本教材分为总论和各论两大部分，共28章。第一至第十四章为总论部分，不仅介绍了药物临床研究和临床用药中的基本理论、基本方法及共性规律，还介绍了药物不良反应与药源性疾病、药物依赖性与药物滥用及特殊人群用药等与临床合理用药密切相关的重要内容。而且，针对临床医学个体化治疗新模式，对药物基因组学与临床合理用药的关系进行了较为详尽且特色鲜明的阐述。第十五至第二十八章为各论部分，这部分以临床常见疾病的治疗药物为主线，阐述了常用药物的作用特点及临床合理用药原则。在抗恶性肿瘤药物的临床应用一章中，增加了中西医结合在恶性肿瘤治疗中的临床应用。本教材主要供普通高等院校临床药学专业本科生使用，也可供药学专业和临床医学专业本科生及相关专业研究生教学使用，还可供毕业后执业资格考试、规范化培训和硕士研究生入学考试参考使用。

为了提高教材编写质量，临床药学专业案例版教材编审委员会和科学出版社审核遴选并邀请了26位来自全国各大高校及知名教学医院的一线药理学和临床药理学专家学者组成编委，共同参加案例版《临床药理学》教材的编写工作。在教材编写过程中，科学出版社及各参编单位给予了大力支持，各位编委本着科学严谨和团结协作的精神，尽职尽责认真工作，历经12个月，终于使本教材如期完成。在此，向关心、支持和参加教材编写和审稿的各位领导及专家学者表示衷心的感谢！

虽然各位编委尽心尽力，但限于编者的水平，如发现本教材不足之处，敬请各位读者批评指正，谨此感谢！

谢　恬　魏敏杰

2024年3月

目　　录

第一章　绪　论

学习目标

　　掌握：临床药理学的基本概念、研究内容及学科任务。

　　熟悉：现代医学理论与方法对临床药理学的影响；临床药理学与相关学科的关系。

　　了解：临床药理学的发展概况。

　　临床药理学（clinical pharmacology）是研究药物与人体（包括病原体）相互作用及其规律的学科。临床药理学以人体为对象，其研究内容涉及临床药物动力学、临床药物效应学、药物安全性及药物相互作用等临床用药科学研究的各个领域，是一门具有广泛学科交叉特点的桥梁学科。从新药研究的观点出发，临床药理学是新药研究的最后阶段，对新药在人体的体内过程、安全性和有效性进行临床评价。临床药理学的主要学科任务包括新药的临床研究与评价、药品上市后再评价、药物不良反应监测及药物警戒、临床药理教学与培训及临床药理服务。临床药理学的发展对促进临床安全合理用药、疾病的个体化药物治疗及创新药物研发具有重要的理论与实践意义。

第一节　临床药理学发展概况

一、临床药理学的形成与发展

　　临床药理学概念最早出现于20世纪30年代，但在全球全面兴起则始于20世纪50年代。1954年美国建立了第一个临床药理室。随后，瑞典、日本及欧洲国家纷纷建立临床药理学研究和培训机构，在高校设置临床药理学课程。20世纪中后期，新药新制剂大量涌现，对新药的临床有效性和安全性评价要求日趋迫切。60年代初期，震惊世界的沙利度胺（thalidomide，反应停）事件，促使全球加强了对药品安全性的研究评价与监督，对临床药理学的发展起到了重要的推动作用。1968年世界卫生组织（World Health Organization，WHO）制定了"药物临床评价原则"，1975年提出了"人用药物评价的指导原则"。国际药理联合会（International Union of Pharmacology，IUPHAR）成立临床药理专业组。1980年第一届国际临床药理学与治疗学会议在英国伦敦召开。与此同时，将临床药理列为新药评审的重要内容，并先后制定了各国的药物临床试验质量管理规范（good clinical practice，GCP）。临床药理学从药理学科中分割出来，形成一门独立学科。

> **案例 1-1**
>
> 　　20世纪50年代开始，由于沙利度胺具有镇静作用，并能显著抑制孕妇的妊娠反应，先后在欧洲、日本和澳大利亚等多国上市。20世纪60年代初，沙利度胺因致畸作用在全球紧急撤市。20世纪90年代美国批准沙利度胺上市，用于麻风结节性红斑的治疗。此后，沙利度胺再次被批准用于多发性骨髓瘤的治疗。
>
> 　　**问题：**沙利度胺的临床应用及安全性给予我们哪些启示？
>
> 　　**解析：**沙利度胺的药物发现和应用历史表明，临床用药的获益与风险并存，必须强化安全用药管理，药物的临床应用要严格掌握适应证。沙利度胺的最大风险是致畸作用，应避免孕妇使用以规避风险。沙利度胺事件是全球药物史上最著名的药害事件，也是药物警戒史上重要的里程碑。沙利度胺事件促进了全球药品上市前审批及上市后不良反应监测相关制度的建立与完善，对临床药理学发展具有重要的推动作用。

二、我国临床药理学发展概况

我国的临床药理学研究主要经历了如下三个阶段。

20 世纪 70 ~ 80 年代，临床药理学进入基地建设与队伍培育阶段。①科研平台和基地建设：1980 年国家卫生部批准北京医学院建立我国第一个临床药理研究所，此后，全国各地的医药院校、教学医院及科研机构相继建立临床药理研究机构。1983 年开始，卫生部分批组建部属临床药理基地，承担各类新药的临床药理研究任务。②学术交流与队伍培育：1979 年中国药学会在北京召开第一届全国临床药理专题讨论会。1982 年中国药学会药理学会成立临床药理专业委员会，现已成为中国药理学会的二级分会。1985 年，《中国临床药理学杂志》创刊。在此期间，卫生部相继在湖南、北京、上海和广州等地建立临床药理培训中心，全国医药院校设置临床药理学课程。临床药理学及相关教材著作出版发行。这个阶段为我国今后的临床药理学科研与教学研究及学科发展奠定了重要基础。

20 世纪 90 年代，临床药理学进入规范研究与不断提高阶段。中国 GCP 的制定及颁布实施，对规范新药临床试验及推动临床药理学科发展具有重大的影响。为加强药品临床研究的监督管理，国家启动药品审评专家库建设，建立了国家药品临床研究基地，药理学、临床医学、药学及化学和生物统计学等相关学科人才组成一支临床药理专业队伍。与此同时，临床药理学人才培养的数量和质量不断提高，遗传药理学与个体化药物治疗以及药物不良反应监测等各项研究展现出良好的发展前景。

21 世纪以来，我国临床药理学事业进入创新发展时期。针对不同疾病的临床用药，主动关注国际科技前沿新热点，对接科技前沿新突破，多学科融合，促进我国迈向原始创新药物研发新阶段。分子靶向抗肿瘤药物等一系列我国自主知识产权的药物在国内外获批上市，而且，中医药正成为创新药物研发的重要源泉。临床药理学在开展创新药物研发、指导临床科学合理规范用药、探索个性化药物治疗等方面取得了显著成绩。

三、现代医学新理论新方法与临床药理学发展

精准医学、循证医学、转化医学及遗传药理学与药物基因组学理论和实验技术的快速发展，进一步丰富了临床药理学内涵，为临床药理学研究的不断深化及学科高质量发展注入了新活力、指明了新方向。

遗传药理学（pharmacogenetics）研究遗传因素对药代动力学（pharmacokinetics，PK，本书简称药动学）与药物效应动力学（pharmacodynamics，PD，本书简称药效学）的影响，重点阐明药物代谢酶、药物转运体和药物靶点基因的多态性导致个体差异的机制。N-乙酰转移酶基因多态性引起异烟肼代谢多样性是遗传因素引起药物代谢异常的经典案例。药物基因组学（pharmacogenomics）是在遗传学、基因组学和遗传药理学基础上发展起来的新兴交叉学科，其研究范围比遗传药理学更广，是一门研究人类基因组信息与药物反应之间关系的学科。遗传药理学属于药物基因组学的范畴。随着人类基因组学研究计划的完成，药物基因组学已成为精准医学（precision medicine）的重要组成部分，基于基因导向的精准医学探索疾病的深度特征，在此基础上以药物效应及安全性为目标，精准选择药物及剂量、开展靶向治疗、预测药物安全性及预防不良反应，制定高水平、个体化的安全合理用药方案。我国学者周宏灏在心血管药物反应的种族差异现象、机制及规律研究中取得的重要成果，极大地推动了我国遗传药理学和药物基因组理论体系的建立及个体化用药的临床实践。此外，精准医学背景下的药物基因组学研究还参与新药发现、开发及上市后监测的全过程，在创新药物研发中发挥巨大优势。近年来，单克隆抗体和小分子靶向药物的发展开启抗肿瘤靶向药物治疗新时代。例如，针对 *BCR-ABL* 融合基因的酪氨酸激酶小分子抑制药伊马替尼，开创了通过抑制肿瘤细胞增殖信号转导通路抗肿瘤治疗的新途径，临床上应用于慢性髓细胞性白血病

的治疗。吉非替尼为选择性表皮生长因子受体酪氨酸激酶抑制药，用于具有表皮生长因子受体基因敏感突变的局部晚期或转移性非小细胞肺癌的治疗。我国研发的小分子靶向抗肿瘤药埃克替尼通过选择性抑制表皮生长因子受体酪氨酸激酶，临床上应用于晚期非小细胞肺癌的治疗。

循证医学（evidence-based medicine）强调医学决策以客观研究结果为依据，慎重、准确和科学地应用目前可获得的最佳研究证据，结合临床医师的专业技能和临床经验及患者的价值观和意愿，制订高效、安全、合理的治疗方案。转化医学（translational medicine）在药物的基础研究和临床研究之间架起桥梁，其目的是促进基础医学研究成果向临床应用转化，同时，根据临床医学要求提出前瞻性的应用基础研究方向。精准医学模式下的个体化用药领域的发展，也是通过基础研究与临床紧密结合的转化医学而实现的。循证医学及转化医学理念为临床合理安全用药研究及新药研发提供了新策略，为临床药理学发展提供了新契机。我国学者谢恬及其团队积极开展榄香烯治疗恶性肿瘤的基础研究和循证医学评价，根据中西医结合"分子配伍"理论成功研发我国具有自主知识产权的抗肿瘤新药榄香烯脂质体。实践了中西医结合的循证医学、转化医学药物研究新模式。

第二节　临床药理学与相关学科的关系

药理学、临床药理学和药物治疗学是临床药学和药学专业的重要学科和主干课程。为避免学科之间概念的混淆，阐明三者之间的主要区别及相互关系非常重要。

一、临床药理学与药理学

药理学（pharmacology）是研究药物与机体（包括病原体）相互作用及作用规律的学科。药理学既研究药物对机体的作用及作用机制（药效学），又研究机体对药物的处置过程及血药浓度随时间而变化的规律（药动学）。药理学以生理学、生物化学、病理学、微生物与免疫学及分子生物学等学科为基础，探索药物对生物体的作用及机制、临床应用和不良反应。临床药理学以人体为研究对象，从临床用药实践出发，将药理学与临床医学紧密结合，运用药理学的基本理论与方法，系统阐述临床用药的相关知识，为新药临床评价、临床合理用药及个体化药物治疗提供科学依据。

二、临床药理学与药物治疗学

虽然临床药理学和药物治疗学（pharmacotherapeutics）都是研究药物与人体的相互作用规律的科学，但各有侧重。临床药理学关注新药临床试验及药物在人体的药动学、药效学特点，以指导合理用药。药物治疗学以疾病为纲，在研究疾病病因、发病机制和临床表现的基础上，根据患者的病理生理、心理和遗传特征，结合药物作用特点，阐明在临床预防和治疗疾病过程中的药物应用问题。因此，临床药理学是药物治疗学的基础，在药理学与药物治疗学之间发挥着重要的桥梁作用。

第三节　临床药理学的研究内容

临床药理学研究内容涉及临床用药的各个领域，包括临床药动学、临床药效学、药物安全性和药物相互作用等。

一、临床药动学研究

临床药动学（clinical pharmacokinetics），研究药物在健康志愿者和患者体内吸收、分布、代谢与排泄四大过程及血药浓度随时间而变化的规律。临床药动学研究主要包括以下内容：①Ⅰ期药物临床试验在健康志愿者中监测新药的药动学参数；②进行新药的生物利用度和生物等效性研究；③进行治疗药物监测（therapeutic drug monitoring, TDM），以制订个体化给药方案，确保临床用药安全；④研究药物相互作用所引起的药动学改变；⑤研究特殊人群及肝、肾和循环系统等疾病状态下的人体药动学与时辰药动学等。

二、临床药效学研究

临床药效学研究药物对人体的作用、作用机制及作用规律。药物的有效性和安全性是评价药物最重要的依据，临床药效学研究是药物评价的前提与基础。由于药物的临床疗效受药物和人体等各种因素的影响，因此，临床药效学研究也探讨药物因素（药物剂型与给药途径、药物剂量、给药时间和给药次数及药物相互作用）、人体因素（年龄、性别、心理因素、病理因素、遗传因素、人体生物节律和连续用药人体对药物反应性变化）及生活习惯和环境因素等其他因素对临床疗效的影响。临床药效学研究可确定人体治疗剂量，达到药物最佳治疗效果和最小不良反应。

三、药物安全性研究

药物作用具有两重性。因此，临床药理学的另一重要研究内容是进行药物安全性（safety）研究。通过研究，既要充分发现常见的药物不良反应，还要注意识别罕见的药物不良反应及潜伏期很长的药物不良反应，寻找避免或减少药物不良反应的措施与方法，以保障临床药物治疗的有效性和安全性。在新药临床试验中，各期试验均要将药物安全性作为重要研究内容之一。同时，在临床治疗过程中，必须牢固树立安全用药意识，提高药物不良反应的识别和监测能力。

四、药物相互作用研究

药物相互作用（drug interaction）指两种或两种以上药物合并或先后序贯使用时所引起的药物作用和效应的变化。相互作用可以是药物效应的增强或减弱、作用时间的延长或缩短，从而产生有益的治疗作用或有害的不良反应。根据药物相互作用机制可将药物相互作用分为如下三类：①药动学相互作用，指临床用药中一种药物改变了另一种药物的体内过程（吸收、分布、代谢和排泄）；②药效学相互作用，表现为临床合用药物产生相加、协同或拮抗等效应；③体外相互作用，主要指药物的配伍禁忌。

第四节　临床药理学的学科任务

临床药理学的学科任务包括新药临床研究与评价、药品上市后再评价、药物不良反应监测及药物警戒、临床药理教学与培训和临床药理服务等。

一、新药临床研究与评价

新药临床研究与评价（new drug research and evaluation）是临床药理学研究的重要学科任务，也是新药药理学研究的最后阶段，主要内容是通过临床试验（clinical trial）评价新药在人体的体内过程、有效性和安全性。新药临床试验是以人体（健康志愿者和患者）为对象，进行某种试验药物的系统性研究，以证实或揭示试验药物对人体的治疗作用、不良反应及药物的体内过程，从而确定药物的疗效与安全性。为保障受试者的权益，保证临床试验的科学性和规范性，各国制定了一整套完整的药物研究质量管理规范。我国的新药临床试验必须获得国家药品监督管理局（National Medical Products Administration, NMPA）批准，并遵守《中华人民共和国药品管理法》《药品注册管理办法》《药物临床试验质量管理规范》等法律法规和相关指导原则。药物临床研究一般分为Ⅰ期、Ⅱ期、Ⅲ期和Ⅳ期临床试验及生物等效性试验。临床试验方案必须符合伦理学准则和客观科学性要求。

二、药品上市后再评价

药品上市后再评价（reevaluation of marketing drugs）是临床药理学研究的一项经常性工作，即根据医学最新发展水平，从临床药理学、药物毒理学（drug toxicology）、药物流行病学（pharmacoepidemiology）和药物经济学（pharmacoeconomics）等方面，对已批准上市药品的有效性、安全性和经济性进行科学评价。上市药品的再评价结果不仅为临床合理用药，而且为遴选国家基本药物和非处方药物及药品监管和新药研发部门的科学决策提供重要依据。药物严重不良反应导致的安全性问题是药物撤市的重要原因。例如，环氧化酶-2选择性抑制药罗非昔布主要用于治疗骨关节炎、急性疼痛和痛经，但是，由于药品上市后研究发现，长期应用高剂量罗非昔布可引起严重心脏及脑血管疾病等安全性问题而撤市。药品上市后再评价主要包括针对药物存在毒性较大或疗效不佳问题，设计研究方案进行基础实验或临床对比研究；通过药物流行病学调查研究，对药物的安全性和有效性进行再评价；通过药物经济学评价，为政府制定药品政策和控制药品费用增长等提供依据，促进药物合理应用。

三、药物不良反应监测及药物警戒

药物不良反应及其造成的药源性疾病是一个严重的社会问题。药物不良反应监测是保障临床安全用药的重要措施。一方面，通过收集药物不良反应信息，对其危害情况进行调查分析，并及时向监管部门提供报告及建议；另一方面，通过向制药企业、医疗预防保健机构和社会大众反馈药物不良反应信息，以防止不良反应的重复发生。药物不良反应监测及药物警戒（pharmacovigilance）两者的目的旨在通过综合评价药物的风险效益，提高临床合理用药水平，保障用药安全。但是，药物警戒比药物不良反应监测涉及面更广，药物警戒概念的提出赋予了药物安全性新的内涵，其重要性得到了全世界各国的公认。

四、临床药理教学与培训

临床药理教学与培训是临床药理学教学研究部门的重要任务和职责。临床药师和临床医师在临床医疗、科研工作中迫切需要临床药理学知识。在全国医药院校，临床药理学课程已成为临床药学、药学和临床医学等专业本科生和研究生的必修和选修课程，以适应我国临床药理学专业人才的培养需要。然而，目前我国临床药理专业人员仍然有限，一方面，必须采取积极有效措施，进一步加强高等医药学教育改革，使更多医药学专业本科生和研究生在校学习阶段接受临床药理学系统教育，掌握临床药理学理论与研究方法；另一方面，需要加强对现有药师和医师的临床药理学培训，不断更新知识，以推动我国临床药理学更好更快地发展。

五、临床药理服务

临床药理学是一门实践性很强的学科，结合临床药理学研究，开展各项临床药理服务，主要包括如下方面：①为药物研发、生产、使用及监管部门提供临床药理学技术与咨询服务；②对血药浓度个体差异大、药物毒性大等情况开展 TDM，从而制订个体化给药方案，以获得最佳治疗剂量，避免或减少不良反应发生；③通过临床药理会诊，协助和指导临床医师合理安全用药；④协助临床研究者设计和开展新药临床试验等。

思 考 题

1. 什么是临床药理学？简述药理学、临床药理学与药物治疗学三者之间的关系。
2. 简述临床药理学的研究内容。
3. 试述临床药理学的学科任务。

（谢 恬）

第二章 临床药动学

学习目标

掌握：临床药动学的概念、药物的体内过程、常用的药动学参数及临床意义。

熟悉：药物的跨膜转运、药物转运体、影响药物体内过程的因素。

了解：临床给药方案的设计方法和群体药代动力学的概念及应用。

药动学是研究机体对药物的作用过程的学科，包括机体对药物的吸收、分布、代谢和排泄。在临床药物治疗中，对于大多数药物，给药后药物先从给药部位吸收进入血液循环，通过各种生物膜屏障，分布到身体的各个组织发挥作用，然后被机体代谢，最后排出体外（图 2-1）。研究药物及代谢物在体内这些过程中的动态变化，对临床设计合理的给药方案具有非常重要的实际意义。

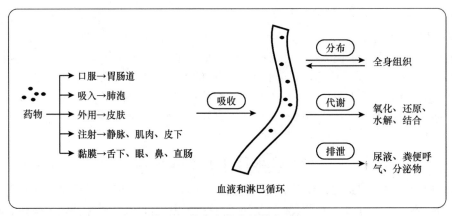

图 2-1 药物在体内的基本过程

第一节 药物的体内过程

一、药物的跨膜转运

药物分子必须通过各种生物膜才能进入血液循环和各个组织，这个过程称为药物的跨膜转运（transmembrane transport）。生物膜主要由脂质双分子层构成，膜上镶嵌的蛋白质能够作为载体或通道将药物从一侧转运到另一侧。此外，膜上还存在一些孔道，能够允许一些小分子化合物通过。按照驱动力和转运机制的不同，药物跨膜转运可分为被动转运、主动转运和膜动转运。

（一）被动转运

被动转运（passive transport）是指药物依赖于生物膜两侧的浓度梯度或电位差，从高浓度侧向低浓度侧的扩散过程，包括简单扩散和易化扩散两种方式。

1. 简单扩散 简单扩散（simple diffusion）是被动运输的基本方式，即单纯依靠生物膜两侧的浓度或电位差进行药物分子的跨膜运输，临床上大多数药物以这种方式通过生物膜（图 2-2）。扩散的速度取决于药物的脂溶性和膜两侧的药物浓度差。药物的脂溶性越高，膜两侧浓度梯度越大，扩散越快。膜两侧药物浓度达到平衡时，扩散停止。

临床常用药物多为弱酸性或弱碱性，在体液中以解离型和非解离型两种形式存在。解离型药物由于极性大，不易通过简单扩散跨膜，而非解离型药物脂溶性大，容易跨膜。弱酸性药物如水杨酸和巴比妥类药物，在胃液中解离型较少，非解离型较多，在胃中即可被吸收；相反，弱碱性药物在胃中解离型多，不易被吸收，在肠液的碱性环境下非解离型多，易在小肠吸收。

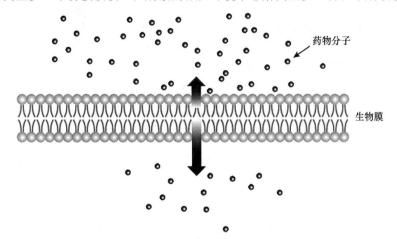

图 2-2 简单扩散示意图

药物分子从高浓度区域向低浓度区域扩散，直至达到平衡状态

2. 易化扩散 易化扩散（facilitated diffusion）是指物质通过膜上的特殊蛋白质（包括载体、通道）的介导、顺电 - 化学梯度的跨膜转运过程。其转运方式主要有两种：一是经载体介导的易化扩散，如氨基酸、葡萄糖可通过载体易化扩散；二是经通道介导的易化扩散，Na^+、K^+、Ca^{2+} 等离子可经由通道易化扩散转运。易化扩散不需要消耗能量，因此属于被动转运。

（二）主动转运

主动转运（active transport）是药物通过与膜上的载体结合，从膜浓度低的一侧向浓度高的一侧转运的过程（图 2-3）。主动转运的速率要远远高于被动扩散，根据耗能方式的不同，主动转运又分为原发性主动转运及继发性主动转运。

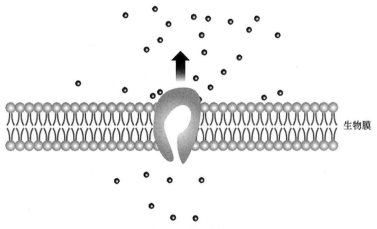

图 2-3 主动转运

原发性主动转运（primary active transport）：指离子泵利用分解三磷酸腺苷（ATP）产生的能量将离子逆浓度梯度和电位梯度进行跨膜转运的过程。哺乳动物中最常见的离子泵为钠钾泵和钙泵。

继发性主动转运（secondary active transport）：指药物通过与原发性主动转运中的转运离子相耦合实现逆浓度差跨膜转运的过程。这种转运方式不直接利用分解 ATP 释放的能量，被转运的物质和作为驱动力的物质如果转运方向相同，称为协同转运（co-transport），如葡萄糖和 Na^+ 的协同运输，它是由 Na^+ 梯度驱动的；如果两种物质的转运方向相反，则称为逆转运，如心

肌细胞中 Na^+ 与 Ca^{2+} 的交换，也是由 Na^+ 梯度驱动的。

（三）膜动转运

生物膜通过流动发生变形，将某些物质摄入细胞内或从细胞内释放到细胞外，此过程称膜动转运（membrane trafficking）。细胞通过膜动转运摄取微粒或大分子物质称为胞吞作用（pinocytosis），大分子物质从细胞内转运到细胞外称为胞吐作用（exocytosis）。膜动转运是蛋白质和多肽的重要吸收方式，抗肿瘤药物白蛋白紫杉醇即通过这种方式进行转运。

二、药物转运体

参与药物跨膜转运的蛋白质称为药物转运体。药物转运体一般表达于各种组织的特定细胞膜上，决定着药物的吸收、分布和消除及靶区内药物分布程度，因此它们在药物体内动力学行为中扮演着重要角色，决定着药物的有效性和安全性。

根据能量消耗特点不同，药物转运体可分为两大类：一类为易化扩散型或继发性主动转运型的可溶性载体（solute carrier，SLC），这类转运体较小，由 300～800 个氨基酸组成；另一类为原发性主动转运型的 ATP 结合盒转运体（ATP binding cassette，ABC），这类转运体分子量较大，由 1200～1500 个氨基酸组成。根据转运方向不同，药物转运体又可分为摄取型转运体（uptake transporter）和外排型转运体（efflux transporter），摄取型转运体将药物向细胞内转运，增加细胞内药物浓度；外排型转运体将底物泵出细胞，降低细胞内药物的浓度（图 2-4）。药物转运体影响着药物吸收、分布、代谢和排泄的每一个过程，与药物疗效、相互作用和不良反应密切相关。

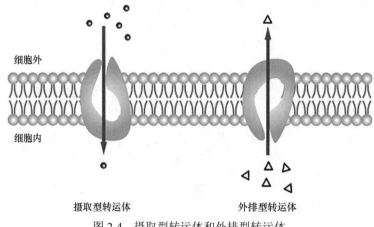

图 2-4　摄取型转运体和外排型转运体

（一）摄取型转运体

按照转运底物种类的不同，摄取型转运体可分为如下四类。①有机阴离子转运体（organic anion transporter，OAT）：参与有机阴离子的转运，主要位于近端肾小管上皮细胞基底侧膜，包括 OAT1 和 OAT3。OAT1 的底物药物包括青霉素、阿昔洛韦、呋塞米等。OAT3 的底物药物包括甲氨蝶呤、齐多夫定等。②有机阳离子转运体（organic cation transporter，OCT）：主要负责将细胞外的阳离子或两性离子化合物转运到细胞内。OCT 家族包括 OCT1、OCT2、OCT3 和其亚族新型有机阳离子转运体（novel organic cation transporter，OCTN）OCTN1 和 OCTN2。这类转运体的底物药物包括二甲双胍、西咪替丁、维拉帕米等。③有机阴离子转运多肽（organic anion-transporting polypeptide，OATP）：能摄取大量结构各异的体内外化合物进入细胞。OATP 的药物底物广泛，包括 HMG-CoA 还原酶抑制药（他汀类药物）、抗生素、抗癌药和强心苷类等。④寡肽转运体（oligopeptide transporter，PEPT）：主要功能是高效地将寡肽从细胞外转运到细胞内。可转运的底物包括抗肿瘤药乌苯美司、抗病毒药物伐昔洛韦、β- 内酰胺类抗生素等药物。

（二）外排型转运体

P- 糖蛋白（P-glycoprotein，P-gp）：其功能是将药物（包括其他化学物质）从细胞内转运到细胞外，降低细胞内的药物浓度。P-gp 是第一个已知的 ABC，广泛分布于全身各组织器官，如肠道黏膜上皮细胞刷状缘、肝细胞膜胆管面、肾近曲小管上皮细胞、睾丸、卵巢和肿瘤细胞等。目前发现在人类中，有两种 P-gp 基因家族（由 *MDR1* 和 *MDR3* 编码），其中 *MDR1* 基因与 P-gp 的外排作用有关。P-gp 的底物非常广泛，转运的大部分底物为碱性或不带电荷的物质，在目前已知的药物中，与 P-gp 有亲和力的几乎占了 1/2。胃肠道 P-gp 的功能是减少其底物的吸收、降低其生物利用度；肾、肠道和肝中的 P-gp 还可增加药物的清除；而肿瘤细胞上的 P-gp 则可外排抗肿瘤药物，使细胞内抗肿瘤药物浓度减低而产生抗肿瘤药物的多药耐药现象。

多药耐药蛋白（multidrug resistance protein，MRP）：MRP 转运体是 ABC 超家族中成员最多的重要一族，其蛋白质在一级结构上与 P-gp 有 15% 的同源性。MRP 广泛分布于机体各个部位，主要转运有机阴离子（包括双亲性有机阴离子）、药物体内 Ⅱ 相代谢产物，如谷胱甘肽氧化物、硫酸盐、葡糖醛酸结合物等，与药物代谢关系密切。此外，MRP 还转运某些有机阳离子、抗肿瘤药物，如多柔比星、长春新碱等。

外排型转运体还包括多药及毒性化合物外排转运蛋白和胆盐外排泵，多药及毒性化合物外排转运蛋白主要参与介导有机阳离子向外转运，对机体排毒有重要作用；胆盐外排泵的主要功能是逆浓度梯度将胆汁从肝排到胆管中，其功能异常可引起胆汁分泌代谢异常，从而使肝细胞内胆盐蓄积，造成肝损伤。

药物转运体在药物吸收、分布、代谢及排泄过程中起着重要作用。药物转运体的基因多态性与其结构和功能密切相关，影响着其底物药物的体内过程和临床疗效。目前，药物转运体基因多态性的研究越来越受到关注，这也是临床个体化给药的重要出发点。

三、药物的吸收

吸收（absorption）是指药物从给药部位进入血液循环的过程。药学研究中常用生物利用度来表示药物吸收的速度和程度。给药途径直接影响药物的吸收程度和速度，一般来说，药物吸收的快慢依次为吸入＞肌内注射＞皮下注射＞口服＞直肠＞皮肤。

（一）口服药物吸收

口服给药具有简便、安全的优点，是最常用的给药方式。相比于其他给药途径，口服给药吸收较慢，药物自口腔给药后要经过口腔、食管和胃，然后主要在小肠内吸收进入血液循环。影响口服药物吸收的因素主要包括以下几个方面。

药物剂型：口服药物的吸收经过释放、溶解和跨膜转运 3 个过程。剂型会影响药物的释放速率和溶解速率，从而影响药物的吸收，一般来说吸收快慢依次为，溶液剂＞混悬剂＞胶囊剂＞片剂＞包衣片剂；另一方面，即使是剂型相同的同一药物，因制剂工艺的不同，也会有吸收速率和程度的差异，这也是仿制药要进行生物等效性研究的重要原因。

胃排空时间：小肠是药物吸收的主要场所，药物自口腔给药后会迅速到达胃部，然后由胃排空至小肠吸收，因此，胃排空时间决定了药物到达小肠的时间。一般空腹时服药的胃排空速率较快，而饭后服药时，药物要待食物在胃液中消化结束后才能进入小肠，一般需要 3 ~ 5h。食物的物理性状和化学组成也会影响胃排空的时间，如流体食物比固体食物排空快，颗粒小的食物比大块的食物排空快；在食物组成方面，糖类排空时间较蛋白质短，脂肪类食物排空最慢。

体液 pH：非解离型药物易透过脂膜，容易通过胃肠道吸收。弱酸性药物（如咖啡因、阿司匹林等）在胃内几乎不解离，呈分子状态，在胃中易被吸收；而弱碱性药物（如氨茶碱、奎尼丁）在胃中几乎全部呈解离形式，很难吸收，而在肠道中由于 pH 比较高，药物多以非解离型存在，容易被吸收。

首过效应：胃肠道给药的部分药物经过吸收，通过肝门静脉进入肝时，受到肝药酶的代谢，使进入体循环的药量减少。

此外，药物的吸收还受药物的亲脂性、分子量等理化性质的影响。

（二）其他给药途径药物的吸收

舌下给药：舌下给药可由血流丰富的颊黏膜吸收，不经过胃肠道而直接进入血液循环，吸收较快，还避免了肝的首过效应，但由于口腔黏膜吸收面积小，药物的吸收量有限。

直肠给药：直肠给药时药物经肛管静脉和直肠下静脉吸收后进入下腔静脉，也可避免首过效应，但是由于其吸收表面积小且肠腔液体量少，药物的吸收不如口服迅速和规则。

吸入给药：吸入的药物可以被呼吸道黏膜或肺上皮细胞吸收，黏膜的血管丰富且吸收面积较大，肺泡血流丰富且肺泡壁与毛细血管相连，药物被吸收后可直接进入体循环，避免首过效应。

经皮给药：经皮肤敷贴、涂抹、喷洒等方式给药后，药物主要透过角质层进入真皮，然后扩散进入血液循环。经皮吸收过程除了经角质层由表皮至真皮的透过吸收途径以外，也可以通过汗腺、皮脂腺和毛囊等皮肤的附属器官吸收。

四、药物的分布

药物的分布（distribution）是指药物由血液循环运送至体内各组织器官的过程。药物的体内分布是不均匀的，这与药物的理化性质和组织的生理特性有关。药物分布到靶组织可以发挥药效，分布到非靶组织则会带来副作用，因此，药物的分布对于其有效性和安全性具有重要意义。

药物进入血液循环后，一部分可通过离子键、氢键、疏水性结合及范德瓦耳斯力与血浆蛋白结合，称结合型药物（bound drug）。具有高亲脂性的药物更容易与血浆蛋白结合，与药物结合的血浆蛋白包括白蛋白、α_1- 酸性糖蛋白和脂蛋白等。药物与血浆蛋白结合后体积增大，不易透过血管壁，无法进入靶组织发挥活性。未与血浆蛋白结合的药物称为游离型药物（free drug），游离型药物能穿过生物膜，分布至机体各组织产生药理效应。药物与血浆蛋白的结合是可逆的，呈现出结合型药物与游离型药物的动态平衡，因此药物与血浆蛋白结合会影响药物在体内分布的速度和范围。

对于血浆蛋白结合率高的药物（如苯妥英钠），血中药物总浓度与药理作用之间往往不存在相关性，必要时需进行 TDM，测定其游离药物浓度，以避免毒性。

除了药物与血浆蛋白的结合，影响药物分布的因素还包括药物的理化性质、体内的生理屏障、药物与组织的亲和力、组织的血流量、体液 pH 及联合用药等。

药物进入血液循环后主要快速分布到血流较丰富的组织，如肝、心脏、肾、脑、肺等处，尤其是在分布的早期，之后药物随着各组织的血流量及膜的通透性还可进行再分布（redistribution）。药物在肾达到与血药浓度平衡的时间仅 0.25min，肌肉为 40min，而脂肪则需 2.8 日。例如，硫喷妥钠是一种脂溶性很高的静脉麻醉药，静脉注射后首先分布到血流丰富且含脂质高的脑组织中，迅速产生麻醉作用，随后又向血流量少的脂肪组织转移，以致患者迅速苏醒。

五、药物的代谢

药物的代谢（metabolism）又称生物转化（biotransformation），是指药物在体内经代谢酶或其他作用而发生的化学结构改变，主要可分为灭活和活化两种。大多数药物经代谢后活性降低，即从活性药物变成无活性的代谢物，称为灭活（inactivation）。有些无活性药物或前体药物经代谢后形成活性代谢物，称为活化（activation）。有些药物经代谢后可形成毒性代谢物。阐明药物在体内的代谢规律，对于了解其药理、药效及毒理作用非常重要。

药物代谢的主要途径为氧化、还原、水解和结合反应。氧化、还原、水解反应首先发生，故称为Ⅰ相反应（phase I reactions），结合反应称为Ⅱ相反应（phase Ⅱ reactions）。

Ⅰ相反应是在药物分子上引入某些极性基团，如—OH、—COOH、—NH$_2$ 或—SH 等，从而增加其水溶性，如芳香族化合物的芳香环发生羟化、硝基被还原成氨基。多数情况下Ⅰ相反应会引起药理活性的消失，但同样可使部分药物活性保留、增强或产生毒性代谢物。对于前体药物而言，在体内常通过酯键或酰胺键的水解而转化成为活性代谢物，Ⅰ相反应的产物，可迅速排泄入尿液，或与内源性化合物反应形成高水溶性的结合产物。

Ⅱ相反应是结合反应，使药物或其代谢物的官能基团与体内的葡糖醛酸、硫酸酯、谷胱甘肽、氨基酸或乙酸酯之间发生结合、缩合反应等。这些结合物通常有较高的极性，能够迅速地从尿及粪便中排出，而在胆汁中排泄的结合物则容易发生由小肠微生物中的酶介导的结合键裂解作用从而重新吸收进入体内循环。

药物的代谢主要是通过酶促反应完成的，而其中所涉及的酶类主要存在于肝中，因此药物在体内的主要代谢部位是肝。在肝中，大部分的药物代谢发生在内质网和细胞溶胶中，而如果将组织通过匀浆和梯度离心处理，内质网破裂后将会形成微小囊泡，称为微粒体。药物代谢酶主要包括肝微粒体酶和非微粒体酶两类。绝大多数参与药物Ⅰ相反应的代谢酶，以及Ⅱ相反应中的葡糖醛酸结合、甲基化等代谢酶都存在于肝细胞的微粒体中。

细胞色素 P450 酶（cytochrome P450）又称为单加氧酶（monooxygenase），简称 CYP、肝药酶、CYP450 或 P450，因其在还原状态或与 CO 结合时在 450nm 处有最大吸收峰而得名。CYP 参与催化了许多反应，如 N-、O- 和 S- 的去烷基作用、芳香族和侧链的羟化、N- 氧化、N- 羟化、硫氧化等，约占到各种代谢反应总数的 75%。目前已知的 CYP 超过 21 000 种，按照氨基酸序列的相似性可分为 18 个家族和 43 个亚家族。当序列超过 40% 相同即可认为同一家族，在 CYP 后以阿拉伯数字标示；在一家族中如果序列超过 55% 相同则可认为同一亚家族，在其后以字母标示。而同一亚家族的催化不同反应的酶又在其后以不同数字命名，如 CYP3A4。CYP 不同亚型所结合的底物往往有特异性，但也存在着许多重叠，因此常有超过 2 种亚型的 CYP 参与同一种药物的代谢。CYP1A2、CYP2A6、CYP3A4、CYP3A5、CYP2C9、CYP2C19、CYP2D6 及 CYP2E1 占肝 CYP450 总量的 75% 以上，代谢了临床 90% 以上经肝代谢的药物。

案例 2-1

利伐沙班是一种口服抗凝药，可抑制Ⅹa因子，用于预防或减轻髋关节或膝关节置换术后血栓、深静脉血栓与肺栓塞的形成。在利伐沙班的药品说明书中提示"对于应用吡咯类抗真菌药（如酮康唑、伊曲康唑、伏立康唑和泊沙康唑）或 HIV 蛋白酶抑制药（如利托那韦）等全身用药的患者，不推荐同时使用利伐沙班"。

问题： 为何不推荐使用酮康唑的患者同时使用利伐沙班？

解析： 利伐沙班通过 CYP3A4、CYP2J2 和非依赖 CYP 机制进行代谢。体外研究表明，利伐沙班是转运蛋白 P-gp 和乳腺癌耐药蛋白（Bcrp）的底物。而酮康唑是 CYP3A4 和 P-gp 的强效抑制药，同用可能会引起有临床意义的利伐沙班血药浓度升高，增加出血风险。据报道，将利伐沙班和酮康唑（400mg）合用时，利伐沙班的平均浓度-时间曲线（药-时曲线）下面积（AUC）升高了 2.6 倍，平均 C_{max} 升高了 1.7 倍，同时药效显著提高，可能导致出血风险的升高。因此，不建议将利伐沙班与酮康唑合用。

单胺氧化酶（monoamine oxidase，MAO）能催化体内的各种胺类物质氧化脱氨，有两种同分异构体，即单胺氧化酶 A（MAO-A）和单胺氧化酶 B（MAO-B）。MAO 能催化一系列的单胺物质的氧化脱氨反应，包括 5- 羟色胺、组胺、儿茶酚胺、多巴胺、去甲肾上腺素等，反应产生过氧化氢、相应的醛和胺，并且能阻止饮食中的胺进入循环。MAO 是能够反映肝纤维化及肝细胞损伤的重要指标，是临床上对肝纤维化诊断的一种重要血清酶。MAO 还与精神疾病有关，临床上应用单胺氧化酶抑制药可缓解精神疾病患者的症状。

　　环氧化物水解酶（epoxide hydrolase，EH）可催化内源性和外源性的环氧化物，使环氧化物转化为邻位二醇，它可水解具有致突变和致癌作用的环氧化物而起到解毒作用，也可参与多环芳烃形成致癌的二氢二醇环氧化物的过程。参与药物代谢的酶还有催化含亲核杂原子氧化的黄素单加氧酶、参与核酸代谢的黄嘌呤氧化酶、参与脂类分解的酯酶等。

　　药物代谢酶可受到某些药物的影响，使其表达的量增加或减少，从而导致药物代谢速度的改变。苯巴比妥、苯妥英钠、利福平等能使某些药物代谢酶活性上调，或表达量增加，从而导致相应药物代谢能力的增强，最终导致药物浓度的降低，作用减弱，这个过程称为酶的诱导（enzyme induction）。诱导过程发生时，通常伴随着基因转录的增强，以及与某一诱导剂长时间的接触，因此诱导的结果需要较长的时间才能完全显现。红霉素、维拉帕米、奥美拉唑等能使某些药物代谢酶活性下调，或表达量减少，从而导致相应药物代谢能力的降低，抑制肝药酶活性，降低其他药物的代谢速率，这个过程称为酶的抑制（enzyme inhibition）。短期大剂量饮用乙醇对药物代谢酶有抑制作用，长期少量饮用时则有诱导作用。此外，吸烟能诱导药物代谢酶增多，使某些药物代谢加快。

　　药物代谢酶多态性是由同一基因位点上存在多个等位基因而引起的，可导致药物代谢酶的表达或活性存在差异，进而导致对于药物的代谢能力存在多种表现型，是人群中药物反应个体差异的主要来源。通常根据代谢能力的强弱可以将人群分为4种表现型：弱代谢者、中等代谢者、强代谢者和超强代谢者。不同代谢表型的患者在服用同等剂量的药物时所达到的血药浓度不同，从而导致个体对药物的药效反应存在差异。在临床实际应用中，要综合考虑多种遗传因素的同时还要结合临床实际情况，对药物效应和剂量进行预测和调整，以便更好地实现个体化的精准用药和治疗。

六、药物的排泄

　　药物的排泄（excretion）是药物及其代谢物通过排泄器官被排出体外的过程。肾是药物排泄的主要器官，此外，某些药物还可从胆汁、乳腺、汗腺、唾液腺及泪腺、头发、皮肤等排出体外。肾排泄药物涉及3种方式：肾小球滤过、肾小管被动重吸收和肾小管的主动分泌。

　　肾小球滤过：肾小球毛细血管的基底膜通透性较强，除了血细胞、大分子物质以及与血浆蛋白结合的药物外，绝大多数非结合型的药物及其代谢产物均可经肾小球滤过，进入肾小管管腔中的原尿。

　　肾小管被动重吸收：在肾小管管腔中，脂溶性高、非解离型的药物及其代谢产物又可经肾小管上皮细胞以简单扩散的方式被动重吸收进入血液。此时如果改变尿液pH，则可因影响药物的解离度，从而改变药物的重吸收程度。如苯巴比妥、水杨酸等弱酸性药物中毒时，碱化尿液可使药物的重吸收减少，增加排泄以解毒。

　　肾小管主动分泌：极少数的药物可经肾小管主动分泌排泄。目前认为，参与肾小管分泌药物的载体至少有两类，即酸性药物载体与碱性药物载体，当两种酸性药物或两种碱性药物并用时，可相互竞争载体，出现竞争性抑制，使其中一种药物由肾小管分泌明显减少，有可能增强其疗效或毒性。如丙磺舒与青霉素均为酸性药，二者同用时可产生相互作用，青霉素主要以原型从肾排出，其中90%通过肾小管主动分泌到肾小管腔，若同时应用丙磺舒，后者竞争性占据酸性转运载体，阻碍青霉素经肾小管的分泌，可延缓青霉素的排泄使其发挥较持久的效果。

　　肾清除率（renal clearance rate，CL_R）是反应肾排泄能力的重要参数，它的定义：单位时间内，肾清除血液中含有某物质或药物的血浆容积，即肾在单位时间内能将多少容积血浆中含有的某物质或药物清除出去。肾清除率反映了肾对不同物质或药物的清除能力，为总体清除率（血浆清除率）中由肾清除的部分。掌握肾清除率的概念对临床安全合理用药及解毒有重要的意义。肾清除率可依据尿药浓度、尿量及血浆药物浓度由下式计算。

$$肾清除率 = \frac{尿中药物浓度 \times 每分钟尿量}{血浆药物浓度}, \quad 即 CL_R = \frac{U \times V}{C_p}$$

即测定了 t 时间内尿中药物浓度、每分钟尿量和当时的血浆药物浓度，即可求出该药物的肾清除率。肾清除率的单位一般为 ml/min，或 ml/（min·kg）体重。肾清除率是临床药动学的重要参数，根据此参数可判断肾排泄药物的障碍程度，从而调整给药剂量，减轻肾毒性。很多临床上有肾毒性的药物和某些疾病都可以导致肾清除率的改变。

人胆汁的每日排泄量为 $700 \sim 1200$ml，接近每日尿的排泄量，是药物的另一主要排泄途径。某些药物经肝转化为极性较强的水溶性代谢产物，经胆道随胆汁排至十二指肠，然后随粪便排出体外。例如，红霉素、利福平等可大量从胆管排出，并在胆汁中浓缩，在胆管内形成较高的药物浓度，有利于肝胆系统感染的治疗。也有的药物可再经肠黏膜上皮细胞吸收，经肝门静脉入肝，重新进入体循环；此外，有些药物在肝与葡糖醛酸等结合后排入胆汁进入小肠，在肠道内被细菌的 P- 葡糖醛酸水解酶水解后原型药物被释放，在小肠被重吸收，经肝门静脉入肝进入血液循环。该循环过程称为肠肝循环（enterohepatic circulation）。

药物也可经肠道排泄，即药物可经胃肠道壁脂质膜自血浆内以被动扩散的方式排入胃肠腔内，位于肠上皮细胞膜上的 P-gp 也将药物及其代谢产物直接从血液分泌外排至肠道。药物自肠道排泄可降低药物的吸收程度，在药物解毒中有一定的临床意义。经肠道排泄的药物主要有以下几种：①未被吸收的口服药物；②随胆汁排泄到肠道的药物；③由肠黏膜主动分泌到肠道的药物。地高辛、毒毛花苷、洋地黄毒苷、红霉素、奎宁、苯妥英钠等主要是通过肠道排泄。

许多药物还可随唾液、乳汁、汗液、泪液等排泄到体外，有些挥发性的药物还可以通过呼吸系统排出体外。乳汁的 pH 略低于血浆，所以弱碱性药物（如吗啡、阿托品等）可以较多地自乳汁排泄，影响哺乳婴儿；胃液中酸度较高，所以某些生物碱（如吗啡等）即便是注射给药，也可向胃液扩散，所以洗胃是该类药物中毒的治疗措施及诊断依据之一；有些药物可自唾液排泄，而唾液又易于采集，所以现在临床上还可以唾液代替血液标本进行这些药物血药浓度的监测。

第二节 临床药动学基础及应用

一、临床药动学基础

药动学研究是在实验的基础上，获得血浆中药物浓度-时间数据，通过建立数学模型，求算相应的药动学参数，进而揭示药物在体内的动态变化规律。

（一）房室模型

在药动学研究中，常用房室模型（compartmental model）来描述药量在体内变化的规律。房室模型理论是将机体看作一个系统，按照动力学特点将机体分成若干个房室，即机体可以认为是由若干个房室组成的一个系统，称之为房室模型。房室划分依据是药物在组织或器官中的转运速率，通常将药物转运速率相同或相似的组织或器官归纳成为一个房室。通常将动力学特点相似的组织器官划为一个房室。常见的房室模型有一房室模型和二房室模型。

一房室模型，又称单室模型，是最简单的药动学模型。就静脉注射给药而言，药物不存在吸收过程，可快速分布到全身的体液与组织中，使血浆中药物浓度与组织中药物浓度快速达到动态平衡，并按一级动力学过程从体内消除。此时，血浆中药物浓度的变化能够反映组织中的药物浓度变化规律（图 2-5）。

实际上药物在所有组织中浓度快速达到动态平衡是困难的，药物在不同组织中的分布速率存在差异。二房室模型根据药物在组织中的转运速度不同将机体分为两个房室，即中央室和外周室。血流比较丰富、膜通透性较好、药物易于灌注的组织（如心、肝、肾、肺等）称为中央室，药物往往首先进入这类组织，血液中药物可以迅速与这些组织中的药物达到平衡。血流不太丰富、药物转运速度较慢且难于灌注的组织（如脂肪、静止状态的肌肉等）称为外周室，这些组织中的药物与血液中的药物需要经过一段时间才能达到平衡。

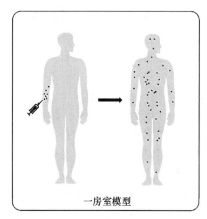
一房室模型

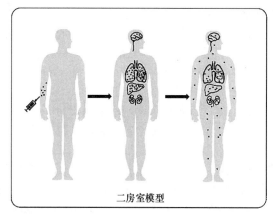
二房室模型

图 2-5　房室模型示意图

一房室模型和二房室模型在数学处理上较为简单，因而应用广泛。但药物在体内的转运过程非常复杂，脑、骨骼、脂肪对药物的转运能力差异很大，某些药物与特定组织的结合牢固，如胍乙啶在神经组织消除非常缓慢，这时药-时曲线呈三指数式衰减，需用三房室模型模拟。由于实验数据和参数计算过程相当复杂，一般采用专用的药动学计算程序计算药动学参数。

（二）药物转运的速率过程

药物进入人体后，体内药物的量即处于动态的变化中。药物体内转运速度过程可分为 3 种类型。

一级速率过程又称一级动力学过程，是指药物在某房室或某部位的转运速率与该房室或该部位的药物浓度（C）或药量（X）成正比。每单位时间内药物转运的百分比不变，但单位时间内药物的转运量随时间而下降。"一级"是指药物的转运速率与药量或浓度的一次方成正比。基于简单扩散机制的吸收、分布或排泄的药物的动力学行为都属于一级动力学，因而大多数药物都表现为一级动力学，其特点是半衰期、总体清除率恒定，与给药剂量或者药物浓度无关。

零级速率过程又称零级动力学过程，是指药物在体内以恒定的速率消除，即不论血浆药物浓度高低，单位时间内消除的药物量不变。在这种情况下，药物的转运速率与药量或浓度的零次方成正比，又称零级速率过程。产生零级动力学过程的主要原因是药物代谢酶、药物转运体以及药物与血浆蛋白结合的饱和过程，因此零级动力学过程有主动转运的特点。按照零级动力学过程消除的药物在增加剂量时，有时可使血药浓度突然升高而引起药物中毒，在临床使用时要加倍注意。

米氏（Michaelis-Menten）动力学过程：是一级动力学与零级动力学的混合转运形式，指某些药物的体内转运过程需要酶和载体的参与，而酶和载体有一定的活性和容量限制，在低浓度时，药物浓度的下降速率与药物浓度成正比，符合一级动力学过程；高浓度下，当体内药量达到一定水平使酶或载体饱和时，药物以最大速率转运，符合零级动力学过程。例如，苯妥英钠每日剂量不超过 4 ～ 5mg/kg 时，属一级动力学消除，半衰期为 24h，当每天剂量超过 5 ～ 12mg/kg 时，酶的代谢能力已达饱和，此刻苯妥英钠的血浆浓度显著增加，半衰期明显延长，速率过程已由一级变为零级，容易发生药物中毒。

（三）常用药动学参数及其临床意义

半衰期（half-life，$t_{1/2}$）：体内药物量或血药浓度消除一半所需的时间为药物消除半衰期，它是描述药物在体内消除快慢的重要参数。在一级动力学过程中，给药后经过一个半衰期后，体内尚存给药量的 50%；经过 2 个半衰期后，尚存给药量的 25%；经过 5 个半衰期后，约尚存给药量的 3%，可以认为体内药物基本被消除。在零级动力学过程中，半衰期和血浆药物初始浓度成正比，即与给药剂量有关，给药剂量越大，半衰期越长，药物越容易在体内蓄积引起中毒。

药-时曲线下面积（area under the concentration-time curve，AUC）：血药浓度对时间作图，所得的曲线包围的面积（图 2-6）。该参数是评价药物吸收程度的重要指标，反映药物在体内的暴露特性。由于药动学研究中血药浓度只能观察至某时间点 t，因此从给药开始到给药 t 时的面积用 AUC_{0-t} 表示。从给药开始到 $t= \infty$ 时间的面积用 $AUC_{0-\infty}$ 表示。AUC 与吸收后进入体循环的药量成正比，反映进入体循环药物的相对量。

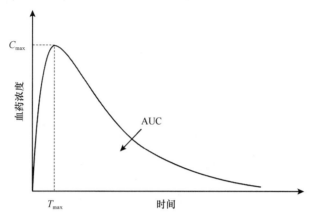

C_{max}. 最大血药浓度；T_{max}. 血药浓度达到最高浓度时所需的时间

图 2-6 药 - 时曲线下面积

清除率（clearance，CL）：单位时间内从体内清除的药物表观分布容积数，即单位时间内有多少血浆中所含的药物被机体清除，单位一般为 L/h。该参数是反映机体对药物处置特性的重要参数，与生理因素有密切关系。清除率是根据剂量与 $AUC_{0-\infty}$ 的比值得到的。

表观分布容积（apparent volume of distribution，V_d）：药物在体内达到动态平衡时，体内药物总量按照血浆药物浓度推算时所占的体液总体积，单位一般为 L。表观分布容积是一个假想的容积，它并不代表体内具体的生理空间，因此无生理学意义，主要反映药物在体内的分布程度和药物在组织中的摄取程度，在一定范围内，数值越高表示分布越广。

生物利用度（bioavailability，BA）：是药物被吸收进入血液循环的速度和程度，是评价药物吸收程度的重要指标。生物利用度可分为绝对生物利用度和相对生物利用度，绝对生物利用度用于比较两种给药途径的吸收差异，认为静脉注射药物的生物利用度是 100%，把血管外途径给药时的 AUC 值与静脉注射时的 AUC 值进行比较，计算即得绝对生物利用度，即为绝对生物利用度。相对生物利用度用于评价两种制剂的吸收差异，以某种任意指定的剂型（如口服水制剂）为 100% 被利用，然后测定该药物其他剂型在相同条件下的百分利用率。

稳态血药浓度（steady-state plasma concentration，C_{ss}）：如按固定间隔时间给予固定药物剂量，在每次给药时体内总有前次给药的存留量，多次给药形成多次蓄积。随着给药次数增加，体内总药量的蓄积率逐渐减慢，直至在剂量间隔内消除的药量等于给药剂量，从而达到平衡，这时的血药浓度称为稳态血药浓度。稳态血药浓度不是单一的常数值，故有必要从稳态血药浓度的起伏波动中，找出一个特征性的代表数值，来反映多剂量长期用药的有效血药浓度水平，即平均稳态血药浓度。达到稳态血药浓度的时间仅取决于半衰期，但剂量与给药间隔能影响稳态血药浓度。给药次数增加能提高 C_{ss}，并使其波动减小，但不能加快到达 C_{ss} 的时间；增加给药剂量能提高 C_{ss}，但也不能加快到达 C_{ss} 的时间；首次给予负荷剂量，可加快到达 C_{ss} 的时间。临床上首剂加倍的给药方法即为了加快到达 C_{ss} 的时间（图 2-7）。

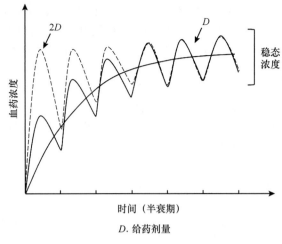

图 2-7　多次给药的稳态血药浓度

二、临床给药方案的设计与调整

在临床药物治疗中，为了获得最佳的治疗效果和减少不良反应，必须根据药物的动力学特点制订合理的给药方案。给药方案的内容包括：合适的药物品种、给药剂量、给药途径、给药时间、给药间隔和疗程及不良反应的防治措施等。制订给药方案时应综合考虑药物的治疗窗、药代动力学性质、患者的生理病理状况等因素，常用的给药方案设计方法有以下几种。

（一）根据半衰期制订给药方案

①半衰期小于 30min：维持药物有效治疗浓度有较大困难。治疗指数低的药物一般要静脉滴注给药；治疗指数高的药物也可分次给药，但维持药量随给药间隔时间的延长而增大，这样才能保证血药浓度始终高于最低有效浓度。②半衰期在 0.5 ~ 8h：主要考虑治疗指数和用药的方便性。治疗指数低的药物，每个半衰期给药 1 次，也可静脉滴注给药；治疗指数高的药物可每 1 ~ 3 个半衰期给药 1 次。③半衰期在 8 ~ 24h：每个半衰期给药 1 次，若需要立即达到稳态，可首剂加倍。④半衰期大于 24h：每天给药 1 次较为方便，可提高患者对医嘱的依从性。若需要立即达到稳态，可给予负荷剂量。

对于一些需要长期应用的药物，如果按照常规给药方法需要较长时间才能达到稳态血药浓度，如磺胺嘧啶的半衰期是 17h，达到稳态血药浓度的 90% 需要 3.32 个半衰期，即 56h。为了尽快达到稳态血药浓度，通常第一次给药时会给予一个较大的剂量，使血药浓度达到有效治疗浓度，之后再按照周期给予维持剂量，这个首次给予的较大剂量称为负荷剂量或者冲击量。

（二）根据有效血药浓度范围设计给药方案

设计给药方案时，应根据药物有效血药浓度的范围，确定给药剂量和给药间隔。有效血药浓度范围是指最小有效浓度和最小中毒剂量之间的范围，又称为治疗窗。治疗窗宽的药物，安全性高，可以根据半衰期或者间隔 2 ~ 3 个半衰期给药 1 次；而治疗窗窄的药物，安全性低，容易出现不良反应，为了避免血药浓度波动大，可以考虑间隔 0.5 个半衰期给药 1 次，或者每日给药总量不变的前提下，增加给药次数，也可以考虑使用缓释剂型或静脉滴注给药。

（三）根据平均稳态血药浓度设计给药方案

以平均稳态血药浓度为最佳指标，通过调整给药剂量或给药间隔，达到所需的平均稳态血药浓度。当改变给药剂量和给药间隔，如果给药速率保持不变，则平均稳态血药浓度不变。给药间隔时间越长，稳态血药浓度的波动就越大，对治疗窗窄的药物很不利，因此，根据平均血药浓度制订给药方案必须选择最佳给药间隔时间。给药间隔的设计，除了考虑药物的半衰期，还要考虑有效血药浓度范围。对一般药物，给药间隔为 1 ～ 2 个半衰期，对治疗窗较窄的药物，给药间隔应限制在 1 个半衰期以内，或静脉滴注给药，以减少血药浓度的波动。

肾是药物代谢的重要器官。肾功能减退会引起体内药物的分布、蛋白质结合以及消除的改变，如尿毒症可引起肾小球滤过率降低，导致药物肾排泄减少，以致药物的消除半衰期延长，对于治疗指数较小的药物，如果不进行给药方案调整，有可能发生药物中毒等不良反应。药物的肾排泄量越大，肾功能对药物消除的影响也越大，药物的清除率降低，半衰期延长。所以对于肾功能减退的患者，应根据肾功能进行给药方案设计。

此外，对某些毒性较大的药物，可依据最低血药浓度设计给药方案。对于具有非线性药动学特征的药物，为保证临床用药的安全性和有效性，需要进行 TDM，采用个体化给药方案，参见第四章相关内容。

第三节　群体药动学及其临床应用

一、基本概念与研究内容

经典药动学研究着眼于个体对象，实验设计是通过对个体进行密集采血而获得药物代谢变化的详细数据，但是从临床实际及伦理学的要求使得对临床患者特别是重病患者、儿童及老年患者按照传统的实验设计（如频繁取血、较严格的取样时间）进行药动学研究较为困难。群体药动学（population pharmacokinetics，PPK）描述来自患者群体的药动学参数离散程度与分布情况，从而确定各种动力学参数的平均值与标准差，进而研究患者年龄、体重、疾病状态等不同因素的影响，并估计患者个体药动学参数。

药物体内过程在患者群体中有着较大的差异，所谓群体（population）就是根据观察目的所确定的研究对象或患者的总体。药物 I 期临床试验中进行药动学研究的对象是健康受试者，人数较少，而且其个体特征为相对"均质性"的情况下，所估算得出的动力学参数值通常只显示有限的变异范围。个体间在生理特征、营养状况、遗传背景方面的不同可造成明显的差异，而正常人与疾病患者对于同一药物的体内处置过程差别可能更大，从而对药动学和药效动力学具有明确的影响。群体的研究方法是把群体而不是把个体作为分析的单位，将经典药动学与统计学原理结合，通常对每个个体病例只需较少几个数值点，但要求较多的病例数，即采用稀疏数据进行研究。研究中可以综合考察临床药动学中各种影响因素，如胃肠道疾病、肝脏疾病、肾脏疾病、妊娠、年龄、性别、体重、遗传背景、饮食、吸烟饮酒等，各种不同因素对药动学影响的大小能够采用结构参数进行估算，并采用统计学方法对结构参数的变异及预测误差进行估算。这种方法对于药动学研究和临床给药方案的确定均有重要意义。

群体药动学用固定效应和随机效应因素来描述个体之间的差异。固定效应是指年龄、体重、身高、性别、种族、肝肾功能等对药物体内过程的影响，这些因素是相对固定的，在回归方程中用来估算药动学参数的均值。随机效应包括个体间和个体自身变异。在群体药动学研究中，首先需要尽可能地收集每一患者的详细资料，如年龄、体重、身高；肝、肾、心、胃肠道的功能；种族；饮酒、吸烟；合并用药等。数据中最重要的部分是研究药物的实验记录，包括剂型、剂量、给药途径、给药间隔、用药次数、采样时间和血药浓度等。每个患者一般取 2 ～ 4 点。取样时间点大体均匀分布在给药间隔内，每个个体的取样时间应随机分布，具体取样时间应根据药物治疗的给药方案设计的特点而定。研究病例数一般应不少于 50 例。样本数与所考察的固定效应及每个个体的取样点数多少有关，考察因素越多或个体取样点越少则样本数应适当增加。服药时间和剂量严格按给药方案进行，应准确记录取样时间，注重数据的长期积累。NONMEM 是目前较为常用的群体药动学程序。

二、群体药动学的临床应用

分析变异和稀疏数据是群体药动学的主要优势，通过定量考察患者生理、病理因素等对动力学参数的影响，可以更有效地利用临床常规血药浓度监测数据，优化个体给药方案；在临床中因为实际操作的困难（如在体弱患者身上取血），一般每一个患者的数据并不多，用传统药动学方法难于分析，群体药动学分析法可用稀疏数据来估算被研究的患者的药动学/药效学参数，为制订给药方案提供依据。

（一）个体化给药

相较于传统药动学研究方法，群体药动学能够更方便地解释各种因素造成的变异，能够为临床个体化用药提供重要参考。个体化用药就是根据患者特点，针对个体差异而制订出合理的给药方案，进一步提高疗效，减少药物不良反应。群体药动学综合考量固定效应和随机效应等各种混杂因素，实现了个体化用药。较常采用的方法是先通过 NONMEM 法计算出群体药动学参数，再结合 Bayesian 反馈法估算出个体药动学参数，从而设计个体化给药方案，如对治疗窗窄的药物的个体化给药、个体差异大的药物的个体化给药、联合用药的个体化给药以及特殊人群的个体化给药等。

（二）药物 - 药物相互作用研究

联合用药时各组分可能在吸收、分布、代谢、排泄等环节产生相互作用，表现为影响组分的生物利用度、改变分布特性、调节体内动态药效物质组的构成等。群体药动学研究是药物 - 药物相互作用（drug-drug interaction，DDI）的重要研究手段。应用群体药动学研究时，需考虑：①通常 DDI 研究对象是单种药物，而不是一类药物；②当几种合并用药作用机制和代谢途径相似的情况下，可以考虑将几种药物合并为一个协变量；③群体药动学模拟可以推荐合并用药所需的最小例数和采样方案；④对生理上可能相关的协变量需要考虑全面。

（三）新药研究

在新药 Ⅰ～Ⅱ 期临床试验中，目前采用的药动学经典研究方法存在一定的局限性，如受试者是健康志愿者或病情较稳定的患者、受试人数较少、少有并发症，尽量避免了合并用药特殊群体，如肝肾功能损害患者、老人、新生儿、女性等一般不作为 Ⅰ 期临床药动学研究对象。群体药动学方法很适合开展这类特殊群体的研究，由于高毒性药物在无相关临床状况的肝/肾功能损害患者中进行独立的药动学研究有可能违背伦理，可考虑在临床试验目标人群中纳入肝/肾功能损害的患者，通过良好的药动学研究设计获得足够的药动学信息，进行群体药动学分析考察肝/肾功能损害对药动学特征的影响，以帮助判断此类患者是否需要进行剂量调整，并支持说明书中的用药方案。

群体药动学方法仅需采血 2～4 次，在儿科人群的药动学研究中具有重要意义。基于成人数据的群体药动学分析用于模拟并支持儿科剂量选择时，对儿科参数的外推还应考虑以下几点：①生长发育对药动学数据外推的影响（如异速增长模型）；②不同年龄段儿童受试者吸收、分布、代谢、排泄的差异；③儿科剂型的生物利用度。

此外，群体药动学分析还可整合多个密集或稀疏采样的临床试验数据信息，并通过协变量分析等方法得到特定种族人群相关的药动学参数，相关结果可作为种族因素评价的支持性信息。

思 考 题

1. 简述影响药物代谢的生理因素。
2. 影响药物通过细胞膜的因素有哪些？
3. 药物与血浆蛋白结合对药物代谢有何影响？
4. 简述血浆半衰期的概念及临床意义。

（邓亚卉）

第三章 临床药效学

学习目标

掌握：药物的治疗作用、不良反应、量效关系、时效关系和构效关系的基本概念及意义。

熟悉：作用于受体的药物；影响临床药效的因素。

了解：药动学 / 药效学理论与药效评价；受体理论与临床用药的关系。

临床药物效应动力学（clinical pharmacodynamics），简称临床药效学，是研究药物对人体的作用、机制及规律的科学，是临床药理学的重要组成部分。临床药效学以人体为对象，既研究药物作用特点，包括药物的治疗作用、不良反应、量效关系、时效关系和构效关系等，还研究药物的作用机制，特别是药物作用的受体机制以及与临床用药的关系。同时，临床药效学还探讨各种因素对药物临床效应的影响，如药物因素（药物剂型与给药途径、药物剂量、给药时间和给药次数以及药物相互作用）、人体因素（年龄、性别、心理因素、病理因素、遗传因素、人体生物节律和连续用药人体对药物反应性变化）以及生活习惯和环境因素。临床药效学研究的目的是指导临床合理用药，以发挥药物的最佳疗效，并最大限度地避免或减少不良反应。

第一节 临床用药中的药效学概念与评价

一、药物作用的两重性

药物对人体的作用具有两重性，包含相互对立的两个方面，既有治疗作用，又有不良反应。一方面，药物可以防治疾病，改善患者的生理、生化功能及病理变化，使机体恢复正常，称为治疗作用（therapeutic effect）；另一方面，药物也可以引起患者生理、生化功能紊乱以及组织器官的病理改变，即不符合用药目的，并给患者带来不适或痛苦的反应，称为药物不良反应（adverse drug reaction）。

案例 3-1

患者，女，51 岁，因腹痛、腹胀、腹泻伴恶心、呕吐急诊入院。发病前有不洁饮食史。血液检查提示中性粒细胞增高，腹部 B 超和 CT 检查未见明显异常。治疗：左氧氟沙星注射液和间苯三酚注射液分别静脉滴注。患者用药后腹痛、腹胀和腹泻减轻，恶心、呕吐消失。因此，后续治疗改为口服山莨菪碱和左氧氟沙星，腹痛、腹胀和腹泻症状消失，但患者用药期间有轻度口干、面红等现象。

问题：

1. 在此案例中，哪些治疗是对因治疗？哪些是对症治疗？

2. 在临床用药过程中，哪些作用属于治疗作用？哪些作用属于不良反应？并指出不良反应的类型。

解析：

1. 左氧氟沙星为合成的喹诺酮类抗菌药，对肠道细菌感染具有良好的抗菌作用。间苯三酚和山莨菪碱作用于胃肠道平滑肌，用于治疗急性胃肠痉挛性疼痛。该临床案例中，应用抗菌药左氧氟沙星针对致病菌引起的感染，是对因治疗，应用间苯三酚和山莨菪碱解痉属于对症治疗。

2. 给药后各种症状减轻，继而消失，符合用药目的，是治疗作用；但用药后患者出现"轻度口干、面红"症状为山莨菪碱引起的副作用，是治疗剂量下出现的与治疗目的无关的作用，停药后可恢复。

（一）治疗作用

根据药物治疗的效果，治疗作用可分为以下类型。

1. 对因治疗（etiological treatment） 是消除原发致病因子的治疗，如使用抗菌药物抑制或杀灭体内致病菌，对因治疗通常可以彻底治愈疾病。

2. 对症治疗（symptomatic treatment） 是改善症状的治疗，如解热镇痛抗炎药和抗惊厥药应用于热性惊厥患者。对症治疗虽然不能根除病因，但是能迅速减轻患者痛苦，对休克、热性惊厥以及心力衰竭（心衰）等危重情况，对症治疗可能比对因治疗更为迫切，可以帮助患者度过危险期。

3. 补充治疗（supplementary treatment） 或称为替代治疗（replacement treatment），指在体内营养或代谢物质不足时，给予补充治疗。如补充人体缺乏的维生素和微量元素；甲状腺功能减退（甲减）患者补充甲状腺激素等。

（二）不良反应

药物不良反应主要有以下类型。

1. 副作用（side effect） 也称副反应（side reaction），是指药物在治疗剂量时出现的与治疗目的无关的药理作用。如异丙肾上腺素在治疗支气管哮喘时，可兴奋心脏，引起心动过速等副作用。副作用产生的药理学基础是药物的选择性低、作用范围广，当某一作用作为治疗目的时，其他作用就成为副作用。每个药物的治疗作用和副作用不是固定不变的，可以随着治疗目的改变而改变。如阿托品在治疗胃肠绞痛时，解除胃肠平滑肌痉挛起治疗作用，抑制腺体分泌的作用成为副作用；而应用于麻醉前给药时，其抑制唾液腺和支气管腺体分泌的作用即成为治疗作用。

2. 毒性反应（toxic reaction） 指药物剂量过大或药物在体内蓄积过多时对患者靶器官或组织产生的严重危害性反应。有时药物的剂量不大，但由于患者的生理病理状态和药物相互作用等因素导致血药浓度增高或机体敏感性增强，也能产生药物毒性反应。毒性反应的主要表现是药物对神经、循环、呼吸、消化、血液和内分泌等系统造成严重的功能性和器质性的损伤，甚至危及生命。此外，药物致畸（teratogenesis）、致癌（carcinogenesis）和致突变（mutagenesis）作用属于药物慢性毒性中的特殊毒性反应。

3. 变态反应（allergic reaction） 也称过敏反应，是指药物（有时也可能是杂质）作为抗原或半抗原刺激机体产生的异常免疫反应。大分子多肽或蛋白质类药物作为完全抗原，可以引起机体的免疫反应。小分子的化学药物也可以作为半抗原，通过与体内蛋白质结合成为全抗原，进而刺激机体产生免疫反应。药物引起变态反应的临床表现为皮疹、发热、哮喘、血管神经性水肿及过敏性休克等。

4. 后遗效应（residual effect） 指停药后血药浓度已降至最小有效浓度以下时残存的药理效应。短暂的后遗效应，如应用巴比妥类药物后次晨出现的乏力和困倦现象；持久的后遗效应，如长期应用糖皮质激素类药物停药后出现的肾上腺皮质功能不全。

5. 停药反应（withdrawal reaction） 指患者长期应用某种药物，突然停药可以使原有疾病加剧，又称反跳现象。如长期应用抗高血压药物 β 肾上腺素受体拮抗药或可乐定，突然停药引起血压剧烈反跳。

6. 特异质反应（idiosyncratic reaction） 指少数特异质患者对某些药物的反应特别敏感，反应性质也可能与常人不同，与患者的遗传异常有关。例如，葡萄糖 -6- 磷酸脱氢酶缺乏患者应用某些药物易引起溶血性贫血。

7. 其他 药物不良反应还包括连续应用阿片类或精神药物引起的药物依赖性，药物引起的继发反应，如长期应用广谱抗菌药引起的二重感染。

药物既产生治疗作用，又存在不良反应。因此，在临床用药过程中，需要辩证理解和把握药物作用的正反两个方面，并及时关注药物的研究进展与信息发布，充分利用药物的治疗作用，预防或减少不良反应。例如，质子泵抑制剂（proton pump inhibitor，PPI）是胃酸分泌抑制药，常用于消化性溃疡的治疗。根据药品不良反应评估结果，国家药品监督管理局（National Medical Products Administration，NMPA）于 2022 年发布了《关于修订质子泵抑制剂类药品说明书的公告》（2022 年第 18 号），决定对质子泵抑制剂类药品说明书的内容进行统一修订。例如，要求奥美拉唑口服单方制剂说明书中不良反应项应包含低镁血症，髋部、腕部或脊柱骨折，艰难梭菌相关性腹泻；注意事项中应包含与氯吡格雷的相互作用等。分子靶向抗肿瘤药针对肿瘤发生、发展的关键靶点，作用选择性高，但是，NMPA 网站的《药物警戒快讯》发布了不同国家关于伊布替尼可能引起脑血管意外，以及细胞周期蛋白依赖性激酶 4/6（cyclin-dependent kinase 4/6，CDK4/6）抑制剂可能引起间质性肺病和肺炎的警示报告，提示分子靶向抗肿瘤药存在引起严重不良反应的风险。这些事例充分体现了国家全面加强药品监管，保障公众用药安全的水平和能力，也进一步提示药物作用的两重性以及临床安全合理用药的重要性。

二、量效关系与量效曲线

在一定范围内，药物效应随着剂量增加而增强，这种药物剂量和效应之间的关系被称为药物的量效关系（dose-effect relationship）。当药物剂量超出这一范围就会引起药物作用性质的改变，如产生药物的毒性反应。因此，研究药物作用的量效关系规律具有重要意义。由于药物剂量大小与血药浓度成正比，血药浓度与药物效应关系密切，故在临床药理学研究中也常用浓度效应关系。以药物剂量或浓度为横坐标，药理效应为纵坐标作图，可以得到直方双曲线。将横坐标改为对数剂量或浓度，则可以得到典型的"S"形药物剂量效应关系曲线，简称量效曲线（dose-effect curve）。量效曲线可分为量反应（graded response）量效曲线和质反应（quantal response）量效曲线。

（一）量反应量效关系

量反应指效应随药物剂量（浓度）的增加或减少呈现连续性变化，可用具体数量或最大反应百分率表示，例如体温升降的度数、心率增减的次数、血压改变的 mmHg 等，其量效曲线称为量反应量效曲线。描述量反应量效关系常用以下参数。

1. 最小有效量（minimum effective dose）或最小有效浓度（minimal effective concentration） 指能引起药理效应的药物最小剂量（浓度），亦称阈剂量（浓度）。

2. 效能（efficacy） 指药物效应达到一定程度，即使继续增加剂量（浓度），药物效应也不再继续增强，又称最大效应（maximal effect，Emax）。

3. 效价强度（potency） 指药物产生一定效应时所需的剂量（浓度），可用于作用性质相同的药物之间的等效剂量比较。等效剂量越小，其效价强度越强。

此外，量效曲线的斜率（slope）可以反映人体对药物的敏感性，斜率越大表示越敏感。在典型的"S"形量效曲线中段斜率最大，提示药物剂量（浓度）的微小变化即可引起效应的明显改变；而曲线的上段和下段斜率较小，即药量有较大改变时，药物效应的改变也较小。同时，药理效应在不同个体间存在差异的现象，称为个体差异，在量效曲线上表现为任何一点都可以有四个方向的变异，即同一剂量（浓度）可引起不同效应，而相同的效应可以由不同的剂量（浓度）引起。

（二）质反应量效关系

质反应指药物效应不能以具体数值表示，只能以发生或不发生（全或无）、阳性或阴性、有效或无效表示，其量效曲线称为质反应量效曲线。在质反应量效曲线中，如果药物效应是以实验对象的有效反应阳性率为指标，则可以求得半数有效量。如果实验是以动物中毒或死亡为指标，则可以求得半数中毒量或半数致死量。

半数有效量（median effective dose，ED_{50}）：指引起 50% 试验对象出现阳性反应时的药物剂量。

半数中毒量（median toxic dose，TD_{50}）和半数致死量（median lethal dose，LD_{50}）：指引起 50% 实验动物出现中毒或死亡时的药物剂量。

药物安全性的衡量指标：药物 LD_{50}/ED_{50} 之间的比值称为治疗指数（therapeutic index，TI）。药物的治疗指数大小是衡量药物安全性的重要指标之一。但是，如果药物的量效曲线和剂量毒性曲线不平行时，TI 值不能完全反映药物安全性，需要参考其他参数，如 LD_5 与 ED_{95} 的比值及 LD_1 与 ED_{99} 的比值等。除此之外，要做到安全用药，还需要考虑药物引起的异常免疫反应，如青霉素类药物 TI 值大，但对青霉素过敏者，很小剂量的青霉素可引起异常免疫反应，甚至过敏性休克。

三、时效关系与时效曲线

药物的药理效应随时间而变化，这种时间与药物效应之间的关系称为时效关系（time-effect relationship）。以时间为横坐标、药物效应为纵坐标作图，即为时间 - 效应曲线，简称时效曲线（time-effect curve）。描述时效关系的常用参数如下。

起效时间（onset time）：指从给药到药物开始发生最小治疗效应的时间（即药物作用的潜伏期）。在急重症患者用药时应充分考虑药物作用的潜伏期。

最大效应时间（peak time）：指给药后达到最大效应的时间。如应用降血糖药时应根据此参数确定饭前给药的时间。

效应维持时间（duration of action）：从药物的时效曲线到达最小治疗效应的时间开始到曲线再次下降到最小治疗效应的时间。效应维持时间对于确定连续给药的间隔时间具有参考意义。

效应残留时间（residual time）：从药物的时效曲线下降到最小治疗效应到药物效应完全消失的时间，连续给药时应参考此参数。

时量曲线（time-concentration curve）指给药后，血浆药物浓度随时间变化的动态过程，以给药后的时间为横坐标，药物浓度为纵坐标，作图即为时量曲线。在一些情况下，药物的时量曲线与时效曲线非常相似，时量曲线能反映药物效应的变化。但是，药物需要与靶器官相互作用，进而产生药理效应，因此，治疗效应往往延迟。某些药物的时量曲线和时效曲线变化在时间上不一致，即药物的血药浓度不能代表靶组织内的药物浓度及效应。例如，某些药物需要在体内转化后呈现活性，药物的体内转化过程需要时间；某些药物（如地西泮）在体内的代谢产物去甲西泮仍有镇静催眠活性，且半衰期和作用时间长；糖皮质激素类药物的血浆半衰期与作用持续时间也不一致。因此，药物的时量曲线与时效曲线可以互相参考，但不能互相替代。

在临床治疗过程中，为了维持药物作用需要重复给药，此时，上次给予的药物尚未在体内完全消除，药物通过在体内蓄积而达到稳态浓度。但是，当药物蓄积过多时即产生蓄积中毒（cumulative intoxication）。药物蓄积中毒受多方面因素的影响：药物方面的因素，如洋地黄毒苷毒性强，肠肝循环量大，消除缓慢，连续用药容易导致血液中的药物浓度不断增高；人体方面的因素，如老年人肝肾功能减退以及肝肾功能异常患者对药物的代谢和排泄能力不足，易造成药物蓄积中毒。因此，在制订用药方案时，需要综合考虑药物的药动学特点、量效曲线和时效曲线以及患者的生理病理情况，以防止连续给药造成药物蓄积中毒。

四、药物的构效关系

药物的化学结构与药理效应或毒性之间的关系称为构效关系（structure-activity relationship），是药物作用特异性的物质基础。药物的化学结构不仅决定药物的理化性质，影响药物的体内过程，而且决定药物的临床效应及毒性反应。青霉素类和头孢菌素类抗生素化学结构相似，均具有 β- 内酰胺环，其主要机制是通过与青霉素结合蛋白结合，抑制转肽作用，影响细菌细胞壁的合成，当 β- 内酰胺环被耐药菌产生的 β- 内酰胺酶水解时，药物则失去抗菌活性。左氧氟沙星是消旋氧氟沙星的左旋体，其抗菌活性比氧氟沙星更强。化学结构相似的药物可通过同一作用机制，引起相似或相反的效应。例如，儿茶酚胺类药物肾上腺素、去甲肾上腺素、异丙肾上腺素和多巴胺在苯环第 3 和 4 位碳上都有羟基形成儿茶酚结构，它们的外周作用强，易被儿茶酚胺氧位甲基转移酶代谢，作用时间短，不易进入血脑屏障，对中枢作用弱。镇痛药吗啡与拮抗药纳洛酮的化学结构相似，但药理作用相反，可产生拮抗作用。因此，深入了解药物的构效关系，不仅有利于认识药物的作用性质、特点及作用机制，指导临床合理用药，而且在计算机辅助药物设计及创新药物研发等方面具有重要意义。

五、药动学/药效学理论与临床药效评价

药动学/药效学（pharmacokinetics/pharmacodynamics，PK/PD）理论在指导临床合理用药中的重要作用日益受到关注。PK/PD 理论把药动学和药效学研究进行了有机结合，阐明了机体如何处置药物以及药物如何影响机体（包括病原体），为临床用药的安全性和有效性提供了科学依据。例如，在抗菌药物的药效学评价中，PK/PD 理论综合考虑了抗菌药物的最大血药浓度、曲线下面积（area under the curve，AUC）、消除半衰期与药物最低抑菌浓度等药动学和药效学参数，以探讨在特定的药动学条件下抗菌药物的药理效应与治疗效果，全面揭示抗菌药物与人体及病原体三要素之间的关系。根据 PK/PD 特点，将抗菌药物分为浓度依赖性抗菌药、时间依赖性抗菌药以及时间依赖且抗菌作用时间较长的抗菌药三类。因此，充分应用 PK/PD 理论评价抗菌药物的药理效应与治疗效果，可以优化抗菌药物治疗策略，对提高临床抗菌疗效、减少药物不良反应以及预防细菌耐药性产生具有重要的指导意义。

第二节 受体与临床药效学

受体（receptor）是一类位于细胞膜、细胞质或细胞核，通过识别和结合特异性配体（ligand），介导细胞内信号转导并引起生物学效应的功能蛋白。受体具有特异性（specificity）、灵敏性（sensitivity）、饱和性（saturability）、可逆性（reversibility）和多样性（multiple-variation）等特性。受体是药物特异性作用的重要靶点，药物作为受体的外源性配体，进入体内与其相应的受体结合，产生药理学效应。药物与受体相互作用理论是临床药效学的基本理论，对阐明药物作用的受体机制及指导临床合理用药具有重要作用。

一、作用于受体的药物

作用于受体的药物，对受体具有亲和力（affinity），即药物与受体结合的能力，亲和力越大，药物与受体结合就越多。内在活性（intrinsic activity）指药物与受体结合后产生效应的能力，内在活性越大，产生效应越强。作用于受体的药物可根据亲和力和内在活性不同分为受体激动药（agonist）和拮抗药（antagonist）。另一方面，药物与受体相互作用的二态模型学说假定受体存在两种互变的构型：静息状态（inactive）和活化状态（active），两者呈动态平衡。在无受体激动药存在的情况下，受体本身存在一定的固有活性（constitutive activity）或基础活性（basal activity）。受体激动药对 Ra 的亲和力高，受体构型向 Ra 转变；拮抗药对 Ri 和 Ra 的亲和力相等；反向激动药（inverse agonist）对 Ri 的亲和力高，导致受体构型向 Ri 转变。

（一）完全激动药和部分激动药

受体激动药既有亲和力又有内在活性，能与受体结合并激动受体产生药理效应。受体激动药根据内在活性的不同又分为完全激动药（full agonist）和部分激动药（partial agonist）。完全激动药具有较高的亲和力和较强的内在活性，与受体结合后能产生较强的药理效应；部分激动药与受体的亲和力较高，但内在活性较弱，与受体结合后仅能产生较弱的激动效应。例如，在阿片类镇痛药物中，吗啡为阿片受体的完全激动药，而喷他佐辛为阿片受体的部分激动药。

（二）受体拮抗药

受体拮抗药与受体有较高的亲和力，而无内在活性。受体拮抗药与受体结合后本身不引起药理效应，但是可以拮抗受体激动药（或内源性配体）的效应。需要注意的是某些受体拮抗药在阻断受体的同时具有弱的内在活性，如具有内在拟交感活性的 β 肾上腺素受体拮抗药。

根据拮抗药与受体结合是否具有可逆性，又将受体拮抗药分为竞争性拮抗药（competitive antagonist）和非竞争性拮抗药（noncompetitive antagonist）。竞争性拮抗药与受体的结合是可逆的，能与受体激动药竞争相同受体，但不影响其内在活性，如 M 受体拮抗药阿托品可竞争性拮抗乙酰胆碱激动 M 受体的作用。在竞争性拮抗药存在的情况下，需要更高剂量（浓度）的受体激动药才能产生特定效应。随着竞争性拮抗药浓度增加，受体激动药的量效曲线平行右移，最大效应（效能）保持不变。非竞争性拮抗药的作用与竞争性拮抗药不同。在许多情况下，非竞争性拮抗药以不可逆或接近不可逆的方式与受体结合，从而抑制受体激动药与特异性受体结合，即使增加受体激动药剂量（浓度）也不能达到其单独使用时的最大效应（效能）。

（三）反向激动药

与受体拮抗药不同，反向激动药通过减少受体的固有活性，产生与受体激动药相反的药理效应。

二、受体理论与临床用药

受体作为药物作用的靶点，其数量和反应性受生理、病理和药理因素的影响，经常处于动态变化的过程中。受体理论不但可以解释疾病的病理生理过程中治疗靶点的改变，而且在指导临床安全合理用药、提高治疗效果、避免或减少不良反应方面具有重要的理论和实际应用价值。

（一）受体调节对药效的影响

受体数目和反应性并不是固定不变的，而是经常处于动态平衡之中，受体调节是人体维持内环境稳定的重要机制。药物与受体相互作用可以引起受体数目和反应性变化。长期应用受体激动药可导致受体数目减少（down-regulation，向下调节）或反应性下降，称为受体脱敏（receptor desensitization），是人体对药物产生耐受性的原因之一。例如，哮喘患者长期应用 β 肾上腺素受体激动药，可导致药物扩张支气管的疗效逐渐下降。反之，长期应用受体拮抗药可引起受体数目增加（up-regulation，向上调节）或反应性增高，称为受体增敏（receptor hypersensitization），是产生停药症状的原因之一。例如，高血压患者长期使用 β 肾上腺素受体拮抗药，突然停药可引起血压反跳现象。因此，临床药物治疗过程中应密切观察疗效的变化，根据受体调节理论合理设计给药方案。

（二）内源性配体对药效的影响

作用于受体的药物，其效应与内源性配体水平密切相关。例如，阿托品可阻断窦房结 M_2 受体，解除迷走神经对心脏的抑制作用。阿托品使心率加快的程度取决于迷走神经的张力，对迷走神经张力较高的青壮年加快心率的作用明显。同样，β 肾上腺素受体拮抗药普萘洛尔能减慢心率，尤其对交感神经兴奋性过高引起的窦性心动过速效果良好，而对体内儿茶酚胺水平不高的患者，作用则不明显。因此，在应用受体拮抗药时，应综合考虑体内内源性配体的水平，调整给药方案。另一方面，在应用拟内源性配体作用的受体激动药时，也应注意受体反馈调节可能对药物效应的影响。例如，去甲肾上腺素除作用于血管突触后膜 α_1 受体发挥收缩血管作用外，还可激动神经末梢突触前膜的 α_2 受体，抑制去甲肾上腺素的释放，产生反馈调节作用。

（三）联合用药对药效的影响

两种药物联合应用可产生相加或增强作用称为协同作用（synergism）。以往认为同类药物合用可产生协同作用，但是，部分激动药的发现改变了这一传统观念。部分激动药单用时可激动受体，产生弱的药理效应，但是，当作用于同一受体的部分激动药与完全激动药联合应用时，不仅不产生协同作用，反而可以拮抗完全激动药的部分药理效应。此外，受体研究表明，配体作用于其特异性受体时，还可以对另一种受体产生调节作用，提示存在受体的异种调节。因此，联合应用两种作用于不同受体的药物时，也应注意药物相互作用对疗效的影响。

■（四）受体异常相关疾病及患者整体功能状态对药效的影响

药物与特异受体结合而产生效应，其疗效取决于受体的数目、亲和力和反应性。而且，药物激动或阻断受体仅是信号转导的第一步，药物的作用还需通过受体后的一系列细胞内信号传导机制，最终引起效应细胞的功能变化。受体异常相关疾病及患者整体功能状态可引起受体数目、亲和力、反应性以及受体后机制的变化，进而影响药物的作用。例如，重症肌无力是一种自身免疫病，患者血清可见抗 N_M 受体抗体，导致 N_M 受体数目明显减少和神经肌肉接头信号传递障碍。因此，在重症肌无力的药物治疗中，除应用胆碱酯酶抑制药，还需要联合应用糖皮质激素类药物或免疫抑制药，以提高疗效。此外，胰岛素不敏感型糖尿病患者的胰岛素受体数目或功能异常，包括胰岛素受体前异常、受体水平变化以及受体后异常，导致胰岛素与其受体结合及功能障碍，临床表现为严重胰岛素抵抗和糖代谢异常。因此，在临床药物治疗过程中，应充分重视受体异常相关疾病及患者整体功能状态对药物临床药效的影响，及时调整药物治疗方案，才能达到预期的临床治疗效果。

第三节 影响临床药效的因素

一、药物方面的因素

■（一）药物剂型与给药途径

案例 3-2

芬太尼通过激动 μ 型阿片受体，发挥强效镇痛作用。临床常见的剂型包括芬太尼注射液和透皮贴剂。

问题：芬太尼的不同剂型对药效有何影响？

药物剂型包括液体剂型（如溶液剂、注射剂、洗剂）、固体剂型（如散剂、丸剂、片剂）、半固体剂型（如软膏剂、凝胶剂、栓剂）以及气体剂型（如气雾剂、喷雾剂）等。随着现代制药技术的不断发展，许多新剂型和特殊剂型应运而生。药物剂型不同，给药途径不同，药物吸收的速度和吸收的量也不相同，从而影响药物的临床疗效。静脉给药时，由于药物直接进入血液循环，故而起效快。其余给药方式均有吸收过程，一般来说，药效出现的时间由快到慢依次为：吸入＞舌下＞直肠＞肌内注射＞皮下注射＞经皮给药＞口服。因此临床用药需根据患者的实际病情和药物特点，选择合适的剂型和给药途径。

案例 3-2 解析：

药物可以制成多种剂型，如普通剂型（包括片剂、胶囊剂、注射剂等）、缓控释制剂、透皮给药制剂和靶向制剂等。控释制剂可以实现恒速恒量释放，不仅延长药效，而且能减少血药浓度的波动。透皮给药制剂具有给药便捷、药效持久等优点。靶向制剂可使药物聚集于病变部位，提高疗效的同时降低药物毒性反应。不同剂型的芬太尼，主要成分是相同的。芬太尼注射液为短效制剂，起效快、维持时间短，用于麻醉辅助用药和静脉复合麻醉；芬太尼透皮贴剂可持续缓慢释放芬太尼，作用持续72h，适用于中重度癌痛患者止痛。

（二）药物剂量

药物剂量是决定临床效应和不良反应的关键因素。在一定剂量范围内，药物作用强度随剂量的增加而增加。例如，巴比妥类镇静催眠药小剂量镇静，增加剂量可产生催眠、抗惊厥、麻醉作用。治疗量指临床常用的大于最小有效量能产生治疗效果又不引起毒性反应的剂量。负荷剂量给药一般指首次剂量加大，然后给予维持剂量，这种给药方式可以在短时间达到有效血药浓度，但仅适合于安全性较高的药物，维持剂量用以维持恒定的有效血药浓度。因此，在临床用药过程中，应根据药物的性质和作用特点以及患者的具体情况，确定合适的给药剂量。

（三）给药时间和给药次数

给药时间需要依据药物剂型特点、药效快慢、疾病部位和病理特点等因素来决定。如镇静催眠药适合睡前服用；有些药物空腹服用可避免食物对药效的影响；有胃肠刺激性的药物可餐后服用。给药次数应根据患者病情以及药物的消除速率等因素而定。给药间隔时间过长，可能无法维持有效的血药浓度及效应间隔时间过短则容易引起体内药物蓄积，甚至蓄积中毒。选择合适的给药时间和给药次数对于提高疗效及降低不良反应发生率非常重要。

（四）药物相互作用

药物相互作用（drug interaction）指两种或两种以上药物同时或序贯应用时所发生的药效改变，主要有药动学、药效学和体外（配伍禁忌）相互作用。药动学相互作用是通过影响吸收、分布、代谢和排泄四大体内过程，改变血药浓度或药物在作用部位的浓度，进而改变药物的作用强度。例如合用胺碘酮与华法林，胺碘酮可通过抑制肝药酶影响华法林的代谢，导致华法林的抗凝作用增强。药效学相互作用指不改变药物在体内的浓度，但影响药理作用，可使疗效增强，但也能使疗效降低。主要表现为：①协同作用指药物联合应用时产生的效应大于单独应用时的效应，包括相加、增强和增敏作用。例如，噻嗪类利尿药和血管紧张素转化酶抑制药联用，可显著增强后者的降压效果；镇静催眠药的作用可被所合用的 H_1 受体拮抗药、麻醉性镇痛药、抗抑郁症药等增强。②拮抗作用指药物联合应用时，其中一种药物的原有效应被所合用的药物减弱或抵消。如氯丙嗪阻断 α 受体，与肾上腺素联用时，可翻转肾上腺素的升压作用；肝素带大量负电荷，呈强酸性，肝素过量中毒可用带正电荷呈强碱性的鱼精蛋白中和解救。

案例 3-3

患者，男，60 岁，因肺栓塞长期服用华法林抗凝治疗。近日因牙齿脓肿就诊，医师给予患者阿莫西林和甲硝唑抗菌治疗，后拔牙。患者拔牙后出血不止，5 日后出现血尿。

问题： 患者出现出血的可能原因是什么？所服药物之间是否发生相互作用？

解析： 华法林主要是通过抑制维生素 K，阻断维生素 K 依赖性凝血因子在肝内的活化，从而发挥抗凝作用。阿莫西林为广谱抗菌药，可以杀灭肠道内产维生素 K 的菌群，致使其与华法林发生协同作用，增强华法林的抗凝效果，导致出血。

二、人体方面的因素

（一）年龄

年龄对药物作用的影响主要表现在儿童和老年人。

1. 儿童 儿童，尤其是新生儿与早产儿，由于机体各器官生理功能尚未完全发育成熟，故其对药物较为敏感，临床用药应慎重。如新生儿和早产儿由于肝缺乏葡糖醛酸转移酶，肾对药物消除能力较差，应用氯霉素过量可引起灰婴综合征。

2. 老年人　老年人由于肝重量和肝药酶活性减低，肾血流量、肾小球滤过率、肾小管分泌等能力下降，易导致药物消除慢，而且老年人多伴有基础疾病，因此，临床用药时需要结合患者年龄及具体疾病情况，调整给药剂量，防止药物蓄积中毒。

（二）性别

性别不同可影响药物在体内的吸收、分布、代谢以及排泄。女性体重一般较男性轻，脂肪含量却一般高于男性，会影响脂溶性药物在体内的分布。女性有月经期、妊娠期、围生期和哺乳期等特殊时期，用药需要非常谨慎。例如，月经期使用性激素类药物可引起月经紊乱；妊娠期和哺乳期用药时，药物可通过胎盘或乳汁进入胎儿或婴儿体内，影响发育；临产前禁用吗啡等抑制胎儿呼吸的镇痛药物。

（三）心理因素

心理和情绪是影响药物疗效的重要因素。安慰剂（placebo）是由本身无特殊药理活性的中性物质（如乳糖、淀粉等）制成的制剂，外形与受试药物相同。安慰剂产生的效应称为安慰剂效应（placebo effect）。安慰剂本身没有治疗作用，但由于患者对临床医师、药师以及药物的信赖，使用安慰剂对许多疾病可产生一定的效果。因此，在临床治疗过程中，医师和药师应注意和患者的良性沟通，用乐观的情绪和积极的态度帮助患者消除紧张、焦虑的情绪，提高药物的临床治疗效果。

（四）病理因素

病理因素对药物作用的影响表现在多个方面，肝、肾功能不全及其他疾病应用某些药物时应酌情减量或停药。

1. 肝功能不全　肝是药物代谢的主要器官，肝功能不全可使药物代谢减慢，作用时间延长，甚至发生毒性反应。

2. 肾功能不全　肾是药物排泄的主要器官，肾功能不全可使经肾排泄的药物清除率下降，血药浓度上升，可能引起药物蓄积中毒。

3. 其他疾病　小肠和胰腺疾病、慢性心功能不全等病理情况均可影响药物体内过程和临床效应。

（五）遗传因素

在基本情况相同时，多数患者对同一种药物的反应基本相似，但有少数患者对药物的反应有所不同。个体差异的表现有量的差别，甚至有质的不同。个体间药物反应性差异与遗传多态性（genetic polymorphism）有关。药物代谢酶、药物转运蛋白及药物作用靶点的遗传多态性是导致药物个体差异的重要原因。此外，遗传异常可引起药物特异反应。例如，血浆胆碱酯酶缺乏的患者，在应用除极化型肌肉松弛药（肌松药）琥珀胆碱后，由于琥珀胆碱无法及时被血浆假性胆碱酯酶水解，肌肉松弛维持时间延长，甚至引起呼吸停止。

种族因素包括遗传（内在）和环境（外在）因素两个方面。遗传因素主要指不同种族有着不同的遗传背景，如不同基因型和相同基因型的不同分布频率。环境因素主要由文化、地理、行为习惯等所决定。种族遗传背景和生活环境不同，对药物代谢酶和转运体的活性及药物作用靶点的敏感性都会有显著影响，进而导致某些药物代谢和反应性存在种族差异。例如，抗结核病药异烟肼在体内的乙酰化代谢速率因种族而异，白种人群慢乙酰化代谢型比率较高，而我国人群慢乙酰化代谢型比率较低，故临床抗结核治疗时应根据异烟肼代谢类型调整给药方案。

（六）人体生物节律与时辰药理学

人体的生理活动具有周期性，表现在激素分泌、基础代谢和血压水平等可发生节律性改变。药物在体内的药动学和药效学过程也受人体生物节律的影响。时辰药理学（chronopharmacology）是药理学的分支学科，研究药物的药动学和药效学随时间而发生变化的规律。时辰药动学研究表明，人体在不同时间处理药物的能力不同，如吲哚美辛在上午7时服药后血药浓度峰值较高、达峰时间短。此外，人体对药物的敏感性也有时辰节律。例如，人体肝合成胆固醇的时间主要在夜间，故选用短效他汀类调血脂药时，常采用晚间服药，较白天给药能更有效地抑制胆固醇的生物合成；糖皮质激素宜清晨一次性给药，可使外源性药物与内源性糖皮质激素分泌的昼夜节律重合，从而减少药物对下丘脑-垂体-肾上腺皮质轴的负反馈抑制作用，减少不良反应。

（七）连续用药人体对药物反应性变化

反复连续用药可引起人体病原体或肿瘤细胞对药物的反应性发生改变。耐受性（tolerance）指连续多次用药后，人体对药物的反应性降低，停药一段时间后，耐受性可逐渐消失。耐药性（resistance）指病原体或肿瘤细胞对反复应用的化疗药物敏感性降低。依赖性（dependence）指在长期应用某种药物后，人体对药物产生了生理性或精神性的依赖和需求。生理依赖性患者在停药后出现戒断症状。精神依赖性患者在停药后虽无客观症状和体征，但出现主观不适。停药症状（withdrawal symptoms）指长期应用某种药物后突然停药，使原有疾病复发或加剧的现象。因此，长期用药的患者停药时需要逐渐减量直至停药，以免发生意外。

三、其他因素

（一）生活习惯

食物可影响药物体内过程和药物效应。例如，牛奶中富含钙，可以与四环素类药物形成不易吸收的络合物，降低药物疗效；烟草中含有多环芳烃类化合物有诱导肝药酶CYP1A2的作用，可加速相关药物的代谢，因而吸烟可影响某些药物的治疗效果；一些具有甲硫四氮唑侧链的头孢菌素类抗生素与乙醇同时应用时，可产生双硫仑样反应，双硫仑样反应个体差异较大，少数严重者可出现意识丧失及惊厥、血压下降，甚至死亡；乙醇可抑制糖原异生和肝葡萄糖输出，因而在服用磺酰脲类口服降血糖药时饮酒可能会引发低血糖；茶叶中含有咖啡因和茶碱等致中枢兴奋的成分，会削弱镇静催眠药的作用效果。

（二）环境因素

温度、湿度、噪声、光照和通气等物理条件的改变也可影响药物作用。社会和家庭环境的改变对人的精神状态和心理调节等有较大影响。良好的家庭环境和社会支持，有利于发挥药物的治疗作用。

思 考 题

1. 什么是药物作用的两重性？以PPI为例说明正确认识药物作用的两重性对临床用药的指导意义。
2. 试述药物量效关系与量效曲线的概念及意义。
3. 连续用药人体对药物反应性变化包括哪些？试举例说明。

（张丽慧 杨 怡）

第四章　治疗药物监测

学习目标

掌握：TDM 的意义及需要监测药物的特点。

熟悉：TDM 的药理学基础及实施。

了解：个体化给药方案设计步骤及根据血药浓度制订与调整给药方案的方法。

第一节　概　　述

治疗药物监测（therapeutic drug monitoring，TDM）是在药动学、药效学、药物治疗学等理论指导下，应用现代分析技术检测患者血液或其他体液中的药物浓度，根据药物浓度与药物效应之间相关模式，结合患者临床特点制订合理的给药方案，如确定初始给药方案和（或）调整给药方案。

TDM 的理念始于 20 世纪 70 年代，已成为指导个体化用药的重要手段。TDM 的目的是提高疗效、减少或避免不良反应、达到最佳治疗效果，实现个体化给药。大量研究发现，由于患者个体差异（如身高、性别、遗传因素、基础状况等不同）、药物生物利用度及合用药物等不同，相同给药方案在不同患者中的临床反应存在明显差异，导致部分患者得到有效治疗，部分患者疗效欠佳，另一部分患者则出现不良反应。不同患者达到相同疗效所需要的药物剂量也存在明显差异。因此，仅根据药品说明书推荐的平均剂量及个人经验制订给药方案将存在偏差，临床治疗中应进行个体化给药以达到预期疗效。

TDM 除有助于实现个体化给药，还可帮助诊断和处理药物过量中毒，确保临床用药安全。例如，地高辛有效浓度范围窄，治疗剂量接近中毒剂量的 60%，主要用于治疗心衰与心律失常，其药物过量时的中毒反应症状也可表现为心力衰竭加重、心律失常；抗癫痫药物过量时的中毒反应症状与癫痫发作比较类似，难以区分。因此，仅凭临床表现判定为剂量不足而增加剂量将带来严重后果，应结合患者体内药物浓度确定是否为药物中毒，从而及时处理以确保患者用药安全。

TDM 还有助于判断患者的用药依从性。对需长期用药的患者，在治疗方案恰当而疗效欠佳时，通过开展 TDM 可及时发现患者是否正确遵医嘱用药、有无私自停药等，及时提供用药教育以提高患者用药依从性。

TDM 是药物治疗的一个重大进展，已涉及多个临床专业，对于实现个体化给药、判断患者用药依从性、防范药物中毒等具有重要的临床意义。

第二节　TDM

一、TDM 的药理学基础

（一）血药浓度与药理效应之间的关系

大多数药物的药理效应是药物与特异受体相互作用的结果，通常体内受体数量是相对稳定的，药物的药理效应取决于受体部位的药物浓度，即作用部位（靶器官或受体部位）的药物浓度决定药物药理效应的强弱。作用部位的药物浓度常与血药浓度具有良好相关性。药物在人体血液中存在游离型药物与结合型药物两种形式，游离型药物可跨膜转运进入细胞外液与细胞内，血液中的药物浓度尤其是游离型药物浓度与细胞外液、细胞内的药物浓度呈动态平衡，同时也与作用部位的药物浓度呈动态平衡。由于直接测定作用部位的药物浓度比较困难，而血液样品相对容易获取且对机体损伤小，因此，临床常通过测定血药浓度来间接反映药物在作用部位的浓度。

药物在血液中的浓度与药理效应之间存在密切关系，通常血药浓度增加，药理效应增强，反之则药理效应减弱。例如，大部分患者中抗惊厥与抗心律失常的苯妥英钠有效血药浓度范围是10～20mg/L，随着血药浓度增加，不良反应也增加；当血药浓度为20～30mg/L时，患者发生眼球震颤的风险明显增加；当血药浓度为30～40mg/L时，患者发生运动失调的风险明显增加；当血药浓度超过40mg/L时，患者发生精神异常的风险明显增加。不同动物种属中相同血药浓度可产生相似的药理效应。例如保泰松对人和家兔的抗炎作用有效剂量分别为5～10mg/kg和300mg/kg，相差达几十倍，但有效血药浓度均在100～150mg/L。由此可见，血药浓度与药理效应之间的相关性远高于药物剂量与药理效应之间的相关性。不同个体用药剂量可能存在较大差异，但产生相同药理效应的血药浓度却非常接近。因此，血药浓度常作为药物药理效应的评价指标。

（二）药物治疗浓度范围

药物治疗浓度范围是指有效概率相对较高、不良反应概率相对较低的血药浓度区间，也称为治疗窗（therapeutic window）。血药浓度控制在治疗浓度范围内的给药方案适合大多数人。一般来说，进入人体血液中药物浓度可分为3个区域，即治疗浓度范围、无效区、中毒区（图4-1）。最低有效浓度（minimum effective concentration，MEC）以下即为无效区，对大多数患者无效。最小中毒浓度（minimum toxic concentration，MTC）以上即为中毒区，对大多数患者可能产生无法耐受性不良反应。MEC至MTC之间即为药物治疗浓度范围，在这一范围内多数患者具有临床疗效而产生不良反应较少，少数患者可能无效（尤其是浓度靠近MEC）或可能中毒（尤其是浓度靠近MTC）。对于在治疗浓度范围内但不产生临床疗效的极少数患者，可适当增加剂量以使血药浓度接近治疗范围上限。对于在一定血药浓度范围内不良反应较大的患者，可适当减少剂量以使血药浓度接近治疗范围的下限。通常血药浓度低于治疗浓度范围时疗效欠佳的发生率明显增加，血药浓度超过治疗浓度范围时不良反应的发生率和严重程度就会明显增加。为减少或防止疗效欠佳、药物不良反应事件的发生，有效可行的办法之一是进行TDM，及时调整药物剂量以维持在有效血药浓度范围之内。

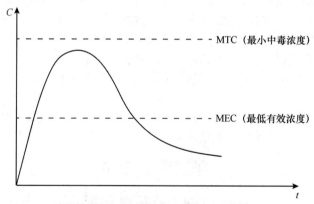

图4-1　血药浓度与临床反应关系示意图

（三）影响血药浓度的因素

药物在体内的血药浓度水平与吸收、分布、代谢、排泄过程密切相关。血药浓度除了受药物制剂的特性影响外，还受到其他因素的影响，如机体生物学特性、生理病理状态等。

1. 生理因素　年龄、性别、体重或体表面积、特殊生理阶段对药物体内过程均可产生影响。新生儿多个器官功能尚未完全发育成熟，与成年人相比，药物分布容积较大，药物代谢和排泄能力较差；老年人则由于肝肾功能减退，对部分药物代谢和排泄能力降低，易造成血药浓度升高。例如，口服相同剂量（40mg）的奥美拉唑后，老年患者体内的血药浓度显著高于年轻患者体内的浓度水平。一些特殊生理阶段，如妊娠期对血药浓度水平也有明显影响，妊娠期血容量增加，水溶性药物分布容积增加，血药浓度降低。

2. 病理因素 疾病状态可影响机体对药物的处置。胃肠道疾病时由于胃肠道生理环境的变化，对药物的吸收速度与程度会产生较大影响。肾功能不全时，主要经肾排泄的药物消除减慢，$t_{1/2}$ 延长，易导致药物在体内蓄积，血药浓度升高。肝功能不全时药物代谢减慢，主要经肝代谢消除的药物浓度水平明显增加。严重低蛋白血症时，蛋白结合率高的药物游离型药物浓度明显增加。例如，普鲁卡因胺的代谢产物 N- 乙酰普鲁卡因胺 85% 经肾排泄，肾功能不全时排泄减慢，$t_{1/2}$ 从正常人的 6h 延长至 45h。

3. 遗传因素 遗传因素对血药浓度的影响可涉及药物体内处置过程的各个环节。不同种族或不同个体间药物代谢酶、转运体等的活性受编码基因多态性的影响，从而影响血药浓度水平。例如，伏立康唑在体内代谢主要受 CYP2C19 介导，CYP2C19 存在基因多态性，可分为快代谢型（extensive metabolizer，EM）和慢代谢型（poor metabolizer，PM），对于 PM 患者，若按照常规剂量给药则容易蓄积导致血药浓度过高，对于 EM 患者，若按照常规剂量给药则容易导致血药浓度不达标。绝大多数他汀类药物为有机阴离子转运多肽 1B1（organic anion transporting polypeptide 1B1，OATP1B1）的底物，某些基因位点突变可引起转运体活性降低，从而减少他汀类药物摄入至肝的量，导致血药浓度明显增加，横纹肌溶解或肌病的发生风险明显增加。

4. 药物因素 药物对血药浓度的影响除剂量外，还包括药物剂型、给药途径、合用药物、患者用药依从性的影响。不同的药物剂型、给药途径可导致生物利用度产生较大差异，从而影响血药浓度水平。合并用药时药物间可产生药动学过程的相互作用，使得血药浓度发生变化。例如，器官移植术后患者需长期使用环孢素，当同时使用利福平时，由于环孢素主要经 CYP3A4 代谢，利福平为肝药酶强诱导药，通过酶诱导作用会增加环孢素代谢，降低环孢素血药浓度水平，影响其疗效。患者用药依从性差，未遵医嘱服药时，可能会导致体内药物浓度过高或过低。

5. 生活习惯 吸烟、嗜酒、饮食均可影响药物的血药浓度。吸烟可诱导肝药酶 CYP1A2，可影响主要经 CYP1A2 代谢药物的血药浓度。例如，非吸烟者与吸烟者相比，奥氮平的清除率下降 33%。乙醇对肝药酶具有双重作用，大量饮酒、长期饮酒对肝药酶有抑制作用，可使肝药酶活性降低，少量饮酒则对肝药酶起诱导作用，使其活性增强。例如，少量饮酒时使合用的苯巴比妥等药物在体内代谢变快，$t_{1/2}$ 变短，血药浓度降低；长期饮酒时合用的苯巴比妥等药物在体内代谢变慢，容易产生蓄积导致血药浓度升高。食物可影响药物的吸收与代谢。例如，食物可降低伏立康唑片剂的吸收，因此，应在饭前 1h 或饭后 1h 服用伏立康唑。葡萄柚可抑制 CYP 的活性，饮用葡萄柚汁同时服用他汀类药物时可影响后者的代谢，使他汀类药物的血药浓度升高。

6. 环境因素 气候及其他环境条件改变。由于环境污染而进入机体的部分化学物质均有可能对药物体内过程产生影响。例如，铅中毒可抑制 CYP 活性，导致药物的代谢减慢。

7. 生理节律 人体昼夜节律可对药物体内过程、药物作用产生影响。药物吸收、代谢与排泄等均可能随机体昼夜节律而发生变化。例如，不同时间口服吲哚美辛时血药浓度水平存在较大差异，早晨 7:00 服药时血药浓度峰值较高，约比一昼夜其余各时间点服药时的峰浓度平均值高 20%，到达峰值也更快，而下午 7:00 服药时血药浓度峰值则比平均值低 20%。

▮（四）影响药理效应的因素

药物所产生的药理效应是药物与机体相互作用的结果，受药物、机体等多种因素的影响。

1. 药物因素 药物因素包括药物剂型、给药途径、剂量、合用药物等。同一药物使用剂型、剂量不同、选择的给药途径不同，所引起的药理效应也不同。注射剂通常比口服剂型更快到达作用部位，起效更快。合用多种药物时，药物相互作用可影响药物体内过程、机体对药物的反应性，从而使药物的药理效应发生变化。例如，β 受体拮抗药可竞争性拮抗 β 受体激动药的作用；单胺氧化酶抑制药可抑制去甲肾上腺素失活，增强促去甲肾上腺素释放类药物的效应。

2. 机体因素 机体因素主要包括年龄、性别、疾病状态、遗传因素、机体对药物的反应性等。不同年龄的个体药物分布、代谢、排泄能力不同。新生儿与老年人体内药物代谢与排泄能力较成年人弱，大部分药物的作用更强、更持久。随着年龄增长，老年人对部分药物靶点的敏感性发生改变，极易导致不良反应。例如，老年人由于心血管反射减弱，服用抗高血压药后易发生直立性低血压；女性与男性由于脂肪、水的比例不同，可影响药物的分布与作用。

疾病本身也可导致药物体内处置过程和药理效应的改变。例如，肝肾功能受损易导致药物在体内蓄积，药物效应过强或持续时间过长，甚至产生毒性反应；胃肠道功能障碍或心衰导致小肠黏膜水肿而影响药物吸收，可能导致药物疗效欠佳；肾病综合征时，由于蛋白尿、血浆白蛋白降低，使利尿药与肾小管液中的白蛋白结合而导致利尿药的药理效应降低。

遗传因素是药物代谢与效应的决定性因素之一。除了药物代谢酶、转运体外，药物受体也具有遗传多态性，可导致药物代谢和临床反应存在个体间差异。例如，多巴胺受体 D_2（dopamine receptor D_2，DRD2）是多个抗精神病药物的主要靶点，*DRD2* 编码基因多态性与抗精神病药疗效及治疗相关的迟发性运动障碍不良反应发生风险相关。当编码区插入或缺失变异导致 DRD_2 功能减弱或表达降低时，可造成 DRD_2 对抗精神病药物的反应性下降；同时，编码区缺失变异可造成受体表达水平降低，而药物占位比例较高，导致迟发性运动障碍发生风险较高。

长期反复用药后可导致机体对药物的反应性发生变化，主要表现为耐受性（tolerance）、耐药性（drug resistance）、依赖性（dependence）。耐受性是指连续用药后机体对药物反应性降低，增加剂量可以恢复原来的效应，易导致耐受性的药物主要有巴比妥类、硝酸酯类药物等。耐药性是指病原微生物或肿瘤细胞等对反复使用的化学治疗药物敏感性降低，又称抗药性，易导致耐药性的药物主要有抗菌药物、化疗药物等。依赖性是指长期使用某种药物时，停药后发生主观不适或出现停药症状，前者称为精神依赖性，后者称为生理依赖性，易产生依赖性的药物有巴比妥类、苯二氮䓬类、阿片类药物等。

3. 其他因素 药物的药理效应还受到食物的影响。例如，乙醇具有扩血管作用，饮酒期间如同时使用抗高血压药可致血压下降过快，易出现直立性低血压。含钙高的食物不宜与强心苷类药物合用，因钙离子可增加强心苷类药物的毒性反应。

二、需要监测的药物

血药浓度可间接反映药效。尽管开展 TDM 有助于合理用药，但并非所有药物均需监测血药浓度，需进行 TDM 的药物仅占小部分。对于本身具有客观、快速、简便的效应评价指标的药物，通常无须进行 TDM，例如，抗高血压药、降血糖药、利尿药、抗凝血药等。此外，治疗浓度范围较大、安全性好、血药浓度无法预测临床反应的药物，开展 TDM 的临床获益也十分有限。

（一）需要监测的药物

具有以下特点的药物通常需进行 TDM。

1. 治疗窗窄、毒性反应大的药物 该类药物的有效剂量与中毒剂量比较接近，易发生毒性反应，如地高辛、奎尼丁、苯妥英钠等。

2. 体内过程个体间差异大的药物 该类药物按相同剂量给药后，患者个体间血药浓度差异大，常表现出较大的临床反应个体差异，如丙米嗪、阿米替林等。

3. 具有非线性药动学特征的药物，尤其是在治疗浓度范围内具有非线性特征的药物 机体对此类药物消除能力具有一定的饱和性，当消除达到饱和时，即使剂量稍有增加，血药浓度也急剧上升，$t_{1/2}$ 明显延长，极易产生毒性反应，如甲氨蝶呤、苯妥英钠等。

4. 胃肠道、肝、肾等器官功能障碍明显影响血药浓度及临床反应的药物 胃肠道功能障碍时影响药物吸收，肝功能受损使主要经肝代谢的药物消除减慢，肾功能受损使主要经肾排泄的药物排泄减慢，比较典型的有茶碱、氨基糖苷类药物等。

5. 毒、副反应与疾病本身症状相似、无明确判断标准的药物 例如，地高辛用于治疗室上性心律失常，其毒性反应也可表现为室上性心律失常，通过测定血药浓度，可区别是血药浓度过高还是治疗效果不佳引起的症状，从而明确如何调整剂量。

6. 药物相互作用 当合用多种药物时，药物间相互作用可改变药物体内药动学过程，影响其临床反应，此时可通过 TDM 进行剂量调整。比较典型的有合用肝药酶诱导药或抑制药。

7. 需长期使用、评估依从性的药物 某些需长期使用的药物，可通过进行 TDM 评估患者的用药依从性，如氯氮平、环孢素等。

目前临床上常开展血药浓度监测的药物见表 4-1。

表 4-1 目前临床上常开展血药浓度监测的药物

类别	药物	采血时间	血药浓度范围
支气管扩张药	茶碱	静脉注射：①下一剂给药前；②给负荷剂量后 30min；③治疗开始后 4～6h；④治疗开始后 12～18h 口服：①服用普通剂型后 2h（药峰浓度）；②服用缓释制剂后 4h（药峰浓度）；③下一剂给药前（谷浓度）	扩张支气管：7～20mg/L 抢救新生儿呼吸暂停：6～11mg/L
抗癫痫药	卡马西平	达稳态后，下一剂给药前（谷浓度）	4～12mg/L
	奥卡西平	下一剂给药前（谷浓度）	10～35mg/L
	苯巴比妥	$t_{1/2}$ 长，固定在某一时间采血即可	15～40mg/L
	苯妥英钠	静脉注射：给药后 2～4h；口服：$t_{1/2}$ 长，固定在某一时间采血即可	成人、儿童、出生后 3 个月以上婴儿：10～20mg/L；早产儿、新生儿、出生后 2 周至 3 个月婴儿：6～14mg/L
	丙戊酸	下一剂给药前（谷浓度）	50～100mg/L
	左乙拉西坦	下一剂给药前（谷浓度）	10～40mg/L
抗菌药物	庆大霉素	静脉滴注完后 5min 内或肌内注射后 1h（药峰浓度）；下一剂给药前（谷浓度）	药峰浓度：5～12mg/L；谷浓度：＜2mg/L
	阿米卡星	静脉滴注完后 5min 内或肌内注射后 1h（药峰浓度）；下一剂给药前（谷浓度）	药峰浓度：15～25mg/L；谷浓度：＜5mg/L
	链霉素	肌内注射后 1～2h（药峰浓度）；下一剂给药前（谷浓度）	药峰浓度：15～40mg/L；谷浓度：＜5mg/L
	万古霉素	静脉滴注完后 5min（药峰浓度）；下一剂给药前（谷浓度）	药峰浓度：20～40mg/L；谷浓度：10～20mg/L
	伏立康唑	第 5 个维持剂量给药前	谷浓度：0.5～5mg/L
抗精神病药物	阿米替林	达稳态后，下一剂给药前（谷浓度）	120～250μg/L（阿米替林与去甲替林总浓度）
	去甲替林	达稳态后，下一剂给药前（谷浓度）	50～150μg/L
	丙米嗪	达稳态后，下一剂给药前（谷浓度）	150～250μg/L（丙米嗪与地昔帕明总浓度）
	奥氮平	达稳态后，下一剂给药前（谷浓度）	20～80μg/L
	氯氮平	达稳态后，下一剂给药前（谷浓度）	300～600μg/L
	锂盐	晚上给药后 12h	0.3～1.3mmol/L
抗心律失常药物	利多卡因	给负荷剂量后约 2h（若未给予负荷剂量则给药后 6～12h）；心脏、肝功能不全每 12 小时采血 1 次	1.5～5mg/L
	奎尼丁	下一剂给药前（谷浓度）	2～5mg/L
	地高辛	给药后 8～24h	0.9～2.2μg/L（少数患者可高于上限）
	洋地黄毒苷	给药后 8～24h	13～25μg/L
	胺碘酮	下一剂给药前（谷浓度）	＜2.5mg/L

续表

类别	药物	采血时间	血药浓度范围
抗肿瘤药物	甲氨蝶呤	大剂量化疗时，静脉滴注开始后 24h、48h、72h	$24h < 4 \times 10^{-5}mol/L$；$48h < 5 \times 10^{-7}mol/L$；$72h < 5 \times 10^{-8}mol/L$
免疫抑制药	环孢素	下一剂给药前（谷浓度）	$100 \sim 400\mu g/L$
	他克莫司	下一剂给药前（谷浓度）	器官移植 3 个月内：$10 \sim 15\mu g/L$；> 3 个月：$5 \sim 10\mu g/L$

（二）进行 TDM 的原则

TDM 是指导临床合理用药、个体化用药的重要工具之一。需注意的是，因 TDM 开展所需时间、经济成本较大，滥用 TDM 将造成浪费。因此，临床上并非所有情况下都要进行监测，即使是需要 TDM 的药物也并非常规化监测，而是在把握好监测指征且进行充分评估的情况下进行 TDM。具有以下临床指征时，TDM 开展被认为是合理且有临床意义。

1. 患者已使用适用其疾病的最佳药物，但治疗无效或出现毒性反应。

2. 药效不易判断、药效指标不明确。

3. 血药浓度与药效学关系密切，且两者间的关系适用于病情。

4. 药动学参数因患者内在变异或其他因素干扰而不可预测。

5. 血药浓度测定的结果可显著改变临床决策且提供更多信息。

6. 患者在治疗期间可受益于 TDM。

三、TDM 的实施

TDM 的实施步骤可分为：申请、取样、测定、数据处理、结果解释。

（一）申请

根据患者的临床指征、需要实施 TDM 的药物，由临床医师或临床药师提出申请。提出申请时需详细填写申请单。TDM 申请单包括要测定的药物、申请科室、床号、患者姓名、性别、年龄、体重、主要诊断、标本类型、开始用药时间、用法用量、取样时间、肝肾功能、合用药物等。申请时应明确监测目的，切勿滥用 TDM 以免增加患者的治疗费用和痛苦。

（二）取样

1. 样本类型 TDM 最常用的生物样本为血液样本，包括血浆、血清、全血。此外，还包括唾液、尿液、脑脊液等其他体液样本。一般情况下血浆或血清中的药物浓度基本平行，对于某些特殊药物需注意，如环孢素在人体红细胞与血浆中均有分布，此时应采集全血标本进行测定。单测尿液中药物浓度通常不足以评估给药方案是否正确，还需结合血药浓度。脑脊液中药物浓度测定可评估药物穿透血脑屏障的能力。极少部分药物在唾液中的浓度可代表其在血浆中的游离型浓度，如卡马西平、苯妥英钠等。

2. 取样时间 进行 TDM 时，必须记录准确的用药时间（采样前用药时间、初始用药时间）、采样时间等，以确保监测的有效性与准确性。取样时间应结合药物药动学特点、临床需要来确定。通常用药后在血药浓度达稳态（至少 5 个 $t_{1/2}$）后采血，以评估与目标浓度相符的程度，给予负荷剂量时达稳态时间会提前。对于 $t_{1/2}$ 较短的药物，稳态谷浓度在下一剂给药前 5min 取样，口服给药稳态峰浓度通常在给药后 $3 \sim 4h$ 取样，静脉给药稳态峰浓度通常在给药结束后 5min 内取样，肌内注射稳态峰浓度通常在给药后 $0.5 \sim 1h$ 取样。对于缓释制剂或 $t_{1/2}$ 长的药物，其稳态峰浓度、稳态谷浓度差别不大，在两次给药之间任何时间点取样均可。对于怀疑给药剂量偏高的患者，应采集稳态峰浓度血样。对于怀疑给药剂量不足的患者，应采集稳态谷浓度血样。急救或怀疑患者出现中毒反应时，可根据需要随时取样。尿液中的药物浓度测定通常是采集一段时间内（如 24h 内）的尿液，测定其中的药物总量。

3. 样品采集与保存　血液样本通常取静脉血 1～5ml，采血结束时注意轻微振摇采血管，以免血细胞破裂而使血浆或血清中含有血红蛋白。取样时应根据所监测药物的性质决定是否将样品进行抗凝处理，从而选择相应的采血管类型。血液采集后注意及时（一般不超过 2h）送检、分离出血浆或血清。分离后不能及时测定时可将样本放置于 4℃冰箱保存，保存时间通常不超过 72h。若需延长保存时间，可将样本存放于 –80℃冰箱。需注意，全血样本直接冻存可致血细胞破裂，影响样本分离及后续监测。

尿液样本通常收集自服药时起至次日相应时间内排出的全部尿液。尿液样本采集后需存放于洁净的容器中，加入防腐剂（如甲苯、麝香草酚等）后保存。

脑脊液样本可通过腰椎穿刺或脑室外引流管采集，每次取 1～5ml。采集脑脊液后，离心收集上清液用于浓度测定。

唾液样本应在漱口后 15min 采集，使用带有漏斗的试管收集口腔内自然流出的唾液，至少收集 10min。收集唾液后，离心收集上清液用于浓度测定。

（三）测定

1. 测定对象　TDM 主要测定血清或血浆中的原型药物浓度，极少数药物可能富集于红细胞，需测定全血中药物浓度。某些特殊情况下需监测游离型药物浓度、活性代谢物或对映体浓度。例如，苯妥英钠血浆蛋白结合率高达 90% 以上，当患者白蛋白浓度降低时，药物结合率降低，尽管血药浓度变化不大，但游离型药物浓度大幅度增加，极易发生毒性反应，此时测定游离型药物浓度具有重要指导意义。当药物进入体内后快速转化为活性代谢物且后者浓度较高、活性较强或存在肾功能障碍时，应重视活性代谢物的浓度测定。药物对映体的药动学、药效学特性通常存在差异，药理作用主要由一个对映体产生，某些情况下两个对映体的药理作用性质甚至完全相反，因此，对于某些药物测定其对映体浓度更有临床意义。

2. 测定方法　TDM 生物样本测定方法有多种，包括光谱法、色谱法、免疫法、毛细管电泳法等。光谱法具有操作简单、易普及推广、价格低廉等优点，但灵敏度低、专一性差、易受到生物体液中其他组分的干扰，可用于测定对灵敏度要求不高（如血药浓度较高、给药剂量较大）的药物浓度。色谱法分离度高、灵敏度高、专属性强，可同时测定几种药物，但样本处理较复杂、操作烦琐、耗时较长，对于临床需快速给出测定结果时不太适合。色谱法中以高效液相色谱法（high performance liquid chromatography，HPLC）应用最为广泛。随着质谱技术的迅速发展，高效液相色谱串联质谱（high performance liquid chromatography-tandem mass spectrometry，HPLC-MS/MS）的应用日益增加，对于确定分子结构、分析药物代谢物具有强大的优势。此外，二维液相色谱结合了高效液相色谱、自动柱切换、在线萃取等技术，也被推广应用于在 TDM 中。免疫法需使用专用试剂盒或测定仪，灵敏度高、专属性强、操作简便，但成本较高，主要用于检测具有半抗原或完全抗原性质的药物。毛细管电泳法分析速度快、操作简便，可同时检测生物样本中多种药物、代谢物的浓度，可用于手性药物的浓度检测。测定方法的选择需综合考虑精密度、准确度、灵敏度、专属性、成本等多个因素。目前，使用较多的是色谱法与免疫法，如 HPLC、荧光偏振免疫法、放射免疫法。

（四）数据处理

实施 TDM 过程中，仅向临床报告所监测的药物浓度结果是远远不够的，而应进一步进行数据处理。数据处理主要是基于患者的血药浓度结果、临床特征，应用药动学原理，通过模型拟合估算患者的药动学参数，从而设计合理给药方案。

（五）结果解释

获得准确的检测结果很重要，但对检测结果作出合理的解释则更为重要，因为后者直接影响治疗方案的调整。TDM 结果解释应结合患者具体情况，如生物学特征、生理病理学特征、用药情况、依从性、相关实验室检查结果、遗传因素、饮食习惯等，综合分析检测结果，从而为临床实现临床个体化用药提供建议。

案例 4-1

患者，女，41 岁，体重 53kg，因"反复发热 1 月余"入院。入院查体：T 38.1℃，HR 91 次 / 分，BP 107/63mmHg，心律齐。手掌及足部可见 Osler 结节。外院心脏超声提示：二尖瓣赘生物、左心房面较多絮状物回声附着，二尖瓣反流（轻度）。入院诊断为"感染性心内膜炎"，给予万古霉素 1g 静脉滴注，q12h 治疗。

相关实验室检查（入院第 2 天清晨）：万古霉素谷浓度 4.3μg/mL（参考范围 10 ～ 20μg/mL）；血常规 WBC 14.41×10^9/L，NEU 85.2%；肝功能 ALT 16U/L，AST 18U/L，ALB 21.0g/L，TBIL 9.8mmol/L，DBIL 6.3mmol/L；肾功能 Cr 70μmmol/L，UA 321μmol/L，Cys-C 1.16mg/L，UREA 7.5mmol/L。

问题：该患者万古霉素浓度偏低的原因是什么？

进行结果解释时，首先，应收集患者基本信息、监测目的、本次及既往监测结果、现有治疗方案、可能产生相互作用的合并用药、特殊生理状态（老年、儿童、妊娠、哺乳期）、肝肾功能、特殊诊疗操作 [血液透析、腹膜透析、持续性肾脏替代治疗（continuous renal replacement therapy，CRRT）、体外膜氧合器（extracorporeal membrane oxygenation，ECMO）等]、饮食习惯等。此外，还需评估患者依从性、临床疗效与安全性等。这些信息可通过查阅病历获得，必要时需询问患者本人完善相关信息。其次，明确所监测药物的治疗浓度范围，利用药动学、药效学等知识，分析产生该结果的原因。分析时应注意排除因给药方式、取样方式及时间、样本保存与转运、实验室检测不适宜等因素造成的测定结果异常，排除这些因素后可以从患者用药依从性、影响药动学参数的生理病理因素、合用药物、特殊饮食结构等来分析产生当前结果的原因。同时，基于药物浓度 - 效应间的关系，评估该结果对临床疗效、安全性等的影响。当血药浓度在有效范围内但临床反应未达预期值时，应重点考虑影响药效的因素。最后，结合患者现有治疗方案，根据血药浓度和药动学参数，制订新的给药方案。调整治疗方案后，需重新监测血药浓度。对于长期使用该药物时，应定期监测，观察血药浓度是否有明显变化，以免影响疗效、产生不良反应。

TDM 结果解释应体现专业性、规范性、及时性、临床适用性。对结果的解释应注意加强与临床医师的沟通与合作，必要时应访问患者，以使结果解释更符合客观实际。对于疑难病例，应组织相关专业的多学科治疗团队进行讨论。

案例 4-1 解析：

对于肾功能无明显异常的患者，万古霉素平均 $t_{1/2}$ 约为 6h（4 ～ 11h）。由于药物至少经 5 个 $t_{1/2}$ 达稳态血药浓度，通常建议万古霉素给药后 48h 测稳态谷浓度。该患者给药后第 2 天清晨采血测谷浓度，显然为非稳态时的谷浓度。此外，万古霉素蛋白结合率为 30% ～ 60%，低蛋白血症患者的清除率增加，可导致血药浓度降低。综上，该患者万古霉素浓度偏低主要考虑为给药后未达稳态血药浓度、低蛋白血症引起。

建议：根据 Cockcroft-Gault 公式计算，患者肌酐清除率（creatinine clearance rate,Ccr）为 77.89ml/min，根据说明书及万古霉素 TDM 指南，初步判断该患者的用法用量（1g，q12h）适宜，暂时不考虑增加万古霉素剂量。建议先补充人白蛋白，同时复测血药浓度（稳态时谷浓度）、密切监测患者的临床疗效，根据血药浓度结果、临床疗效确定下一步如何调整给药方案。

第三节 TDM 与给药方案个体化

一、个体化给药方案设计

个体化给药（individualized drug therapy）是指借助 TDM 手段，针对患者的个体特征设计或调整给药方案。个体化给药除需根据患者具体情况选择最佳药物，还需确定给药剂型、给药途径、给药剂量、给药间隔、给药时间、疗程、预期血药浓度、药物过量或中毒的救治方法等，以提高疗效、确保用药安全性。

（一）给药方案设计的基本原则

给药方案的设计应根据患者的临床诊断和个体特征，参照药品说明书、最新循证医学证据来确定。设计给药方案时应综合考虑患者机体因素、药物因素等，遵循"个体化"原则，使患者在药物治疗中获得最佳疗效且不良反应事件发生风险最低。

（二）给药方案设计的一般步骤

设计个体化给药方案，首先需选择最佳药物，然后确定药物剂型、给药途径、给药剂量（包括初始剂量与维持剂量）、给药间隔、给药时间、疗程等，之后根据患者药动学、药效学指标调整给药方案，主要是调整用药剂量与给药间隔。在实施个体化给药过程中，必须明确血药浓度的目标治疗范围及相关药动学参数的意义，根据预期的药物浓度，如稳态谷浓度（$C_{ss, min}$）、稳态峰浓度（$C_{ss, max}$）、平均稳态血药浓度（$C_{ss, avg}$）制订给药剂量和给药间隔（τ）。给药后，密切观察临床反应并按需监测血药浓度，根据患者血药浓度及药动学参数对给药剂量和给药间隔作进一步调整，使其最终位于预期的药物治疗浓度范围内。个体化给药的一般步骤如下（图 4-2）。

1. 根据患者临床诊断、机体状况、药物效应相关的基因检测结果等因素，选择恰当的药物，拟订初始治疗方案，包括药物剂型、给药途径、给药剂量、给药间隔等。

2. 给药并评估患者按照初始治疗方案用药后的治疗效果。

3. 按需进行药物浓度监测、剂量 - 效应关联性指标测定、抗菌药物敏感试验（药敏试验）等。

4. 基于患者具体情况分析上述检测结果，结合临床经验、循证证据调整初始给药方案。

5. 按调整后的治疗方案给药并评估治疗效果。

6. 必要时可重复步骤 3 和步骤 4，即反复调整给药方案，直到获得满意的治疗效果。

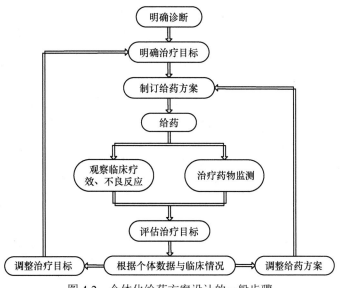

图 4-2 个体化给药方案设计的一般步骤

二、根据血药浓度制订与调整给药方案

对于大多数药物而言，药物在血液中的浓度与药理效应之间具有很好的相关性。由于患者个体间差异，导致相同剂量下血药浓度存在较大差异，未能产生预期治疗效果。平均血药浓度与给药剂量成正比，与 $t_{1/2}$ 对给药间隔时间的比值成正比。因此，给药剂量与给药间隔时间是控制反复给药时血药浓度的决定性因素。

（一）制订初始给药方案

1. 负荷剂量与维持剂量 反复给药时体内药物蓄积达到稳态血药浓度后，摄入量等于消除量，此时的摄入量即为维持剂量（D_M）。为使血药浓度迅速达到有效治疗浓度，须给予负荷剂量（D_L）。负荷剂量为维持剂量与给药间隔末体内残留量之和。在 D_M 确定的情况下，D_L 可以表示为下式：

$$D_L = D_M \cdot \frac{1}{1 - e^{-k\tau}} \tag{4-1}$$

式中，K 为消除速率常数。当给药间隔等于药物 $t_{1/2}$ 时，D_L 是 D_M 的 2 倍。

给药方案设计可使血药浓度维持在治疗范围内，这一范围的上限、下限可分别定义为 $C_{ss, max}$、$C_{ss, min}$。因此，最大给药间隔（τ_{max}）与最大维持剂量（$D_{M, max}$）的关系可表示为：

$$C_{ss,min} = C_{ss,max} \cdot e^{-k\tau}_{max} \tag{4-2}$$

$$\tau_{max} = \frac{\ln\left(\dfrac{C_{ss,max}}{C_{ss,min}}\right)}{K} = 1.44 \cdot t_{1/2} \cdot \ln\left(\frac{C_{ss,max}}{C_{ss,min}}\right) \tag{4-3}$$

$$D_{M,max} = \frac{V}{F} \cdot (C_{ss,max} - C_{ss,min}) \tag{4-4}$$

式中，V 为分布容积；F 为吸收分数。

临床用药须制订适当的给药频次，即确定给药间隔 τ，维持剂量可根据下式进行调整：

$$D_M = \frac{(D_{M,max})}{\tau_{max}} \cdot \tau \tag{4-5}$$

2. 给药间隔 为了维持稳定有效的血药浓度，除了给药剂量需适宜外，恰当的给药间隔也十分重要。临床制订给药间隔时间主要是根据药物的 $t_{1/2}$，并取易于控制的时间，例如，每 6h、8h、12h、24h 给药一次。注意根据有效血药浓度范围，调整维持剂量。

（1）$t_{1/2}$ 短的药物（$t_{1/2} < 6h$）：宜每日多次给药以维持有效血药浓度。对于治疗指数低的药物，为了减少血药浓度的波动，一般需要静脉滴注给药，如肝素等。对于治疗指数高的药物，为了给药方便，可采用增加剂量延长给药间隔时间的方法，通常维持剂量随着给药间隔时间的延长而增加，初始剂量等于维持剂量，如青霉素等。

（2）$t_{1/2}$ 中等的药物（$t_{1/2}$ 为 6～24h）：主要根据治疗指数及给药方便性确定给药间隔。对于治疗指数高的药物，给药间隔通常与 $t_{1/2}$ 相当，如需立刻达到稳态血药浓度水平，可给予负荷剂量，负荷剂量大约为维持剂量的 2 倍，即首剂加倍。对于治疗指数低的药物，可增加给药频次并减少维持剂量，或静脉滴注给药，以减少给药间隔期内的血药浓度波动。

（3）$t_{1/2}$ 长的药物（$t_{1/2} > 24h$）：一般可每天给药 1 次，给药间隔时间小于 $t_{1/2}$，初始剂量大于维持剂量的 2 倍。

需注意，$t_{1/2}$ 并非确定给药间隔时间的唯一参考依据。对于药效持续时间明显长于在血液中停留时间的药物、代谢产物具有药理活性且 $t_{1/2}$ 更长的药物，可适当延长给药间隔。

（二）根据血药浓度调整给药方案

1. 稳态一点法 患者多次给药后血药浓度达到稳态血药浓度水平时，在给药间隔内采一次血

样测得血药浓度，即实测浓度。若实测浓度与目标浓度相差较大，可根据两者比值调整给药方案：

$$D' = D \times \frac{C'}{C} \tag{4-6}$$

式中，D' 为校正剂量；D 为原剂量；C' 为目标浓度；C 为实测浓度。

需注意：①该公式的使用条件是血药浓度应与剂量呈线性关系；②必须在血药浓度达稳态后进行采血，通常多在下一次给药前采血，即所测得的浓度为偏谷浓度；③此法虽简便易行，但对于 $t_{1/2}$ 长的药物来说，由于达稳态时间长因而耗费时间较长。

2. 重复一点法　对于一些药动学参数偏离正常值或群体参数值较大的患者，通常需要根据其个体药动学参数来设计给药方案。重复一点法只需采血两次，即可计算出消除速率常数（K）与表观分布容积（apparent volume of distribution，V_d）。具体方法为：先后两次给予患者相同的试验剂量，每次给药后于消除相同一时间采血 1 次，即两次取血时间之间相隔一个给药间隔时间，准确测定两次的血药浓度，可以按下面公式求算 K 和 V_d：

$$K = \frac{\ln[C_1 / (C_2 - C_1)]}{\tau} \tag{4-7}$$

$$V_d = \frac{D \cdot e^{-k\tau}}{C_1} \tag{4-8}$$

式中，C_1 和 C_2 分别为第 1 次和第 2 次所测得血药浓度值；τ 为给药间隔；D 为试验剂量。

需注意：①此方法只适用于第 1、2 次给予相同试验剂量，不能在血药浓度达稳态时使用；②血管外给药时，应注意在消除相时采血；③血药浓度测定应务求准确，以免计算的药动学参数误差较大；④此方法的计算中引入了 K 和 V_d 两个药动学参数，当患者合并有水肿、肥胖、心肌梗死、肝肾功能不全、低蛋白血症等病理状态时，V_d 将会有较大的变化，肝肾功能不全时还会影响 K 使其发生变化，这些均会影响计算结果。

3. Bayesian 反馈法　稳态一点法与重复一点法虽简便，但对采血时间、患者生理病理状况等有较高的要求，因而临床应用受到限制。近年来，随着群体药动学的发展，Bayesian 反馈法逐渐应用于临床制订与优化个体化给药方案中。Bayesian 反馈法是以群体药动学参数为基础，结合患者个体特征，将患者 1 ～ 2 个血药浓度信息与已知的群体药动学参数信息结合，计算出较准确的个体药动学参数，进而优化给药方案。Bayesian 反馈法采血点少、计算的个体药动学参数准确性高，可同时考虑心脏、肝、肾功能等多个因素的影响，对于偏离药动学参数群体值的患者尤为适用，如老年、婴幼儿、孕妇、心衰、肝肾功能不全等患者。应用 Bayesian 反馈法设计个体化给药方案的具体步骤如下。

（1）收集患者的血药浓度数据，建立群体数据库，此数据库应有代表性，如包含各年龄阶段、不同体重及心脏、肾、肝功能等。此外，数据库应包括处置过程各时段，即吸收相、分布相、消除相，以涵盖各时相的血药浓度信息。

（2）应用群体药动学数据分析方法，如非线性混合效应模型（nonlinear mixed effect model，NONMEM）法、单纯聚集法、标准二步法等，估算群体药动学参数，即群体典型值。

（3）取患者 1 ～ 2 个血药浓度点作为反馈，将相应血药浓度值与时间输入 Bayesian 反馈程序，即可获得该患者准确的个体药动学参数。

（4）应用患者个体药动学参数调整给药剂量，并预测可能达到的血药浓度。再根据下一次实测血药浓度，对比修正得到最佳个体药动学参数。如此反复，直到达到最佳给药剂量。

4. PK/PD 参数法　细菌耐药性问题是当今世界面临最紧迫的公共卫生问题之一，如何合理地使用抗菌药物已成为抗感染领域重要的主题。基于药动学 / 药效学（PK/PD）理论优化抗菌药物的合理使用在临床中得到了广泛应用。PK/PD 理论综合考虑了药物、宿主、致病菌之间的相互关系，通过药动学、药效学参数可以将三者结合起来，从而获得提高疗效且降低耐药性和不良反应的最佳治疗方案。

PK/PD 的主要参数有 3 种：① $T_{>MIC}$，即血药浓度大于最低抑菌浓度（minimum inhibitory concentration，MIC）的持续时间；② C_{max}/MIC，即抗菌药物血药峰浓度与 MIC 的比值；③ AUC/MIC。不同抗菌药物使用不同的 PK/PD 参数，根据 PK/PD 理论，可将抗菌药物分为 3 类：时间依赖性抗菌药物、浓度依赖性抗菌药物、时间依赖性且具有长抗生素后效应（post-antibiotic effect，PAE）的抗菌药物。

时间依赖性抗菌药物浓度达到致病菌 4～5 倍 MIC 后，抗菌作用几乎饱和，继续增加药物浓度并不会增强抗菌作用，盲目增加剂量对疗效无益。此类药物 PAE 较短，维持药物浓度在 MIC 值以上的时间越长，抗菌效果就越好，与药物临床疗效相关的参数是 %$T_{>MIC}$。例如，青霉素类的目标 %$T_{>MIC}$ 为 40%～50%。针对此类药物制订临床给药方案时，可将日剂量分多次给药以获得更高的 %$T_{>MIC}$、增加疗效。

浓度依赖性抗菌药物的抗菌作用与时间关系不密切，而取决于 C_{max}，C_{max} 越高，杀菌速度和程度越大。此类药物具有较长的 PAE，和临床疗效相关的参数是 AUC$_{0-24}$/MIC 和 C_{max}/MIC。例如，氨基糖苷类的 C_{max}/MIC 应至少大于 8。针对此类药物制订临床给药方案时，可以大剂量长间歇给药，如日剂量单次给药，但切记勿超过最低中毒剂量。

时间依赖性且 PAE 较长的药物作用对浓度的依赖小，与临床疗效相关的参数是 AUC$_{0-24}$/MIC。例如，万古霉素和阿奇霉素的 AUC$_{0-24}$/MIC 分别应至少大于 400～600、25。针对此类药物制订临床给药方案时，给药间隔时间可适当延长，可适当增加给药剂量。

给药方案的调整有多种方法，无论选择哪种方法，都应结合患者具体临床情况，配合 TDM 手段，以减少不良反应发生、提高疗效。

思 考 题

1. 开展 TDM 的临床意义是什么？
2. 哪些药物需要进行 TDM？
3. 影响血药浓度的因素主要有哪些？
4. 如何根据血药浓度调整给药方案？

（徐　萍　王　清）

第五章 药物临床研究与评价

学习目标

掌握：药物临床试验分期与研究内容。

熟悉：GCP的意义；生物利用度及生物等效性评价；药品上市后再评价。

了解：临床试验质量管理规范；人体生物利用度试验设计的基本要求和生物等效性研究的常用方法。

第一节 概　　述

临床试验（clinical trial）指以人体（患者或健康受试者）为对象的试验，意在发现或验证某种试验药物的临床医学、药理学以及其他药效学作用、不良反应，或者试验药物的吸收、分布、代谢和排泄，以确定药物的疗效与安全性的系统性试验。

药物临床研究是新药研发过程的重要一环，药物临床研究一般分为Ⅰ期、Ⅱ期、Ⅲ期、Ⅳ期临床试验以及生物等效性试验。在我国为申请药品注册而进行的药物临床试验，应当遵守《中华人民共和国药品管理法》《中华人民共和国疫苗管理法》《药品注册管理办法》《药物临床试验质量管理规范》等法律法规和相关指导原则。临床试验方案必须符合科学和伦理要求，应当根据药物特点和不同研发阶段的目的制订。在临床试验的全过程应当充分保护受试者的安全和权益，对临床试验全过程建立质量管理体系，保证药物安全性和有效性的科学评估。

近年来，为鼓励创新、加快新药创制、满足公众用药需求、落实申请人研发主体责任，中共中央办公厅、国务院办公厅发布公告《关于深化审评审批制度改革鼓励药品医疗器械创新的意见》，对我国申报药物临床试验的审评审批作出了具有重大意义的调整。本章对药物临床试验质量管理规范、药物临床试验分期与研究内容、生物等效性试验设计原则、药品上市后再评价等方面加以叙述。

第二节 药物临床试验质量管理规范

GCP药物临床试验质量管理规范（good clinical practice）是国际公认的临床试验标准，以人为对象的临床试验均应按照此标准进行方案设计、组织实施、监察、稽查、记录、分析、总结和报告。

一、GCP形成背景

第二次世界大战期间，曾出现利用人体为研究对象进行细菌毒性试验等违背受试者意愿、侵犯人权的反人类反科学行为，引起医药界及国际社会的广泛关注。于是，国际上曾制定《纽伦堡法典》（1946年）予以制止。1964年7月，在芬兰赫尔辛基召开的第18届世界医学协会（World Medical Assembly，WMA）大会上发表了医生进行生物医学研究的指导性建议，也称赫尔辛基宣言（declaration of Helsinki，DoH）。这一宣言已成为临床试验的伦理学基础。美国食品药品管理局（Food and Drug Administration，FDA）于20世纪60年代提出了药物临床试验须获得受试者同意并签署知情同意书（informed consent form，ICF）。1993年世界卫生组织（World Health Organization，WHO）制定并颁布了药物临床试验GCP指南。

在《中华人民共和国药品管理法》的指导下，1998年3月2日中国卫生部颁发了《药品临床试验管理规范》（试行），开始在我国实施GCP。1999年国家药品监督管理局对试行规范修订后正式颁布《药品临床试验管理规范》，自 1999 年 9 月 1 日起在我国正式施行。2003 年国家食品药品监督管理局（State Food and Drug Administration，SFDA）再次修订颁布 GCP，并将此规范更名为《药物临床试验质量管理规范》，于 2003 年 9 月 1 日施行。为深化药品审评审批制度改革，鼓励创新，进一步推动我国药物临床试验规范研究和提升质量，国家药品监督管理局（National Medical Products Administration，NMPA）会同国家卫生健康委员会组织修订了《药物临床试验质量管理规范》，2020 年新版《药物临床试验质量管理规范》自 2020 年 7 月 1 日起施行。

国际人用药品注册技术协调会（International Council for Harmonization，ICH）的 GCP 是涉及人类受试者参与的试验设计、实施、记录和报告的伦理和科学质量的国际标准。ICH 的主要目的是协调各国药品注册技术要求，使药物生产企业能够遵循统一的注册资料规范，以便这些国家和地区的卫生管理当局能够相互接受各自人用药品临床资料的注册，提高新药研发、注册上市的效率。2017 年 5 月，在加拿大蒙特利尔年会上通过了中国国家食品药品监督管理总局的申请，中国成为 ICH 正式成员。

二、《药物临床试验质量管理规范》的主要内容及意义

中国 2020 年新版《药物临床试验质量管理规范》包括九章共 83 条。主要内容包括：总则、术语及其定义、对伦理委员会保护受试者权益和安全的要求、对研究者资质和职责的要求、对申办者职责的要求、对试验方案内容的要求、对研究者手册内容的要求、必备文件管理、附则。

实施 GCP 的意义：①使医学伦理原则在临床试验中得到落实，充分保护受试者的权益和安全；②保证药物临床试验过程的规范，以及数据和结果的科学、真实、可靠；③强调质量控制，是提高新药研究监督管理水平的有效措施；④按照 ICH-GCP 实施临床试验，有利于国际多中心临床试验的同期施行，数据可用于全球注册申报，节约研发成本。

第三节　药物临床试验分期与研究内容

药物临床试验分为Ⅰ期临床试验、Ⅱ期临床试验、Ⅲ期临床试验、Ⅳ期临床试验以及生物等效性试验。根据药物特点和研究目的，研究内容包括临床药理学研究、探索性临床试验、确证性临床试验和上市后研究。

药物临床试验的设计主要分为随机法和设盲法 2 类。随机法是指将受试者随机纳入某一治疗组别的方法。设盲法是指参与临床试验的受试者、研究者、监查员和统计师中的一方或多方不知道受试者治疗分配的程序或方法，包括单盲法、双盲法、双盲双模拟法等。

一、Ⅰ期临床试验

■（一）Ⅰ期临床试验的概念

Ⅰ期临床试验（phase Ⅰ clinical trial）的目的为研究人体对新药的耐受程度，并通过药动学研究了解新药在人体内的吸收（absorption）、分布（distribution）和消除（elimination）规律，有时还可进行初步的药效学（pharmacodynamics，PD）、药物 - 药物相互作用及食物对药动学的影响等研究，其起始试验为首次人体试验（first-in-human，FIH），其结果为后续的Ⅱ期临床试验设计提供参考依据。广义的Ⅰ期临床试验还包括人体药物物料平衡、不同制剂的生物利用度，以及特殊人群的药动学研究等。不同内容的Ⅰ期临床试验可能在临床试验的不同阶段进行，也可能伴随其他研究同时进行，其目的均是深入了解和揭示药物与人体之间相互作用的规律和特点。因此，Ⅰ期临床试验也常被称为临床药理学研究。

■（二）Ⅰ期临床试验的设计与实施

Ⅰ期药物临床试验中，需要选择合理的随机设计方法，包括平行对照法、成组序贯设计、交叉设计、析因设计等。耐受性试验大多选择健康受试者，因此保护受试者安全性至关重要，一般

都从非常低的剂量开始，采用平行递增法或者交叉递增法。耐受性结束后进入药动学研究，以获得药动学参数，通常采用随机、开放、交叉或平行试验设计。耐受性试验与药动学试验均需设计单次和多次给药。人体耐受性试验和药动学研究是Ⅰ期临床试验中最重要的两个研究内容，可以在同一试验的相同受试者中开展，也可以在不同试验及不同受试者中分别进行，用于获取药物剂量与其体内暴露和药物反应之间的关系。其中，前一种研究设计更为常用，获得的研究结果更有意义。

案例 5-1

研究目的：①在中国健康受试者中分别评估 XX 药物单次给药和多次给药的药动学特征、安全性和耐受性；②评估 XX 药物单次给药和多次给药在受试者中的药效学特征；③评价食物对 XX 药物单次给药后药动学的影响。

试验设计：本研究分为Ⅰ、Ⅱ、Ⅲ三部分，见图 5-1。研究过程中禁烟、禁酒，统一饮食，禁止剧烈体育运动；记录饮水量，每日饮水量不超过 2500ml；高脂、高热量餐食谱：（略）。

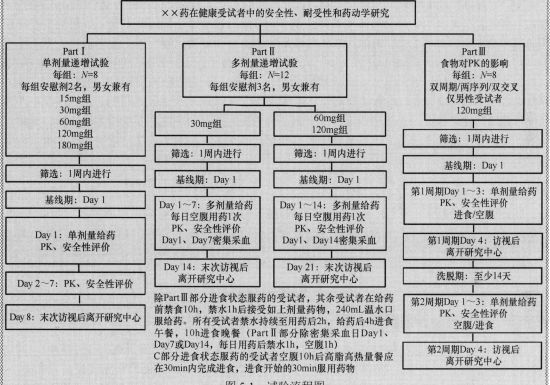

图 5-1　试验流程图

主要入选、排除及终止、退出标准：入选标准为 18 岁≤年龄≤45 岁；体重指数（BMI）为 19.0～25.0kg/m²，受试者体重≥50kg；研究者根据受试者的病史、生命体征、体格检查、实验室检查、12 导联心电图（ECG）和胸部 X 线检查等实验室检查判断其总体健康状况良好。排除标准为有药物过敏史的受试者；体格检查、生命体征、血常规、血生化、尿常规、凝血、ECG 或胸部 X 线检查等实验室检查异常且有临床意义者；筛选前 1 年内，有药物滥用史及服用过毒品，或尿液检查呈阳性者；筛选前 2 周内服用过任何药物；筛选前 3 个月内参加过任何药物临床试验；筛选前 3 个月内献血或失血≥400ml；妊娠或哺乳期女性及计划怀孕者或妊娠试验阳性的女性；有生育能力的男性或女性不同意在整个研究期间采用有效避孕措施。终止标准、退出标准（略）。

样品采集：血样采集、尿样收集、粪样收集。

研究终点：主要终点为安全性和耐受性终点。次要终点为药动学终点（单次、多次给药的药动学参数）。药效学终点（略）。食物对药动学影响的分析终点（略）。

统计分析方法及数据分析：人口统计学及其他基线特征、安全性分析、药动学分析、药效学分析。

问题：Ⅰ期临床试验的剂量设计的依据一般有哪些？耐受性研究和药动学研究如何安排进行的顺序？

根据国家食品药品监督管理局于 2012 年发布的《健康成年志愿者首次临床试验药物最大推荐起始剂量的估算指导原则》，最大推荐起始剂量（maximum recommended starting dose，MRSD）推算方法有多种，包括：①以动物毒理学试验的未见明显毒性反应剂量（no observed adverse effect level，NOAEL）为基础，使用人体等效剂量（human equivalent dose，HED）的推导方式；②以生物暴露量为基础，接近药理作用机制的推导方式；③针对临床前数据的可预测性把握不大的药物，以最低预期生物效应剂量（minimal anticipated biological effect level，MABEL）法的推导方式。研究者最终采用的最大起始剂量应该是各种推算方法中得出的较低剂量，以最大限度地保证受试者的安全。以 NOAEL 为例，起始剂量的计算有 5 个步骤。第一步：敏感动物未见明显毒性反应剂量（NOAEL）的确定；第二步：人体等效剂量的计算（根据体表面积换算、使用 mg/kg 换算，其他不同动物种属间不按 mg/m² 换算的例外）；第三步：最适合动物种属的选择；第四步：安全系数的使用（增大安全系数或降低安全系数）；第五步：药理学活性剂量的考虑。涉及单次和多次给药的药动学研究。一般选用低、中、高 3 种剂量，剂量的确定主要根据Ⅰ期临床耐受性试验的结果，并参考动物药效学、毒理学试验的结果。高剂量组剂量必须接近或等于人体最大耐受剂量。

案例 5-1 解析：

见上述 2012 年《健康成年志愿者首次临床试验药物最大推荐起始剂量的估算指导原则》相关描述。本研究将单次剂量递增和多次剂量递增的耐受和药动学研究结合在同一批受试者中同步进行。

二、Ⅱ期临床试验

（一）Ⅱ期临床试验的目的

Ⅱ期临床试验（phase Ⅱ clinical trial）是探索性临床试验，为治疗作用初步评价阶段，其主要目的是探索目标适应证后续研究的给药方案，为有效性和安全性确证的研究设计、研究终点、方法学等提供基础。探索性临床试验的其他目的包括对可能在下一步临床研究中设定的研究终点、治疗方案（包括合并给药）和目标人群（如轻度、重度疾病比较）的评价，这些目的可通过亚组数据和多个研究终点分析来实现，其分析结果可用于进一步的探索性临床试验或确证性临床试验。

（二）Ⅱ期临床试验设计

早期的探索性临床试验可采用多种研究设计，包括平行对照和自身对照。早期探索性临床试验常采用剂量递增设计，以初步评价药物剂量与效应的关系。

随后的临床试验通常是随机化和对照研究。针对所探讨的适应证，后期探索性临床试验常采用公认的平行组剂量效应设计。

探索性临床试验所使用的药物剂量，通常低于临床药理学研究所提示的最大耐受剂量，如果高于该剂量，应补充开展相应的临床药理学研究，以提供必要的数据支持。

1. 对照试验

（1）平行组设计：平行组设计是最常用的临床试验设计类型，可为试验药设置一个或多个对照组，试验药也可设多个剂量组。对照组可分为阳性或阴性对照。阳性对照一般采用所选适应证的当前公认的有效药物，阴性对照一般采用安慰剂，但必须符合伦理学要求。试验药设一个或多个剂量组完全取决于试验的目的。

（2）交叉设计：交叉设计是按事先设计好的试验次序，在各个时期对受试者逐一实施各种处理，以比较各处理间的差异。交叉设计是将自身比较和组间比较设计思路综合应用的一种设计方法，它可以较好地控制个体间的差异，以减少受试者人数。

2. 随机化（randomization）设计　临床试验中随机化原则是指临床试验中每位受试者均有同等的机会被分配到试验组或对照组中的实施过程或措施，随机化过程不受研究者和（或）受试者主观意愿的影响。随机化与盲法相结合，可有效避免处理分组的可预测性，控制对受试者分组的选择偏倚。临床试验的随机化的方法，一般采用区组随机化法和（或）分层随机化法。

3. 盲法试验（blind trial technique）　盲法是控制临床试验中因"知晓随机化分组信息"而产生的偏倚的重要措施之一。根据设盲程度的不同，盲法分为双盲、单盲和非盲（开放）。在双盲临床试验中，受试者、研究者（对受试者进行筛选的人员、终点评价人员以及对方案依从性评价人员）、与临床有关的申办方人员对处理分组均应处于盲态；单盲临床试验中，仅受试者或研究者一方对处理分组处于盲态。

双盲的临床试验，要求试验药和对照药（包括安慰剂）在外观（剂型、形状、颜色、气味）上的一致性；如果试验药与对照药在用药方式有差异，还需要做到试验组与对照组在药物使用上的一致性。若要达到双盲的目的，可采用双模拟技术。在使用双模拟技术的临床试验中，受试者的用药次数与用药量将会增加，可能导致用药依从性的降低。

4. 入选标准（inclusion criteria）和排除标准（exclusion criteria）　临床试验前，应规定病例入选标准和排除标准。在试验过程中病例的选择应严格遵守此标准。

（1）病例入选标准：①根据专业要求确定入选标准；②根据统计学要求确定入选标准；③应把受试者签署知情同意书作为入选标准。

（2）病例排除标准：①根据专业要求确定排除标准，如规定肝、肾功能不全者及心肺功能不全者。②儿童、孕妇、有药物过敏史等。③根据统计学要求确定排除标准，统计学要求全部病例都必须进行统计分析处理。因此，应规定在哪些情况下病例可以排除，以保证统计的病例符合统计学要求。因不良反应排除的病例不应作为疗效统计，应作为不良反应统计分析。

5. 药效评定标准　依据药物治疗不同疾病的特点进行判定。

改善百分数 =（治疗后值 – 治疗前值）/ 治疗前值 ×100%。理论上若患者某项观察指标治疗后比治疗前值降低，则计算得到的改善百分数值应改变正负号。

6. 患者的依从性　患者的依从性一般是指用药的依从性。

依从性 = 实际用药量 / 理论处方量 ×100%。80%～120% 为依从性好；< 80% 和 > 120% 为依从性差。

案例 5-2

受试者，女，39 岁，未绝经，诊断为"多发性硬化"。研究医师于 2020 年 11 月 6 日向其介绍了 ××× 临床试验，并充分讲解了试验的目的、流程、风险和获益等，受试者于当日签署了同意参与该临床试验的知情同意书。测量生命体征、体格检查无异常，无其他病史。2020 年 11 月 13 日研究者判断其符合入选标准，该受试者经过随机分配入组临床试验，并开始口服 ××× 片，用法用量为每日 1 次，一次 1 片。该研究治疗持续 24 周。2021 年 1 月 7 日受试者按照方案要求常规住院治疗 3 日，但 1 月 9 日出院前出现阴道出血，尿常规检查显示：白细胞结果为"++"，确诊为尿路感染，使用聚维酮碘凝胶及注射用无水头孢唑林进行治疗，口服葆宫止血颗粒，1 月 11 日患者阴道未再出血，患者办理出院，受试者自行按照原方案继续使用试验药物。患者于 2021 年 1 月 23 日再次出现阴道出血来院就诊，开具处方致康胶囊、黄体酮胶囊口服 4 日，于 2021 年 1 月 26 日阴道出血结束。研究者上报不良事件：阴道出血，判定与研究药物可能无关。对研究药物处理措施为：不改变剂量，继续用药。患者于 2021 年 3 月 3 日复查尿常规，尿常规显示白细胞阴性。研究者记录 AE：尿路感染结束。

背景资料：×××片研究者手册的安全性章节描述有既往×××研究中曾发生过阴道出血和尿路感染的治疗期间不良事件，并需要关注该不良事件。

问题：上述案例中研究者有哪些不规范操作？

7. 安全性评估　临床试验中的安全性事件主要分为不良事件、严重不良事件、药物不良反应和可疑且非预期严重不良反应。不良事件（adverse event，AE），指受试者接受试验用药品后出现的所有不良医学事件，可以表现为症状、体征、疾病或者实验室检查异常，但不一定与试验用药品有因果关系。药物不良反应（adverse drug reaction，ADR），指临床试验中发生的任何与试验用药品可能有关的对人体有害或者非期望的反应。试验用药品与不良事件之间的因果关系至少有一个合理的可能性，即不能排除相关性。严重不良事件（serious adverse event，SAE），指受试者接受试验用药品后出现死亡、危及生命、永久或者严重的残疾或者功能丧失、受试者需要住院治疗或者延长住院时间，以及先天性异常或者出生缺陷等不良医学事件。可疑且非预期严重不良反应（suspicious and unexpected serious adverse reactions，SUSAR），指临床表现的性质和严重程度超出了试验药物研究者手册、已上市药品的说明书或者产品特性摘要等已有资料信息的可疑并且非预期的严重不良反应。临床试验的研究者评价不良事件与试验药物是否有关的相关性评价标准分为 1～5 共五类。1= 与试验药物有关，有合理的时间顺序，从体液组织内测得的药物浓度获得证实，符合试验药物的反应特点，停止用药即可改善或再次用药又发生，不能由患者的疾病所解释；2= 很可能与试验药物有关，有合理的时间顺序，符合试验药物已知的反应特点，并经停药证实，但未经再给药证实，患者的疾病不能解释；3= 可能与试验药物有关，有合理的时间顺序，可能符合或不符合已知的反应方式，可以由患者的临床表现或已知的药物反应特征解释；4= 可能与试验药物无关，时间顺序合理，与试验药物不良反应不符，不能用疾病来解释；5= 与试验药物无关，不良反应很可能是由试验药物以外的其他因素引起。1、2、3 计为本药的不良反应。不良反应发生率 = 不良反应例数 / 总例数 ×100%。

在临床试验和随访期间，对于受试者出现与试验相关的不良事件，包括有临床意义的实验室异常时，研究者和临床试验机构应当保证受试者得到妥善的医疗处理，并将相关情况如实告知受试者。试验方案中规定的、对安全性评价重要的不良事件和实验室异常值，研究者应当按照试验方案的要求和时限向申办者报告。除试验方案或者其他文件（如研究者手册）中规定的不需要立即报告的严重不良事件外，研究者应当立即向申办者书面报告所有严重不良事件，随后应当及时提供详尽、书面的随访报告。

申办者收到任何来源的安全性相关信息后，均应当立即分析评估，包括严重性、与试验药物的相关性以及是否为预期事件等。申办者应当将可疑且非预期严重不良反应快速报告给所有参加临床试验的研究者及临床试验机构、伦理委员会；申办者应当向药品监督管理部门和卫生健康主管部门报告可疑且非预期严重不良反应。

研究者收到申办者提供的临床试验的相关安全性信息后应当及时签收阅读，并考虑受试者的治疗，是否进行相应调整，必要时尽早与受试者沟通，并应当向伦理委员会报告由申办方提供的可疑且非预期严重不良反应。

案例 5-2 解析：

1. 受试者于 2021 年 1 月 7 日后因为出现尿路感染和阴道出血从而延长了住院时间，研究者首先对受试者进行了及时的妥善治疗，但受试者接受试验用药品后出现延长住院时间属于 SAE，研究者应向申办者立即报告 SAE，对受试者及时随访并向申办者提供详尽、书面的随访报告。并且，该研究药物的研究者手册中已有既往发生过阴道出血和尿路感染的治疗期间不良事件，并提示关注该不良事件。此时研究者应判断 SAE 与试验药物的相关性和严重程度，并对受试者是否继续使用试验药物、是否需要减量给出明确医嘱。

2. 受试者于 2021 年 1 月 23 日再次出现阴道出血来院就诊，研究者对受试者给予妥善治疗并上报 AE，但判断 AE 的相关性为"可能无关"。依据"不良事件与试验药物是否有关的相关性评价标准"，该不良事件属于：有合理的时间顺序，符合试验药物已知的反应特点，经再给药证实，患者的疾病不能解释。综上情况，该 AE 的相关性应为"很可能与试验药物有关"。受试者反复发生此 AE，考虑到受试者的安全性和风险受益比，研究者对受试者使用试验药物"不改变剂量，继续用药"的处理措施有待商榷，应经与主要研究者充分讨论后再给出给药建议，并记录给药方案原因。

8. 统计学设计　药物临床试验过程中，制订规范的数据管理计划有助于获得真实、准确、完整和可靠的数据，严谨的统计分析计划有助于保证统计分析方法的合理性和结论的可靠性。临床试验的统计学设计应当遵循国家药品监督管理局药品审评中心发布的《药物临床试验数据管理与统计分析计划指导原则》（2021 年第 63 号）、《抗肿瘤药物临床试验统计学设计指导原则（试行）》（2020 年第 61 号）、《罕见疾病药物临床研究统计学指导原则（试行）》（2022 年第 33 号）等指导原则。

三、Ⅲ期临床试验

Ⅲ期临床试验（phase Ⅲ clinical trial）是确证性临床试验，是扩大的多中心临床试验。其目的是确证有效性和安全性，为支持注册提供获益 / 风险关系评价基础，同时确定剂量与效应的关系，最终为药物上市许可提供足够的证据。

Ⅲ期临床试验的研究内容涉及剂量效应关系的进一步探索，或对更广泛人群、疾病的不同阶段，或合并用药的研究。确证性临床试验需要为完善药物说明书提供重要的临床信息。在确证性临床试验的同时可进行群体药动学研究、药物基因组学研究等。Ⅲ期临床试验的设计原则和要求一般与Ⅱ期临床试验一致，一般为具有足够样本量的随机盲法对照试验。

四、Ⅳ期临床试验

Ⅳ期临床试验（phase Ⅳ clinical trial）是新药上市后应用的研究阶段。上市后研究的目的是完善对药物在普通人群、特殊人群和（或）环境中的获益 / 风险关系的认识，发现少见不良反应，并为改进给药方案提供临床依据。

Ⅳ期临床试验一般分为以下类型：①根据注册审批要求，对新药的安全、有效性提供进一步评价报告；②新药上市后对特殊人群（包括儿童、孕妇、哺乳期妇女、老人及肝肾功能不全的患者）的有效性和安全性作出评价，为临床合理用药提供参考依据；③药品上市后不良反应的长期监察。

第四节　药物的生物等效性试验

生物等效性（bioequivalence，BE）试验适用于下列情形的化学药品：仿制已上市的参比制剂；已批准在境内上市，需通过 BE 试验开展相应变更研究的药品；已在境内上市，需通过 BE 试验与参比制剂进行质量和疗效一致性评价的药品。生物等效性试验为确证性评价试验。

一、生物利用度及生物等效性评价的意义

（一）生物利用度和生物等效性的定义

生物利用度（bioavailability，BA）是指非血管内给药时，制剂中药物被吸收进入体循环的速度与程度。它包括生物利用速度（rate of bioavailability，RBA）与生物利用程度（extent of bioavailability，EBA）。反映生物利用速度的药动学参数常用药峰浓度（C_{max}）和达峰时间（T_{max}）；反映生物利用程度的药动学参数常用药-时曲线下面积（AUC）。一般情况下，生物利用度主要是指生物利用程度。生物利用度根据试验时参比制剂（reference product，R）选择的不同又可分为两类，即绝对生物利用度（absolute bioavailability）和相对生物利用度（relative bioavailability）。绝对生物利用度是药物活性成分被吸收进入体循环的量与给药剂量的比值，实际工作中选用静脉注射制剂为参比（通常认为静脉给药制剂全部药物可进入体循环），以受试制剂（test product，T）与静脉注射制剂的药-时曲线下面积（AUC）比值计算受试制剂的绝对生物利用度。相对生物利用度又称比较生物利用度（comparative bioavailability），是受试制剂与同一药物的其他非静脉途径给药制剂（如片剂或口服溶液）为参比制剂进行比较，获得的药物活性成分吸收进入体循环的相对量。相对生物利用度也可以两种制剂的 AUC 之比计算得到。

生物等效性是指在相似的试验条件下单次或多次给予相同剂量的试验药物后，受试制剂中药物的吸收速度和吸收程度与参比制剂的差异是否在可接受范围内。

（二）生物利用度和生物等效性评价的意义

BA 和 BE 均是评价制剂质量的重要指标，BA 强调反映药物活性成分到达体循环的相对量和速度，是新药研究过程中选择合适给药途径和确定用药方案（如给药剂量和给药间隔）的重要依据之一。BE 则重点在于以预先确定的等效标准和限度进行的比较，是保证含同一药物活性成分的不同制剂体内行为一致性的依据，是判断后研发产品是否可替换已上市药品使用的依据。

BE 和 BA 研究在药品研发的不同阶段发挥着不同的作用。在新药研发阶段，通常需要比较改变处方和工艺后制剂是否能达到预期的生物利用度来确定新药处方和工艺的合理性。在开发新剂型时，通过 BA 研究来确定新剂型的给药剂量，通过 BE 研究来证实新剂型与原剂型是否等效。当仿制已有国家标准药品时，可通过 BE 研究来证明仿制产品与原研药是否具有生物等效性，是否可与原研药替换使用。在药品批准上市后，如处方工艺、组成成分和比例等出现一定程度的变更时，研究者需要确定是否进行 BE 研究，以考察变更后的产品与变更前的产品是否具有生物等效性。当研发的新制剂是以提高生物利用度为目的，则需要进行 BA 研究，以了解制剂变更前后生物利用度的变化。

口服固体制剂的生物利用度数据提供了该制剂与溶液、混悬剂或静脉剂型的生物利用度比较，以及吸收进入系统循环的相对分数的估计。此外，生物利用度试验提供了关于分布和消除、食物对药物吸收的影响、剂量比例关系、活性物质以及某些情况下非活性物质药动学的线性等其他有用的药动学信息。生物等效性指标为药物临床的有效性（efficacy）和安全性（safety）提供了较体外质量控制更进一步的保证，尤其对于仿制药，进行生物等效性试验既保证了与原研药疗效一致，又避免了以患者为受试者的大规模临床试验。目前，药物制剂生物等效性已经成为国内外仿制药评价的重要指标，也成为新药开发研究中桥接不同处方工艺或不同剂型制剂之间临床疗效评价的重要指标，还可用于评价一些改良型药物的重要指标。

二、生物等效性研究的常用方法

生物等效性研究按照研究方法评价效力，其优先顺序为药动学研究、药效学研究、临床研究和体外研究。最主要最常用的是以药动学参数为终点的生物等效性研究。通常意义的 BE 研究是指用 BA 的研究方法，以药动学参数为终点指标，根据预先确定的等效标准和限度进行的比较研

究。在药动学方法确实不可行时，也可以考虑以临床综合疗效、药效学指标或体外试验指标等进行比较性研究，但需充分证实所采用的方法具有科学性和可行性。

（一）药动学（药动学）研究方法

对于大多数药物而言，生物等效性研究是着重考察药物自制剂释放至进入体循环的过程，通常将受试制剂在机体内的暴露情况与参比制剂进行比较。以药动学参数为终点评价指标的生物等效性研究又可表述为：通过测定可获得的生物基质（如血液、血浆、血清）中的药物浓度，取得药动学参数作为终点指标，藉此反映药物释放并被吸收进入循环系统的速度和程度。通常采用药动学终点指标 C_{max} 和 AUC 进行评价。如果血液、血浆、血清等生物基质中的目标物质难以测定，也可通过测定尿液中的药物浓度进行生物等效性研究。

（二）药效学研究方法

在药动学研究方法不适用的情况下，可采用经过验证的药效学研究方法进行生物等效性研究。药效学是在生物体内的作用部位的药物浓度和药理作用或不良反应的关系，其本质上与药动学是关联的。一个理想的药效学终点生物等效性评价需要 3 个方面的要求：首先是灵敏性，选择的药效学终点应呈现良好的量效关系，量效曲线陡峭；其次是可重复性；此外基线和药物治疗之后药效学响应变异较低。另外一点十分重要，也是 WHO 强调的，用于评价生物等效性的以药效学为终点的方法应经过验证，也不是简单的理论推断。但目前，满足这些要求的药效学指标很有限，限制了该方法的应用，本章不作重点介绍。

（三）临床研究方法

当上述方法均不适用时，可采用以患者临床疗效为终点评价指标的临床研究方法验证等效性。以临床终点为评价指标的生物等效性研究是在患者人群中开展的临床研究。临床疗效是通过使用预定的临床终点以评估选定人群中可比较的临床疗效来评估的。据此分析确定这两种药品在临床上是否等效，从而推断并得出两种药品是否生物等效的结论。临床终点生物等效性研究适应范围相对较少。

（四）体外研究方法

体外研究仅适用于特殊情况，如在肠道内结合胆汁酸的药物等。对于进入循环系统起效的药物，不推荐采用体外研究的方法评价等效性。

三、人体生物利用度试验设计基本要求

（一）人体生物利用度试验总体设计

根据药物特点，可选用：①两制剂、单次给药、交叉试验设计；②两制剂、单次给药、平行试验设计；③重复试验设计。对于一般药物，推荐选用第 1 种试验设计，纳入健康志愿者参与研究，每位受试者依照随机顺序接受受试制剂（T）和参比制剂（R）。常见的两制剂双周期交叉试验设计见表 5-1。对于半衰期较长的药物，可选择第 2 种试验设计，即每个制剂分别在具有相似人口学特征的两组受试者中进行试验。常见的单剂量平行试验设计见表 5-2。第 3 种试验设计（重复试验设计）是前两种的备选方案，是指将同一制剂重复给予同一受试者，可设计为部分重复（单制剂重复，即三周期），见表 5-1，或完全重复（两制剂均重复，即四周期），见表 5-1。重复试验设计适用于部分高变异药物（个体内变异 ≥ 30%），优势在于可以入选较少数量的受试者进行试验。对于高变异药物，可根据参比制剂的个体内变异，将等效性评价标准作适当比例的调整，但调整应有充分的依据。

表 5-1 两制剂交叉试验设计

组别		周期			
		1	2	3	4
两制剂双周期交叉试验设计	A	T	R	—	—
	B	R	T	—	—
两制剂部分重复试验设计	A	T	R	R	—
	B	R	T	R	—
	C	R	R	T	—
两制剂完全重复试验设计	A	T	R	T	R
	B	R	T	R	T

表 5-2 单剂量平行试验设计

分组	药物
A	T
B	R

（二）人体生物利用度试验设计要点

其他需要考虑的设计要点还包括：受试者选择、参比制剂的选择、单次给药研究、稳态研究、餐后生物等效性研究、生物样品分析、用于评价生物等效性的药动学参数、生物等效性试验实施过程及数据统计分析的具体要求等。

案例 5-3

研究目的：A 药片为受试制剂、B 药片为参比制剂，计算受试制剂相对于参比制剂的相对生物利用度，评估 2 种制剂在空腹或餐后条件下给药的生物等效性，同时评估在受试者中的安全性。

主要入组、排除标准：（略）（可参考第一节中Ⅰ期临床试验案例中的入选排除标准）。

试验设计：试验采取两制剂双周期交叉试验设计，计划入选 72 名健康成年受试者，空腹和餐后试验各 36 名。每周期给药前一晚至少空腹 10h。①空腹试验：给药前禁水 1h 后，每例受试者用 240ml 温水送服 1 片 A 药片或 B 药片。②餐后试验：在 30min 内食用完高脂、高热量早餐。试验药物在早餐开始后 30min 服用。服药同空腹试验。洗脱期的确定：该药及其活性代谢产物的血浆消除半衰期分别为 7h 和 9h，因此在任何两个连续阶段服用研究用药物之间将会有一个至少 4 天洗脱期，可以确保在后一周期服药前，前一周期所服的药物完全被洗脱。

样本采集：每周期，每例受试者于给药前（0h）及给药后采集 16 份血样，分别于 0.33h、0.67h、1h、1.5h、2h、2.5h、3h、6h、8h、10h、12h、16h、24h、36h 和 48h 采集受试者的肘静脉血 4ml。

指标：药动学参数指标。①主要药动学参数指标：C_{max}、AUC_{0-t}、$AUC_{0-\infty}$；②次要药动学参数指标：T_{max}、λ_z、$t_{1/2}$。安全性观察指标（略）。

问题： 采血时间点的设置需要考虑哪些要素？

根据 CFDI《以药动学为评价指标的化学药物仿制药人体生物等效性研究技术指导原则》，如检测和指标敏感许可，通常建议采集血液样品。多数情况下检测血浆或血清中的药物或其代谢产物浓度。有时分析全血样品。建议恰当地设定样品采集时间，使其包含吸收、分布、消除相。一

般建议每位受试者每个试验周期采集 12 ～ 18 个样品，其中包括给药前的样品。采样时间点的设置应能充分反映药物在体内的吸收、分布和清除情况。应在药物预计的 T_{max} 附近包括密集的采样点，有利于估计暴露峰值，另外要避免给药后的第一个采样点达峰，一般第 1 个采样点设计在给药后 5 ～ 15min，之后在给药后 1h 以内采集 2 ～ 5 个样品，就足以获得药物的峰浓度。采样时间不短于 3 个末端消除半衰期。根据药物和制剂特性确定样品采集的具体时间，要求应能准确估计药物峰浓度（C_{max}）和消除速率常数（λ_z）。末端消除相应至少采集 3 ～ 4 个样品以确保准确估算末端消除相斜率。除可用 AUC_{0-72h} 来代替 AUC_{0-t} 或 $AUC_{0-\infty}$ 的长半衰期药物外，AUC_{0-t} 至少应覆盖 $AUC_{0-\infty}$ 的 80%。

案例 5-3 解析：

　　本研究中，每个周期设计 16 个采样点。根据原型药物和代谢产物的半衰期（分别为 7h 和 9h），采样时间大于 27h，同时为准确估算终末端消除半衰期，采样时间设置到 48h。研究药物为口服用药，因此第一个采样时间点设置为 20min（0.33h），如果是缓控释制剂，采样时间点设置还应考虑药物释放的特点调整采样的时间点。

第五节　药品上市后再评价

　　药品上市后再评价是指从药理学、药剂学、临床医学、药物流行病学、药物经济学及药物政策法规等方面，对已批准上市的药品进行的科学评价。2019 年发布的《药品管理法》强化了药品上市后研究和变更管理相关要求，要求药品上市许可持有人主动开展药品上市后研究，对药品的安全性、有效性和质量可控性进行进一步确证，加强对已上市药品的持续管理。

　　根据研究目的，药品上市后研究可以分为如下两类。①监管部门要求：用以描述所有依据法规等提出上市后研究的要求，包括必须进行的上市后安全性研究和注册批件中要求完成的研究内容；②自主实施：除监管部门要求以外，申请人或第三方承诺或自行实施的研究。上市后研究通常包括以下内容：附加的药物间相互作用、长期或大样本安全性、药物经济学，以及进一步支持药物用于许可的适应证的终点事件研究等（如死亡率 / 发病率的研究等）。根据研究目的和内容，宜选择适当的研究模型或工具来开展相应工作。研究方法包括临床药理学研究、临床试验、观察性药物流行病学研究和荟萃分析等。不同的研究方法所得结果价值不同，解决的问题也不同。

思 考 题

1. 药物临床试验一般分为几期？
2. 实施 GCP 的意义是什么？
3. 严重不良事件的定义？
4. Ⅰ期药动学研究内容？
5. 生物等效性研究的常用方法？

（向　倩　许俊羽　张　滨）

第六章 药物不良反应与药源性疾病

学习目标

掌握：药物不良反应与药源性疾病的定义；药物不良反应的分类与特点；药物不良反应的监测方法；药物警戒的定义。

熟悉：药物不良反应的发生机制；药源性疾病的分类；诱发药源性疾病的因素。

了解：药源性疾病的诊断依据、预防和治疗；药物不良反应的因果关系评价；药物警戒的主要工作内容。

药物是人类与疾病做斗争的主要利器，但也是一把双刃剑，在发挥治疗作用的同时又常伴随着不良反应。近年来，随着各类新药的不断涌现，药物不良反应和药源性疾病的发生率也逐年上升，其防治已成为全球关注的热点。药物不良反应监测的范围也已涉及临床可能发生的任何药源性损害，如假劣药物使用、药物滥用等所致的安全性问题等，这些均属于药物警戒的内容。

第一节 药物不良反应

一、药物不良反应及相关概念

世界卫生组织（World Health Organization，WHO）国际药物监测合作中心规定，药物不良反应（adverse drug reaction，ADR）是指在正常用量和用法情况下，药物在预防、诊断、治疗疾病或调节生理功能时机体所发生任何不期望的有害反应。该定义排除了由于药物质量、药物过量、药物滥用、不依从用药和用药差错所引起的有害反应，与药物质量事故和医疗事故有本质区别，特指药物所致机体发生的反应。

药物不良事件（adverse drug event，ADE）是指药物治疗期间所发生的任何不利的医学事件，但该事件并非一定与用药有因果关系。不良事件既包含临床上新出现的偶然事件又包括药品不良反应。

二、药物不良反应的分类

> **案例 6-1**
>
> 患者，男，81岁，因"慢性阻塞性肺疾病合并肺部感染"入院。患者否认糖尿病、乙肝、结核、癫痫等病史，否认食物、药物过敏史。入院后给予注射用美洛西林舒巴坦（4 : 1）3.75g，静脉滴注，每8小时1次进行抗感染治疗。用药第3天患者出现思维混乱、语无伦次，血清肌酐为73μmol/L（男：44～133μmol/L）。将美洛西林舒巴坦日剂量更改为3.75g，每12小时1次后，患者思维混乱、语无伦次症状稍有减轻。第5天，患者出现腱反射亢进、肌束震颤，继而抽搐、肌阵挛，脑电图提示：异常脑电图，可见癫痫样放电。给予丙戊酸钠片200mg，口服，3次/日。同时停用美洛西林舒巴坦，改为莫西沙星。第8天患者神志清楚，无癫痫发作，精神无异常，痰培养阴性，病情好转出院。
>
> **问题：** 患者出现的上述癫痫症状可能是何种药物不良反应？该不良反应属于哪种类型？

药品不良反应分类方法较多，常用的传统分类方法是 ABC 法。

（一）A 型不良反应（量变型异常）

A 型不良反应是指由于药物的药理作用增强而引起的不良反应，其程度与用药剂量有关，一般容易预测，发生率较高而死亡率较低。A 型不良反应包括副作用、毒性反应、后遗效应、首剂效应、继发反应、停药综合征等，例如普萘洛尔所致的心脏传导阻滞；抗胆碱药所致的口干。

（二）B 型不良反应（质变型异常）

B 型不良反应是指与药物常规药理作用无关的异常反应。通常与用药剂量无关，针对具体患者难以预测是否会发生，发生率较低但死亡率较高。B 型不良反应一般包括药物异常性与患者异常性两种类型。药物异常性包括药物有效成分的降解产物、药物中杂质以及制剂中添加的脱色剂、增溶剂、稳定剂、赋形剂、防腐剂等所引起的异常反应；患者异常性又分为过敏性体质与特异性体质。如青霉素的过敏反应等。

（三）C 型不良反应

C 型不良反应是指与药物本身药理作用无关的异常反应，但其潜伏期较长，一般在长期用药后出现，药物和不良反应之间没有明确的时间关系。特点是背景发生率高、用药史复杂、难以用试验重现、发生机制不清、尚处于研究和探讨中。例如非那西丁所致的间质性肾炎、抗疟药所致的视觉毒性、妊娠期女性服用己烯雌酚所致的子代女婴青春期阴道腺癌等。

> **案例 6-1 解析：**
> 　　患者出现的癫痫症状是由于美洛西林舒巴坦所致的抗生素脑病。美洛西林为 β- 内酰胺类抗菌药，其化学结构中的 β- 内酰胺环结构与 γ- 氨基丁酸（GABA）相似，故可通过干扰 GABA 受体的功能，导致神经元过度兴奋和突触后膜去极化，使神经系统兴奋阈值下降，兴奋性增强而引起肌阵挛、抽搐、昏迷、意识障碍等，即抗生素脑病；此外，抑制其他神经递质、抑制中枢神经细胞 Na^+、K^+-ATP 酶等，也可能参与抗生素脑病的发生。该不良反应与决定 β- 内酰胺类药理作用的药物结构特异性相关，具有剂量相关性，当患者降低剂量时，不良反应减轻，因此属于 A 型不良反应。

三、药物不良反应的发生机制

（一）A 型不良反应的发生机制

多数 A 型不良反应是在某些因素的影响下，药动学过程改变导致了血药浓度异常，或靶器官对药物的敏感性改变所致。

1. 药动学因素　很多因素可以影响药物的吸收，如药物的制剂、胃肠内容物及 pH、胃肠运动、药物相互作用及首过效应等，导致药物吸收率的个体差异。例如抗高血压药胍乙啶在 10 ～ 50mg/d 的常规剂量范围内，吸收率为 3% ～ 27% 不等。

药物的分布受药物与血浆蛋白结合率、药物与组织亲和力、局部组织的血流量和药物穿透力等因素的直接影响。当机体缺乏血浆白蛋白或药物与血浆蛋白结合率减少时，游离药物浓度增高，容易产生 A 型不良反应；药物与机体各器官、组织、细胞的亲和力是不均匀的，如氯喹与黑色素的亲和力很强，在含黑色素的眼组织中大量分布，导致视网膜变性。

药物在体内的生物转化过程受遗传基因和药物相互作用等的影响。例如巴比妥类、苯妥英钠、保泰松等肝药酶诱导药，能加快联用药物的代谢，使其疗效下降；长期服用苯巴比妥者，需用三倍常用量的双香豆素，才能维持抗凝效果；停用苯巴比妥时，双香豆素就应该减量，否则可引起自发性出血，严重时可致死。

肾是药物及其代谢产物的主要排泄器官。婴儿、老年人、低血容量性休克和肾功能不全者，肾小球滤过率降低，药物的血浆半衰期延长，易引起 A 型不良反应，尤其是主要经肾排泄的药物，如地高辛、氨基糖苷类抗生素和多黏菌素 E 等。

2. 靶器官的敏感性 靶器官上受体的数目、亲和力和敏感性有个体差异，受遗传基因、年龄、性别、疾病状态等的影响。此外，药物也可以影响靶器官的敏感性，如乙诺酮本身无抗凝作用，但可增加华法林与肝内受体部位的亲和力，合用时使华法林的抗凝作用明显增强，引起 A 型不良反应。

（二）B 型不良反应的发生机制

B 型不良反应的发生一般包括药物因素和机体因素两个方面。药物有效成分的降解产物、药物添加剂、稳定剂、增溶剂、赋形剂、防腐剂以及药物中杂质等均可引起 B 型不良反应；另外储存条件不当也可导致某些药物产生降解产物，诱发 B 型不良反应，如四环素在温暖条件下储存形成的棕色黏性物能引起范可尼综合征（急性肾小管酸中毒）。遗传异常引起的酶、转运体、靶点等方面的缺陷，常诱发 B 型不良反应，如葡萄糖 -6- 磷酸脱氢酶（G6PD）缺乏症人群使用安替比林、磺胺类及伯氨喹等药物可引起溶血性贫血。有些药物或其代谢产物可作为半抗原，与体内的蛋白质、多糖或氨基酸结合后成为全抗原，刺激机体产生相应的抗体，所诱发的变态反应为 B 型不良反应，包括 I 型（速发型或过敏性休克）、II 型（溶细胞性或细胞毒性）、III 型（免疫复合型）及 IV 型（迟发型）。

四、药物不良反应因果关系评定

（一）药物不良反应因果关系评定依据

药品不良反应因果关系评价是药物安全性监测管理中一项十分重要而复杂的步骤。对不良反应发生的因果关系进行分析研究，主要依据以下几个方面。

1. 时间相关性 指用药与不良反应的出现有无合理的时间关系。

2. 以往是否已有对药物反应的评述和报道 在既往动物实验或临床研究和应用中已肯定的反应，与现有资料（或生物学上的合理性）是否一致。

3. 撤药结果 不良反应一经发生，通常停药并采取对症治疗措施。如果在停药后症状得到缓解或根除，则可认为二者间存在因果关系的可能性大。

4. 再次用药结果 不良反应症状消除后，再次用药后出现相同症状，停药再次消失，则以前确定的因果关系再次被证实，可以认为二者间确实存在因果关系。

5. TDM 监测结果 进行 TDM 监测，确认该药物在血液或体液中的药物浓度是否已经达到最低中毒浓度。

6. 剂量关系 增大药物剂量反应是否加重。

7. 影响因素甄别 判定 ADR 是否由药物以外的可疑因素引起。

8. 安慰剂使用 应用安慰剂后，此反应是否仍发生。

9. 既往史 患者既往使用同一药物或类似药物是否有相同的不良反应。

10. 客观证据 不良反应是否被客观证据证实。

上述诸因素逐一确定后，可综合各种联系最后确定因果关系。

（二）药物不良反应因果关系评定方法

ADR 因果关系评价是药物不良反应监测中最关键，也是最困难的问题，至今仍无统一的国际性的评价标准。大体上可分微观评价和宏观评价。

1. 微观评价 所谓微观评价是指具体的某一不良事件与药物之间的因果关系的判断，即个案因果关系判断。目前，国内外有超过 30 种评价不良反应因果关系的方法，其中最为常用的是 Karch 和 Lasagna 评定法、Naranjo 评定法、我国国家卫生健康委员会（简称卫健委）评定法（曾简称为卫生部评定法）及贝叶斯法。

我国卫健委评定法是我国国家 ADR 监测中心参照 WHO 乌普萨拉监测中心提出的因果关系判断方法（简称为 UMC 评定法），于 1994 年制定的因果判断准则。此法是在 Karch 和 Lasagna 评定法基础上发展而来的，是根据不良事件 / 反应的报告资料，对以下 5 条判断内容作出回答，根据回答的结果进行评价，具体见表 6-1。

（1）开始用药的时间和不良反应出现的时间有无合理的先后关系。

（2）所怀疑的不良反应是否符合该药品已知不良反应的类型。

（3）所怀疑的不良反应能不能用联合用药的作用、患者的原患疾病或其他疗法的影响来解释。

（4）停药或减量后，反应是否减轻或消失。

（5）再次接触可疑药品是否再次出现同样的反应。

表 6-1　我国不良反应因果关系评价方法（卫健委评定法）

等级	1	2	3	4	5
肯定	+	+	−	+	+
很可能	+	+	−	+	？
可能	+	+	±	±	？
可疑	+	−	±	±	？
不可能	−		+	−	−

注：+ 表示肯定；− 表示否定；± 表示难以肯定或否定；？表示情况不明

2. 宏观评价　宏观评价是指运用流行病学的研究手段和方法来验证或驳斥某一不良事件与药物之间的因果关系假说，又称为数据集中后评价，即收到一批同类报表后，经系统研究和分析后统一评价，可产生药物警戒信号、采取措施等。一般分为三期。

（1）信号出现期：从不良反应潜伏到发现疑问。

（2）信号加强期：数据积累加速，对 ADR 监测有重要意义。微弱的信号发展成强烈的疑问（或信号）。在该期的末尾，将出现对数据的基本估计，即对该药的药政管理措施（说明书的修正、用药适应证的限制等）的出台或是医学刊物有关文章的发表。

（3）信号评价期：即大量信号产生需对该产品采取相应措施的时期，即不良反应可被确认、解释与定量，也可以说是信号检验或随访期，一般需通过深入研究，如进行药物流行病学调查、专题研究等，做出结论并发布公告。

不良反应因果关系的宏观评价涉及流行病学、统计学等相关专业知识，在此不做赘述。

第二节　药源性疾病

一、药源性疾病的概念

药源性疾病（drug-induced disease，DID）又称药物性疾病，简称"药物病"，为医源性疾病（iatrogenic disease）的主要组成部分之一，系指在使用药物进行预防、诊断、治疗疾病过程中，以药物自身的作用或药物相互作用作为致病因子，引起组织、器官功能性改变或器质性损害，表现有典型的临床症状和相应的临床经过的疾病。它既包括合格药品在正常用法用量下产生的药品不良反应，也包括因误服或错用等不正确使用药物，以及药品质量问题所引起的疾病。

二、药源性疾病的分类

迄今为止，药源性疾病尚无统一的分类标准，较多的是按照病因学、病理学、量效关系、药物剂量及用法、药理作用及致病机制等进行分类。此处仅简单介绍按照病因学和病理学的分类方法。

（一）按病因学分类

指按照引起药源性疾病的 ADR 类型将其分为与剂量相关的药源性疾病（A 型 ADR）和与剂量无关的药源性疾病（B 型 ADR）。

1. 剂量相关的药源性疾病（A 型 ADR） 这类疾病为药理作用增强所致，常和剂量有关，一般容易预测，发生率高（70% ~ 80%），病死率低。例如，抗凝血药引起的出血；氨基糖苷类抗生素引起的耳聋。

2. 剂量无关的药源性疾病（B 型 ADR） 这类疾病与药物剂量和药理作用不相关，难预测，发生率低（20% ~ 30%），病死率高。例如，G-6-PD 缺乏症患者服用伯氨喹、磺胺、呋喃妥因等引起的溶血性贫血。

（二）按病理学分类

按病理改变分类，可分为功能性改变的药源性疾病和器质性改变的药源性疾病。

1. 功能性改变的药源性疾病 药物仅引起人体器官或组织功能的改变，这种变化多数为暂时的，停药后能迅速恢复正常，无病理组织变化。如抗胆碱药和神经节阻断药可引起麻痹性肠梗阻、利血平引起心动过缓等。

2. 器质性改变的药源性疾病 药物引起机体的某一器官或组织系统产生疾病，并且造成永久性损害的病理变化。包括炎症型（如各型药物性皮炎）、增生型（如苯妥英钠引起的牙龈增生）、血管型（如药物变态反应发生的血管神经性水肿）、血管栓塞型（如血管造影剂引起的血管栓塞）、赘生型（如药物致癌变）等。

三、诱发药源性疾病的因素

案例 6-2

患者，男，79 岁。因"急性大面积脑梗死（左侧小脑），肺部感染"入院。入院后给予静脉滴注头孢哌酮舒巴坦钠（3g，2 次 / 日）抗感染；口服阿司匹林（150mg，1 次 / 日）抗血小板聚集；阿托伐他汀钙片（40mg，1 次 / 日）调脂、稳固斑块；艾司奥美拉唑镁肠溶片抑酸；甘油果糖和 20% 甘露醇脱水降颅压；依达拉奉保护神经。患者入院时肝功能、肌酸激酶（creatine kinase，CK）正常。入院第 3 日患者的肝酶和 CK 明显升高。临床药师考虑可能是阿托伐他汀所致的肝损伤，遂停用该药，同时给予保肝治疗。停药第 5 日复查肝酶和 CK，较前明显下降，患者的肝功能情况好转。

问题：经分析，患者在本次治疗过程中发生了药源性肝损伤。引起该患者发生药源性肝损伤的可能因素有哪些？

引发药源性疾病的原因既有患者本身的特异体质、年龄、性别、饮食习惯等因素，也有药物方面的固有特性、质量问题、给药剂量和疗程等因素，但主要原因还是不合理用药、滥用错用药物或不按医嘱自服、乱用药物等。

（一）不合理用药

不合理用药目前已成为威胁患者健康的重要原因。临床上引起药源性疾病的主要不合理用药因素概括如下：①用药前未仔细询问患者的用药史及特异性体质，从而导致药物过敏及其他不良反应；②联合用药时，忽视药物的相互作用，导致药物毒性增加或药效降低，增加了药物不良反应的发生率；③不注意患者原有疾病及机体重要脏器的病理基础，造成原有疾病加剧所致的药源性疾病；④未注意患者年龄等生理特征，对老人、儿童、久病体弱者、孕妇及哺乳期患者用药剂量和品种未做适当调整，导致药物过量及中毒；⑤需要长期服药的患者用药时间过长，剂量偏大，出现蓄积中毒；⑥无适应证用药；⑦患者未经医师许可擅自用药，不按规定剂量服用或多种药物同时应用；⑧用药方法和剂量选择不当，如青霉素外用引起的过敏反应、超剂量静脉滴注氨苄西林等。

（二）引发药物不良反应的相关因素

药源性疾病是药物不良反应的延伸，能够诱发药物不良反应的任何因素，包括患者的遗传差异、生理因素、病理因素、饮食习惯及营养状态等和药物的理化特性、辅料、质量问题、用法用量等，如未能及时察觉并适当调整用药，常可进一步促进药源性疾病的出现。

> **案例 6-2 解析：**
>
> 引起患者发生药源性肝损伤的因素主要包括：①生理因素，该患者年龄较高，肝功能随年龄增长而下降；②联合用药，患者入院后用药较多且复杂，其中头孢哌酮舒巴坦钠、阿托伐他汀钙均有导致肝功能异常不良反应的报道；③不合理用药，医师未充分考虑患者高龄、联合用药等情况，采用高强度阿托伐他汀钙片（40mg，1 次 / 日，口服）方案对患者进行调脂、稳固斑块治疗，阿托伐他汀钙片的剂量过高可能是本患者产生药源性肝损伤的主要原因。

四、药源性疾病的诊断及防治原则

（一）药源性疾病的诊断

药源性疾病的诊断是临床用药决策和对药源性疾病进行处理的基础，其关键是要确定可疑药物与疾病之间的因果关系，诊断方法主要是参考病史、用药史、临床表现、病理组织学检查及生化学检查等。诊断的要点包括：①追溯用药史；②确定用药时间和（或）剂量与临床症状发生的关系；③询问既往用药史、药物过敏史和家族史；④排除药物以外的因素；⑤确定致病药物；⑥进行必要的辅助检查和监测；⑦进行流行病学调研。

（二）药源性疾病的治疗

1. 及时停药，去除病因　这是药源性疾病最根本的治疗措施，绝大多数轻型患者在停用相关药物后疾病可自愈或停止进展。

2. 加强排泄，延缓吸收　与剂量相关的药源性疾病的治疗，临床医师可采用静脉输液、利尿、导泻、洗胃、催吐、毒物吸附剂，以及血液透析等方法加速药物的排泄，延缓和减少药物的吸收。

3. 拮抗药的应用　利用药物的相互拮抗作用来降低药理活性，减轻药物不良反应。例如，鱼精蛋白能与肝素结合，使后者失去抗凝活性，可用于肝素过量引起的出血。

4. 过敏反应的治疗　使用抗组织胺类药物抗过敏。维生素 C 及葡萄糖酸钙也有一定的抗过敏作用。肾上腺皮质激素可用于严重过敏性药源性疾病的治疗。肾上腺素是治疗过敏性休克的首选药物。

5. 其他治疗　过敏性皮肤损害可对症局部用药；对恶心、呕吐等消化道反应可给予镇吐药治疗；对药物引起的发热可用解热镇痛药治疗；常规治疗器官受损等。

（三）药源性疾病的预防原则

1. 加强宣传和教育，重视药源性疾病的危害性。

2. 提高临床安全用药水平　包括：①用药要有明确适应证，排除禁忌证。②了解药物的药动学性质，以确定最佳给药途径、剂量、间隔时间。③谨慎对待特殊用药对象，如肝脏疾病、肾脏疾病患者、老人或儿童、妊娠或哺乳妇女。应用对器官功能有损害的药物时，须定期检查器官功能。④了解药物的安全性，选用药物时要权衡利弊，有条件时应进行血药浓度监测。⑤避免不必要的联合用药。⑥应用新药时，必须掌握有关资料，慎重用药，严密观察。⑦用药过程中，应注意观察药物不良反应的早期症状；同时关注可能的药物迟发反应，这种反应常发生于用药数月或数年后。

3. 加强药物安全信息的收集和交流 医疗机构应加强药物安全信息的收集，提高信息的质量和数量，加速信息的交流，这对保障临床安全用药具有十分重要的现实意义。

第三节 药物不良反应监测与药物警戒

药品不良反应监测与报告是指药品不良反应的发现、报告、评价以及控制的过程。我国于1988年开始以北京、上海作为试点，逐步开展药品不良反应监测工作；1989年成立国家药品不良反应监测中心，并逐步向下延伸，陆续成立各省级、市级监测中心，从而形成"点、线、面相结合"的不良反应监测网络。

一、药物不良反应监测方法

药物不良反应监测的方法多种多样，各有其优缺点，因此对监测结果要正确评价。

（一）自发呈报系统

自发呈报是医务人员将临床实践过程中发生的可疑 ADR 报告给药品生产、经营企业、ADR 监测专业机构、药品监督管理部门。这是目前公认的药物上市后 ADR 监测的最简单、最经济，也是最常用的形式，是 ADR 的主要信息源，是罕见 ADR 的唯一发现方式。自发呈报的优点是：监测范围广；参与人员多；不受时间、空间的限制。药物上市后就自然地加入被监测行列，且没有时间限制，可以及早地发现潜在的不良反应，使药物不良反应得到早期警告。例如解热镇痛药诱发肾脏疾病、氯碘羟喹诱发亚急性脊髓视神经病、氯霉素诱发再生障碍性贫血等都是通过此途径被发现的。自发呈报方式最大的缺陷是漏报率较高，不能计算 ADR 的发生率，且对自发呈报的 ADR 进行适宜解释的暴露人群资料缺乏。此外，报告的随意性也易导致资料偏差、报告的信息不完善、难以确定因果关系等。

（二）医院集中监测系统

医院集中监测是指在一定的时间（数月或数年）、一定的范围内对某一医院或某一地区内所发生的 ADR 及药物利用作详细记录，以探讨 ADR 的发生规律。这种集中监测方法既可以是患者源性或药物源性的集中监测，也可是专科性集中监测，可计算相应的 ADR 发生率并探讨其危险因素，资料详尽，数据准确可靠。缺点是由于监测是在一定的时间、一定的范围内进行，故得出的数据代表性较差，缺乏连续性且费用较高，其应用受到一定的限制。

（三）处方事件监测

该方法最早于1965年由英国统计学家 David Finney 提出，自1982年开始在英国实施。该方法是在选定一种研究药品后，通过处方计价识别出开过此药的处方，由药物安全研究小组把这些处方资料储存起来，如果在 ADR 报告方面发现某种药品问题值得深入调查时，就向开过该药处方的医师发出调查表（绿卡），询问暴露于该药后患者的结果。该问卷可以包括患者的人口统计资料、治疗指征、治疗时间、剂量、临床事件、中止的原因等。

处方事件监测是自愿报告系统的有益补充，据推测可发现发生率为 1/3000 ～ 1/1000 的药品不良反应。相对于前瞻性队列研究，处方事件监测的费用较低；不影响医师处方习惯和处方药品，偏倚性较低；可以研究潜伏期较长的 ADR。局限性是医师和患者的低反馈率和数据收集重点不突出，可能会掩盖重要的安全信号。此外，暴露患者隐私可能会引起人们的关注。

（四）药物流行病学研究

药物流行病学（pharmacoepidemiology）是运用流行病学的原理和方法，研究人群中药物的利用及其效应的应用科学。药物流行病学常用研究方法有描述性研究、分析性研究和实验性研究等。

1. 描述性研究 又称为描述流行病学，是流行病学研究方法中最基本的类型，主要用来描述人群中疾病或健康状况及暴露因素的分布情况，目的是提出病因假设，为进一步调查研究提供线索。常见类型主要有：现状研究（横断面研究）、生态学研究、病例报告等。

2. 分析性研究 分析性研究包括队列研究和病例对照研究。

（1）队列研究（cohort study）：是将某一特定人群按是否暴露于某可疑因素或暴露程度分为不同的组，追踪观察两组或多组成员结局（如疾病）发生的情况，比较各组之间结局发生率的差异，从而判定这些因素与该结局之间有无因果关联及关联程度的一种观察性研究方法。根据研究对象进入队列时间及终止观察的时间不同，可分为前瞻性队列研究、回顾性队列研究和双向队列研究。队列研究的优点是资料可靠，一般不存在回忆偏倚；可直接获得暴露组和对照组人群的发病率或死亡率。缺点是当不良反应发生率很低时，必须扩大研究人群，研究耗费的人、财、物力和时间较多。

（2）病例对照研究（case-control study）：是以某人群内一组患有某种特定疾病（或出现某一ADR）的患者（称为病例）和同一人群内未患该疾病但与病例组具有可比性的患者（称为对照）作为研究对象，调查他们过去对某个或某些可疑病因（即研究因子）暴露的有无和（或）程度（剂量），通过比较两组的暴露史，推断研究因子作为病因的可能性。病例对照研究的优点是组织实施较容易，省力、省钱、省时间；所需研究对象较少，特别适用于罕见不良反应或临床表现独特的不良反应的研究，有时甚至是唯一的选择；可同时研究一种疾病与多个因素的关系，简称"一病多因"。缺点是不能计算发病率或死亡率等；选择研究对象时易产生选择偏倚；回顾性调查时易产生信息偏倚。

3. 实验性研究 是按照随机分配的原则将研究人群分为实验组和对照组。实验组使用试验药物，对照组使用已知效应的药物（阳性对照）或安慰剂或空白对照，对比药物的临床疗效或不良反应。优点在于能够较好地控制非处理因素（即混杂因素）的影响，避免人为造成的偏倚，使比较组间具有一定的均衡性和可比性。缺点是样本小时不能保证非处理因素在组间有较好的均衡性和可比性；若所采用的处理对人群有害或不利时会导致伦理学问题。

（五）记录联结

人的一生中，发生于个人的事件都有档案并储存在许多地方，如出生、死亡、婚姻、住院情况、处方等。通过一种独特方式把各种信息联结起来，可能会发现与药物有关的事件，即记录联结（recorded linkage）。记录联结能监测大量人群，可能发现罕见的ADR。此法可提示药物与疾病之间和其他异常行为之间的关系，从而发现某类药物的不良反应。例如通过研究地西泮与交通事故之间的相关性，证实服用镇静药与交通事故高度相关。

记录联结可以计算不良反应发生率，避免回顾性调查时的主观偏差；可用于病例对照研究，为队列调查提供方便，能发现延迟性不良反应。缺点是需要专门建立研究系统，所需费用昂贵。

（六）记录应用

记录应用是在一定范围内通过记录使用研究药物的每个患者的所有有关资料，以提供没有偏性的抽样人群，从而了解药物不良反应在不同人群（老年人、孕妇、儿童等）的发生情况，计算药物不良反应发生率，寻找药物不良反应的易发因素。

二、药物不良反应报告

（一）ADR报告的范围和时限

我国药品生产、经营企业和医疗卫生机构对处于新药监测期的药物，要求报告该药物引起的所有不良反应；对新药监测期已满的药物，要求报告该药品引起的新的和严重的不良反应。对进口药物发生不良反应的报告，要求根据首次获准进口的时间以5年为界计算，按照新药监测期报告范围的规定执行。

药物生产企业还应定期以汇总表的形式进行年度汇总后，向所在地的省、自治区、直辖市ADR监测中心报告。对新药监测期内的药物或进口药物首次获准进口之日起5年内，每年汇总报告1次；对新药监测期已满的药物或已满5年的进口药物，在有效期届满当年汇总报告1次，以后每5年汇总报告1次。进口药物在其他国家和地区发生新的或严重的不良反应，代理经营单位应于不良反应发现之日起1个月内报告国家ADR监测中心。

（二）ADR报表的内容

药物不良反应报告表的内容，一般都包含有：①患者姓名、性别、年龄、身份证号码等人口统计学项目；②原患疾病；③可疑不良反应的表现、处理和结局；④可疑药物及合用药物的使用情况；⑤报告者签名。有些国家还要求报告患者既往药品不良反应史、对因果关系的评价意见等内容。

（三）ADR报告程序

ADR实行逐级、定期报告制度，必要时可以越级报告。药品生产、经营企业和医疗卫生机构必须指定专（兼）职人员负责本单位生产、经营、使用药物的不良反应报告和监测工作，每季度集中向所在地的省、自治区、直辖市ADR监测中心报告，其中新的或严重的药品不良反应于发现之日起15日内报告，死亡病例须及时报告。省、自治区、直辖市ADR监测中心，应每季度集中向国家ADR监测中心报告所收集的一般不良反应报告；对新的或严重的药品不良反应需进行核实，并于收到报告之日起3个工作日内完成，同时抄报本省、自治区、直辖市（食品）药品监督管理局和卫生厅（局）；每年向国家ADR监测中心报告所收集的定期汇总报告。ADR报告的基本程序见图6-1。

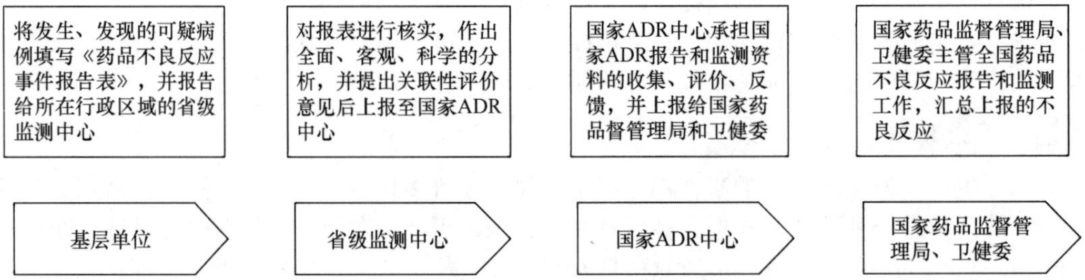

图6-1 ADR报告的基本程序示意图

三、药 物 警 戒

案例 6-3

患儿，男，5岁2个月，35kg。因"发作性抽搐，走路不稳，吐字不清3d"入院。入院后医师给予口服苯妥英钠每日300mg，患儿突然出现头晕、睡眠多，并伴有呕吐。行血药浓度监测，提示苯妥英钠浓度＞40mg/L（血药浓度参考值10～20mg/L）。停用苯妥英钠，改用丙戊酸钠口服液，同时进行补液。患儿头晕情况有所改善。入院第3天，复查苯妥英钠血药浓度为11.18mg/L。

问题：患儿上述情况是否属于药物警戒范畴？

（一）药物警戒的概念和目的

药物警戒（pharmacovigilance，PV）是与发现、评价、理解和预防不良反应或其他任何可能与药物有关问题的科学研究与活动。药物警戒不仅涉及药物的不良反应，还涉及与药物相关的其他问题，如不合格药品、药物治疗错误、缺乏有效性的报告、对没有充分科学依据而不被认可的适应证的用药、急慢性中毒的病例报告、与药物相关的病死率的评价、药物的滥用与错用及药物之间、药物与食品间的不良相互作用等。根据 WHO 的指南性文件，药物警戒涉及的范围已经扩展到传统药物、辅助用药、血液制品、生物制品、医疗器械以及疫苗等。

药物警戒的目的包括：①评估药物的效益、危害、有效及风险，以促进其安全、合理及有效地应用；②防范与用药相关的安全问题，提高患者在用药、治疗及辅助医疗方面的安全性；③教育、告知患者药物相关的安全问题，增进涉及用药的公众健康与安全。药物警戒的最终目标为合理、安全地使用药物，对已上市药物进行风险 / 效益评价和交流，对患者进行培训、教育，并及时反馈相关信息。

■（二）药物警戒的主要工作内容

药物警戒是从用药者安全出发，发现、评估和预防 ADR，要求有疑点就上报，重视以综合分析方法探讨因果关系。药物警戒的主要工作内容有：①早期发现未知药物的不良反应及其相互作用；②发现已知药物不良反应的增长趋势；③分析 ADR 的风险因素和可能的机制；④对风险 / 效益评价进行定量分析，发布相关信息，促进药物监督管理和指导临床用药。

药物警戒贯穿药品整个生命周期。在药物上市前阶段，主要通过临床试验的方式，也包括前期的体外实验、动物毒理等方式发现药物的安全问题。药物上市后，上市后药物监测工作尤为重要，此阶段主要是在临床治疗条件下而非严格的试验条件下观察研究对象，数据质量往往较试验性数据差。因此，此阶段药物警戒一个重要的挑战就在于如何收集、分析上市后药物的观察性数据，并得出具有较强说服力的结论。药物警戒是基于 ADR 监测理论和实践工作基础上的更广泛而全面的丰富和拓展。

我国药物警戒制度的建设依次经历了数量期、质量期和学术期，2019 年随着药物警戒被写入新修订的《药品管理法》，国家正式建立药物警戒制度（图6-2）。当前药物警戒制度仍在探索阶段，药物警戒的理念、制度、方法等仍需进一步完善。

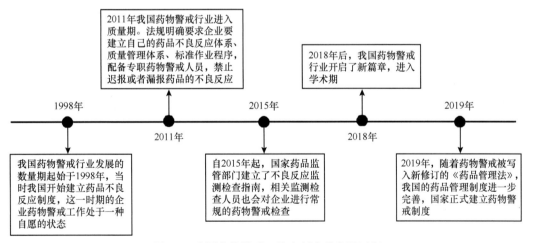

图 6-2　我国药物警戒工作和制度的发展历程

案例 6-3 解析：

抗癫痫药苯妥英钠的儿童常用量为开始每日 5mg/kg，分 2～3 次服用，按需调整，以每日不超过 250mg 为度。案例中患儿体重 35kg，初始给药剂量应为每日 175mg；医师在初始用药时误按成人的初始剂量每日 300mg 给药，从而出现药物中毒现象；血药浓度监测也显示血药浓度超出有效浓度范围，停药后症状好转且血药浓度回降，这些均支持本案例为药物不良事件，属于药物警戒的范畴。

思 考 题

1. A、B 和 C 型药物不良反应的特点各是什么？常用的监测手段有哪些？
2. 简述药物不良反应与药源性疾病的联系和区别。
3. 结合文中 6-2 案例，思考当患者发生药源性肝损伤时，应如何处置？

（赵明沂　贾书冰）

第七章 药物依赖性与药物滥用

学习目标

掌握：药物依赖性和药物滥用的概念；阿片类药物和苯丙胺类药物的戒断症状及治疗方法。

熟悉：成瘾性药物分类及代表药。

了解：近年来出现的新型毒品；阿片类药物和苯丙胺类药物的成瘾机制。

第一节 概 述

一、药物依赖性

> **案例 7-1**
>
> 患者，女，因胸膜肿瘤骨转移，不宜手术治疗，疼痛逐渐加重，服用盐酸二氢埃托啡镇痛。开始用药每日含服 2～3 次，每次 20～40μg，一日用量 80～100μg；1 个月后增至一日量 100～120μg；服药后镇痛作用维持 2～3h。持续用药 20d 后，如未按时服药，患者出现全身不适、乏力、恶心、头晕、大喘气等症状，有时甚至出现呼吸困难，有用药欲望。
>
> **问题：** 该患者为何会出现此类症状？

药物依赖性（drug dependence）也称药物成瘾性（drug addiction），是许多具有中枢神经系统作用药物的一种特性，是指药物与机体长期相互作用，使机体在生理功能、生化过程或形态学发生特异性、代偿性和适应性改变的特性，停止用药可导致机体的不适或心理上的渴求。药物依赖性一般分为生理依赖性（physical dependence）、精神依赖性（psychic dependence）及交叉依赖性（cross dependence）。

生理依赖性亦称躯体依赖性，是指用药者反复应用某种药物造成的一种适应状态，其特点是用药者必须足量或超量使用药物，才能使机体处于相对平衡或相对正常状态，此时如突然中断用药，生理功能就发生紊乱，出现一系列严重反应，即戒断症状（withdrawal symptom），其实质是一种反跳症状，它使人非常痛苦，甚至危及生命。躯体依赖引起的戒断综合征主要包括停止使用药物、减少使用剂量或使用拮抗药占据受体后所出现的特殊心理生理症状群。戒断反应的出现是判断生理依赖性形成的标准。阿片类、乙醇类、巴比妥类或其他中枢神经抑制药等都会在不同程度上产生生理依赖性。

精神依赖性又称心理依赖性（psychological dependence），是药物对中枢神经系统作用所产生的一种特殊的精神效应，它使人产生一种愉快满足或欣快的感觉，不顾一切地寻觅和使用，重复体验和享受"欣快感"，并且在精神上驱使用药者产生周期的或连续的用药欲望和强迫性用药行为，以便获得满足或避免不适感。凡是能够改变精神状态或行为的任何药物，或者能使人产生愉快意识状态的物质，都可能引起精神依赖性，药物的精神依赖性是构成药物滥用倾向的重要药理特性。阿片类麻醉药品、苯丙胺类中枢兴奋药等均可产生精神依赖性。精神依赖性和生理依赖性的主要区别是断药后是否出现躯体戒断症状，但有时很难鉴别。

交叉依赖性是指人体对一种药物产生生理依赖性的同时，中断用药所引发的戒断综合征可能被另一种性质相似的药物所抑制，并维持已形成的依赖状态。两种药物的药理作用可互相替代，也可以称为部分药理作用的交叉依赖。毒品的交叉依赖性是对某些依赖者脱毒治疗的理论依据，如用与海洛因（heroin）毒理性能相近的美沙酮（methadone）取代海洛因依赖、用中枢神经镇静药取代抗焦虑药依赖等。

除此之外，药物依赖性亦具有不可抗拒的力量，会强迫性地驱使人们连续用药并不择手段地去获取它，逐渐加大用药剂量，产生精神依赖性，并且一般都产生生理依赖性，停药后甚至出现戒断症状，对个人和社会都产生危害等。

> **案例 7-1 解析：**
>
> 　　患者出现此类症状是因为在临床使用中，盐酸二氢埃托啡具有较强的精神依赖性和躯体依赖性，患者使用后常导致成瘾。此类症状即为盐酸二氢埃托啡的戒断症状，盐酸二氢埃托啡是我国研制的一种高效镇痛药，是埃托啡的二氢化衍生物，为东莨菪碱类化合物。此药具有镇痛作用强，用药剂量小的特点。

二、药物滥用

药物滥用（drug abuse）是国际上通用的术语，美国精神病协会对药物滥用从行为学角度的解释为：①用于非医疗目的满足某种精神体验使用药物的；②因个人喜好过度使用烟酒等生活嗜好品而损害健康和社会生活的；③非法获取和使用法律法规规定的管制药品的。药物滥用又被认为是非医疗目的反复、大量地使用具有依赖特性的药物，使用者对此类药物产生依赖，强迫和无止境地追求药物的特殊精神效应，由此带来严重的个人健康与公共卫生和社会问题。

一般在法律与社会学领域，对药物滥用的通俗叫法为"吸毒"。药物滥用是 20 世纪 60 年代中期国际上开始采用的专用词汇，它与药物不合理使用（drug misuse），例如"滥用抗生素""滥用激素"中"滥用"的概念不同。后者指医师从治疗目的出发为患者开具药物，或者患者自行使用一些药物，但是在用药适应证或配伍等方面不合理，所用药物不能达到治疗疾病的效果或无益于原发疾病的治疗，反而可能出现一些药物不良反应（adverse drug reaction，ADR），而药物滥用与公认医疗实践的需要无关，属于非医疗目的的用药。

药物滥用与药物依赖性二者密切相关，药物的依赖性是构成药物滥用的必要药理学特性，它引起强迫性觅药和无节制地、反复用药，这种滥用行为又会加重药物依赖性。反之，由于滥用药物又会导致耐受性和依赖性以及其他行为障碍，已成为当今世界性的公共卫生问题和严重的社会问题。

第二节　药物依赖性及形成机制

一、依赖性药物的分类与特征

根据联合国《1961 年麻醉品单一公约》、《1971 年精神药物公约》和《1988 年联合国禁止非法贩运麻醉药品和精神药物公约》等规定，将具有依赖性特性的药物分为麻醉药品和精神药物两大类进行国际管制，它们也被统称为"精神活性药物"（psychoactive drugs），我国也对麻醉药品和精神药物进行了分类。2013 年我国食品药品监督管理总局、公安部、国家卫生和计划生育委员会等部门根据《麻醉药品和精神药品管理条例》第三条规定，联合发文公布《麻醉药品品种目录（2013 年版）》和《精神药品品种目录（2013 年版）》。自 2015 年 5 月 1 日，将含可待因复方口服液体制剂列入第二类精神药品管理后，N- 甲基 -N-（2- 二甲氨基环己基）-3，4- 二氯苯甲酰胺（U-47700）等 4 种物质、4- 氯乙卡西酮等 32 种物质、芬太尼类物质及合成大麻素类物质和氟胺酮等 18 种物质也已陆续被列入《非药用类麻醉药品和精神药品管制品种增补目录》中。具有依赖性特性的药物见表 7-1，可分为以下几类。

（一）麻醉药品

1. 阿片类（opioid）　本类药物如阿片、吗啡（morphine）、海洛因、盐酸二氢埃托啡等具有严重的精神依赖性和生理依赖性，也有严重的耐受性。滥用途径有口服、吸入、皮下注射和静脉注射。吗啡等阿片类药物过量可引起急性中毒，主要表现为中枢神经系统抑制、针尖样瞳孔、呼吸抑制三联征，其他表现有言语不清、心动过缓、体温降低、低血压休克、肺炎、肺水肿等。阿片中毒诊断的重要指征是针尖样瞳孔，呼吸麻痹是致死的主要原因。抢救措施为人工呼吸、吸氧及静脉给予阿片受体拮抗药。

2. 可卡因（cocaine） 古柯树叶中分离出的一种生物碱，曾作为第一个局麻药应用于临床。可卡因对中枢神经系统的兴奋作用可分为 4 期：欣快期、抑郁期、幻觉期和精神病期。一次吸食过多可产生极度兴奋、过度健谈、焦躁不安、失眠、幻觉、幻视、幻听、恐惧、妄想、敌视行为等症状，即为急性中毒症状。

3. 大麻 原产于亚洲中部，公元前中国已认识大麻，华佗的"麻沸散"中即含有大麻，现在印度、美国均种植较多。大麻中主要有效成分为四氢大麻酚。一次大量使用时可发生急性中毒，患者意识不清，同时伴有错觉、幻觉与思维障碍。有一部分患者伴随恐惧和冲动行为及严重的焦虑感，重者达到恐惧程度，伴随有灾难或濒死感；有一部分患者在焦虑的同时还会产生偏执意念，对他人产生敌对意识或感觉被别人监视；甚至有些患者还可能产生一过性的抑郁状态，悲观厌世，有自杀意念。

（二）精神药物（psychotropic drug）

1. 镇静催眠药（sedative-hypnotics） 包括巴比妥类（barbiturates）如苯巴比妥（phenobarbital）、苯二氮䓬类（benzodiazepine，BZD）如氟硝西泮（flunitrazepam）以及其他镇静催眠药等。主要中毒症状包括中枢神经系统抑制、不同程度的呼吸抑制、低血压、低体温、肺水肿等。其中巴比妥类药物停药会出现反跳现象，中剂量易产生呼吸抑制，其肝药酶诱导作用可加速其他药物的代谢，具有一定的依赖性和成瘾性。苯二氮䓬类药物对中枢神经系统抑制较轻，中毒主要症状是嗜睡、头晕、言语含糊不清、意识模糊、共济失调，很少出现严重症状，如长时间深度昏迷和呼吸抑制等，目前几乎已完全取代巴比妥类等传统镇静催眠药。

2. 致幻性苯丙胺类（hallucinogenic amphetamines，ATS） ATS 是新一代苯丙胺类兴奋药，其中最具有代表性的是亚甲二氧基甲基苯丙胺（3,4-methylenedioxymethamphetamine，MDMA），又称迷魂药（ecstasy）。苯丙胺类药物依赖性主要体现在精神依赖性上，此外还有中枢神经兴奋、致幻、食欲抑制等。苯丙胺类慢性中毒表现为顽固性失眠、精神分裂症、幻觉、幻听和失控的暴力行为以及精神障碍等典型特征。

3. 致幻剂类 又称拟精神病药或迷幻药物，是在不影响意识和记忆的情况下改变人的知觉、思维和情感活动的一类化合物。本类药物精神依赖性较强，躯体依赖性较弱。致幻剂按对神经递质的影响不同分为天然致幻剂和人工合成致幻剂两类。天然致幻剂有仙人球毒碱、裸盖菇素（psilocybin）等，从中毒机制看，大麻也属于致幻剂类毒品；人工合成的致幻剂有二甲基色胺（dimethyltryptamine，DMT）、二乙基色胺（diethyltryptamine，DET）、麦角酸二乙酰胺（lysergic acid diethylamide，LSD）、苯环己哌啶等种类。

4. 氯胺酮（ketamine） 又称"开他敏"，将氯胺酮加入其他辅料制成片剂或粉剂，就成为 K 粉。其外观为纯白色细结晶体，1967 年曾作为动物麻醉剂生产和使用，20 世纪 70 年代后期先在美国流行，后在全球范围被广为滥用。2003 年我国公安部将其明确列入毒品范畴。因氯胺酮可抑制丘脑新皮层系统，选择性地阻断痛觉，故具有镇痛作用。此外，氯胺酮对大脑边缘系统具有兴奋作用，可引起意识与感觉的分离状态，这是造成氯胺酮滥用的毒理学基础。氯胺酮以及 γ-羟基丁酸（γ-hydroxybutyric acid）、γ-丁内酯（γ-butyrolactone）、氟硝西泮等，常在娱乐场所滥用，又称俱乐部毒品（club drug）。

（三）其他类

1. 乙醇（ethanol） 酒中的乙醇与大脑和神经系统的亲和力最强，长期慢性乙醇中毒，可致大脑、神经系统损害，严重时可出现精神障碍、震颤、癫痫等并发症。急性中毒的表现大致可分为三期：兴奋期、共济失调期、昏迷期。乙醇首先抑制中枢神经系统抑制性突触，故先兴奋，之后随浓度增加，皮质下兴奋性突触受到抑制，最终出现全面抑制甚至昏迷。

2. 新型毒品

（1）4- 甲基甲卡西酮：与其他卡西酮衍生物，如甲卡西酮、亚甲二氧甲卡西酮相似，可降低纹状体多巴胺（dopamine，DA）转运体及海马 5- 羟色胺（5-HT）转运体的功能，抑制神经元再摄取单胺类递质；还可与 DA_2 受体和 5-HT 型受体结合，提高细胞外 DA 浓度。

（2）巧茶（catha edulis）：产于东非和阿拉伯半岛地区的一种植物，又称阿拉伯茶、恰特草、也门茶、布什曼茶，现广泛分布于热带非洲、阿拉伯半岛以及中国的海南、广西等地。其茎叶含有卡西酮，易成瘾。已被列入国家食品药品监督管理总局、公安部、国家卫生和计划生育委员会公布的《精神药品品种目录（2013 年版）》的第一类精神药品进行管制。

表 7-1 依赖性药物的分类

	分类（代表药物）	特征
麻醉药品	阿片类（阿片、吗啡、海洛因、盐酸二氢埃托啡）	过量引起急性中毒，主要表现为中枢神经系统抑制、针尖样瞳孔、呼吸抑制三联征等症状
	可卡因类（可卡因、古柯叶、克赖克）	过量引起极度兴奋、过度健谈、焦躁不安、失眠、幻觉、幻视、幻听、恐惧、妄想等症状
	大麻	意识不清伴发错觉、思维障碍以及严重焦虑感，重者达到恐惧程度，伴随濒死感等症状
精神药品	镇静催眠药（巴比妥类、苯二氮䓬类、水合氯醛等）	中枢神经系统抑制、不同程度的呼吸抑制、低血压、低体温、肺水肿等
	致幻性苯丙胺类（苯丙胺、甲基苯丙胺等）	主要体现在精神依赖性，此外还有中枢神经兴奋、致幻、食欲抑制等症状
	致幻剂类（仙人球毒碱等）	精神依赖性较强，躯体依赖性较弱
	氯胺酮	意识与感觉的分离状态、神经精神中毒反应、幻觉和精神分裂症状
其他	乙醇	首先抑制中枢神经系统抑制性突触，故先兴奋，之后皮质下兴奋性突触也受到抑制，出现全面抑制
	新型毒品	具有耐受性及成瘾性

二、药物依赖性的形成机制

药物依赖性形成是一个非常复杂、涉及多重机制的过程，目前确切机制尚未完全阐明。药物成瘾在中枢位于中脑边缘多巴胺能神经系统，所有滥用药物都不同程度地作用于这一系统。中脑边缘多巴胺能神经系统包括来自于中脑腹侧被盖区（ventral tegmental area，VTA）至前额叶皮层（prefrontal cortex，PFC）、眶额叶皮层（orbitofrontal cortex，OFC）、前扣带皮层（anterior cingulate cortex，ACC）等神经纤维，这些脑区参与戒断症状中的渴望、情绪改变以及成瘾记忆等反应，同时也参与了药物滥用、药物渴望、强迫用药意识的形成。药物成瘾过程中，药物刺激中脑边缘多巴胺系统为主的神经结构，可引起欣快等精神效应或主动觅药行为等正性强化效应（奖赏效应），这种效应反过来又加强了成瘾药物兴奋性和再次使用药物的欲望，是促使成瘾者反复用药的关键因素，也反映了药物的精神依赖性。

（一）阿片类

阿片类药物产生的精神依赖性主要是外源性阿片类物质作用于阿片受体引起的复杂效应。阿片受体在脑内分布广泛，在大脑丘脑内侧、脑室及导水管周围灰质阿片受体密度高，这些结构与痛觉的整合及感受有关；边缘系统及蓝斑核（locus coeruleus，LC）阿片受体密度高，这些结构涉及情绪及精神活动。目前已知阿片受体在体内至少有 8 种亚型，在中枢神经系统中至少有 μ、δ、κ、σ 等 4 种亚型。阿片受体属于 G 蛋白偶联受体（G-protein-coupled receptor，GPCR），经典的阿片受体完全激动剂是吗啡。吗啡的镇痛作用是通过与丘脑内侧、脑室、导水管周围的阿片受体结合后，模拟内源性阿片肽的作用，减少初级感觉神经末梢 P 物质和谷氨酸等物质的释放，抑制痛觉冲动传入脑内而产生的。吗啡与其他脑区的阿片受体结合则产生欣快感、呼吸抑制等作用。

VTA、伏隔核（nucleus accumbens，NAC）、杏仁核和海马为中脑边缘系统的主要脑区，而 VTA、NAC 通路是阿片类药物产生奖赏效应的主要调控部位。阿片类药物能够直接或间接地通过多巴胺系统介导产生奖赏效应，从而形成依赖性。长期给予阿片类药物，导致 VTA 内酪氨酸羟化酶（tyrosine hydroxylase，TH）水平升高，使 DA 合成增多，神经元自发放电速率加快。由于 DA 能造成神经元萎缩、神经细胞凋亡、线粒体功能紊乱以及神经胶质细胞增多，使 VTA、NAC 通路的 DA 能神经元结构改变，影响轴突转运，使 VTA 中 TH 蓄积，NAC 中 TH 减少。NAC 内低水平的 TH 使 DA 合成减少，停药后 NAC 突触间隙 DA 浓度持续升高。此外，在生理状态下，VTA 的 DA 能神经元受到 γ- 氨基丁酸（γ-aminobutyric acid，GABA）能神经元的紧张性抑制。吗啡等阿片类药物通过激动 GABA 能中间神经元的受体抑制该神经元活动，从而解除 GABA 能神经元对 DA 能神经元的紧张性抑制，由此激活 VTA 的 DA 能神经元，增加其投射靶区 NAC 内 DA 的释放，作用于 DA 受体而产生奖赏效应。同时，传入 VTA 的谷氨酸能神经元也可以强化其奖赏效应。综上所述，VTA、NAC 内信息转导通路的这些变化构成了药物强化效应的生化基础。

LC 是脑内主要的去甲肾上腺素（noradrenaline，NA）核团，也是阿片类药物生理依赖性的重要调控部位。目前认为 LC 在吗啡生理依赖性中的作用主要与环磷酸腺苷（cyclic adenosine monophosphate，cAMP）途径有关。阿片类药物可通过 Gi/o 抑制腺苷酸环化酶（adenylate cyclase，AC）及 cAMP 依赖性蛋白激酶（cAMP-dependentproteinkinase，PKA）活性，从而使 LC 的放电速率减弱。长期应用时，LC 神经元逐步对阿片产生耐受性，表现为 LC 神经元放电速率逐渐下降到原有水平，cAMP 系统代偿性上调，AC 及 PKA 升高。因这种代偿性反应，阿片便能通过其受体与 G 蛋白 -AC-cAMP 系统形成稳定的依赖关系。若突然中止阿片使用，G 蛋白 -AC-cAMP 系统失去抑制而功能急剧加强，即出现戒断反应。

近年来研究发现，吗啡可以通过改变 NAC 中许多功能蛋白表达，引起系统的适应性变化。也有研究认为，谷氨酸（glutamic acid，Glu）作为脑内最重要的兴奋性神经递质之一，在中脑 - 边缘系统多巴胺通路中发挥着重要作用；另外，cAMP 反应元件结合蛋白（cyclic AMP response element binding protein，CREB）和转录因子 ΔFosB 也与成瘾密切相关，它们可以改变某些基因的表达，这可能是阿片类药物引起的细胞内长期适应性变化的基础。以上这些都可能是阿片类药物引起依赖性的原因。

（二）苯丙胺和可卡因

苯丙胺与可卡因通过抑制 DA 转运体的活性而增加突触 DA 水平，二者产生的欣快感也可能与该机制有关。苯丙胺作用机制复杂，可使储存在神经元胞质囊泡中的神经递质释放至突触间隙，同时能抑制细胞膜上的重吸收转运体摄取突触间隙内的 DA、NA 和 5-HT，还能使单胺氧化酶被中等程度抑制。甲基苯丙胺可能通过影响内侧前额叶皮质（medial prefrontalcortex，mPFC）、海马等脑区中 Glu 能神经系统以及下游通路，最终导致 CREB 等转录因子发生改变，从而造成了持久的精神依赖性。可卡因成瘾的某些行为效应基础可能是由于对 DA、NA 和 5-HT 再摄取有较强的抑制作用；可卡因还可能影响某些奖赏回路中相关基因的表达并最终导致该区域神经元树突可塑性发生改变，造成该环路中基因表达的持久性变化。

（三）大麻类

大麻的主要成分是 Δ9- 四氢大麻酚（tetrahydrocannabinol，THC），THC 在体内的主要代谢产物是 11- 羟 -THC，具有中枢活性。大麻受体（cannabinoid receptor，CB-R）属于 G 蛋白偶联受体，分为 CB1 和 CB2。研究发现，CB1 广泛分布于大脑，主要集中于大脑皮质、海马、小脑、丘脑及基底节，可介导大麻成瘾性的发展和戒断症状的表达；CB2 受体位于免疫细胞内，主要调节免疫功能和炎症反应。与其他神经递质不同，内源性大麻样物质在许多中枢突触中作为逆行性信使，可从突触后神经元释放，激活突触前神经元的 CB1 受体。当 CB1 受体激活后可经 G 蛋白转导，抑制 AC，使 cAMP 含量减少，进而抑制 PKA。PKA 抑制后则兴奋外向性 K^+ 流，同时 CB1 受体还与 N、Q/P 型电压依赖性 Ca^{2+} 通道相偶联，抑制 N、Q/P 电压依赖式 Ca^{2+} 通道，Ca^{2+} 内流减少，进而使突触前膜神经元内神经递质释放减少，如 GABA 或 Glu，最后影响突触后膜分别产生兴奋性或抑制性作用。

（四）其他成瘾性药物

巴比妥类、苯二氮䓬类药物可与 GABA 受体结合。致幻剂氯胺酮作为非竞争性 N- 甲基 -D-天冬氨酸（NMDA）受体拮抗药，可作用于此受体亚型，选择性降低 Glu 的中枢兴奋作用。烟碱可与神经元的烟碱型乙酰胆碱受体结合。亚甲二氧基甲基苯丙胺通过提高中枢神经系统 5-HT、DA 和 NA 的功能水平而发挥其精神兴奋性作用。乙醇可改变 $5\text{-}HT_3$ 受体、烟碱（nicotine）受体、$GABA_A$ 型受体、Glu 受体的 NMDA 亚型活性。

第三节　药物滥用及其危害

一、药物滥用的方式

药物滥用有以下常用的几种方式。

1. 吸毒　是指为满足某种精神体验，非法获取和使用法定管制的麻醉药品和精神药物，将药物用于非医疗目的。目前，我国滥用的毒品多为吗啡、海洛因等阿片类药物以及亚甲二氧基甲基苯丙胺（迷魂药）等精神兴奋药。

2. 生活嗜好品（烟与酒）的滥用　烟草和乙醇饮料含有药理活性物质，有形成依赖性的特性，是社会生活中广为应用的生活嗜好品。过度吸烟和饮酒属于药物滥用，会带来医学和社会问题。长期慢性酒精中毒，可致大脑、神经系统损害，严重时可出现精神障碍、震颤、癫痫等并发症。而烟碱中的尼古丁更是造成心脑血管阻塞、高血压、卒中等心、脑血管疾病的主要诱因之一。

3. 竞赛中的药物滥用　现禁用药物一般统称为兴奋剂，这些药物长期滥用具有依赖性，虽能提高运动员竞赛成绩，但会损害运动员健康，在体育运动和竞赛中被禁止使用。兴奋剂主要分为：①蛋白同化剂（合成类固醇类）：作为兴奋剂使用的合成类固醇多数为雄性激素衍生物，这是目前使用范围最广、使用频度最高的一类兴奋剂，也是药检的重要对象，现国际奥委会只是禁用了一些主要品种，但其禁用谱一直在不断扩大；②刺激剂：精神刺激药、咖啡因类及其他中枢神经刺激物质等；③麻醉镇痛药：哌替啶类、阿片生物碱类等；④利尿药：髓袢利尿药、噻嗪类利尿药、保钾利尿药、碳酸酐酶抑制药等；⑤肽和糖蛋白激素及类似物：绒毛膜促性腺激素、促肾上腺皮质激素等。

4. 新型的物质或药物的滥用

（1）挥发性有机溶剂（volatile organic solvents，VOS）：目前 VOS 滥用已成为世界范围内的一个严重问题，但却极易被忽视。常见 VOS 有油漆稀释剂和去涂料剂、汽油、煤油和其他石油制品、打火机和清洁用液体以及各种气溶胶剂，它们的有效成分包括甲苯、丙酮、苯、四氯化碳、乙醚以及各种乙醇和乙酸盐。长期使用 VOS 不仅会危害人体的中枢神经系统，还可累积于人体心脏、肾、肝、骨髓、免疫系统及其他器官。

（2）镇咳药：正常剂量下一般不会成瘾，但若长期大量使用则易成瘾。目前，镇咳药已成为欧美、南亚一些国家及我国青少年流行的滥用药品之一。在我国，如复方磷酸可待因口服溶液、磷酸可待因糖浆等含有可待因、麻黄碱等成分的镇咳药已出现滥用现象。

（3）镇静催眠药：因受多种因素影响，我国居民失眠发生率呈逐年上升趋势，常用于治疗失眠且效果较好的药物为苯二氮䓬类药物。短期使用苯二氮䓬类药物可起到镇静、催眠的作用，但是该类药物也存在滥用倾向，长期使用会使患者产生依赖性。有研究显示，在服用该类药物过程中突然停药，会导致患者出现心理反应、生理反应与器官反应，如焦虑、心绪不宁、出汗、肌痉挛等戒断症状，严重时甚至出现精神异常。

二、药物滥用的危害

药物滥用的主要危害有两种。

1. 对健康的危害 药物滥用除形成依赖性外，还会严重影响滥用者的身心健康，主要可引起神经系统损害、个性改变以及导致心血管系统疾病、肺水肿、腹痛、精神异常，甚至死亡，如阿片类药物用量过大导致呼吸抑制而死亡。据报道，吸毒人群死亡率通常高于普通人群15倍以上。吸毒导致人体免疫功能下降，还可因注射毒品而感染破伤风、病毒性肝炎、艾滋病等传染性疾病；另外，长期吸毒者，极易患结核病，造成慢性消耗性疾病，在营养不足与抵抗力低下的状况中死亡。长期使用乙醇也可导致肝硬化及其他疾病。药物滥用虽可暂时帮助个体逃避负面情绪，但从长远来看，药物滥用非但不能帮助个体摆脱情绪问题，还可造成个体大脑情绪回路相关脑区受损，导致情绪加工异常，难以识别自身情绪，难以产生有效的、有针对性的情绪调节应对方式，从而诱发更严重的心理问题。

2. 对家庭和社会的危害 药物有精神依赖性潜力是构成药物滥用倾向的必然药理特性，可引起反社会行为，包括为获得药物而犯罪。因此药物滥用不仅危害个体的身心健康，影响家庭幸福与安宁，而且还会增加社会负担，甚至破坏社会稳定，阻碍社会发展。如毒品使人产生心理依赖，难以戒断，导致猝死或自杀；用药者强迫觅药导致变卖家产、失业、离婚等不良后果，严重破坏了家庭关系和社会稳定。吸烟、酗酒、不恰当地使用咖啡因、非医疗使用麻醉药品或精神药物等行为也会给用药者个人、家庭和社会造成不同程度的危害。

第四节 药物依赖性与药物滥用管理与防治

一、依赖性药物的管理

麻醉药品和精神药物虽是医疗救治中的必需类药品，但因麻醉药品和精神药物均具有依赖性，一旦管理不善，将会存在极大的社会隐患，危害个人健康。因此加强管理麻醉药品与精神药物，可保障临床合理需求，严防流入非法渠道造成危害。

（一）麻醉精神药品的传统管理方法

为加强管理麻醉精神药品，保证麻醉精神药品合法、安全、合理使用，防止流入非法渠道，医疗机构应按照《麻醉药品和精神药品管理条例》（国务院令〔2005〕442号，2016修订）、《处方管理办法》（卫生部令第53号）、《医疗机构药事管理规定》（卫医政发〔2011〕11号）、《医疗机构麻醉药品第一类精神药品管理规定》（卫医发〔2005〕438号）、《麻醉药品临床应用指导原则》（卫医发〔2007〕38号）、《癌症疼痛诊疗规范（2018年版）》等文件要求，切实做好麻醉精神药品的药事管理工作。目前已知的传统管理方法中的重点如下。

1. 使用管理 医疗机构使用阿片类药物，须经所在地市级人民政府卫生主管部门批准，取得麻醉药品、第一类精神药品购用印鉴卡，凭印鉴卡向本省、自治区、直辖市行政区域内的定点批发企业购买。

2. 三级管理 医疗机构实行严格的三级管理制度，药库、药房和病区分别承担相应的麻醉精神药品管理责任。药库负责麻醉精神药品的入库验收、储存和出入库管理；药房与药库建立基数，经药学部门批准，至药库请领药品，负责药品保管和发放；病区根据临床实际使用情况与药房建立基数，经相关部门批准，至药房请领药品，负责药品保管和使用登记。

3. "五专"管理　麻醉精神药品实行"五专"管理，即专人负责、专柜加锁、专用账册、专用处方、专册登记。医疗机构应配备符合要求的专业技术人员（相对固定），负责麻醉精神药品采购、储存、保管、调配、使用及管理工作，并使用专库（柜）储存，对进出专库（柜）的麻醉精神药品进行登记。开具麻醉精神药品应使用的专用处方，并对处方进行专册登记。

4. 批号管理　麻醉精神药品实行批号管理。麻醉精神药品在购入、储存、发放、调配、使用和回收等过程中应登记和核对批号，做到账、物、批号相符。

5. 处方管理　医疗机构为门（急）诊、住院癌痛患者开具麻醉精神药品，应按照《处方管理办法》有关规定执行，满足疼痛治疗需求。在《处方管理办法》第四章第二十三条、二十四条、二十五条中，对医师开具麻醉药品与精神药品的处方做了具体要求，见表7-2。

表 7-2　医师开具麻醉药品与精神药品的处方要求

分类	剂型	门诊患者		住院患者
		一般患者	癌痛、慢性中、重度疼痛患者	
麻醉药品、第一类精神药品	注射剂	1 次常用量	≤ 3 日量	逐日开具处方，每张处方为 1 日常用量
	其他剂型	≤ 3 日量	≤ 7 日量	
	控缓释制剂	≤ 7 日量	≤ 15 日量	
第二类精神药品	≤ 7 日量，慢性疾病或特殊情况可适当延长，医师应当注明理由			

6. 销毁管理　根据《医疗机构麻醉药品、第一类精神药品管理规定》第三章第十三条规定，医疗机构对过期、损坏的麻醉药品、第一类精神药品进行销毁时，应当向所在地卫生行政部门提出申请，在卫生行政部门的监督下销毁，并对销毁情况进行登记。卫生行政部门接到医疗机构销毁麻醉药品、第一类精神药品的申请后，应当于 5 日内到场监督销毁行为。根据第五章第三十条规定，患者不再使用麻醉药品、第一类精神药品时，医疗机构应当要求患者将剩余的麻醉药品、第一类精神药品无偿交回医疗机构，由医疗机构按照规定销毁处理。

（二）麻醉精神药品的信息化管理

根据《中华人民共和国药品管理法》以及《麻醉药品和精神药品管理条例》，各省、市为进一步规范管理，确保临床合理使用，相继制定了具体的标准操作规程、实施细则等。各级医疗机构在"五专管理""双人双锁"等方面高度重视，但在三级管理、处方点评、信息化建设等方面差异较大，呈现传统管理模式与信息化管理并存的现象。目前在医院信息系统（hospital information system，HIS）支持下，多数医疗机构的药品出入库、申领、调配、使用等环节已实现基础信息化管理，但程度参差不齐。随着医疗物联网技术的发展，有条件的医疗机构已陆续加强软、硬件设施配备，依托现代化院内物流系统和信息平台，以智能麻醉药品管理柜的智能感应、自动控制和信息联动为工具，构建医院麻醉精神药品智能化信息管理平台。

相比麻醉精神药品传统管理模式来说，现代信息化管理具有安全、准确、规范、高效和闭环可追溯等优势。信息化管理保证了药品批号与有效期、药品使用与申领、医嘱与药物使用信息等全流程的闭环管理。对药品入库到患者使用的各环节全流程实时动态跟踪监管，有助于实现麻醉精神药品来源可查、去向可追、责任可究的全程闭环式可追溯管理体系。医疗机构结合实际开发麻醉精神药品信息化管理系统，探索智能储存柜、电子药柜等智能化设备的使用及最小临床使用包装赋码（一维码、二维码、量子云码、射频识别码等）的管理方式，有助于实现麻醉精神药品的精细化管理，提高工作效率和差错防范能力，但是受地区经济因素和医疗机构自身信息化发展程度的限制，尚有不少医疗机构在麻醉精神药品流通的各环节中仍停留在传统管理阶段。

二、依赖性药物的防治措施

案例 7-2

　　患者，男，42岁，于2018年开始吸食海洛因，以后量不断加大，每天1g左右，滥用方式改为静脉注射，停用或减量则会出现流涕、全身疼痛、失眠、焦虑等戒断症状，伴有心理渴求。曾多次自戒或住院戒毒均未成功。2020年开始口服美沙酮替代海洛因门诊维持治疗，每日最高剂量达90mg。其间曾想自戒，但当美沙酮每日服用量减至30mg时，再减量则出现血压上升、心率加快、身体发冷、腹痛等症状，同时渴求药物，情绪极差，整天焦虑不安、失眠，甚至有轻生想法，于是在家属陪同下就诊。

　　问题： 请为该患者制订合理的治疗方案。

　　依赖性药物作为医疗中的必需类药物，若使用不当，轻者可出现生理依赖性及精神依赖性等，重者则可能有危害生命的行为，因此，服用此类药物时一旦出现戒断症状，应及时采取措施，逐步戒除。我们总结归纳出了依赖性药物可能会出现的戒断症状以及相应的治疗方法。

（一）麻醉药品

1. 阿片类

（1）戒断症状：阿片类药物依赖者一旦停药就会产生明显的戒断症状。典型戒断症状分为客观体征和主观体征。客观体征包括血压上升、心率加快、体温升高、竖毛肌收缩、瞳孔扩大、流涕、震颤、腹泻、呕吐等；主观体征包括肌肉及骨骼疼痛、腹痛、食欲缺乏、无力、疲乏、不安、发冷、发热、渴求药物等，还会出现精神障碍等症状，如人格障碍。

（2）治疗：阿片类依赖的治疗是一个长期过程，实践证明，在停药初期的脱瘾阶段，若没有一定的强制医疗措施，仅依靠依赖者自己完成脱瘾极其困难。目前推荐采用医学、心理学、社会学等综合措施，即通过停止滥用药物、针对戒断症状给予脱毒治疗、针对精神依赖及其他躯体、心理损害进行康复治疗，最终实现吸毒人员回归社会。现应用的戒毒药物基本可分为：作用于阿片受体且具有特异性特点的替代递减治疗，如美沙酮；作用于阿片受体的部分激动药，如丁丙诺啡（buprenorphine）；主要作用于肾上腺素受体的非阿片类药物，如可乐定（clonidine）或洛非西定（lofexidine）；阿片受体拮抗药的治疗，如纳曲酮（naltrexone）。

1）美沙酮替代递减疗法：美沙酮属人工合成的阿片 μ- 受体激动药，具有镇痛、镇静和呼吸抑制等作用，作用时间长，治疗成功率高，可有效控制阿片类戒断症状。美沙酮替代递减治疗原则为"有效控制症状、逐日递减、先快后慢、只减不加、停药坚决"。

2）丁丙诺啡疗法：丁丙诺啡是阿片受体的部分激动药，在治疗中能阻断阿片类药物的致欣快作用，还可有效拮抗阿片类药物的戒断症状。特点是起效慢、持续时间长。常见不良反应有恶心、呕吐、眩晕等。呼吸系统疾病、严重肝脏疾病患者、孕妇以及哺乳期妇女慎用。常见剂型为舌下含片，主要以替代递减方法治疗阿片类药物依赖。

3）可乐定疗法：可乐定可兴奋蓝斑核 α_2 受体，减少 NA 释放，对阿片类药物的戒断症状有较好的控制作用且本身又不具有成瘾性而受到广泛关注。研究发现，可乐定能有效抑制戒断后产生的自主神经症状，但对戒断后出现的心理不适则疗效不佳，故临床上多用于辅助治疗，心血管疾病的患者应慎用。除此之外，由于可乐定具有中枢抑制性作用，驾车或操作机器期间不适宜服用。

4）阿片受体拮抗药治疗：纳曲酮是人工合成的长效阿片受体拮抗药，能阻断外源性阿片类物质与阿片受体结合。纳曲酮具有肝毒性，可致转氨酶一过性升高，服药期间应密切关注肝功能，若出现异常应立即停用。另外为防止出现阿片类戒断症状，患者必须在药物脱毒和停用阿片类几周后才能使用纳曲酮，疗程可持续 6 个月。纳曲酮本身无任何内在生物活性，可阻断躯体对阿片类药物的依赖性，有效抗复吸，使已戒断阿片瘾者保持正常生活。

2. 可卡因

（1）戒断症状：可卡因具有强精神依赖性，滥用者渴求用药，仅有轻微的耐受性，而长期大量滥用者亦有生理依赖性，停药后出现轻度戒断症状，如疲乏、心动过缓等症状。

（2）治疗：可卡因成瘾具有复杂的多神经生物机制，针对可卡因成瘾的主要药物治疗方向有：抗抑郁药，如地昔帕明（desipramine）、丙米嗪（imipramine）、氟西汀（fluoxetine）、安非他酮（ainfbutamone）；拟多巴胺药，如溴隐亭（bromocriptine）、金刚烷胺（adamantanamine）、培高利特（pergolide）；抗癫痫药，如卡马西平（carbamazepine）；阿片受体拮抗药，如纳曲酮；阿片受体部分激动药，如丁丙诺啡。

3. 大麻

（1）戒断症状：大麻对人体可产生明显的精神依赖性，但无生理依赖性和耐受性。大麻可显著影响人的精神活动，长期大量应用停药后表现为情绪淡漠、表情呆滞、精神不能集中、记忆障碍，甚至形成偏执意念，同时伴有心率加快、血压升高等心血管功能改变。

（2）治疗：目前还未出版大麻戒断症状治疗指南，已知的临床治疗是以药物治疗为主，行为干预治疗为辅。药物治疗方面，维持适度剂量的奈法唑酮（nefazodone）可减少某些大麻的戒断症状，但不能改善整体情绪，而情绪稳定药效果也不明显甚至可加重焦虑。若伴有明显精神障碍，可及时使用抗精神病药物控制患者的精神症状和激越状态，另可使用镇静类药物包括洛非西定、米氮平（mirtazapine）、喹硫平（quetiapine）和唑吡坦（zolpidem）等改善患者的睡眠质量，这类药物的治疗方案疗效较为显著，可能与药物对某些中枢神经递质的抑制有关。在行为干预治疗方面，如果吸食大麻者焦虑或猜疑严重，甚至发生惊恐反应，则应有陪护，进行解释安慰，使吸毒者清楚此是大麻戒断症状，几小时后可消失。

（二）精神药物

1. 镇静催眠药

（1）戒断症状：巴比妥类药物的戒断症状表现为焦虑、烦躁、头痛、心悸、失眠、噩梦、低血压、肌束震颤，甚至惊厥、死亡；苯二氮䓬类药物的戒断症状较为多见的是失眠、异常的激动状态和神经质。

（2）治疗：苯巴比妥（半衰期为 24 ～ 96h）排泄速度缓慢，多在 1 周后才被血液清除，戒断症状较轻，若巴比妥类药物出现戒断症状，可用苯巴比妥替代原来的药物。苯二氮䓬类药物出现戒断症状时，短效苯二氮䓬类药物可用长效地西泮替代递减，长效苯二氮䓬类药物可用苯巴比妥替代递减，使用苯巴比妥可对苯二氮䓬类药物脱毒，安全有效。此外，还可用新型催眠药（如佐匹克隆）进行替代治疗，新型催眠药与苯二氮䓬类药物可结合于相同部位和受体，但作用于不同区域，能够选择性作用于催眠相关受体，作用迅速，具有较强的镇静催眠作用，可用于各种原因引起的失眠。新型催眠药起效快，短时间内不会产生耐受性及成瘾性，长期服用会产生耐受性，但易戒断。此类催眠药可造成眩晕、恶心、呕吐与腹泻等副作用，但发生率低。

2. 苯丙胺类

（1）戒断症状：苯丙胺为中枢兴奋药，能促进去甲肾上腺素能神经元末梢释放 NA，兴奋中枢，但同时会产生严重的依赖性。苯丙胺类药物依赖的躯体戒断症状、体征通常不明显，长期大量滥用苯丙胺类药物，在停用数小时至数周后可出现用药渴求、焦虑、抑郁、疲乏、失眠或睡眠增多、精神运动性迟滞、激越行为等症状。

（2）治疗：戒断症状较轻，一般不引起严重的生理功能紊乱。出现戒断症状时，以对症治疗为主。对于抑郁、无力、渴求等症状较严重的患者，可使用三环类抗抑郁药（tricyclic antidepressant, TCA），如氯丙咪嗪（clomipramine），或选择 5-HT 再摄取抑制药（selective serotonin reuptake inhibitor，SSRI），如氟西汀（fluoxetine）；对于部分患者在戒断过程中可能出现的幻觉、妄想，可使用氟哌啶醇（haloperidol）。

（三）其他类

乙醇

（1）戒断症状：乙醇具有很强的耐受性、精神依赖性和生理依赖性，戒断症状主要包括自主神经系统亢进（出汗、脉速、发热）、手指颤抖、睡眠障碍、恶心呕吐、一过性幻视、幻听、抑郁焦虑等。至 2 ～ 5d 症状最为明显，5d 后缓慢恢复。在这些症状中意识障碍（定向障碍、集中力障碍）、认知障碍（记忆障碍、语言障碍）、感觉障碍等出现较早，最后发展到震颤、谵妄等重症状态。

（2）治疗：轻度乙醇中毒患者可应用一般性抢救措施，保证患者的呼吸顺畅和意识恢复。重度乙醇中毒患者在一般性抢救措施应用的基础上，还应加以洗胃等治疗，患者洗胃完成后配合纳洛酮注射治疗能够有效缓解重度乙醇中毒患者的昏睡和昏迷症状，对于出现严重抑制呼吸症状的乙醇中毒患者，则需通过血液透析的方法帮助患者将体内的乙醇尽快分解、排出。脱瘾镇静药首选替代药是苯二氮䓬类药物，此类药物具有抗惊厥作用，能预防治疗过程中可能发生的震颤、谵妄和戒断性癫痫发作，较其他类型的镇静药物更加安全、有效，目前已成为治疗戒断症状的一线药物。

此外，加强处方管理、宣传教育和替代药物的开发也是预防依赖性药品滥用的重要手段。各级医院应建立严格、完善、周密的依赖性药品管理制度和管理流程，建立长效监查机制，加强处方管理，注意用药规范，从源头上减少有滥用风险的依赖性药品的获得，降低该类药品滥用风险。政府相关部门、医疗机构、学校、社区等应加强科普宣传，普及疼痛、睡眠障碍治疗和依赖性药品相关知识，增强民众对依赖性药品滥用危害的认识，提高防治意识。科研院所应致力于开发无滥用风险的替代药物，发展物理疗法等非药物治疗方法，或开展多种疗法联合治疗，减少有滥用风险的依赖性药品的使用。总之，依赖性药品滥用形势日益严峻，给个人、家庭和社会带来了巨大危害，因此，该类药品滥用的防治至关重要。

案例 7-2 解析：

　　首先患者入院后，先对患者进行抗抑郁、焦虑治疗，并逐渐减少美沙酮用量，同时还应对患者进行积极的心理干预、支持性心理治疗以及认知行为治疗等，具体方案如下。①抗抑郁、焦虑治疗：使用帕罗西汀、阿普唑仑等药物；②减停美沙酮：患者入院后每天减少一定剂量，同时给予洛非西定、罗痛定和镇静类药物，缓解美沙酮戒断反应症状；③丁丙诺啡加纳曲酮治疗：美沙酮减至 10mg 左右时，用丁丙诺啡加纳曲酮治疗；④纳洛酮冲击疗法：成功率高，时间短、快。服用纳洛酮后，使用莨菪类药、少量氯丙嗪及镇静类药，可完全控制由纳洛酮诱发的戒断症状，使患者在睡眠中度过戒断期，达到完全脱毒目的。通过此病例，提示我们在临床上要重视美沙酮的成瘾性及戒断症状并及时给予干预。

思　考　题

1. 简述药物依赖性定义及分类。
2. 简述药物滥用与危害。
3. 简述常见成瘾性药物的分类以及代表药物。
4. 简述麻醉精神药品传统管理方法的重点方面。
5. 简述阿片类药物的戒断症状和治疗方案。

（袁　野　杜伟杰）

第八章　联合用药与药物相互作用

学习目标

　　掌握：联合用药和药物相互作用的概念、分类及意义；常见的合理联合用药策略及药物相互作用引起的严重不良反应及防治。

　　熟悉：药动学相互作用、药效学相互作用及药物的体外相互作用。

　　了解：药物相互作用的方式及规律。

第一节　联合用药

> **案例 8-1**
>
> 　　患者，男，46岁，农药生产车间工人。工作期间遇农药泄漏，出现头晕、头痛、恶心、呕吐、乏力和多汗症状。休息后，症状加重，出现腹痛、腹泻、呼吸急促和寒战等症状，遂到医院就诊。经查，诊断为有机磷农药中毒。给予氯解磷定复活胆碱酯酶，同时给予硫酸阿托品进行对症治疗。几天后，患者症状缓解。

> **案例 8-2**
>
> 　　患者，女，84岁，因恶心、呕吐，自服甲氧氯普胺片。1个月后，追加舒必利治疗抑郁症。联合用药至第2个月，突然出现行动困难，自己不能独立完成起立和行走动作。遂停用舒必利，症状仍在进展，表现为假面容貌、肌萎缩、运动不能和姿势反射障碍，不能保持立位，并伴有震颤症状。到医院就诊后，医师建议立即停服甲氧氯普胺，症状慢慢改善，2周后，恢复正常。
>
> 　　**问题：**请根据以上案例思考：联合用药引起的药物相互作用的临床表现有哪些？

　　联合用药是指为达到治疗目的，同时或顺序使用两种或两种以上的药物。合理的联合用药能够提高所用药物的治疗效果（案例8-1），消除或减弱药物引起的不良反应，提高机体耐受并降低病原体耐药性等。但药物与机体间的相互作用复杂，联用多种药物可能会增加药物不良反应的发生风险，在临床用药时需谨慎。联合用药应符合安全、有效和经济的基本原则，避免配伍禁忌，并仅在一定的前提下使用：①单用药物无法很好地控制疾病，需多药协同增加疗效或针对同一疾病的不同症状；②单用药物不良反应明显，需联用其他药物减轻不良反应；③需长期用药且存在耐药风险，联用其他药物以降低耐药。根据联合用药的作用结果，联合用药可分为协同作用和拮抗作用两种。

一、协同作用

　　联合用药较给药方案中药物单用时效果增强，称为协同作用。协同作用可增强药物的治疗作用或拓宽药物治疗的适应证，按照其所呈现的强度不同，可分为两种情况：①相加作用（additive effect），联合用药的作用强度等于各药物单用时作用强度之和，如慢性心力衰竭的"金三角"用药方案（血管紧张素转化酶抑制药或血管紧张素Ⅱ受体拮抗药＋β受体拮抗药＋醛固酮受体拮抗药）；②增强作用（synergism），联合用药的作用强度大于各药单用时作用强度之和，如案例8-1中，将氯解磷定和阿托品联合使用治疗有机磷农药中毒，二者分别通过复活胆碱酯酶和阻断M样作用缓解中毒症状，疗效提高显著。值得注意的是，联合用药过程中药物的治疗作用和副作用均能够叠加，有时甚至发生药物单用时不具有的副反应，如案例 8-2 中，两种药物都是通过抑制多巴胺 D_2 受体，效应叠加，产生副作用。因此联合用药过程中应注意监测患者情况。

二、拮抗作用

联合用药较给药方案中药物单用时效果减弱，称为拮抗作用。拮抗作用通常用于治疗药物中毒，或减轻药物的不良反应。在临床用药中，需要针对患者的不同症状使用多种药物，拮抗作用有降低药物治疗效果的风险。拮抗作用根据其机制又可分为以下四种：①药理性拮抗作用，指联用的药物作用于同一受体而产生的阻断作用，如吗啡中毒时，使用阿片受体拮抗药纳洛酮解救；②生理性拮抗作用，又称功能性拮抗作用，指联用的药物具有相反的药效作用，联用后可相互抵消，如过敏性休克时使用肾上腺素拮抗组胺的作用；③生化性拮抗作用，指联用的药物发生药动学的相互影响，导致治疗效果减弱，如利福平能够诱导肝线粒体酶活性增强，加速经肝代谢药物的代谢速率，使后者血药浓度迅速下降至有效浓度以下，降低其治疗效果；④化学性拮抗作用，指联合使用的药物因发生化学反应而产生作用抵消，如鱼精蛋白和肝素因电荷作用形成无活性的复合物，从而抵消肝素的抗凝血作用。

第二节 药物相互作用

> **案例 8-3**
>
> 患者，男，50 岁，患 2 型糖尿病并发高血压、心房颤动（房颤），每日使用胰岛素控制血糖，地高辛维持心功能。因对餐后高血糖、尿糖难以控制，增服阿卡波糖，3 个月后突发严重心房颤动，急送医院。经查，血浆中地高辛浓度仅为 0.23ng/ml，低于有效浓度 0.8～2.0ng/ml。停用阿卡波糖后，地高辛浓度升至 1.6ng/ml。当再次服用阿卡波糖后，血浆中地高辛浓度再次下降，由此确认阿卡波糖干扰了地高辛的作用，不再服用。

> **案例 8-4**
>
> 患者，女，40 岁，肾移植后一直规律服用免疫抑制药环孢霉素 A，并定期检测肝功能，相关指标均正常。数年后，体检发现高脂血症，遂加服阿托伐他汀。2 个月后，自觉双侧下肢肌无力，不能行走。血液生化指标肌酸激酶 CK 值为 1846U/L，停用阿托伐他汀，2d 后症状缓解，CK 值恢复至 94U/L。

> **案例 8-5**
>
> 患者，男，58 岁，因冠状动脉粥样硬化性心脏病（冠心病）、陈旧性心肌梗死、心衰、肾功能不全、房颤而服用氯沙坦、华法林，INR 值为 2.0。用药 1 个月左右，因血压控制不佳，氯沙坦的剂量加至原来的 3 倍。5d 后，患者上消化道出血，查 INR 为 6.0。
>
> **问题：** 请根据以上案例思考：药物相互作用按机制分为哪些类型？如何利用药物相互作用趋利避害？

药物相互作用（drug interaction，DI）广义上是指可使药物发生药动学或药效学改变的所有因素（药物、疾病、基因型、饮食）与药物之间的相互作用，以及药物导致其他因素发生变化的交互作用，包含药物体外的相互作用和体内相互作用。临床治疗过程中提及的药物相互作用一般为药物 - 药物的相互作用（drug-drug interaction，DDI），是指两种或两种以上药物同时或在一定时间内先后使用时，在机体因素的参与下，药物因彼此之间交互作用而发生的药动学和（或）药效学的变化，临床表现为药效学增加和（或）不良反应加重，也可表现为药效减弱和（或）不良反应减轻。发生相互作用的两种或多种药物可以不同时共存于机体内，若一种药物对代谢酶或转运蛋白的抑制作用较持久，即使停用此种药物后，机体恢复该酶或转运蛋白活性仍需要一定时间。如果在恢复期内使用此酶的底物，也可以产生 DDI。

DDI 根据作用机制分为：①药物在体外的相互作用；②药动学的相互作用；③药效学的相互作用。

一、药物在体外的相互作用

药物在体外生产、配制和使用过程中，会因物理、化学性质相互影响而产生药物性质的变化。如生产过程中与药用辅料的相互作用；配制过程中与联用药物、配制容器的相互作用；使用过程中与医疗器材的相互作用等。

（一）配伍禁忌

配伍禁忌是指药物在体外配伍时发生的物理或化学性质变化，导致药物失效或产生毒性反应。配伍禁忌在配制静脉输液时十分重要，配伍不当不仅会降低药物的治疗作用，还有可能产生沉淀或其他有害物质，导致严重后果。临床用药过程中，可根据药物的外观变化，如浑浊、结晶、沉淀或颜色变化判断是否存在配伍禁忌。

产生配伍禁忌的机制主要有：①形成沉淀，如药物相互作用使溶解度降低、发生盐析作用、形成不溶性化合物等。例如，酸性的盐酸氯丙嗪注射液与碱性的异戊巴比妥钠注射液混合可形成沉淀；肝素与阿米卡星、胺碘酮、地西泮、氟哌利多、红霉素、庆大霉素、卡那霉素、吗啡、喷他佐辛、哌替啶、多黏菌素、异丙嗪等多种药物混合均可迅速形成沉淀；过饱和的甘露醇注射液加入地塞米松或电解质会产生盐析结晶等。②发生化学反应导致药物失活，如氧化还原反应、水解反应等。如维生素 C 容易被氧化，若与维生素 K、丹参注射液等具有氧化性的药物混合可导致两者失活。③影响药物自身稳定性，如加速水解、加速氧化等。如 β- 内酰胺类抗生素等在酸性的葡萄糖注射液（pH 3.2 ~ 5.5）中容易水解。

配伍禁忌通常受多种因素影响，但也遵循以下规律：①阴离子型药物（如芳香有机酸、磺胺类药物、巴比妥类药物及抗生素盐）与偏酸性的缓冲体系易形成沉淀；②阳离子型药物（如生物碱、盐基药物、拟肾上腺素药等）与偏碱性的缓冲体系易形成沉淀；③阳离子型活性药物与阴离子型活性药物配伍易引起沉淀或药物失活；④某些抗生素类药物稳定性易受 pH 影响，在不当 pH 中易水解失活；⑤带有助溶剂或非水性溶液保存的药物在与其他溶液混合时易析出；⑥带有高分子有机化合物的药物互相配伍时有可能形成难溶物，如抗生素类、氨基酸类及激素类药物；⑦带有金属离子 Ca^{2+}、Mg^{2+} 的药物与某些有机药物混合易发生络合反应产生沉淀。

（二）药物与药用器具的相互作用

药用器具（如药品包装和输液器材等）可能会影响药物的有效性和安全性，如静脉输液时使用玻璃输液瓶或软包装输液瓶对药物分子产生的吸附作用，可降低药物进入体内的剂量而影响药效。玻璃输液瓶在使用过程中需引入空气使压力平衡，增加了药物污染和药物变质的风险。塑料软包装对地西泮、硝酸甘油、利多卡因、硫喷妥钠、胰岛素、华法林和某些吩噻嗪类等药物的吸附作用会对药物产生有临床意义的影响。

（三）药物与药用辅料的相互作用

在药物生产过程中，为了制备成特定的剂型（片剂、胶囊等），需添加适当的赋形剂，赋形剂的种类、配比和微观结构均会影响药物的有效性和安全性。如调整片剂中赋形剂、崩解剂和黏合剂的量，则能够控制片剂崩解释药的时间，从而影响药物的吸收过程，最终决定药物起效时间。还能通过包衣技术，在胃液或肠液中特异性释放药物，避免某些药物的胃肠道刺激。不同药厂、不同批次的药物因赋形剂变更或制备工艺等因素可能存在差异，临床使用时应仔细鉴别。药物与药用辅料的相互作用属于药剂学研究范畴，经过不断发展，目前上市了数十种根据药物与赋形剂相互作用研制的高端制剂，如利用纳米技术的阿霉素脂质体、紫杉醇白蛋白纳米粒、mRNA-LNP（固体脂质纳米粒）的新冠疫苗等，这些制剂降低了用药的不良反应或改善了化合物成药性，甚至使常规途径无法起效的药物能够发挥药效。

二、药动学相互作用

药动学的相互作用是指先用、后用或同时使用的药物致使本身或联用的其他药物在体内吸收、分布、代谢、排泄等过程的改变，从而影响药物的生物利用度，进而造成药效和不良反应的增强或减弱。药动学方面的相互作用根据其影响的药动学过程分为以下四个方面。

（一）影响吸收的药物相互作用

药物从给药部位进入血液循环的过程称为吸收。口服给药是最常用、最便捷的给药方式，故临床上提及的吸收主要指口服药物的吸收，即药物透过胃肠道上皮细胞进入体循环的过程。胃肠道对药物的吸收受到了多种因素的影响（如案例 8-3），临床联用药物时应综合考虑。

1. 胃肠道 pH 维生素 A、巴比妥类等脂溶性药物在胃肠道中主要以简单扩散形式通过细胞膜被吸收，药物的脂溶性可影响其穿过细胞膜的难易程度，影响药物的吸收速率和吸收量。药物脂溶性与其解离程度有关，解离度越高、药物脂溶性越低，吸收减少。胃肠道 pH 可影响药物的解离程度，一般来说，弱酸性药物在低 pH 条件下解离度低，脂溶性高，易被吸收；碱性药物与之相反。联用药物时，当一种药物改变了胃肠道 pH，胃肠道对另一种药物的吸收可能会增加或减少，导致药效增强或减弱。如水杨酸类、磺胺类和一些巴比妥类酸性药物在酸性条件下吸收较好，若与碱性药物（如碳酸氢钠等）联用，可因胃肠道吸收降低而药效减弱。四环素类药物在酸性条件下更易被吸收，因此酸性药物维生素 C 和食物中的酸性物质可促进其在胃肠道吸收，增强其抗菌活性。

2. 胃肠道中发生的离子作用或吸附作用 药物在胃肠道中保持溶解状态才能够被吸收，某些含二价或三价金属离子的药物可能与其他药物形成难溶性复合物，从而降低药物吸收，导致药效减弱。例如，四环素类和喹诺酮类抗菌药物在联用抗酸药氧化镁、氢氧化铝时，其吸收率会显著降低从而无法达到有效的抑菌浓度；结合胆汁酸的阳离子结合树脂考来烯胺（消胆胺）、考来替泊（降胆宁）在肠道中可与他汀类、苯巴比妥、脂溶性维生素（维生素 A、维生素 D、维生素 E、维生素 K）及铁剂结合，从而影响这些药物的吸收；某些具有吸附作用的药物，如活性炭、氢氧化铝、铝碳酸镁等能吸附和结合其他药物，从而降低它们的吸收。临床用药时，如需联用应避免同时口服，可先后间隔数小时。

3. 胃肠道运动 多数药物主要在小肠上段被吸收，影响胃排空和肠蠕动的药物或食物均能影响药物到达小肠部位的速度和滞留时间，从而改变药物的起效时间、持续时间和作用强度。延缓胃排空能够使药物到达小肠的时间推迟，在小肠内的滞留时间延长，使药物起效变慢、药效延长。例如，抗胆碱药（阿托品、东莨菪碱）和阿片类（吗啡、可待因、哌替啶）能使胃排空延缓，延迟某些口服药物的达峰时间，降低药物的峰浓度；溴丙胺太林（M 受体拮抗药，用于胃肠痉挛性疼痛）与对乙酰氨基酚联用，可降低后者的吸收，推迟其起效时间；三环类抗抑郁药地昔帕明也具有抗胆碱作用，可延缓保泰松的吸收；而促进胃排空的药物如甲氧氯胺普，能加速对乙酰氨基酚在小肠中的吸收；增加肠道蠕动的药物如泻药，可显著降低药物在小肠的滞留时间，降低其吸收，使药物失效。

4. 肠道吸收功能 药物的吸收依赖于正常的消化道黏膜结构，某些药物会引起黏膜损伤，从而减少药物吸收。新霉素、对氨基水杨酸钠和细胞毒性药物（如环磷酰胺、长春碱、长春新碱、博来霉素等）均能破坏肠黏膜，从而阻碍其他药物的吸收。如接受甲氨蝶呤、卡莫司汀或长春新碱化疗的患者，若联用苯妥英钠或维拉帕米，可使后两种药物的吸收量降低 20% ~ 35%。

5. 食物的影响 食物对药物吸收的影响较为复杂，食物能延缓胃排空、增加胃内容物的黏稠度，从而延缓药物吸收的过程，如餐后服用地高辛、奎尼丁、西咪替丁和格列本脲等可延缓血药浓度达峰时间，降低药峰浓度，但对吸收程度无明显影响。胃中不稳定的药物，如滞留时间延长则会使药物吸收减少，如青霉素、头孢菌素和红霉素在胃中滞留时间延长，使药物破坏增加，药效降低。胃液黏稠度有可能降低药物的溶出速率，从而减弱药物吸收。脂溶性高的药物，如螺内酯、灰黄霉素、酮康唑等，食物会增加胆汁分泌、延长吸收时间，从而增加药物的吸收。临床用药过程中，应根据不同药物的药学特点灵活选择给药时机，利用药物 - 食物相互作用增效减毒，避免因药物 - 食物相互作用降低药效或出现不良反应。

（二）影响分布的药物相互作用

药物随血液循环到达机体各部位的过程称为分布。该过程受药物脂溶性、药物与血浆蛋白结合能力、组织器官血流量等多种因素的综合影响，药物间的相互作用可通过影响相关因素而改变外周血和组织中的有效药物浓度。

1. 影响外周血中游离药物浓度　药物吸收入血后可与血浆蛋白发生可逆性结合，达到结合型药物和游离型药物的动态平衡。游离型药物具有生物学活性，可被生物转化和肾小球滤过；结合型药物无生物学活性且不能被转化或滤过。当游离型药物量随分布和代谢在血浆中含量降低时，结合型药物可转化为游离型药物发挥生物活性。药物与血浆蛋白的结合具有竞争性和饱和性。竞争性结合同一血浆蛋白的两种或两种以上药物联用时，与血浆蛋白结合力低的药物易被置换出来，导致其游离型浓度增高。如口服抗凝血药华法林的血浆蛋白结合高达99%，与某些药物联用时，若将1%～2%的结合型华法林置换出来则可使游离型华法林浓度增加1～2倍，导致严重的出血。如案例8-5中，高蛋白结合率的氯沙坦置换结合型华法林，使抗凝血作用增强而导致出血。常见的药物血浆蛋白置换关系见表8-1。血浆蛋白总量低的患者应用等剂量药物时，其游离型药物浓度较正常患者高，有可能增加不良反应的发生率，如血浆蛋白水平低于25g/L的患者，使用泼尼松后不良反应发生率高出正常血浆蛋白水平患者的1倍左右。

表 8-1　常见药物血浆蛋白置换关系

被置换药	置换药	后果
磺酰脲类口服降血糖药	水杨酸盐、保泰松、磺胺类、生物碱类	低血糖
华法林	水杨酸盐、氯贝丁酯、水合氯醛、生物碱类	出血
甲氨蝶呤	水杨酸盐、磺胺类	严重骨髓抑制
硫喷妥钠	磺胺类、生物碱类	麻醉延长
胆红素	磺胺类、生物碱类	新生儿胆红素脑病
苯妥英钠	维拉帕米、保泰松、水杨酸类	毒性增加
卡马西平	维拉帕米	毒性增加

2. 改变组织分布量　某些作用于心血管的药物能改变组织血流量，影响药物的组织分布。如去甲肾上腺素能收缩肝血管，减慢利多卡因的代谢，而异丙肾上腺素可增加肝血流，加快利多卡因的代谢。药物在组织位点处也存在竞争性结合，如奎尼丁可将地高辛从其骨骼肌结合位点上置换出来，造成后者血药浓度短暂性升高，引发毒性反应。某些药物还能通过改变体液 pH 影响药物的分布，如碳酸氢钠能碱化血液和尿液，使弱酸性的巴比妥类药物由脑细胞向血浆转运，并降低其在肾小管的重吸收，促进药物排泄，是临床抢救巴比妥类药物中毒的重要措施之一。联合用药还可改变药物的代谢部位，如左旋多巴需在脑内被多巴脱羧酶转化为多巴胺发挥作用，而外周血中也存在多巴脱羧酶，血脑屏障限制了外周脱羧转化而成的多巴胺进入脑内，因此联用外周多巴脱羧酶抑制药卡比多巴，能够增加左旋多巴的入脑量，使脑内脱羧形成的多巴胺增多，药效增强。

（三）影响代谢的药物相互作用

药物被机体吸收后，在体内各种酶以及体液环境作用下，发生化学结构改变的过程称为药物代谢。药物代谢主要发生在肝，消化道、肾、肺、皮肤等也具有一定的代谢功能。大多数药物在肝经过不同程度的结构变化，包括体内酶参与下发生的氧化、还原、水解等Ⅰ相反应，也包括药物或其Ⅰ相代谢产物与体内葡糖醛酸、硫酸、甘氨酸或谷胱甘肽等发生的Ⅱ相结合反应。药物代谢的结果一般是药物的药理活性减弱或消失，但也有少数药物经代谢可增强药理活性，如体外无活性的环磷酰胺需经肝微粒体酶代谢为有活性的代谢产物氯乙基磷酰胺（又称磷酰胺氮芥）才能发挥抗肿瘤作用。

药物代谢依赖于机体的生物酶系统，Ⅰ相代谢酶包括 CYP450 单加氧酶（细胞色素 P450）等多个超家族；Ⅱ相代谢酶主要有尿苷二磷酸葡糖转移酶（UGT）、谷胱甘肽 S- 转移酶（GST）、硫酸转移酶（SULT）和甲基转移酶（MT）等。有些药物具有酶诱导作用，能够增强代谢酶活性从而加速其他药物的代谢；有些药物具有酶抑制作用，能够抑制代谢酶活性，使其他药物代谢减慢。大多数药物的酶诱导作用或酶抑制作用具有专一性，代谢酶的底物（药物）也具有专一性，因此药物相互作用的结局具有酶依赖性。如 CYP2B6 的强诱导药卡马西平和强抑制药噻氯匹定会影响美沙酮和环磷酰胺的代谢，但不影响奥氮平、环丙沙星和对乙酰氨基酚的代谢，因为后三者通过 CYP1A2 代谢而非 CYP2B6。利福平是多种肝药酶的诱导药，因此能够影响包括环丙沙星、甲氨苄啶、吲哚美辛等通过不同肝药酶代谢的药物。常见的酶诱导药、酶抑制药和酶敏感底物见表 8-2。

表 8-2　常见的酶诱导药、酶抑制药和酶敏感底物

代谢酶	酶敏感底物	酶诱导药	酶抑制药
CYP1A2	阿洛司琼、咖啡因	奥美拉唑、莫达非尼	氟伏沙明、环丙沙星
CYP2B6	安非他酮、依法韦仑	苯巴比妥、利福平	塞替派、噻氯匹定
CYP2C8	瑞格列奈、阿莫地喹	利福平	吉非罗齐、甲氧苄啶
CYP2C9	苯妥英钠、双氯芬酸	卡马西平、炔诺酮	氟康唑、胺碘酮
CYP2C19	奥美拉唑、氯霉素	利福平、苯可巴比妥	奥美拉唑、噻氯匹定
CYP2D6	异喹胍、异丙嗪	地塞米松、利福平	氟西汀、奎尼丁
CYP2E1	对乙酰氨基酚、苯胺	乙醇、异烟肼	双硫仑
CYP3A4、CYP3A5、CYP3A7	克拉霉素、红霉素	利福平、卡马西平	茚地那韦、克拉霉素

1. 酶诱导作用　药物产生的酶诱导作用一般通过加速代谢酶合成和（或）延缓代谢酶降解实现。酶诱导作用最大效应多发生于用药后 2～3 周，临床表现为治疗药物的疗效降低。多种药物具有酶诱导作用，如苯巴比妥、利福平和地塞米松。例如，服用华法林的患者联用苯巴比妥，将减弱华法林的抗凝血作用，若突然停用苯巴比妥则会使患者华法林血药浓度骤升，导致出血；使用环孢素和泼尼松降低器官移植排斥反应的患者，若服用利福平将增加出现免疫排斥反应的风险；乙醇也具有酶诱导作用，长期酗酒的患者按照常规剂量使用华法林、甲苯磺丁脲等抗凝血药、口服避孕药及糖皮质激素时，药效降低。

2. 酶抑制作用　酶抑制作用是最为重要的药物相互作用。据统计，酶抑制作用约占全部药物相互作用的 70%。酶抑制作用可使药效增强、持续时间延长，但也导致了许多严重的不良反应。具有酶抑制作用的药物种类较多，典型的酶抑制药包括氯霉素、西咪替丁、异烟肼、红霉素、甲硝唑、咪康唑、别嘌醇、三环类抗抑郁药、吩噻嗪类药物及保泰松等。临床上，酶抑制药使用不当，可导致严重不良后果。如服用苯妥英钠的患者使用异烟肼，将增加苯妥英钠中毒的风险，长期服用会导致眩晕、共济失调、眼球震颤甚至昏迷；服用甲苯磺丁脲的患者使用氯霉素会引发低血糖休克。某些食物也具有酶抑制作用，如葡萄柚汁是 CYP3A4 的抑制剂，若与免疫抑制药他克莫司同服，可显著提高后者的血药浓度，引发严重的不良反应。值得注意的是，某些疾病也能够影响药物代谢，归类为药物疾病相互作用，肝脏疾病或施行过肝切除术的患者，其肝功能不全，药物代谢速率较正常患者慢，在临床用药时应注意调整用药剂量和给药间隔，防止出现严重不良反应。

（四）影响排泄的药物相互作用

药物以原型或代谢产物经机体的排泄器官排出体外的过程称为药物排泄。药物排泄速率可影响血药浓度，与药效和不良反应密切相关。排泄途径有多种，包括经肾、胆汁、消化道、呼吸系统、乳腺、汗腺、唾液腺、泪腺等器官的排泄，其中经肾排泄是最主要的排泄途径。药物在排泄阶段的相互作用主要指对肾排泄作用的影响，具体表现在肾小球滤过、肾小管分泌和肾小管的重吸收3个过程中。

1. 肾小球滤过　肾小球滤过作用主要取决于药物的血浆蛋白结合率，游离型药物能被肾小球滤过而结合型药物正常情况下不能被滤过，因此影响肾小球滤过的药物相互作用一般通过影响血浆蛋白结合率来实现。

2. 肾小管分泌　肾小管对药物的分泌是主动转运过程，由肾小管转运体介导。酸性和碱性药物分别通过酸性和碱性转运系统分泌进入管腔，因此当联用两种或以上通过相同转运系统排泄的药物时，它们会竞争转运体，从而延缓排泄，延长体内作用时间。如青霉素与丙磺舒均为酸性药物，青霉素的排泄90%通过肾小管分泌，联用丙磺舒时，二者竞争酸性转运系统，使青霉素排泄变慢，作用时间延长；双香豆素与保泰松均能抑制氯磺丙脲的排泄，增强后者的降血糖作用；呋塞米和依他尼酸均与尿酸竞争转运系统，影响后者的排泄，可造成尿酸体内蓄积引发痛风；阿司匹林与甲氨蝶呤竞争转运系统，可加重后者的毒性。

3. 肾小管重吸收　进入肾小管腔的药物及其代谢产物可通过简单扩散或主动运输的形式（以简单扩散为主）被重新吸收。肾小管上皮为类脂膜，因此与药物在胃肠道的吸收过程类似，肾小管对药物的重吸收速率主要由药物的脂溶性决定。此外，尿液pH也会影响药物的解离度而影响肾小管的重吸收。在酸化的尿液中，酸性药物解离度低，重吸收作用强，排泄减少，药效延长。碱性药物解离度高，重吸收作用弱，排泄增加，药效缩短，在碱化的尿液中则与之相反。如碳酸氢钠能碱化尿液，从而增加水杨酸类、苯巴比妥、呋喃妥因、磺胺类、香豆素类、对氨基水杨酸、萘啶酸和链霉素等酸性药物的排泄，可用于上述药物中毒时的解救。氯化铵能酸化尿液，从而增加吗啡、哌替啶、抗胆碱药、美苄拉明、氨茶碱、氯喹、奎尼丁和阿米替林等碱性药物的排泄，使其药效缩短。

三、药效学相互作用

药效学的相互作用指联合用药时，一种药物增强或减弱另一种药物效应。由于药物具有多种作用，因此药物通过药效学相互作用产生的影响也是多种多样，根据药物研究的深入和临床经验，常见的药效学相互作用主要有以下两方面。

（一）受体部位的相互作用

联用药物具有共同的结合受体时，会发生受体的竞争性激动或抑制，从而产生药效或毒性的增强或减弱。某些药物还能改变受体敏感性，影响其他药物的药效。如肾上腺素具有多种受体激动活性，激动α受体表现为收缩血管、升高血压，激动β受体表现为心脏收缩加强、心率加快。肾上腺嗜铬细胞瘤患者的肾上腺素分泌增多，联用两种受体的拮抗药能够同时缓解高血压和心率加快，效果优于单独使用α受体拮抗药。氯丙嗪导致的低血压不能用肾上腺素抢救，前者可通过阻断α受体，逆转肾上腺素升压作用为降压作用，此时使用肾上腺素仅能激活β受体效应，反而使血压骤降。

（二）其他作用机制的相互作用

两种或多种药物作用于同一机制的上下游靶点时，联用可能会产生药效增强或引发严重的不良反应。如磺胺类药物（磺胺甲基异噁唑）和甲氧苄啶分别作用于细菌叶酸代谢的不同环节，联用时可发挥双重阻断作用，增强彼此的抗菌作用，药效比单独使用强数倍。单胺氧化酶抑制药可抑制去甲肾上腺素在神经末梢中的灭活，与促去甲肾上腺素释放的药物如拟肾上腺药（麻黄碱、间羟胺、哌甲酯）和去甲肾上腺素合成前体（左旋多巴、酪胺）联用时，可引起突触中去甲肾上腺素的堆积，引发高血压危象。排钾利尿药依他尼酸、呋塞米导致的血钾浓度下降会增加心肌对强心苷和抗心律失常药奎尼丁、索他洛尔、普鲁卡因胺、胺碘酮等的敏感性，从而增加强心苷毒性和后者引发心律失常的风险。具有耳毒性的药物，如氨基糖苷类、大环内酯类抗生素、某些抗癌药、水杨酸类解热镇痛药和抗疟药等，若联用可因副作用叠加而引发不可逆性的耳损伤。

第三节　药物相互作用引起的严重不良反应及防治

一、药物相互作用引起的严重不良反应

不合理的联合用药会引发严重的不良反应。在早期，由于缺少药物相互作用的研究，发生过严重的药害事件，如因与某些具有CYP3A4抑制作用的药物（如大环内酯类抗生素和三唑类抗真菌药物）联用，1986—1996年第二代非镇静抗组胺药物特非那定和阿司咪唑累积造成患者心律失常致死超过100例，这两种药物最终全部撤市。随着研究的不断深入和临床经验的持续增加，对药物相互作用引起的严重不良反应，如心脏意外、高血压危象、低血压休克、呼吸麻痹、器官损害等已总结出了诸多规律，临床用药过程中应注意警戒。常见的药物相互作用引起的严重不良反应如下。

（一）高血压危象

单胺氧化酶抑制药（格列本脲、呋喃唑酮等）与促去甲肾上腺素释放药（麻黄碱、间羟胺等）、三环类抗抑郁药、胍乙啶和左旋多巴联用，会引起突触肾上腺素的大量堆积，引发高血压危象。三环类抗抑郁药会抑制胍乙啶、胍氯酚、异喹胍等抗高血压药的降压作用，从而使血压升高。三环类抗抑郁药也会使肾上腺素及去甲肾上腺素的再摄取受阻，联用时引起高血压危象。

（二）低血压休克

氯丙嗪与利尿药（氢氯噻嗪、呋塞米、依他尼酸）联用时会使降压作用增强，导致严重的低血压。大环内酯类抗生素（红霉素和克拉霉素）与钙通道阻滞药（氨氯地平）联用时，大环内酯类可抑制CYP3A4活性，减慢钙通道阻滞药的代谢速率，导致低血压。

（三）心律失常

排钾利尿药、肾上腺皮质激素、两性霉素B等均会降低血钾浓度，从而使心脏对强心苷的敏感性增强，联用时易发生心律失常，如无替代方案，应严密监护患者血钾和血镁浓度，必要时及时补充高钾低钠食物，或换用保钾利尿药（螺内酯、氨苯蝶啶）。血钙升高也会增加心脏对强心苷的敏感性，因此含钙盐的药物，特别是注射钙盐也不宜与强心苷联用。强心苷与利血平均使心动过缓，联用易诱发异位心律。奎尼丁与对心脏有奎尼丁样作用的氯丙嗪联用易导致室性心动过速，不宜联用。使尿液碱化的药物，如氢氯噻嗪、抑酸药和碱性盐类可促进肾小管对奎尼丁的重吸收作用，引起心脏毒性反应。β受体拮抗药与维拉帕米联用时，对心脏的抑制作用相加，可诱导产生心动过缓、低血压、房室传导阻滞、心力衰竭，严重时导致心搏骤停。

（四）出血

香豆素类口服抗凝血药，如双香豆素、醋硝香豆素和华法林与多种药物存在相互作用，易使

抗凝血作用增强而导致出血。①竞争结合血浆蛋白：如与阿司匹林、吲哚美辛、布洛芬、萘普生、甲苯磺丁脲和苯妥英钠等高血浆蛋白结合率药物联用时，可使口服抗凝药物游离型药物浓度升高，抗凝作用增强而导致出血。②降低维生素 K 的血药浓度：维生素 K 参与机体的凝血过程，与导致其血药浓度降低的药物联用时，可通过干扰凝血因子的活化等途径使口服抗凝药物的抗凝作用增强而引发出血，如减少维生素 K 吸收的考来烯胺、液体石蜡，以及可抑制胃肠道菌群合成维生素 K 的广谱抗生素。③抑制代谢：如西咪替丁、哌甲酯和氯霉素通过抑制肝微粒体酶活性，可减少香豆素类的生物转化。④协同作用：阿司匹林和双嘧达莫能抑制血小板聚集，增强抗凝作用；此外，肝素、依他尼酸和双嘧达莫联用也具有协同作用，易引起出血。

（五）呼吸抑制

吗啡与水合氯醛、喷他佐辛、苯妥英钠、苯海拉明、乙醇、全身麻醉药、吩噻嗪类、三环类抗抑郁药、巴比妥类药物联用可增强中枢抑制作用，引起呼吸抑制。全身麻醉药（乙醚、硫喷妥钠等）、琥珀胆碱或硫酸镁、普鲁卡因胺与氨基糖苷类抗生素均能阻滞神经肌肉传导，联用易引起呼吸肌麻痹。林可霉素、多黏菌素与氨基糖苷类抗生素及肌肉松弛药（肌松药）联用易导致肌无力和呼吸肌麻痹。氯霉素不宜与氨基糖苷类抗生素联用，易导致呼吸中枢抑制。骨骼肌松弛药琥珀胆碱与利多卡因（能加强其骨骼肌松弛作用）、环磷酰胺（抑制琥珀胆碱代谢）联用会导致药效增强，引起呼吸肌麻痹。

（六）低血糖反应

磺酰脲类口服降血糖药（如甲苯磺丁脲）本身具有引发低血糖的风险，与长效磺胺类、水杨酸类、保泰松和呋塞米联用时会发生血浆蛋白竞争性结合，从而使前者游离型药物浓度升高，导致降血糖作用增强，易引发低血糖反应。氯霉素与保泰松一样，具有抑制甲苯磺丁脲代谢的作用，从而增强其药效，易引发低血糖。普萘洛尔可加重磺酰脲类降血糖药的低血糖反应，还可掩盖急性低血糖的先兆症状，增加危险性，因此不宜联用。胍乙啶也能增强磺酰脲类降血糖药的作用，若需联用应调整降血糖药剂量并监测血糖。

（七）严重骨髓抑制

甲氨蝶呤易与水杨酸类、磺胺类、呋塞米等药物发生血浆蛋白竞争性结合，导致前者游离型浓度增加，药效增强，导致发生严重骨髓抑制的风险增加。甲氨蝶呤的排泄还会受到多种药物的影响，非甾体类抗炎药可抑制前列腺素 E_2 使肾血流量减少，使甲氨蝶呤滤过量降低；保泰松和水杨酸类药物可竞争性抑制肾小管对甲氨蝶呤的分泌；排泄减少导致甲氨蝶呤体内蓄积增加，也易引发严重骨髓抑制。此外，保泰松具有骨髓抑制作用，与甲氨蝶呤联用时，可发挥协同作用而增强骨髓抑制。因此使用甲氨蝶呤的患者应避免使用上述药物。别嘌呤会抑制黄嘌呤氧化酶，从而使硫唑嘌呤、巯嘌呤的代谢降低，从而增加后两种药物的骨髓抑制风险。此外，别嘌呤还能加强环磷酰胺的骨髓抑制作用，联用时应谨慎，注意监测血象。

（八）听力损伤

许多药物具有耳毒性，联用时会有增加耳毒性的风险。利尿药呋塞米与氨基糖苷类抗生素联用时，对听力损伤具有加和作用，导致耳聋发生率上升，尤其在尿毒症患者中更易发生。抗组胺药（尤其是苯海拉明）可掩盖氨基糖苷类抗生素的听神经毒性，导致症状不易被发现，因此不宜联用。

二、药物相互作用引起不良反应的防治

因药物与药物、药物与食物、药物与机体之间存在复杂的相互作用，临床用药过程中可能出现程度不一的不良反应，所以需引起重视。药物联用存在风险。有研究表明，药物不良事件的发生率与联用药物种类呈非线性正比例相关，因此防治药物相互作用引起的不良反应首先需明确

联合用药的目的，避免无意义的联合用药。必要时，应严格按照联合用药的原则，仔细阅读药品使用说明书、临床用药指导手册、疾病诊疗指南和（或）专家共识及查阅数据库以确定所用药物的相互作用，明确药物之间的相互作用机制和后果，避免产生严重不良反应。目前世界范围内最常用的药物相互作用信息数据库包括 Drug-reax、Epocrates interaction check®、Lexi-Interact® 和 Pharmavista® 等。

常见易对其他药物产生影响的药物，如利福平（影响肝药酶代谢）和水杨酸盐（影响排泄、蛋白结合）等，应仅在必要时与其他药物联用，并加强对患者的用药监测。对于临床上不良反应发生率高的药物，如抗凝药物华法林、氨基糖苷类抗生素和细胞毒性药物等，在与其他药物联用时应格外谨慎。临床用药时还应考虑患者的状况，对于患有代谢性疾病（如肝功能不全）或老年、儿童患者，应灵活调整用药方案，警惕不良反应的发生。

思　考　题

1. 不良的药物相互作用可分为哪些？
2. 药物的相互作用按机制可分为哪几种？
3. 药物可通过影响哪些生理因素从而改变其他药物的口服吸收？
4. 药物相互作用如何影响药物体内分布？

（占昌友）

第九章 药物基因组学与临床合理用药

学习目标

掌握：遗传药理学和药物基因组学的概念及研究意义。

熟悉：导致药物反应个体差异发生的原因及其可能的机制。

了解：如何通过检测患者的基因型，在临床上实现个体化用药。

第一节 概　述

在临床用药过程中，药物反应个体差异现象普遍存在。在传统的"千人一药，千人一量"的用药模式下，由于患者间存在遗传背景和生活环境等差异，不同的患者药物反应不同，部分患者可能发生严重的药物不良反应或者治疗失败，以致极大地危害患者的身体健康和生命安全。如何针对不同患者实现安全和合理的个体化用药是当前临床用药过程中最亟待解决的问题。近年来，随着研究的不断深入，遗传变异被认为是导致药物反应个体差异发生的主要原因之一（图9-1）。找到药物反应个体差异相关的遗传标志物，并阐明其作用机制与生物学功能，在患者用药前根据遗传标志物的特征制订个体化的药物治疗方案，就能降低不良反应和治疗失败发生的风险，从而实现临床上的合理和安全用药。

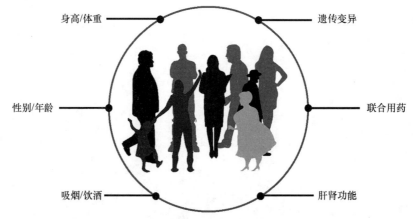

图 9-1　影响药物反应个体差异的因素

遗传药理学（pharmacogenetics）是一门起源于遗传学和药理学的交叉学科，主要研究由机体遗传变异引起的药物反应异常，在发现药物反应相关遗传标志物、阐明药物反应个体差异发生机制的过程中作出了重要贡献。遗传药理学起源于19世纪末至20世纪初，在这期间研究人员首次发现药物代谢酶缺乏的个体可能不具备体内药物转化的能力，提出了药物反应个体差异可能是个体的遗传结构差异所致，奠定了遗传药理学的理论基础。20世纪50～60年代，遗传药理学迅速发展，研究人员首次证实了体内特定药物转化酶的缺陷能影响药物在人体内的反应，并明确了酶的缺陷与个体的遗传背景密切关联。1959年，遗传药理学的名词被正式提出和使用。20世纪70～80年代，随着遗传学、分子生物学的不断发展，PCR扩增技术和Sanger测序等分子检测技术的相继问世，遗传药理学的研究也开始从研究整个酶编码基因向研究基因中具体的变异转变。20世纪末到21世纪初，随着人类基因组计划的开展和完成，新一代测序技术等分子检测技术的又一次革新，遗传药理学又开始了新一轮的升华。1997年药物基因组学（pharmacogenomics）的概念首次被提出，药物反应个体差异发生机制的研究进入了新的纪元。药物基因组学是遗传药理学研究范围的扩充，其本质与遗传药理学相同，都是应用人体 DNA 序列及变异开发和应用药物，运用遗传信息预测药物在个体或特定人群中的安全性和有效性。遗传药理学主要研究可能影响药物代谢或效应的基因变异，而药物基因组学则关注整个基因组中的基因对药物反应个体差异的影响，研究范围更广、更全面。

遗传药理学和药物基因组学的主要研究内容：①研究遗传因素在药物代谢和药物效应差异中的作用及其机制，阐明引起药物不良反应的遗传机制；②查找影响药物反应的新基因并阐明其作用机制；③查明基因组中与药物反应相关基因编码的蛋白质功能；④明确药物反应相关基因及其编码蛋白质与疾病发生的关系并指导新药研发；⑤研究遗传和环境因素及其相互作用在药物反应中的作用及影响机制；⑥制订基因导向的个体化用药方案，指导临床的个体化药物治疗。

近年来，随着遗传药理学和药物基因组学研究成果的不断累积和应用，临床药物治疗模式开始由过去的诊断导向性治疗（diagnosis-directed drug therapy）向根据个体的遗传结构实行的基因导向性治疗（gene-directed drug therapy）的新模式转变。但是，由于影响机体药物反应的因素很复杂，目前基因导向的个体化药物治疗仍处于起步阶段，离真正意义上的个体化治疗仍有较大差距。当前在临床上只有少量药物可实现疗效和不良反应的预测，如何让更多的药物实现安全和合理用药是当前遗传药理学和药物基因组学研究的主要目标之一。

经过 30 多年的发展，虽然我国药物基因组学的研究水平已处于世界前列，但仍需我们药学和临床医学专业从业人员不断努力，以遗传药理学研究为入手点，发现中国人群特有的药物反应相关遗传变异和药物治疗靶标，推进新药创制和国家相关政策制定。此外，中药是中华民族的国宝，在临床应用过程中同样存在着较大的个体差异。开展中药的药物基因组学研究，对于提升中药的治疗效果、减轻不良反应，推进中药的现代化具有重要意义。

第二节　基因多态性对药物作用的影响

一、药物代谢酶基因多态性

药物在人体内的生物转化包括Ⅰ相反应和Ⅱ相反应两个过程，药物代谢酶在其中发挥了至关重要的作用。目前已知的人类药物代谢酶有 30 多个家族，其中参与Ⅰ相反应的主要为细胞色素 P450 酶超家族（cytochrome P450，CYP450）、乙醛脱氢酶（acetaldehyde dehydrogenase，ALDH）、乙醇脱氢酶（alcohol dehydrogenase，ADH）和二氢嘧啶脱氢酶（dihydropyrimidine dehydrogenase，DPD）等，参与Ⅱ相反应的主要包括 UDP- 葡糖醛酸转移酶（uridine 5′-diphospho glucuronosyl transferase，UGT）、N- 乙酰转移酶（N-acetyltransferase，NAT）和谷胱甘肽转移酶（glutathione S-transferase，GST）等。绝大多数的药物代谢酶编码基因都存在基因多态性（gene polymorphism），部分多态性位点位于基因的关键区域（如外显子、启动子等），可导致其编码的酶的表达、功能以及与药物的亲和力发生改变，进而影响药物的体内代谢过程，最终导致药物反应的变化。

▍（一）Ⅰ相代谢酶基因多态性

CYP450 酶是人体中最主要的Ⅰ相代谢酶，主要表达于肝和肠道，可代谢临床上约 90% 的药物。目前已知的 CYP450 酶超家族成员高达 500 多个，其中在人体中具有功能意义的 CYP450 酶约为 50 种。在人体中，对药物代谢起重要作用的 CYP450 酶亚家族包括 CYP2C、CYP2D、CYP2E 和 CYP3A 等。

CYP450 酶具有表型多态性，不同的个体具有不同的代谢酶活性，对药物的代谢能力也不同。根据 CYP450 酶代谢能力的强弱，可将人群分为超快代谢者（ultra extensive metabolizers，UM）、快代谢者（extensive metabolizers，EM）、中间代谢者（intermediate metabolizers，IM）和慢代谢者（poor metabolizers，PM）4 种不同表型。不同代谢表型的个体在使用同一剂量的某种特定药物时会表现出较大差异的药动学参数，从而影响该药物的临床治疗反应。

遗传多态性是导致 CYP450 酶表型多态性发生的主要原因。绝大多数的药物代谢酶编码基因存在基因多态性位点，这些多态性位点通过改变氨基酸序列、影响 mRNA 转录活性、修改剪接位点、提前终止转录等方式影响 CYP450 酶的表达、蛋白质的稳定性或其与底物的亲和力等，从而导致 CYP450 酶对其底物的代谢活性发生改变。

1. CYP2C9　CYP2C9 是 CYP2C 亚家族中的重要成员之一，约占人体肝微粒体 P450 蛋白总量的 20%，可代谢临床上约 12% 的常用药物。*CYP2C9* 基因位于人体 10 号染色体 10q23.33，主要的功能型多态性位点包括 *CYP2C9*2*（Cys144/Ile359）和 *CYP2C9*3*（Arg144/Leu359）。

*CYP2C9*2* 和 *CYP2C9*3* 为酶活性下降基因型，它们编码的酶由于单核苷酸变异，导致其氨基酸改变而降低了与底物的亲和力，进而减弱了酶对底物的代谢能力。*CYP2C9* 基因多态性分布频率存在种族差异，在欧洲人群中 *CYP2C9*2* 和 *CYP2C9*3* 的发生率约为 12% 和 7%，东亚人群为 0 和 3%，非洲人群为 1% 和 0。*CYP2C9* 基因多态性在欧洲人群中发生率较高，而在非洲人群中的发生率极低。

CYP2C9 参与了多种常用药物的代谢，包括抗高血压药厄贝沙坦（irbesartan）和坎地沙坦（candesartan）、降血糖药甲苯磺丁脲（tolbutamide）、抗凝血药华法林（warfarin）、抗惊厥药苯妥英钠（phenytoin）、抗炎药布洛芬（ibuprofen）和双氯芬酸（diclofenac）、调血脂药氟伐他汀（fluvastatin）和利尿药托拉塞米（torasemide）等。*CYP2C9*2* 和 *CYP2C9*3* 降低了 CYP2C9 的代谢活性，导致上述药物代谢速率减慢、血药浓度上升，从而增加了这些药物不良反应发生的风险。此外，抗高血压药氯沙坦（losartan）主要通过 CYP2C9 代谢为活性产物 E-3174 而发挥药理作用，*CYP2C9*2* 和 *CYP2C9*3* 降低了 E-3174 的产生，导致氯沙坦治疗效果降低或无效。

2. CYP2C19　CYP2C19 酶为 S- 美芬妥因羟化酶，主要表达于肝，较少在肠道表达。*CYP2C19* 位于 10 号染色体 10q23.33，至少存在 5 种基因突变和 9 种等位基因，其中最常见的功能型多态性位点包括 *CYP2C19*2*、*CYP2C19*3* 和 *CYP2C19*17*。

*CYP2C19*2*（c.681G＞A）为 *CYP2C19* 第五外显子 681 位发生剪接变异，导致 CYP2C19 mRNA 在剪切时出现错误，产生了不成熟的酶蛋白，从而降低了酶活性。*CYP2C19*3*（c.636G＞A）是发生在 *CYP2C19* 第四外显子 636 位的终止突变，该变异导致终止密码子提前出现，产生了无功能的酶蛋白，酶活性丧失。*CYP2C19*17*（c.-806C＞T）是位于 *CYP2C19* 启动子区域的单核苷酸变异，该变异增加了 *CYP2C19* mRNA 的转录活性和酶在蛋白质水平的表达，从而增加其酶活性。*CYP2C9* 基因多态性分布频率在不同种族中存在较大的差异。*CYP2C19*2* 在东亚人群中的发生率可高达 31%，而在非洲人群和欧洲人群中的发生率只有 17% 和 15%。*CYP2C19*3* 在东亚人群中的发生率约为 6%，极少发生于欧洲和非洲人群中。*CYP2C19*17* 在欧洲人群和非洲人群中的发生率分别约为 22% 和 24%，而在东亚人群中仅为 1%。

CYP2C19 能代谢氯吡格雷（clopidogrel）、普萘洛尔（propranolol）、米帕明（imipramine）、奥美拉唑（omeprazole）、泮托拉唑（pantoprazole）等 20 多种常用药物。这些药物的代谢和疗效与 *CYP2C19* 基因多态性密切相关，携带不同基因多态性的患者具有不同的 CYP2C19 代谢表型，对上述药物的处置也存在显著差异。此外，当临床上合用经 CYP2C19 代谢的药物时，会产生明显的药物相互作用，可能降低药物疗效，甚至导致严重不良反应的发生。因此，临床医师在使用上述药物时需考虑 *CYP2C19* 基因型。

3. CYP2D6　CYP2D6 为异喹胍氧化酶，是第一个被发现存在基因多态性的 CYP450 酶，它参与临床上约 25% 的药物代谢，占 CYP450 代谢药物总量的 30% 左右。CYP2D6 代谢能力在不同个体中的差异可达 1 万倍以上，其编码基因存在多种形式的变异，包括单核苷酸变异、插入缺失突变、拷贝数变异等。

CYP2D6 基因中最主要的功能性变异包括 *2、*3、*4、*5、*6、*9、*29 和 *41 等，其

中 *3、*4、*5、*6 为功能丧失性突变，对酶活性和所代谢的药物影响也最大。除欧洲人群外，*CYP2D6***3*、*4*、*5*、*6* 及其拷贝数变异，在各个人群的发生率都不高，通常发生率在 0%～7%。在欧洲人群中 *CYP2D6***4* 的发生率可达 18%。在东亚人群中，除了 *5* 的发生率达到了 5% 以外，其他变异发生率均小于 1%。

虽然 CYP2D6 代谢能力低下者在大多数人群中的发生率都小于 1%，但由于其参与代谢的药物很多，且其中许多药物治疗浓度范围窄，易出现疗效不佳或不良反应，因此临床上应重点关注 *CYP2D6* 基因多态性对其代谢药物疗效和不良反应的影响。CYP2D6 介导了 80 多种药物的代谢，包括抗心律失常药、β 受体拮抗药、抗高血压药、抗心绞痛药、镇痛药和三环类抗抑郁药等。

案例 9-1

患者，女，53 岁。因胸膜炎出现胸痛。临床医师给予可待因（codein）进行镇痛治疗，但用药 3d 后症状仍无好转。

问题： 患者使用可待因后为何症状无缓解？

解析： 可待因主要由 CYP2D6 代谢为活性产物而达到镇痛效果。基因分型显示，患者 *CYP2D6* 基因型为 *5/*5，属于较为少见的 CYP2D6 弱代谢者。根据临床药物基因组学实施联盟（clinical pharmacogenetics implementation consortium，CPIC）发布的 *CYP2D6* 基因型和可待因的治疗指南，CYP2D6 弱代谢者不能将可待因代谢为活性产物吗啡，应避免使用可待因，建议改用其他非 CYP2D6 代谢的镇痛药。遂更换为塞来昔布（celecoxib）进行镇痛治疗，换药后症状缓解。

---

4. CYP3A CYP3A 是一种重要的 CYP450 酶，占成年人肝 CYP450 酶总量的 25%，可代谢临床中约 60% 的药物，CYP3A 也能催化许多内源性物质，如睾酮及可的松的 6-β- 羟化代谢。在人体中，CYP3A 家族包括 CYP3A4、CYP3A5、CYP3A7 和 CYP3A43 等多种亚型。

CYP3A4 和 *CYP3A5* 存在基因多态性，目前已发现 20 多个 *CYP3A4* 单核苷酸多态性和 10 多个 *CYP3A5* 单核苷酸多态性。*CYP3A4* 的主要功能性降低型多态性包括 *CYP3A4***2*、*4*、*5* 和 *6*，而 *CYP3A5* 的主要功能性降低型多态性为 *CYP3A5***3*。*CYP3A4***2*、*4*、*5* 和 *6* 在各个人群中都极为罕见，发生率均小于 1%，而 *CYP3A5***3* 的发生率则较高且存在较大的种族差异。在欧洲人群中 *CYP3A5***3* 的发生率可高达 94%，在东亚人群中发生率约为 71%，而在非洲人群中仅为 18%。

CYP3A 能代谢免疫抑制药、大环内酯类抗生素、调血脂药、抗肿瘤药、钙通道阻滞药和抗抑郁药等多种药物。在应用治疗窗较窄的且由 CYP3A 催化代谢的药物时，需密切关注患者是否携带 CYP3A4 或 CYP3A5 功能降低型突变，对于携带者应进行血药浓度监测，以避免患者因血药浓度过高而出现严重的不良反应。

（二）Ⅱ相代谢酶基因多态性

1. UDP- 葡糖醛酸转移酶 UDP- 葡糖醛酸转移酶（uridine 5′-diphospho-glucuronosyltransferase，UGT）是一种结合在内质网上的膜蛋白，它通过催化作用促使葡糖醛酸从 UDP- 葡萄糖醛酸转移至其底物上，从而提高底物的水溶性，促进其通过胆汁或者尿液排出体外。UGT 家族包含 26 个基因，根据基因序列相似度又分为 UGT1 和 UGT2 两个亚家族。已被证实在药物代谢中起关键作用的 UGT 包括 UGT1A1、UGT1A3、UGT2B7 和 UGT2B15 等。

目前基因多态性研究最广泛的 UGT 家族基因为 *UGT1A1*。*UGT1A1***28* 是 *UGT1A1* 中主要的功能降低型多态性，它位于启动子区域的 7 个 TA 重复序列，而野生型的启动子只包含 6 个 TA 重复序列。插入一个 TA 后，*UGT1A1* 的 mRNA 转录活性下降 70%。*UGT1A1***28* 分布频率具有明显的种族差异，东亚人群中发生率约为 12%，欧洲人群和非洲人群的发生率分别约为 32% 和 40%。

UGT 可参与多种内源性化合物和药物的代谢，包括胆红素（bilirubin）、雌激素（estrogen）、胆汁酸（bile acid）、伊立替康（irinotecan）、索拉非尼（sorafenib）和雷特格韦（raltegravir）等。

目前直接具有临床指导意义证据的 UGT 家族基因多态性为 *UGT1A1*28*。UGT1A1 能够将伊立替康活性产物 SN38 转化为无活性的 SN38G。携带 *UGT1A1*28* 的患者，其 *UGT1A1* 转录活性低导致 UGT1A1 酶催化活性下降，服用伊立替康后体内 SN38 浓度过高从而引起严重的腹泻。*UGT1A1*28* 携带者通过减少伊立替康的剂量可以降低此类不良反应的发生风险。

2. N- 乙酰转移酶　　N- 乙酰转移酶（*N*-acetyltransferase，NAT）是一种参与 Ⅱ 相乙酰化反应的代谢酶，主要包括 NAT1 和 NAT2 两种亚型。NAT 代谢活性在人群中呈多态性，根据乙酰化表型的不同可将人群分为慢型乙酰化代谢者、快型乙酰化代谢者和中间型乙酰化代谢者。

NAT 表型多态性主要由 *NAT1* 和 *NAT2* 的基因多态性决定，两个基因的野生型等位基因均为 **4*。在 *NAT1* 基因中，**14*、**15*、**17*、**19* 和 **22* 可导致酶活性下降。在 *NAT2* 基因中，**5*、**6* 和 **7* 导致酶活性下降，而 **11*、**12*、**13* 则表现为乙酰化能力增加或与野生型相似。NAT 表型多态性存在显著的种族差异，在亚洲人群中，慢型乙酰化代谢者的发生率为 10%～30%，而白种人群中的发生率为 40%～70%。

NAT 可参与异烟肼（isoniazid）、肼屈嗪（hydralazine）、氨苯砜（dapsone）、柳氮磺吡啶（sulfasalazine）和普鲁卡因胺（procainamide）等多种药物的乙酰化代谢。NAT 慢型乙酰化代谢者，乙酰化代谢异烟肼等药物的能力减弱，导致血药浓度过高，可增加肝损伤等不良反应的发生风险。

二、药物转运体基因多态性

药物转运体与药物的体内分布情况密切相关，在药物的摄取和外排转运中起关键作用。目前已知的药物转运体家族主要包含两个，分别为三磷酸腺苷结合盒转运体（adenosine triphosphate-binding cassette transporters，ABC）超家族和溶质转运蛋白（solute carriers，SLC）超家族。

根据底物跨膜转运方向，转运蛋白可分为外排型转运蛋白和摄取型转运蛋白两类。ABC 超家族主要为外排型转运蛋白，代表性的成员包括 ABCB1、ABCC2 和 ABCG2 等。SLC 超家族主要为摄取型转运蛋白，代表性成员包括 SLCO1B1。

（一）ABC 基因多态性

人类 ABC 超家族由 7 个亚家族组成，共有 49 个成员，所有成员统一以 ABC 为开头。绝大多数 ABC 转运蛋白编码基因存在多态性，目前在遗传药理学研究得最多的基因包括 *ABCB1*、*ABCC2* 和 *ABCG2* 等。

1. ABCB1　　*ABCB1* 又称为多药耐药基因 1（multidrug resistance 1，MDR1），编码 P- 糖蛋白，能影响多种药物在体内的分布，如抗肿瘤药物紫杉醇（paclitaxel）、环磷酰胺（cyclophosphamide）、阿霉素（adriamycin）及心血管疾病治疗药物地高辛（digoxin）、奎尼丁（quinidine），以及 HIV 蛋白酶抑制药利托那韦（ritonavir）、免疫抑制药环孢霉素（cyclosporine）和 β 受体拮抗药布尼洛尔（bunitrolol）、他林洛尔（talinolol）等。

ABCB1 基因位于人类 7 号染色体 7q21.12，存在多个单核苷酸多态性位点，其中 G2677T/A（rs2032582）和 C3435T（rs1045642）的相关研究较多。rs2032582 是位于 *ABCB1* 基因 21 号外显子的错义突变，可导致 Ala893Ser/Thr 氨基酸替换，增强了 P- 糖蛋白的转运活性。rs1045642 为同义突变，不改变氨基酸序列，但与 P- 糖蛋白的表达和功能密切相关。rs2032582 在东亚人群和欧洲人群中的分布频率较高，其祖先（ancestral）等位基因为 C，可变异为 A 或 T 等位基因。在东亚人群中，C、A 和 T 等位基因频率分别约为 47%、40% 和 13%，欧洲人群中分别约为 57%、41% 和 2%。在非洲人群中，只有 C 和 A 等位基因，发生率分别约为 98% 和 2%。rs1045642 的 C 为祖先等位基因，可变异为 T 等位基因，T 等位基因在东亚人群、欧洲人群和非洲人群的发生率分别约为 40%、52% 和 15%。

据研究报道，健康人单次口服地高辛后，*3435TT* 基因型携带者的 0～4h 药 - 时曲线下面积（area under curve 0 ～ 4 hour，AUC_{0-4h}）显著低于 *3435CC* 基因型携带者。在健康人群中，*3435TT/2677TT* 单倍型携带者的地高辛生物利用度显著高于 *3435CC/2677GG* 单倍型携带者。还有研究表明，*3435CC* 基因型携带者的十二指肠组织 MDR1 表达高于 *3435TT* 基因型携带者，而口服地高辛后，血浆药物稳态浓度则低于 *3435TT* 基因型携带者。

2. ABCC2　*ABCC2* 又称为多药耐药基因 2，是一种 ATP 结合盒外排型转运蛋白，参与普伐他汀（pravastatin）、氨苄西林（ampicillin）、替莫普利（temocaprilat）、奥美沙坦（olmesartan）和替米沙坦（telmisartan）等多种药物的转运。

ABCC2 基因由 32 个外显子组成，位于 10q24。*ABCC2* 基因多态性中研究较多的是 C-24T（rs717620）。rs717620 位于 *ABCC2* 基因启动子区域，通过影响转录活性而影响 ABCC2 蛋白表达，进而影响其转运活性。rs717620 野生型等位基因为 *C*，变异型等位基因为 *T*。*rs717620T* 等位基因在非洲人群的发生率较低，约为 3%，而在东亚人群和欧洲人群中其发生率可达 22% 和 21%。

C-24T 多态与多种药物反应有关。有研究报道，肾移植患者使用替米沙坦治疗 6 个月后，ABCC2-24CT 基因型个体替米沙坦的最大血浆药物浓度显著高于 ABCC2-24CC 型个体（96.8 *vs* 57.4ng/ml），ABCC2-24CC 型个体在服用替米沙坦 13h 后血浆中会出现第 2 个峰浓度，而 CT 型个体则没有该现象。

3. ABCG2　ABCG2 又称为乳腺癌耐药蛋白（breast cancer resistance protein，BCRP），在体内可介导多种外源性和内源性化合物的细胞外排转运，如他汀类药物、化疗药物、抗生素、食物添加剂和雌激素等。

ABCG2 位于 4q22.1，存在多种基因多态性，其中 421 C > A（rs2231142）是研究最多的位点。rs2231142 是位于 ABCG2 第 5 号外显子的错义突变，可降低 ABCG2 蛋白的转运活性。rs2231142 野生型等位基因为 G，变异型等位基因为 T。在东亚人群中 T 等位的发生率为 29%，在欧洲人群中的发生率约为 9%，而在非洲人群中发生率仅为 1%。

临床研究发现，接受瑞舒伐他汀（rosuvastatin）每日 10mg ≥ 4 周后，与 421CC 携带者相比，421AA 携带者治疗后 LDL-C 水平降低幅度更大（56.9%±2.2% *vs* 50.5%±1.1%）。在肝中瑞舒伐他汀主要由 ABCG2 转出。当 *ABCG2* 基因发生 421 C > A 变异后，ABCG2 转运活性下降，肝内瑞舒伐他汀的浓度因转出减少而升高，从而更有效地抑制了 HMG-CoA 还原酶，获得了更好的疗效。

（二）溶质转运蛋白超家族

人类 SLC 超家族是一个包含 47 个家族，约 300 种成员的大家族。所有成员编号以 SLC 开头，1 ～ 47 为家族编号，字母为亚家族编号，末尾数字为亚型编号，目前在遗传药理学中研究较多的成员为 SLCO1B1。

1. SLCO1B1　有机阴离子转运多肽（organic anion transfer peptide，OATP），为摄入型转运体中的代表，对内、外源性物质，尤其是药物的吸收、分布、消除具有重要影响。*SLCO1B1* 基因编码 OATP 家族中最具代表性的转运体 OATP1B1，可转运瑞舒伐他汀、普伐他汀、阿托伐他汀（atorvastatin）、阿曲生坦（atrasentan）、青霉素（penicillin）、利福平（rifampicin）、依那普利（enalapril）、奥美沙坦等多种药物。

SLCO1B1 基因位于 12p12.1，其中最常见的功能性多态性位点包括 rs2306283（c.388A > G）和 rs4149056（c.521T > C）。这两个位点存在部分连锁不平衡，在人群中形成了 4 种具有功能意义的单体型。两个多态性位点均为野生型的携带者的单体型为 *1A，携带 rs2306283 变异等位基因 *C* 的为 *1b、携带 rs4149056 变异等位基因 *C* 的为 *5、同时携带上述两个 SNP 变异等位基因的为 *15。研究发现，*1b 可能提升 OATP1B1 的转运活性，而 *5 和 *15 则降低其转运活性。*SLCO1B1* 基因的 4 个功能性单体型频率分布存在明显的种族差异，在东亚人群中 *1A、*1B、*5 和 *15 的发生率分别约为 25%、63%、0% 和 15%，在欧洲人群中发生率约为 56%、26%、2% 和

16%，而在北非人群中发生率约为 34%、48%、2% 和 16%。

以他汀类调血脂药为例，当患者携带 *SLCO1B1*1b* 时，OATP1B1 介导的肝摄取增加，清除率上升，体内药物浓度下降，应用常规剂量治疗时可能导致降脂治疗无效。而如果患者携带 *SLCO1B1*5* 或 *SLCO1B1*15* 时，他汀类药物清除率下降，体内药物浓度蓄积增加，应用常规剂量治疗则可能产生横纹肌溶解症等不良反应。

案例 9-2

患者，男，47 岁。因高脂血症进行降脂治疗。临床医师给予每日 40mg 的阿托伐他汀进行治疗，服药 4 周后患者出现肌肉酸痛的不良反应。

问题：患者为何会出现不良反应？

解析：他汀类药物的主要外排型转运体为 OATP1B1，由 *SLCO1B1* 基因编码。基因分型显示患者 *SLCO1B1* 基因型为 *15/*15 纯合子。根据 CPIC 发布的 *SLCO1B1* 基因型和阿托伐他汀的治疗指南，*15/*15 携带者相比于野生型阿托伐他汀暴露量增加，OATP1B1 转运功能下降，可能导致肌病风险增加，推荐治疗剂量减半。医师改用每日 20mg 阿托伐他汀剂量治疗后，患者肌肉酸痛症状消失，降脂效果良好。

三、药物受体基因多态性

药物受体的状态与药物量效关系密切相关。与药物代谢酶和药物转运体相似，药物受体的编码基因也存在广泛的基因多态性，可对药物反应产生较大影响。受体编码基因中的多态性位点可通过改变药物与受体的亲和力、影响受体的表达和稳定性、阻断受体介导的信号转导通路等方式影响药物反应。本部分将以 β 肾上腺素受体（β-adrenoceptor，β-AR）和血管紧张素 Ⅱ 一型（angiotensin Ⅱ receptor type 1，AT1）受体为例，介绍受体基因多态性对药物反应的影响。

（一）β-AR 基因多态性

β-AR，属于 G 蛋白偶联受体超家族，由 350 ～ 500 个氨基酸残基组成，其氨基酸序列具有高度的同源性与保守性。目前认为至少存在 β_1、β_2 和 β_3 3 种不同的肾上腺素受体亚型，是否存在 β_4 受体仍属可疑。β-AR 拮抗药是心血管疾病常用治疗药物，可用于治疗高血压、冠心病、心力衰竭等疾病。β-AR 编码基因的多态性通过改变受体蛋白的表达水平或结构等方式影响个体的生理与药理特征。

1. β_1- 肾上腺素受体　β_1-AR 主要表达于心脏，可增加心肌的收缩性、自律性和传导功能，其本身的异常可以导致心脏病的发生，影响心脏病治疗预后。β_1-AR 活性可以受到选择性 β_1-AR 拮抗药 / 激动药、非选择性 β-AR 拮抗药 / 激动药和部分 β-AR 拮抗药 / 激动药所影响。

β_1-AR 基因全长 2.4kb，位于 10q25.3，无内含子，可编码由 477 个氨基酸残基组成的受体蛋白。该基因 5′ 端侧翼区包含甲状腺激素、糖皮质激素及 cAMP 结合片段等调控元件，3′ 端含有 900bp 的非翻译区。截至目前，β_1-AR 基因中已发现 400 个基因多态性位点。在遗传药理学研究中，研究得最多的 β_1-AR 基因多态性位点为 Ser49Gly（rs1801252）和 Gly389Arg（rs1801253）。Ser49Gly 和 Gly389Arg 多态性发生率没有明显的种族差异，在东亚人群、欧洲人群和非洲人群中 49Ser 的发生率分别约为 14%、13% 和 24%，而 389Gly 的发生率分别约为 21%、32%、43%。

49Gly 为心脏功能的保护因子。在充血性心力衰竭患者中，49Ser 纯合子携带者发生死亡和心脏移植的风险为 49Gly 纯合子携带者的 2.3 倍。β_1-AR 的降压疗效与 Ser49Gly 及 Gly389Arg 多态性位点组成的单倍型相关，49Ser 纯合子 /389Arg 纯合子单倍型携带者的美托洛尔（metoprolol）降压效果明显优于 49Ser 纯合子 /389Gly 纯合子单倍型携带者。

2. β$_2$- 肾上腺素受体 β$_2$-AR 主要表达于支气管和血管平滑肌，可介导支气管平滑肌松弛、血管扩张等作用。和 β$_1$-AR 类似，β$_2$-AR 活性可以受到选择性 β$_2$-AR 拮抗药 / 激动药、非选择性 β-AR 拮抗药 / 激动药和部分 β-AR 拮抗药 / 激动药所影响。

β$_2$-AR 基因全长 1.8kb，位于 5q32，无内含子，可编码由 413 个氨基酸残基组成的受体蛋白。目前已发现 400 多个 *β$_2$-AR* 多态性位点，其中 Arg16Gly（rs1042713）在遗传药理学研究中备受关注，16Gly 可导致 β$_2$-AR 表达明显下调，从而影响以 β$_2$-AR 为靶点的药物反应。rs1042713 的先祖等位基因为 G，在东亚人群和非洲人群中的发生率约为 45% 和 48%，在白种人群的发生率约为 61%。

Arg16Gly 基因多态性与沙丁胺醇（salbutamol）的疗效显著相关。携带 16Gly 纯合子的哮喘患者对沙丁胺醇的敏感性是 16Arg 纯合子携带者的 5.3 倍。

（二）AT1 受体基因多态性

血管紧张素 Ⅱ 是肾素 - 血管紧张素系统中的重要体液因子，其 90% 以上的效应均通过 AT1 受体介导。AT1 抑制药已广泛用于临床高血压的治疗，因此该受体的基因多态性对抗高血压药物效应有重要的影响。

AT1 编码基因为 *AGTR1*，位于 3q24，全长 55kb，含 5 个外显子，编码 359 个氨基酸。*AGTR1* 基因中已发现 2000 多个单核苷酸多态性，其中 rs5186 是目前遗传药理学研究中研究最多的位点。rs5186 位于 *AGTR1* 基因 3′ 端非翻译区，存在一定的种族差异，该单核苷酸多态性先祖等位基因为 A，变异等位基因 G，在东亚人群、欧洲人群和非洲人群 G 等位基因发生率分别约为 6%、27% 和 2%。

rs5186 与洛沙坦、坎地沙坦等 AT1 受体拮抗药类抗高血压药疗效有关。AA 携带者在使用 AT1 受体拮抗药后的降压疗效要显著差于 AC 和 CC 携带者。

第三节 药物基因组学与常见疾病的合理用药

一、神经精神疾病的临床合理用药

神经精神疾病是严重危害人类生命健康和生活质量的主要疾病，包括癫痫、精神分裂症和抑郁症等，目前治疗的主要措施仍然是药物治疗。机体内药物代谢酶、药物转运体和药物作用靶点（受体）基因多态性是影响神经精神疾病药物疗效差异的主要原因。部分遗传变异位点与常见神经精神疾病治疗药物的疗效或不良反应的关系已明确，被纳入临床指南。目前已有基因导向的个体化用药指南的神经精神疾病的治疗药物包括卡马西平（carbamazepine）、奥卡西平（oxcarbazepine）、苯妥英钠、文拉法辛（venlafaxine）、托莫西汀（atomoxetine）等。本部分以卡马西平和苯妥英钠为例介绍神经精神疾病的临床合理用药。

（一）卡马西平

卡马西平是临床上常用的一线抗癫痫药物，广泛用于治疗癫痫、双相情感障碍、三叉神经痛和慢性疼痛等疾病。卡马西平的不良反应是临床上需要引起重视的一个问题。研究发现，1/10 000 ～ 1/1000 的患者首次服用卡马西平进行治疗后会产生严重的皮肤不良反应（severe cutaneous adverse reaction，SCAR），如超敏综合征（hypersensitivity syndrome，HSS）、史蒂文斯 - 约翰逊综合征（Stevens-Johnson syndrome，SJS）和中毒性表皮坏死松解症（toxic epidermal necrolysis，TEN）。SCAR 是一种导致死亡事故的严重不良反应，其中 TEN 死亡率高达 30%，且超过 90% 的 SCAR 均发生在卡马西平用药的前 2 个月内，因此对患者的生命构成很大的威胁。遗传药理学研究显示，*HLA-B**1502 等位基因与卡马西平引起的 SJS/TEN 密切相关，携带 *HLA-B**1502 的患者发生 SJS/TEN 的风险是非携带者的 2504 倍。此外，研究还发现卡马西平引起的 HSS 与

*HLA-B*1502 等位基因无关。一个基于中国人群的大样本前瞻性研究显示，在服用卡马西平前进行 *HLA-B*1502 的检测并根据基因型情况实施个体化给药（*HLA-B*1502 携带者使用卡马西平替代药物进行治疗）可有效避免 SJS/TEN 的发生。在 4335 例个体化给药的患者中，SJS/TEN 的发生率为 0，而常规给药的历史数据显示，SJS/TEN 的发生率约为 0.23%。由此可见，*HLA-B*1502 是预测卡马西平引起的 STS/TEN 反应发生风险的绝佳指标。2007 年，美国食品药品监督管理局（food and drug administration，FDA）明确规定，首次服用卡马西平的患者必须进行 *HLA-B*1502 的检测，*HLA-B*1502 等位基因检测阳性的患者应避免使用卡马西平，建议换用其他替代药物治疗，以避免卡马西平引起致死性 SJS/TEN 反应。*HLA-B*1502 在欧美白种人和非洲黑人种中的发生率极低，而在中国汉族人群中发生率可达 10%。因此，在中国汉族人群中尤其要注意对卡马西平实施基因导向的个体化给药。

（二）苯妥英钠

苯妥英钠也是临床常用的一线抗癫痫药，主要通过阻断电压依赖性钠离子通道、钙离子通道和钾离子通道而发挥抗癫痫作用。苯妥英钠代谢表现为非线性药动学过程，血药浓度变异较大，治疗窗较窄。苯妥英钠 90% 以上通过 CYP2C9 酶代谢。对于 *CYP2C9* 基因功能下降型变异携带者，苯妥英钠在体内的代谢可以降低 25% ～ 54%。研究发现 *CYP2C9* 基因型与苯妥英钠中毒剂量之间存在强相关性，携带 *CYP2C9*2* 和 *CYP2C9*3* 基因纯合子或 *CYP2C9*2/*3* 杂合子的患者，对苯妥英钠代谢能力降低，导致在服用常规剂量的情况下，患者血浆苯妥英钠浓度明显升高，引起中毒。此外，苯妥英钠也可能引起 SJS/TEN 且与 *HLA-B*1502 等位基因有关。因此，临床使用苯妥英钠时需要实施个体化的给药。

CPIC 专门针对苯妥英钠发布了基因导向的个体化用药指南。指南中指出，对于 *HLA-B*1502 等位基因携带者，苯妥英钠引起的 SJS/TEN 发生风险增加，推荐使用其他不受 *HLA-B*1502 影响的苯妥英钠替代药物进行治疗。对于不携带 *HLA-B*1502 等位基因的患者，如果患者为 *CYP2C9* 野生型或 *1/*2* 携带者，CYP2C9 酶活性正常或仅轻度降低，可采用常规苯妥英钠用药方案进行治疗并持续进行血药浓度监测；如果患者为 *CYP2C9*1/*3* 或 *2/*2* 携带者，CYP2C9 酶活性下降，毒性反应发生风险增加，苯妥英钠治疗时首次剂量可使用常规治疗剂量，随后下调 25% 作为维持剂量并持续开展血药浓度监测；如果患者为 *CYP2C9*2/*3* 和 *3/*3* 携带者，CYP2C9 酶活性较大幅度下降，毒性反应发生风险增加，苯妥英钠治疗时首次剂量可使用常规治疗剂量，随后下调 50% 作为维持剂量并持续开展血药浓度监测。

二、心血管疾病的临床合理用药

心血管疾病又称为循环系统疾病，是一系列涉及心脏、血管（动脉、静脉、微血管）等循环系统的疾病，可以细分为急性和慢性，一般都与动脉硬化有关。心血管系统疾病都有着相似的病因、病发过程及治疗方法。抗凝血药、抗心律失常药、抗高血压药、调血脂药是临床上经常使用的心血管病治疗药物，但在临床应用中发现这些药物的有效治疗剂量存在很大的个体差异，产生这些个体差异的原因主要来自患者自身的遗传变异。近年来，高通量生物技术和生物信息学的飞速发展极大地推动了心血管病药物遗传药理学的研究，越来越多的与心血管病治疗药物反应相关的遗传变异被发现。心血管系统疾病药物治疗的遗传药理学研究已经成为遗传药理学研究的一个重要领域。目前已有基因导向的个体化用药指南的心血管疾病治疗药物包括华法林、氯吡格雷、他汀类药物、美托洛尔、普罗帕酮（propafenone）等。本部分以氯吡格雷、华法林和他汀类药物为例介绍心血管疾病的临床合理用药。

（一）氯吡格雷

氯吡格雷是一种抑制血小板膜表面二磷酸腺苷（adenosine diphosphate，ADP）受体的噻吩并吡啶衍生物，是一类抗血小板聚集及抑制血小板活化的药物，其临床疗效显著但个体差异比较大。氯吡格雷本身无治疗效应，它由 CYP2C19 酶氧化生成活性代谢产物（一种硫醇衍生物）而发挥抗血小板作用。*CYP2C19* 基因变异可以导致该代谢酶功能降低，从而引起氯吡格雷反应性低或发生抵抗现象。临床研究表明，CYP2C19 酶活性的减少或丧失可以明显降低人体对氯吡格雷的反应性。与野生型个体相比，携带有酶活性下降型变异 *CYP2C19*2*、**3* 和 **9* 的个体服用负荷剂量或维持剂量的氯吡格雷后，因其 CYP2C19 酶活性的降低，导致氯吡格雷的血药浓度升高，而活性代谢产物的水平降低，引起氯吡格雷的抗血小板活性降低。而 *CYP2C19*17* 等位基因携带者 CYP2C19 酶活性增强，服用氯吡格雷后，活性代谢产物的水平上升，其预防心血管事件发生的疗效优于非携带者，但出血事件发生率增加。根据 CPIC 发布的氯吡格雷个体化用药指南，当患者 *CYP2C19* 基因型为 **1/*1*、**1/*17* 或 **17/*17* 时，CYP2C19 酶对氯吡格雷的代谢能力正常或增加，可使用正常剂量；当患者 *CYP2C19* 基因型为 **1/*9*、**9/*17*、**9/*9*、**1/*2*、**1/*3*、**2/*17* 或 **3/*17* 时，CYP2C19 酶对氯吡格雷的代谢能力下降，心脑血管事件的发生风险增加，应避免使用标准剂量的氯吡格雷或换用其他类型药物，如普拉格雷（prasugrel）、替格瑞洛（ticagrelor）等；当患者 *CYP2C19* 基因型为 **2/*9*、**3/*9*、**2/*2*、**3/*3* 或 **2/*3* 时，CYP2C19 酶对氯吡格雷的代谢能力显著下降，心脑血管事件的发生风险增加，应避免使用氯吡格雷，建议使用普拉格雷或替格瑞洛的替代治疗。

（二）华法林

华法林是维生素 K 的拮抗药，属于双香豆素类抗凝血药中的一种，临床上使用其消旋混合物（*R*- 华法林和 *S*- 华法林），主要用于预防血栓性疾病。华法林可有效地防止心脏瓣膜置换术患者血栓形成，是心脏瓣膜置换术患者术后首选的口服抗凝血药。华法林的安全范围窄（剂量不足有血栓风险，过量服用可出现致命性出血），个体剂量差异极大，同一种族中不同个体剂量差异可达 30 倍以上，是临床上发生不良反应最多的抗凝药物。华法林代谢涉及最重要的酶是 CYP2C9，而 *CYP2C9* 基因多态性 **3* 可导致该酶催化活性下降，降低其携带者对华法林的剂量需求。维生素 K 环氧化物还原酶（VKOR）是华法林发挥治疗作用的靶标蛋白，其编码基因 *VKORC1* 启动区域的 -1639 G ＞ A 的多态性可显著下调 *VKORC1* 的表达，导致其携带者对华法林更敏感。维持华法林的治疗水平需要临床医师深入了解其药动学和药效学特征。华法林的合适剂量很难确定，不恰当的剂量是其使用后导致不良反应发生率较高的主因。研究发现 *CYP2C9*3* 和 *VKORC1*-1639 G ＞ A 基因多态性可以解释临床上 40%～50% 的华法林稳态剂量的个体差异。此外，年龄、BMI、吸烟和合并用药等临床因素可解释约 10% 的华法林稳态剂量变异。基于此，国际华法林药物基因组学联合会（the international warfarin pharmacogenetics consortium，IWPC）通过大量数据，制订了基于遗传因素和临床因素对华法林稳态剂量进行预测计算的方法（多元线性回归方程），该方法明显优于传统的固定剂量方案，已被纳入 CPIC 华法林个体化用药指南。多元线性回归方程的详情如下：warfarin dose（mg/d= [5.6044 – 0.2614（age）+ 0.0087（height in cm）+ 0.0128（weight in kg）– 0.8677（*VKORC1*-1639 A/G）–1.6974（*VKORC1*-1639 A/A）– 0.4854（*VKORC1* genotype unknown）– 0.5211（*CYP2C9*1/*2*）–0.9357（*CYP2C9*1/*3*）–1.0616（*CYP2C9*2/*2*）–1.9206（*CYP2C9*2/*3*）–2.3312（*CYP2C9*3/*3*）– 0.2188（*CYP2C9* genotype unknowns）– 0.1092（asian race）– 0.2760（blacks）– 0.1032（mixed race）+ 1.1816（enzyme induces）– 0.5503（amidarone）$]^2/7$）。

warfarin dose 指华法林剂量；age 为分级变量，0～9 为 0，10～19 为 1，20～29 为 2，依此类推；height 为身高，单位为 cm；weight 为体重，单位为 kg；携带 *VKORC1* 和 *CYP2C9* 特定基因型为 1，不携带为 0；asian race、blacks、mixed race 指代种族类型，如果为该种族则为 1，否则为 0；使用酶诱导药（enzyme induces）或胺碘酮（amidarone）为 1，不使用为 0。

案例 9-3

　　患者，男，65 岁，身高 170cm，体重 48kg，有吸烟史。因风湿性心脏瓣膜病行机械瓣膜置换手术，术后需长期服用华法林进行抗凝治疗。患者肝肾功能和凝血活性均正常，临床医师按常规初始剂量每日 2.5mg 进行给药，凝血活性监测指标 INR 目标范围为 2.0 ～ 3.0。监测显示，患者 INR 达到了 4.5，需降低剂量。经过多次调整后，患者剂量调整到了每日 1.5mg，INR 仍高于 3.5。

　　问题：为何患者剂量难以调整到位？

　　解析：与华法林剂量变异关系最密切的两个基因为药物代谢酶基因 CYP2C9 和靶点基因 VKORC1。检测患者 CYP2C9 和 VKORC1 基因型后发现，患者 VKORC1-1639 位基因多态性为 AA 基因型，CYP2C9 为 *3/*3 纯合子变异，代谢酶活性极低。将临床因素和遗传因素纳入 IWPC 华法林稳态剂量预测公式后计算发现，患者的预测剂量为每日 0.6mg。将患者剂量逐步调整至推荐剂量每日 0.6mg 后，INR 值稳定在目标范围 2.0 ～ 3.0。

（三）他汀类药物

　　他汀类药物是预防心血管疾病的一线治疗药物，它可明显降低低密度脂蛋白胆固醇（low density lipoprotein cholesterol，LDLc），从而减少冠心病和心血管事件的发生。他汀类药物反应存在明显的个体差异和种族间差异。大约 1/3 接受他汀类药物治疗的患者低密度脂蛋白不能显著降低。他汀类药物的疗效和不良反应受到多种基因多态性的影响。不同他汀类药物反应受遗传变异的影响程度不同。研究发现，辛伐他汀的调脂作用与 CYP3A5 基因多态性显著相关。携带 CYP3A5*3/*3 基因型的个体应用辛伐他汀后，低密度脂蛋白胆固醇下降水平显著高于 CYP3A5*1/*1 和 CYP3A5*1/*3 基因型个体。此外，载脂蛋白 E（apolipoprotein E，ApoE）基因多态性也被发现与多种他汀类药物降脂疗效差异相关，但这种相关性常见于男性患者中，在男性家族性高脂血症的患者中，携带 ApoE4 等位基因的患者，洛伐他汀降低总胆固醇和 LDLc 效果显著低于携带 E3 和（或）E2 等位基因的患者。荟萃分析发现，携带 E2 等位基因的患者比 E3 等位基因携带者普伐他汀降低 LDLc 的效应更显著，携带 E4 等位基因的患者对药物的反应明显降低。虽然上述多态性位点在临床研究中被发现与他汀类药物疗效相关，但由于其贡献较小并未纳入他汀类药物的个体化用药指南。目前只有 SLCO1B1 的基因多态性纳入了部分他汀类药物个体化用药指南。SLCO1B1 编码他汀类药物的主要转运体是 OATP1B1，研究发现，SLCO1B1*1b 可能提升 OATP1B1 的转运活性，而 *5 和 *15 则降低其转运活性。肌病是他汀类药物主要的不良反应，全球每年发生率约为 0.01%。研究发现 SLCO1B1*5 和 *15 基因多态性与多种他汀类药物引起的疾病密切关联，基于此 CPIC 制定了针对多种他汀类药物的个体化用药指南，包括阿托伐他汀、氟伐他汀、匹伐他汀（pitavastatin）、洛伐他汀（lovastatin）、普伐他汀、辛伐他汀（simvastatin）和瑞舒伐他汀。指南建议，若患者的 SLCO1B1 基因型为 *5/*5、*5/*15 或 *15/*15 时，患者服用他汀类药物发生肌病的风险显著增加，建议降低初始剂量。

三、2 型糖尿病的临床合理用药

　　2 型糖尿病（type 2 diabetes mellitus，T2DM）是我国乃至全球患病人数最多的重大慢性疾病之一，严重危害着患者的身体健康和生命安全，它主要表现为胰岛 B 细胞功能受损和胰岛素抵抗。口服降血糖药广泛应用于 2 型糖尿病的治疗，目前临床上常见的口服降血糖药包括双胍类、磺脲类、噻唑烷二酮类、氯茴苯酸类、二肽基肽酶 4 抑制剂类和胰高血糖素样肽 -1 受体激动剂类药物。影响 2 型糖尿病药物反应的遗传变异主要涉及药物代谢酶、药物转运蛋白、药物受体或作用靶点以及下游信号通路。尽管通过遗传药理学研究，科学家们发现了大量影响口服降血糖药疗效的遗传变异位点，但由于 2 型糖尿病发病机制复杂、治疗较为困难、发现的位点对药物反应个体差异贡献较小等问题，到目前为止只有磺脲类降血糖药物发布了个体化用药指南。

磺脲类药物是最早应用于 2 型糖尿病治疗的口服降血糖药之一，现已发展到第三代，主要是通过刺激胰岛素分泌而发挥降糖作用。第一代药物，如氯磺丙脲（chlorpropamide）和甲苯磺丁脲等，由于作用时间长，低血糖发生率高，在许多国家已较少使用。第二、三代药物，如格列本脲（glibenclamide）、格列齐特（gliclazide）和格列美脲（glimepiride）等，较第一代药物脂溶性更强，选择性结合能力更好，副作用更少，是临床上 2 型糖尿病治疗的一线用药。葡萄糖 -6- 磷酸脱氢酶（glucose-6-phosphate dehydrogenase，G6PD）是一种存在于人体红细胞内参与葡萄糖新陈代谢的酶，通过产生还原型辅酶Ⅱ保护红细胞免受氧化物质的威胁。*G6PD* 基因发生变异时可导致 G6PD 缺乏，这使得机体中不能产生充足的 NADPH，若身体接触到具有氧化性的特定物质或服用了这类药物，红细胞就容易被破坏而发生急性溶血反应。G6PD 缺乏症是世界上最普遍的酶缺乏症，发生率约为 4.9%。磺脲类药物属于可诱发 G6PD 缺乏症患者溶血的高风险药物。因此，美国 FDA 和欧洲药品管理局（European medicines agency，EMA）针对磺脲类药物发布了用药指导，建议在使用磺脲类药物前进行 G6PD 缺乏检测，对于 G6PD 缺乏症患者由于其溶血反应发生风险高，应避免使用磺脲类药物进行降糖治疗。

四、恶性肿瘤的临床合理用药

抗肿瘤药物主要包括化疗药物、靶向药物和免疫检查点抑制药。化疗药物主要是通过细胞毒性作用杀伤肿瘤细胞，缺乏靶向性，同时也会损伤正常细胞。化疗药物的多药耐药现象和不良反应是肿瘤治疗失败的重要原因。靶向药物在肿瘤治疗中具有明确的靶点，通过靶向性抑制肿瘤驱动基因达到杀伤肿瘤细胞的作用。当肿瘤细胞中缺乏对应的靶标或发生特定基因突变时，会导致靶向药物治疗无效。免疫检查点抑制药主要是通过抑制人体或肿瘤细胞上的免疫检查点分子激活人体免疫系统，促进人体的免疫细胞对肿瘤细胞的杀伤。当肿瘤细胞上的目标免疫检查点分子表达低下时会导致免疫检查点抑制药治疗失败。目前，肿瘤的个体化药物治疗已成为遗传药理学和药物基因组学领域中研究最为深入、临床应用最广的领域。本部分将选取已有个体化用药指南的代表性化疗药物、靶向药物和免疫检查点抑制药进行介绍。

▮（一）氟尿嘧啶

氟尿嘧啶（5-fluorouracil，5-FU）是当前使用最为广泛的抗肿瘤药物之一，用于多种实体瘤，如结直肠癌、乳腺癌等的治疗，它可使部分患者得到显著疗效，但却常伴有严重的胃肠道反应和血液学毒性。氟尿嘧啶在体内大部分经过二氢嘧啶脱氢酶（dihydropyrimidine dehydrogenase，DPD）转化为无活性代谢产物；少部分经过胸苷磷酸化酶（thymidine phosphorylase，TP）代谢为活性产物 5- 氟尿嘧啶脱氧核苷酸，该核苷酸可以通过抑制胸腺嘧啶合成酶（thymidylatesynthase，TS）干扰叶酸代谢抑制 DNA 合成。DPD 是 5-FU 催化代谢的限速酶，约 80% 的药物经过其代谢后变成无活性代谢产物，因此，该酶的遗传变异可以致使氟尿嘧啶代谢发生变化和严重的不良反应。DPD 由 *DPYD* 基因编码，该基因上存在多个功能下降型基因多态性，包括 rs1801159、rs3918290、rs55886062、rs67376798 和 rs75017182 等。CPIC 指南指出，当患者携带上述 SNP 的杂合子时，DPD 酶活性相比于正常人群下降 30% ~ 70%，使用 5-FU 后严重不良反应发生风险显著增加，建议将起始剂量减少 50%，然后根据毒性或 TDM 调整剂量。当患者携带上述 SNP 的纯合子时，DPD 酶活性接近于丧失，严重不良反应发生风险显著增加，建议避免使用 5-FU 或 5-FU 前体药物的化疗方案。

▮（二）硫唑嘌呤

硫唑嘌呤（azathioprine）是 6- 巯基嘌呤咪唑衍生物，为具有免疫抑制作用的抗代谢药物，可以产生烷基化作用抑制核酸的生物合成，阻止细胞的增生，并引起 DNA 损伤。硫唑嘌呤通过抑制 T 淋巴细胞而影响免疫，临床主要应用于急、慢性白血病的治疗和器官移植。硫嘌呤甲基转移酶（thiopurine methyltransferase，TPMT）是硫唑嘌呤代谢过程中的重要代谢酶。*TPMT* 有遗传多态性，可以影响其活性，从而导致患者间使用硫唑嘌呤产生明显的个体差异。人群中 86.6% 的 TPMT 活性较高，而 11.1% 具有中等活性，0.3% 活性缺失。*TPMT* 基因中常见的功能下降型突变包括 *2、*3A、*3C 和 *4 等，其中 *3A 的患者 TPMT 活性完全丧失。研究表明，TPMT 中、低活性的患者使用常规剂量的硫唑嘌呤后白细胞减少症、中性粒细胞减少症和骨髓抑制的风险均显著增加。CPIC 指南指出，当患者的 *TPMT* 基因型为 *1/*2、*1/*3A、*1/*3B、*1/*3C 或 *1/*4 时，推荐采用硫唑嘌呤正常剂量的 30% ～ 80% 作为起始剂量进行治疗，并根据临床实际情况调整剂量。若患者的 *TPMT* 基因型为 *3A/*3A、*2/*3A、*3A/*3C、*3C/*4、*2/*3C 或 *3A/*4，推荐大幅降低起始剂量（约为正常剂量的 10%）进行治疗，并根据临床实际情况调整剂量。Nudix 水解酶 15（nudix hydrolase 15，NUDT15）可降解硫唑嘌呤的活性代谢产物从而避免细胞毒性的产生。*NUDT15* 存在遗传多态性，可以影响其编码酶的代谢活性，与患者用药后产生的白细胞减少症显著相关。*NUDT15* 基因中存在 *2 和 *3 两个主要的功能下降型基因多态性，可显著降低 NUDT15 酶活性。CPIC 指南指出，当患者携带 *2 和 *3 中的任意 1 个等位基因时，使用常规剂量硫唑嘌呤治疗后硫唑嘌呤相关的白细胞减少症、中性粒细胞减少症、骨髓抑制的风险显著增加，推荐采用正常剂量的 30% ～ 80% 作为起始剂量进行治疗并根据临床实际情况调整剂量。若患者携带 *2 和 *3 中的任意 2 个等位基因时，推荐大幅降低起始剂量（约为正常剂量的 10%）进行治疗并根据临床实际情况调整剂量，以避免硫唑嘌呤相关的不良反应发生。此外，针对 *TPMT* 和 *NUDT15* 的 CPIC 的指南同样适用于巯基嘌呤（mercaptopurine）和硫鸟嘌呤（thioguanine）。

（三）伊立替康

伊立替康是一种喜树碱类抗肿瘤药物，广泛应用于胃癌、结直肠癌、肺癌等实体瘤的治疗，是转移性结直肠癌的首选化疗药物之一。伊立替康为前药，在体内可经羧酸酯酶代谢成活性形式 7- 乙基 -10- 羟基喜树碱（SN-38），SN-38 经肝尿苷二磷酸葡糖醛酸转移酶 1A1（uridine-diphospho glucuronosyltransferase 1 family polypeptide A1，UGT1A1）转化为无活性的葡糖醛酸化 SN-38（SN-38G）排出。SN-38 可抑制 DNA 拓扑异构酶 I，干扰 DNA 复制和转录，抑制 DNA 合成，从而发挥抗肿瘤活性。伊立替康的临床应用因为严重的不良反应如致死性血样腹泻和粒细胞降低而受到限制。研究显示，伊立替康不良反应与 *UGT1A1* 基因多态性 *28 密切关联。*28 是位于 *UGT1A1* 启动子区 TATA 盒的多态性，它能够显著降低 *UGT1A1* 的转录活性从而降低 UGT1A1 酶代谢活性导致 SN-38 的过度蓄积进而产生不良反应。荷兰皇家药学促进协会药物遗传学工作组（Royal Dutch association for the advancement of pharmacy-pharmacogenetics working group，DPWG）针对伊立替康的个体化用药指南指出，当患者携带 *UGT1A1*28/*28* 基因型时应从标准剂量的 70% 开始给药，如果患者耐受该初始剂量，则可以根据其中性粒细胞计数增加剂量。

（四）酪氨酸激酶抑制药（tyrosine kinase inhibitors，TKI）

TKI 是一种小分子靶向抗肿瘤药物，可穿过细胞膜在肿瘤细胞内部阻断肿瘤细胞的生长和分裂相关的信号通路。TKI 的主要代表性药物包括吉非替尼（gefitinib）、厄洛替尼（erlotinib）、埃克替尼（icotinib）和奥希替尼（osimertinib）等。这 4 种药物均通过选择性抑制肿瘤细胞内人类表皮生长因子受体（epidermal growth factor receptor，EGFR）的活性及细胞内磷酸化过程，阻滞下游信号转导通路，拮抗血管生成、细胞迁移扩散及增殖作用，进而抑制肿瘤细胞的生长。研究发现，EGFR-TKI 的抗肿瘤疗效与 *EGFR* 基因上发生的体细胞突变密切相关。EGFR-TKI 只有在携带特定 *EGFR* 突变的患者中有效。*EGFR* 突变主要发生在其酪氨酸激酶（tyrosine kinase，TK）区域，其中 85% ～ 96% 的突变分别发生在第 19 号和第 21 号外显子上，少部分发生在第 20 号外显子，极少部分发生在第 18 号外显子。缺失突变主要发生在外显子 19 上，最常见的是 del E746-A750，最常见的替代突变发生在外显子 21 上的 L858R，复制或插入突变发生在外显子 20 上。外显子 19 的缺失突变（del E746-A750）和外显子 21 上的替代突变（L858R）为典型突变，约占突变的 90%。美国国家综合癌症网络（national comprehensive cancer network，NCCN）非小细胞肺癌（non-small-cell lung carcinoma，NSCLC）临床实践指南指出携带 *EGFR* 18、19 和 21 号外显子突变的患者对 EGFR-TKI 敏感，推荐用于晚期 NSCLC 患者的一线抗肿瘤治疗。位于 *EGFR* 20 号外显子的 T790M 突变是 EGFR-TKI 的主要耐药突变，该突变对一代和二代 EGFR-TKI，如吉非替尼、厄洛替尼等不敏感，但对奥希替尼等第三代 EGFR-TKI 敏感，推荐携带 T790M 突变的 EGFR-TKI 耐药的晚期 NSCLC 患者使用奥希替尼进行抗肿瘤治疗。

（五）西妥昔单抗（cetukimab）

西妥昔单抗是 EGFR 单克隆抗体，为免疫球蛋白 IgG 鼠源性嵌合型抗体，是晚期结直肠癌和头颈癌治疗的一线靶向抗肿瘤药物。西妥昔单抗与化疗药物联合应用具有协同作用，可增强细胞毒性药物的抗肿瘤活性和恢复耐药细胞敏感性。研究发现，西妥昔单抗的抗肿瘤活性受 *RAS*（rat sarcoma oncogene）基因突变尤其是 *KRAS* 基因突变的影响。KRAS 蛋白是 EGFR 信号传导通路中的一个关键的下游调节因子，是 *RAS* 原癌基因家族中的重要成员。当 *KRAS* 基因突变时，RAS 蛋白持续活化，西妥昔单抗治疗虽然抑制了 EGFR，但其下游信号通路依然为活化状态，因此无法抑制肿瘤细胞生长。*KRAS* 基因突变主要以第 12 和 13 密码子点突变最常见，在结直肠癌患者中发生率为 20%～45%。12 号密码子 GGT 和 13 号密码子 GGC 原本编码均为 Gly 氨基酸，突变导致这 2 个密码子分别变成了 6 种和 4 种其他氨基酸。NCCN 结直肠癌和头颈癌临床实践均指出，西妥昔单抗治疗前需进行 *KRAS* 基因突变检测，只有野生型患者适用西妥昔单抗联合化疗进行抗肿瘤治疗。

（六）曲妥珠单抗（trastuzumab）

曲妥珠单抗是重组 DNA 人单克隆抗体，主要通过与人类表皮生长因子受体 2（human epidermal growth factor receptor type 2，HER2）特异性结合，抑制肿瘤细胞生长信号的传递、促进 HER2 受体蛋白的内在化降解、通过抗体依赖的细胞介导的细胞毒性作用聚集免疫细胞攻击从而杀死肿瘤细胞。曲妥珠单抗目前为乳腺癌和胃癌等多种肿瘤一线靶向治疗药物。曲妥珠单抗的疗效与患者 HER2 表达水平密切相关。HER2 扩增的患者对曲妥珠单抗更敏感，无进展生存期更长。NCCN 乳腺癌和胃癌临床实践均指出，在使用曲妥珠单抗前需采用免疫组化或荧光原位杂交技术检测患者肿瘤组织内 HER2 蛋白表达或基因扩增情况。HER2 高表达或基因扩增阳性的患者方可使用曲妥珠单抗进行抗肿瘤治疗。

（七）免疫检查点抑制药

肿瘤免疫检查点抑制药（immune checkpoint inhibitors，ICI）是目前临床上常用的一类抗肿瘤免疫治疗药物，它通过抑制免疫检查点分子调节 T 细胞活性来杀伤肿瘤细胞。免疫检查点是一类免疫抑制性的分子，可以调节免疫反应的强度和广度。肿瘤细胞可通过表达一些物质，激活免疫检查点逃避人体免疫系统的杀伤。ICI 治疗是一种创新性的抗肿瘤治疗方法，已广泛用于黑色素瘤、NSCLC 等多种实体瘤的抗肿瘤治疗。目前常用于临床的 ICI 包括 PD-1/PD-L1 和 CTLA-4 抑制药两类。部分 ICI 的疗效与免疫检查点分子的表达密切相关，当肿瘤组织中不表达免疫检查点相关分子时，ICI 治疗通常无效。美国 FDA 和欧洲 EMA 针对伊匹单抗（ipilimumab）和纳武单抗（nivolumab）的应用指南指出，在使用它们前需检测肿瘤组织中免疫检查点分子 PD-L1 的表达，只有 PD-L1 表达≥ 1% 时才能使用这两种药物进行抗肿瘤治疗。

五、其他疾病的临床合理用药

除了上述常见慢性疾病的治疗药物外，研究人员还针对消化系统疾病治疗药物、呼吸系统疾病治疗药物、抗病毒药物等开展了大量的遗传药理学研究，发现了一大批可在临床上指导个体化用药的遗传变异位点。这些位点绝大多数被收录在药物基因组学知识库（pharmacogenomics knowledge base，PharmGKB）中。PharmGKB 是目前国际上最大的、收集最完整的药物基因组学知识信息库，收集了药物相关基因型和表型信息并进行了系统归类。本章中绝大多数指南信息均来源于 PharmGKB 数据库。本部分将以质子泵抑制药（proton pump inhibitors）、阿巴卡韦（abacavir）、异烟肼和何首乌（polygonum multiflorum）为代表介绍其他疾病的临床合理用药。

（一）质子泵抑制药

质子泵抑制药常用于消化性溃疡、应激性溃疡、胃泌素瘤和反流性食管炎等消化系统疾病的治疗，它主要通过抑制胃壁细胞顶端膜构成的分泌性微管和胞质内管状泡上的 H^+，K^+-ATP 酶活性，从而有效抑制胃酸的分泌。大多数的质子泵抑制药由 CYP2C19 酶代谢，包括奥美拉唑、兰索拉唑（lansoprazole）、泮托拉唑等。因此，*CYP2C19* 基因多态性与质子泵抑制药的疗效和不良反应密切相关。CPIC 指南指出，在服用奥美拉唑、兰索拉唑和泮托拉唑前需进行 *CYP2C19* 基因型检测，当患者基因型为 *17/*17 时建议将每日起始剂量增加为标准剂量的 2 倍并持续检测疗效；当患者基因型为 *2/*2、*3/*3 和 *2/*3 时，如果患者需要进行长期治疗（＞ 12 周），建议将每日剂量下调为标准剂量的 50% 并监测持续疗效。

（二）阿巴卡韦

阿巴卡韦是临床上常用的一种抗人类免疫缺陷病毒（HIV）药物。阿巴卡韦为碳环 2'- 脱氧鸟苷核苷类药物，是一种前药，在体内代谢成为具活性的三磷酸卡波韦。三磷酸卡波韦通过抑制 HIV 反转录酶实现抗 HIV 效应。在临床实践中，少数患者在使用阿巴卡韦后会发生以严重药物性肝损伤为代表的致死性超敏反应。研究发现，这种超敏反应与 *HLA-B*57：01 基因多态性密切相关，携带 *HLA-B*57：01 等位基因的患者服用阿巴卡韦后其超敏反应的发生风险是非携带者的 960 倍。前瞻性研究显示，根据 *HLA-B*57：01 基因型对阿巴卡韦实施个体化给药，可有效减少其超敏反应的发生率。因此，CPIC 指南指出，在服用阿巴卡韦前需进行 *HLA-B*57：01 基因型检测，对于 *HLA-B*57：01 携带者应避免使用阿巴卡韦，采用其他替代药物进行抗病毒治疗。

（三）异烟肼

异烟肼是一种常用的抗结核病药物，可有效抑制和杀灭结核分枝杆菌。异烟肼在体内主要通过 NAT2 乙酰化，同时有部分水解而代谢。由于遗传差异，人群可分为快乙酰化者、中间乙酰化者与慢乙酰化者。快乙酰化者的异烟肼平均半衰期为 1.1h，而慢乙酰化者为 3h。快乙酰化患者容易产生耐药而慢乙酰化患者易出现肝毒性等药物不良反应。*NAT2* 基因上最主要的功能性等位基因变异为 *4，不携带 *NAT2*4 等位基因的人大多为慢乙酰化者，携带一个 *4 等位基因的人为中间乙酰化者，而携带两个 *4 等位基因的人为快乙酰化者。前瞻性研究显示，按照 *NAT2*4 基因型进行给药，可显著降低慢乙酰化患者服用异烟肼后的肝损伤及快乙酰化患者服用异烟肼后的治疗失败。中间乙酰化患者推荐使用标准剂量进行抗结核治疗，慢乙酰化患者推荐使用标准剂量的 50% 进行治疗，而快乙酰化者推荐使用标准剂量的 150% 进行治疗。

（四）何首乌

何首乌是一种常用的中药药材，具有补肝肾、益精血、乌须发和强筋骨等多种功效。在我国每年服用何首乌的人群达 2000 万人。何首乌在临床服用过程中存在肝损伤的风险。我国科学家发现，何首乌的肝损伤与 *HLA-B*35：01 等位基因密切相关。携带 *HLA-B*35：01 等位基因者服用何首乌后其药物肝损伤的发生风险是非携带者的 143.9 倍。基于 *HLA-B*35：01 基因型对何首乌实施个体化的应用后，何首乌所导致的药物性肝损伤发生风险降低了 8 倍。*HLA-B*35：01 是首个被确定与中药药物反应密切相关的等位基因，该成果被写入由中华中医药学会 2019 年 12 月发布的《何首乌安全用药指南》，该指南指出，携带 *HLA-B*35：01 等位基因者建议避免使用何首乌。

思 考 题

1. 什么是遗传药理学？它与药物基因组学有何异同？

2. 简述遗传药理学的主要研究内容。

3. 影响药物反应的遗传变异主要发生在什么基因中？其潜在作用机制是什么？

4. 简述什么是基因导向的个体化药物治疗（以曲妥珠单抗为例说明）。

（刘昭前　李　曦）

第十章　老年人临床用药

学习目标

掌握：老年人药动学与药效学特点；老年人合理用药原则。

熟悉：老年人各系统药物的合理应用。

了解：老年人生理、生化功能的改变。

第一节　概　　述

世界卫生组织（WHO）对老年人的标准定义：欧美发达国家 ≥ 65 岁、亚太地区 ≥ 60 岁（具体分段见表 10-1）。老龄化国家或地区的标准定义为：65 岁以上人口占总人口比例 ≥ 7% 或 60 岁以上人口占总人口比例 ≥ 10%。

表 10-1　世界卫生组织（WHO）年龄划分标准（亚太地区）

项目	年龄（岁）			
	< 44	45 ～ 59	60 ～ 89	≥ 90
定义	青年人	中年人	老年人（其中 ≥ 80 为高龄老人）	长寿老人

按照 WHO 标准，20 世纪 70 ～ 80 年代欧美发达国家进入老龄化社会。2000 年我国 ≥ 60 岁以上老年人达 1.32 亿，占全国人口总数的 10.40%，进入老龄化社会。截至 2021 年末，我国 60 周岁及以上老年人口 26 736 万人，占总人口的 18.9%；全国 65 周岁及以上老年人口 20 056 万人，占总人口的 14.2%，人口老龄化程度进一步加深。预计到 2050 年，我国老年人口将达到 4 亿，占比 25% 以上，达到老龄化程度的高峰。

健康老龄化（healthy aging）是发展和维护老年健康生活所需要的内在功能和功能发挥的过程，是我国面对人口老龄化问题提出的重要战略目标。老年人各组织、器官随着年龄增长而发生变化，因此在临床用药时应充分考虑老年人的生理特点以及药动学和药效学的变化规律，制订安全合理的用药方案。

第二节　老年人的生理功能变化

老年人随着年龄增长机体呈进行性退化，导致老年人各组织、器官的生理、生化功能发生较大变化，主要表现为以下几个方面。

一、神经系统

老年人大脑重量减轻，大脑皮层的额叶和颞叶萎缩显著，脑内神经元数目减少，敏感性下降，胶质细胞增多；常因动脉粥样硬化，脑血管阻力增加，引起脑供血不足，甚至脑血管破裂或硬化；脑供血不足可造成氧和葡萄糖供应不足，影响脑神经功能，可能出现暂时性认知功能障碍，甚至永久性记忆障碍；血脑屏障随年龄增长而退化，通透性增加，老年人易发生神经系统感染性疾病；老年人中枢神经递质合成减少，应激适应能力下降；脊髓重量减少，自主神经传导速度减慢；视觉、听觉、嗅觉、味觉、触觉等均有不同程度的减退。

二、内分泌系统

老年人内分泌器官退化，下丘脑重量减轻，供血减少，激素代谢和机体对激素的敏感性均发生变化。去甲肾上腺素、血管升压素、胰岛素、甲状旁腺激素、心钠素、催乳素水平升高，肾素、醛固酮、生长激素及三碘甲状腺原氨酸（T_3）水平下降；男性睾酮、女性雌激素水平下降。因此，老年人易患高血压、糖尿病、甲状腺功能减退等疾病。此外，老年人松果体退化，褪黑素分泌减少可引起睡眠减少、内分泌失调等症状。

三、心血管系统

老年人心功能下降，心肌收缩力降低，心输出量减少；血管弹性减弱，外周阻力增大，血压升高，血流速度减慢，心、脑、肝、肾等重要器官血流量均减少；压力感受器因动脉粥样硬化而敏感性减弱，反射调节能力降低。因此，老年人发生心衰、高血压、冠状动脉疾病、直立性低血压的危险性增加。

四、免疫系统

老年人存在多个生理系统的平衡失调，其中显著变化的是免疫系统的失调和衰退。老年人细胞免疫功能及体液免疫功能均有下降，其胸腺萎缩，血中胸腺激素水平逐渐下降，巨噬细胞募集能力、抗原呈递、吞噬、活性氧生成和细胞因子生成功能下降等；中性粒细胞吞噬能力、趋化功能降低，T 细胞数量减少且功能降低，B 细胞功能减退，免疫球蛋白数量也随增龄而下降，而对自身组织抗原产生免疫反应增强。因此，老年人易发生感染性疾病、自身免疫病及肿瘤等。

五、消化系统

老年人唾液腺萎缩，唾液分泌减少，牙齿脱落，牙龈萎缩，味蕾减少，吞咽困难，食物咀嚼消化功能下降；胃黏膜及腺体萎缩，胃黏膜的防御 - 修复机制退化，胃血流量减少，胃酸、胃蛋白酶分泌减少，胃排空时间延长，易发生功能性消化不良、胃轻瘫等；小肠吸收功能减退，胰腺逐渐纤维化；排便反射减弱，结肠黏膜与肠平滑肌、肛提肌等收缩能力减弱，易出现便秘；肛门括约肌张力降低，易出现排便失禁；肝萎缩，重量下降，肝血流量减少，白蛋白合成能力减退，药物首过消除减少，生物利用度增加。

六、呼吸系统

老年人肺组织弹性下降，肺泡数量减少，呼吸肌张力减弱，肋软骨钙化，胸廓阻力变大，椎骨骨质疏松，椎骨间隙变小，呼吸运动能力减退，肺活量下降。常表现为胸闷、咳嗽效力下降、痰液不易咳出、易发生呼吸系统感染和应激状态下的缺氧。

七、泌尿系统

老年人肾萎缩，肾血流量减少，肾小球滤过率降低，肾小管分泌和重吸收功能减退，肌酐清除率和尿比重降低。膀胱肌肉萎缩，易出现尿频、尿急、尿外溢，甚至尿失禁。男性良性前列腺增生症的发生率增加。

八、血液系统

老年人骨髓有核细胞数量减少，血液中白细胞总数降低，粒细胞对细菌的吞噬和杀伤能力降低；纤维蛋白原含量增多，血脂增高，红细胞沉降率加快；凝血功能亢进，凝血因子增多，血小板黏附分子活性升高，易形成血栓。

第三节　老年人药动学与药效学特点

一、老年人药动学特点

老年人随着年龄增长各组织、器官的结构和功能逐渐衰退，机体对药物的吸收、分布、代谢和排泄过程发生变化，可直接影响体内药物浓度及有效药物浓度维持时间，致使药物疗效改变或产生不良反应。因此，在制订老年人的用药方案时，应充分考虑其药动学特点，以获得最佳疗效，并使治疗风险降至最低。

（一）药物吸收

老年人胃壁细胞功能下降，基础及最大胃酸分泌量减少，胃液 pH 增高，使弱酸性药物（如巴比妥类、水杨酸类、地高辛等）在胃内的吸收减少，而弱碱性药物吸收增多；胃肠道运动减弱，药物进入小肠时间延迟，在肠道的吸收速率减慢，血药浓度达峰时间延迟，尤其对于在小肠远端吸收的药物或肠溶片的影响更大；胃肠道黏膜萎缩，吸收面积减少，肠内液体量减少，不易溶解的药物吸收延缓，如氨苄西林、地高辛、甲苯磺丁脲等；胃肠道和肝的血流量减少，使某些药物吸收减少，如地高辛、奎尼丁、普鲁卡因胺、氢氯噻嗪等；肝血流量减少还可能使经肝消除的药物首过消除减少，血药浓度升高甚至引起不良反应，如普萘洛尔、拉贝洛尔、利多卡因等；此外，肌内和皮下注射给药时，可因老年人局部血流量减少和肌萎缩使药物吸收变慢。

（二）药物分布

老年人脂肪组织增加，脂溶性药物表观分布容积增大，半衰期延长，易发生蓄积中毒，如氯氮䓬、地西泮、巴比妥类、酚噻嗪类、利多卡因等。机体水分绝对量与相对量均下降，水溶性药物表观分布容积减少，血药峰浓度增加，如青霉素、乙醇、吗啡、对乙酰氨基酚、西咪替丁等，故应降低负荷剂量。

老年人肝合成白蛋白能力减退，血浆白蛋白含量减少，弱酸性药物血浆蛋白结合率降低，游离型药物增加，药效增强甚至产生不良反应，尤其是血浆蛋白结合率高的药物，如华法林、地西泮、洋地黄毒苷、阿司匹林、苯妥英钠、甲苯磺丁脲、普萘洛尔等，应用时需适当减量。此外，两种血浆蛋白结合率高的药物合用时，由于竞争性置换可使游离型药物增加，而老年人由于血浆白蛋白生成减少，进一步导致了游离型药物增加，更易引起不良反应，如保泰松和华法林合用时可导致严重的出血。

弱碱性药物（如氯丙嗪、利多卡因等）可与 α1- 酸性糖蛋白（α1-acid glycoprotein，AGP）结合，老年人血浆 AGP 增加，尤其患急性疾病时血浆 AGP 更高，与药物结合能力增强，游离型药物减少，药效减弱。如利多卡因在急性心肌梗死时与血浆 AGP 结合率高，游离型药物较少；但在急性期过后，血浆 AGP 减少，游离型药物浓度增加，可出现中毒现象。

总体来说，老年人的药物血浆蛋白结合率发生变化可能包括两种情况：①结合率下降，如弱酸性药物地西泮、保泰松、水杨酸类、丙戊酸钠、洋地黄类、头孢曲松、茶碱、甲苯磺丁脲、华法林等；②结合率增加，如弱碱性药物，包括氯丙嗪、利多卡因等。

（三）药物代谢

老年人肝细胞数量及血流量减少，肝微粒体酶活性降低，首过效应降低，药物生物利用度增加，血药浓度升高，如硝酸甘油、吗啡、普萘洛尔等；主要经肝代谢的药物代谢减慢，半衰期延长，血药浓度增加，如苯巴比妥、对乙酰氨基酚、保泰松、吲哚美辛、氨茶碱、三环类抗抑郁药等。影响肝药物代谢的因素较复杂，不能简单以肝功能测定来预测老年人肝代谢药物的能力，即使老年人肝功能正常也不能代表其药物代谢能力正常。

（四）药物排泄

大多数药物及其代谢产物通过肾经尿液排出体外。老年人的肾重量、肾血流量、肾小球滤过率、肾小管排泄与重吸收功能均下降，肌酐清除率降低。因此，经肾排泄的药物排泄能力降低，易发生蓄积中毒，如地高辛、氨基糖苷类抗生素、多黏菌素类、四环素类、磺胺类、苯巴比妥、别嘌醇、乙胺丁醇、磺酰脲类降血糖药、普鲁卡因胺、锂盐、甲氨蝶呤等，应适当调整给药剂量和间隔时间。此外，部分药物可经胆汁排泄。老年人肝胆功能下降，因此使用主要经肝胆排泄的药物也应谨慎，必要时监测血药浓度。

二、老年人药效学特点

老年人器官、组织的结构与功能发生衰老性变化，药物作用的靶器官、靶组织的功能，以及靶细胞、受体的数目及与药物亲和力发生的改变，必然导致老年人对药物反应性的改变。因此，药物对老年人的作用强度及作用性质不同于年轻人。老年人药效学的特点是：对大多数药物敏感性增加、药效增强，少数药物敏感性降低，药效减弱；药物耐受性下降，不良反应发生率高（表 10-2）。老年人药动学特点的改变、疾病状态及多药合用、各种复杂因素均会影响机体对药物的反应性。

表 10-2 老年人用药后药效学改变的部分药物

药物	药效学改变	主要临床表现
氯丙嗪	增强	镇静、锥体外系反应明显，易发生直立性低血压、体温降低
苯巴比妥	增强	中枢性镇静作用增强，易引起严重嗜睡、意识障碍、共济失调、精神错乱，甚至昏迷、呼吸抑制
地西泮	增强	镇静、催眠作用增强，易引起醒后困倦、精神错乱、动作失调，跌倒可引起外伤
华法林	增强	抗凝血效应增强，易发生自发性出血
吗啡	增强	中枢抑制作用增强，易引起神志模糊、昏迷、呼吸不畅、血压下降
丙泊酚	增强	麻醉效应增强，心血管功能减退者易发生心动过缓、严重低血压
哌唑嗪	增强	血管扩张效应增强，易引起低血压
维拉帕米	增强	血管扩张效应增强，易引起低血压
胰岛素	增强	易发生眩晕、定向障碍、跌倒等低血糖反应
异丙肾上腺素 *	减弱	兴奋心脏、松弛支气管平滑肌作用减弱
普萘洛尔 *	减弱	降低血压、减慢心率作用减弱

* 虽然 β 受体数目减少及敏感性下降，对心脏、血管、平滑肌等组织、器官作用减弱，但因还受到老年人血浆蛋白结合率下降、肝肾功能减退等药动学变化，引起药物血药浓度增加、药物体内消除减慢的影响，应用时应综合考虑并酌情调整剂量

（一）神经系统变化对药效学的影响

老年人神经系统的结构和功能发生变化，导致对中枢神经系统药物的反应性发生改变。主要表现为敏感性增高，耐受性降低，如巴比妥类、地西泮、硝西泮、氯氮䓬等中枢抑制药易引起不良反应；吗啡、哌替啶等中枢镇痛药易发生呼吸抑制；可乐定、甲基多巴等中枢性抗高血压药可引起严重嗜睡、眩晕，突然停药可致焦虑、激动、心悸、出汗、血压升高，甚至高血压危象等停药反应；利血平、氯丙嗪易导致精神抑郁。

（二）心血管系统变化对药效学的影响

老年人心脏传导系统功能及心脏收缩与舒张功能减退，肝肾对药物的清除能力降低，使强心苷类药物对老年人的正性肌力作用减弱，而毒性反应增强；窦房结功能减退使老年人对抗心律失常药的敏感性增高，易引起窦性停搏，甚至阿 - 斯综合征；心血管系统功能减退及其血压调节能力下降，使老年人对抗高血压药、利尿药的敏感性增高，应用抗高血压药、利尿药、苯二氮䓬类、

吩噻嗪类、三环类抗抑郁药、β受体拮抗药、左旋多巴、普鲁卡因胺等药物时易发生直立性低血压；β受体的数目和敏感性下降，β受体激动药和拮抗药的反应性均降低；老年人对肝素和口服抗凝血药敏感性增加，可引起凝血障碍甚至自发性出血；血液黏稠度增加，血流缓慢，易发生血栓栓塞性疾病。

（三）内分泌系统变化对药效学的影响

老年人糖皮质激素受体数量减少，营养物质转运和代谢的调控能力降低，而糖皮质激素促进蛋白异化作用的反应性增高，易引起消化性溃疡、骨质疏松及自发性骨折。老年人对胰岛素和葡萄糖的耐受力下降，而大脑对低血糖反应的敏感性增高，因而使用胰岛素等降血糖药时易发生低血糖反应或昏迷，须特别注意。

老年人性激素分泌减少，更年期后适当补充性激素可缓解机体的不适症状和防止骨质疏松，但不宜长期大量应用，因雌激素过量可引起子宫内膜和乳腺癌变，雄激素过量可造成前列腺增生或癌变。此外，研究表明老年患者在夜间，吗啡的镇痛作用将减弱，这可能与松果体激素和褪黑素分泌减少有关。

（四）免疫系统变化对药效学的作用

老年人的 T 细胞和 B 细胞功能降低，依赖辅助性 T 细胞的抗原反应减弱，因此易患严重的感染性疾病；老年人易产生自身免疫抗体，常发生自身免疫病、肿瘤等。细胞免疫和体液免疫功能均降低，病情严重时常伴有防御功能损害，导致抗菌药物治疗失败，故当肝、肾功能正常时，应用抗菌药物时可适当增加剂量或延长疗程，以防感染复发。

（五）体液和电解质对药效学的作用

老年人对体液及电解质内环境稳定的调节功能下降，口渴感减弱，液体摄入不足，并且肾浓缩尿液的功能下降，对醛固酮和抗利尿激素反应不敏感，尽管摄入与年轻人等量的液体时，老年人也可能发生脱水，甚至电解质紊乱。因此，老年人使用利尿药、血管紧张素转化酶抑制药时，应减小剂量并注意监测水、电解质的变化。

第四节　老年人合理用药原则

由于老年人机体各组织、器官功能减退，许多药物的体内药动学和药效学发生改变，常表现对药物的耐受性差，易发生药物蓄积中毒等不良反应，并且老年人往往并发多种疾病，需要应用多种药物。因此，为确保老年用药的安全有效，建议应遵循以下用药原则。

一、药　物　选　择

在掌握老年人的疾病史、用药史、家族遗传史的基础上，根据个体生理特点和病理状态进行选药。具体包括以下几方面。

1. 明确目的，恰当选药　老年人病情复杂，对于非必须用药或无适当药物可用者，不建议使用药物。如老年无力型便秘可通过增加富含纤维素的食物加以改善。若必须用药，则应选择疗效好、不良反应少的药物，如老年人失眠症宜选用对快动眼睡眠影响小，停药后无明显反跳现象，治疗指数高且代谢不受年龄影响的劳拉西泮。

2. 用药方案，应少而精　多药合用易发生药物相互作用，增加不良反应。老年人常患有多种疾病，治疗方案应抓住主要矛盾，减少药物合用的种类，一般合用不超过 4～5 种。首选具有双重疗效的药物，如治疗伴有前列腺增生的高血压宜选用 α 受体拮抗药。

3. 不良反应，充分预估　优先选择药理作用及不良反应明确的药物，避免未知不良反应发生。避免使用未经验证的新药、秘方、偏方。

4. 部分药物，小心慎用　有些药物虽可缓解症状，但会产生某些严重不良反应，如尿潴留、直立性低血压、急性意识障碍、晕厥等，应该充分考虑。对于治疗指数低、首过消除显著、主要经肾排泄及具有中枢神经系统不良反应的药物也应慎用，使用时注意控制剂量和疗程。根据《老年人慎用药物指南》，老年人慎用药物主要包括以下几个类别（表 10-3）。

表 10-3　老年人慎用药物

类别	药物	原因
抗组胺药	第一代抗组胺药（如盐酸羟嗪、异丙嗪）	易引发意识模糊，有口干、便秘等抗胆碱能样作用
抗帕金森病药	苯托品、苯海索	易引起锥体外系症状
解痉药	颠茄生物碱、双环维林、莨菪碱、普鲁本辛、东莨菪碱	易发生抗胆碱能样作用
抗感染药	呋喃妥因	可能具有肺毒性
α受体拮抗药	多沙唑嗪、哌唑嗪、特拉唑嗪	有直立性低血压的高风险
中枢性抗高血压药	可乐定、胍那苄、胍法辛、甲基多巴	发生中枢神经系统不良反应高风险；可能导致心动过缓和直立性低血压
抗心律失常药	胺碘酮、丙吡胺	胺碘酮易发生甲状腺疾病、肺部疾病和 QT 间期延长。丙吡胺可诱发心力衰竭
抗心衰药	地高辛	用量＞ 0.125mg/d 时增加毒性风险
扩血管药	硝苯地平	易发生低血压、心肌缺血
抗抑郁药	阿米替林、氯米帕明、丙米嗪、米帕明	易发生抗胆碱能样作用，镇静，并引起直立性低血压
抗精神病药	美索达嗪、硫利达嗪	高抗胆碱能药，有延长 QT 间期的风险，增加脑血管意外风险和阿尔茨海默病患者死亡率
巴比妥类	异戊巴比妥、仲丁巴比妥、布他比妥、甲苯比妥、戊巴比妥、苯巴比妥、司可巴比妥	依赖性强，易产生耐受性，剂量增加时风险明显增大
苯二氮䓬类	阿普唑仑、艾司唑仑、劳拉西泮、奥沙西泮、替马西泮、三唑仑	发生认知障碍、谵妄、跌倒、骨折和机动车事故风险增大
降血糖药	胰岛素、氯磺丙脲、格列本脲	低血糖风险增加，时间延长
作用于胃肠道药	甲氧氯普胺	致锥体外系副作用，如迟发性运动障碍
非甾体抗炎药	吲哚美辛	增加高危人群胃肠道出血和溃疡风险
镇痛药	哌替啶	导致神经毒性

5. 膳食补充，避免滥用　一般来说正常饮食即可满足生理代谢所需的维生素。维生素 C 超量应用可产生大量草酸盐结晶导致尿路结石；维生素 E_6 大量应用可引起血小板聚集、血栓形成、血栓性静脉炎等。只有体内缺乏某种维生素时才应给予补充，一旦纠正应减量或停药。

二、用药剂量

一般情况下，60 岁以上老年人用药剂量应为成年人的 3/4，中枢神经系统抑制药起始剂量为成年人的 1/2 或 1/3，剂量宜偏小，对抗生素用量也宜小，一般用正常治疗量的 1/2 ～ 2/3 为宜。维生素、微量元素和消化酶等药物，可以用成人剂量。给药时建议从小剂量开始，采取"低起点、缓增量"原则，根据疗效和耐受性逐渐调整剂量。治疗指数小且毒性大的药物（如地高辛），以及具非线性动力学的药物（如苯妥英钠），多药合用时或有心肝肾疾病的患者，须进行血药浓度监测。肾功能减退者给药剂量及时间计算公式如下。

$$肾功减退者给药剂量 = 正常人剂量 / 剂量调整系数$$
$$肾功减退者给药间隔时间 = 正常人给药间隔时间 \times 剂量调整系数$$

剂量调整系数：

①通过表 10-4 直接查得。

表 10-4　剂量调整系数对照表

原型药物经肾排泄百分率（%）	肌酐清除率（ml/min）						
	0	10	20	40	60	80	120
10	1.1	1.1	1.1	1.1	1.1	1.0	1.0
20	1.3	1.2	1.2	1.1	1.1	1.1	1.0
30	1.4	1.3	1.3	1.2	1.2	1.1	1.0
40	1.7	1.6	1.5	1.4	1.3	1.1	1.0
50	2.0	1.8	1.7	1.5	1.3	1.2	1.0
60	2.5	2.2	2.0	1.7	1.4	1.3	1.0
70	3.3	2.8	2.3	1.9	1.5	1.3	1.0
80	5.0	3.7	3.0	2.1	1.7	1.4	1.0
90	10.0	5.7	4.0	2.5	1.8	1.4	1.0
100	∞	12.0	6.0	3.0	2.0	1.5	1.0

②通过如下公式计算求得。

$$剂量调整系数 = \frac{1}{F(K_f - 1) + 1}$$

式中：F 为原型药物经肾排泄百分率；K_f 为相对肾排泄功能，即 K_f= 肾功减退者肌酐清除率 / 正常人肌酐清除率（120ml/min）。

三、剂 型 选 择

由于老年人吞咽功能衰退，宜选用颗粒剂、口服液、喷雾剂，也可以选用糖浆剂、泡腾片、栓剂或透皮贴剂，病情较急者可静脉注射或静脉滴注给药。老年人胃肠功能不稳定，胃排空及肠道运动的减慢，使口服药物释放增加，可提高药物吸收量而易产生不良反应，在使用缓、控制剂时应更加注意。

四、给 药 时 间

按照时辰药理学的原理，根据老年人疾病、药动学、药效学的昼夜节律，选择最佳给药时间。例如胰岛素上午给药降血糖作用明显强于下午；长期应用糖皮质激素在病情控制后，可将 2d 药物总量于隔日上午 6 ～ 8 时一次性给药，以减少对下丘脑 - 垂体 - 肾上腺轴的抑制，减轻不良反应发生；收缩期高血压患者，血压昼夜波动幅度较大，夜间血压显著下降，应避免睡前给药和使用长效抗高血压药。此外，具有消化道刺激性的药物，如四环素类、铁剂等应饭后给药，而利胆药、驱肠虫药、盐类泻药、胃肠解痉药等宜在饭前给药；利尿药宜上午使用，避免睡前用药影响睡眠；β 受体激动药可采用晨低夜高的给药剂量，有利于清晨呼吸道阻力增加时达到较高的血药浓度。

五、用 药 监 测

对于毒性较大、治疗窗较小的药物，如地高辛、胺碘酮、氨基糖苷类、万古霉素、茶碱类、卡马西平、苯妥英钠、碳酸锂及某些抗肿瘤药等，可进行血药浓度监测并及时调整剂量，减少不良反应。同时加强药物效应监测，对于降血糖药应监测血糖；抗凝血药应监测凝血时间、凝血酶原时间，进行粪便隐血试验等；利尿药应监测 Na^+、K^+、Cl^- 等离子水平；应用具有心、肝、肾毒性的药物时，应监测各脏器功能。

六、提 高 依 从 性

老年人因记忆力下降、视力及听力减退、行动不便、用药复杂以及缺乏护理人员等情况，导致其依从性较差，尤其是痴呆、抑郁症或独居老年人更为明显。据中国医学科学院北京协和医学院北京协和医院老年医学科对 209 例 65 岁以上老年患者依从性分析结果表明，患者约 27.3% 不能严格遵医嘱用药，常发生过量、忘用或误用药物等情况。因此，老年人药物治疗方案应简单易行，尽量减少用药次数和合并用药；医护人员讲明用法用量，建议写出准确而简短的用药指导，并加强用药监督。

七、饮食及生活习惯对药物的影响

老年人用药期间应控制烟、酒、茶及注意日常饮食。吸烟可诱导肝药酶，促进尼可刹米、咖啡因、茶碱、非那西丁、安替比林、丙米嗪、喷他佐辛、普萘洛尔等药物代谢，降低这些药物的血药浓度，使药效减弱；吸烟可使食欲缺乏，延迟胃排空时间，影响口服药物吸收；吸烟可减少糖尿病患者胰岛素的皮下吸收，其用药剂量比不吸烟患者增加 15% ~ 30%；同时，吸烟也是脑血管意外和心肌梗死发生的重要诱因。酒精可诱导肝药酶，加速戊巴比妥、华法林及甲苯磺丁脲等药物代谢，还可与多种药物发生相互作用。茶叶可使铁剂、氟奋乃静、氟哌利多形成沉淀而影响吸收，牛奶中的钙离子可与四环素类药物生成络合物而影响吸收，故不宜同服。另外，限盐或低盐饮食有利于强心苷和抗高血压药产生更好疗效，控制饮食有利于降血糖药发挥降血糖作用。因此，为获得满意的药效，老年患者在服用相应药期间应戒除烟、酒等嗜好，健康饮食。

第五节　老年人各系统药物的合理应用

一、中枢神经系统药物

■ （一）镇静催眠药

老年人脑血流量减少，神经、精神功能和耐受力降低，使用巴比妥类药物和地西泮后易出现精神错乱、共济失调，易发生跌倒和骨折。老年人服用镇静催眠药后不良反应的发生率及严重程度比青壮年高，长期服用更易产生依赖性，老年人应避免滥用。老年人对苯二氮䓬类药物敏感性较高，适宜选用中效、短效类苯二氮䓬类药物；非苯二氮䓬类药物，如咪唑吡啶类、环吡咯酮类，可引起直立性低血压，应慎重。

■ （二）抗癫痫药

老年人血浆蛋白含量较低，游离型药物增加，使用苯巴比妥应适当减量；苯妥英钠可诱导肝药酶，发生药物相互作用，加快糖皮质激素、环孢素、茶碱、奎尼丁、避孕药、口服抗血凝药等多种药物代谢，使药效降低。苯妥英钠与卡马西平合用时，两药血药浓度均降低。苯巴比妥虽能诱导肝药酶加速苯妥英钠代谢，但还可通过竞争性抑制减少其灭活，因此苯巴比妥对苯妥英钠的最终影响不确定，临床使用时应监测血药浓度。老年患者清除丙戊酸钠的能力下降，不良反应发生率增加，起始给药剂量应减少，给药剂量的增加速度应该更加缓慢，并加强临床观察。当患者摄食量、摄水量下降或出现明显嗜睡时，应减少给药剂量或停止用药。老年人智力减退、运动损伤或感觉功能的变化易引起与抗癫痫药剂量相关的中枢神经系统副作用，有时在较低的剂量和血药浓度时即可发生，因此临床尽可能选用 1 种抗癫痫药并以最低有效剂量控制其发作。目前，国际抗癫痫联盟推荐第二代抗癫痫药拉莫三嗪和加巴喷丁作为老年局灶性癫痫患者的首选。

■ （三）抗精神失常药

老年人对吩噻嗪类、硫杂蒽类、丁酰苯类药物敏感性增高，易发生直立性低血压和锥体外系反应，特别是迟发性运动障碍发生率较高，故应慎用。氟哌啶醇、奋乃静选择性阻断多巴胺 D_2 受体，适用于伴有心血管疾病患者；利培酮、喹硫平、奥氮平适用于有兴奋、幻觉、妄想症状的精神分裂症患者；苯二氮䓬类治疗老年焦虑症相对较安全。

氟西汀、帕罗西汀等选择性 5-HT 再摄取抑制药是目前治疗老年抑郁症的一线药；大多数三环类抗抑郁药具有抗胆碱副作用，还可引起低血压、嗜睡和心律失常等不良反应；MAO 抑制药、5-HT 和 NA 再摄取抑制药也具有抗胆碱副作用，还可能引起高血压、嗜睡、意识模糊等，均应慎用。

二、心血管系统药物

▌（一）抗高血压药

老年人高血压特点：①收缩压增高，脉压增大；②血压波动大，急性心血管事件风险高；③血压昼夜节律异常，导致心、脑、肾等靶器官损害增加；④常与冠心病、心力衰竭、脑血管疾病、肾功能不全、糖尿病等多种疾病并发。

治疗时应注意平稳降压、保护靶器官和防止心血管事件的发生，应强调收缩压达标，同时应避免过度、过快降低血压。常用的五类抗高血压药中，以长效钙通道阻滞药、血管紧张素转换酶抑制药、血管紧张素Ⅱ受体阻断药和噻嗪类利尿药较为理想，但噻嗪类利尿药长期应用可导致葡萄糖耐受量降低、血脂异常和高尿酸血症。在联合用药时，优先选择利尿药。对大多数老年高血压患者，血管紧张素转化酶抑制药与利尿药联合是最佳选择。应根据患者自身特点选择药物，对于合并前列腺增生症或使用上述抗高血压药控制不理想者，可选用 α 受体拮抗药，但应注意直立性低血压等副作用。由于老年人压力感受器敏感性下降、血压调节功能下降，对抗高血压药耐受性较差，易发生直立性低血压，因此应避免使用如可乐定、甲基多巴、胍乙啶、利血平等药物。β受体拮抗药不作为老年高血压的首选药，已有证据显示其靶器官保护作用弱于其他抗高血压药物，且预防卒中事件疗效欠佳；另外小样本研究认为β受体拮抗药与低认知功能损伤有关。二氢吡啶类钙通道阻滞药氨氯地平能够预防高血压痴呆和认知功能下降，多数研究认为血管紧张素转化酶抑制药和钙通道阻滞药可能更适合老年高血压伴痴呆患者。速释硝苯地平可诱发低血压和心肌缺血，老年人应避免使用。

▌（二）抗心绞痛药

老年人硝酸甘油舌下给药时，应采用坐位或半卧位以防直立性低血压发生。β受体拮抗药和钙通道阻滞药也适用于老年稳定型心绞痛患者。由于老年人代谢能力降低，首过效应减弱，可使普萘洛尔血药浓度升高，易发生不良反应，应减量或延长给药间隔。维拉帕米和地尔硫草可抑制心脏传导，伴有传导阻滞的心绞痛患者应慎用，并注意避免与β受体拮抗药合用，以免加重心脏抑制。老年人应用维拉帕米时半衰期较长，故应适度减量。

▌（三）抗心力衰竭药

地高辛安全范围较小，老年人因肝肾功能减退，半衰期延长易引起中毒，一般给予成人剂量的 1/4～1/2，必要时进行血药浓度监测。地高辛应避免作为房颤的一线治疗；避免作为心力衰竭的一线治疗；如果用于房颤或心力衰竭，避免剂量＞0.25mg/d。利尿药是治疗老年人肺水肿的主要药物，但由于老年人机体自稳机制衰退，利尿药易导致血容量减少和电解质紊乱，故应调整剂量。新型排水利尿药血管升压素 V_2 受体拮抗药，特别适用于伴有低钠血症的老年心力衰竭患者。血管紧张素转换酶抑制药能有效地改善心力衰竭症状和降低死亡率，但由于大多数经肾排泄，老年人用药维持量应减小。β受体拮抗药是一线心衰治疗药物，老年心衰患者获益明确，如无禁忌证，所有射血分数降低的心衰症状患者均推荐使用β受体拮抗药（比索洛尔、卡维地洛等），以降低发病率和病死率，由于老年人个体差异大，因此β受体拮抗药的治疗特别要强调个体化。伊伐布雷定应用于老年、伴有室内传导障碍的心衰患者时，起始剂量要小。

▌（四）抗心律失常药

地高辛、维拉帕米、地尔硫草，β受体拮抗药或腺苷均可用于治疗老年人室上性心动过速。

胺碘酮和索他洛尔在处理危及生命的心律失常和恢复正常心律方面疗效较好，但应避免作为老年人房颤一线治疗的药物，胺碘酮可有效维持窦性心律，但比其他抗心律失常药毒性大，因此避免作为房颤的一线治疗，除非患者有心力衰竭或左心室肥大。由于老年人肝肾功能减退，清除率降低，血药浓度升高，并且窦房结和房室传导系统功能减退，因此对利多卡因的抑制作用较敏感，故剂量应减少 1/2，必要时监测血药浓度。丙吡胺由于强负性肌力作用，可能导致老年人心力衰竭，同时具有强抗胆碱作用，因此老年人须避免使用。

（五）调血脂药

HMG-CoA 还原酶抑制药能减少胆固醇生成，促进低密度脂蛋白和胆固醇的清除，对老年人高脂血症疗效好。推荐将中等强度的他汀类药物作为血脂异常人群的常用药物。目前我国临床使用药物包括洛伐他汀、辛伐他汀、氟伐他汀、匹伐他汀等，其中匹伐他汀不经 CYP3A4 代谢，极少量经 CYP2C9 代谢，对于多药联用的患者可优先选用。考来烯胺、考来替泊、烟酸、吉非贝齐和吗氯贝胺等不良反应较严重，应慎用。降低 TG 水平以降低胰腺炎风险时首选贝特类药物，若不能达标可考虑联合鱼油或烟酸类药物治疗。

> **案例 10-1**
>
> 　　患者，女，70 岁，气急、胸闷、乏力，不能连续行走，休息后可缓解，伴双下肢凹陷性水肿，临床诊断为心力衰竭。
>
> 　　治疗方案：地高辛片 0.25mg，每日 1 次，口服。
>
> 　　**问题：**
>
> 　　1. 该用药方案是否合理？
>
> 　　2. 用药中还需要注意哪些问题？
>
> 　　**解析：** 老年心力衰竭患者，地高辛应以小剂量 0.125mg 或 0.062 5mg 作为起始剂量，每日 1 次即可。老年患者肝、肾功能减退，表观分布容积减小，血药浓度升高，对药物耐受性较低，并且地高辛的治疗窗较窄，血药浓度升高时患者可出现恶心、呕吐、心律失常等中毒症状，必须减少剂量以防中毒反应发生，同时进行血药浓度监测，确保血药浓度在安全有效范围内。

三、呼吸系统药物

老年人哮喘可用支气管扩张药和糖皮质激素类药物治疗，但因常并发心血管疾病，应特别注意。吸入糖皮质激素为慢性持续期哮喘老年患者的首选给药途径，雾化吸入糖皮质激素包括二丙酸倍氯米松、布地奈德和丙酸氟替卡松。非选择性 β 受体激动药和茶碱类可增加心肌氧耗量、诱发或加重快速性心律失常，长期单独使用长效 $β_2$ 受体激动药有增加老年人哮喘患者死亡的风险，不推荐作为临床一线药物单独使用。抗胆碱药具有一定的支气管舒张作用，对老年患者具有良好的耐受性，但效果弱于 $β_2$ 受体激动药，其主要不良反应为口干、视物模糊，还可诱发尿潴留、便秘和青光眼等，因此仅推荐长效抗胆碱药作为中高剂量吸入性糖皮质激素 / 长效 $β_2$ 受体激动药不能控制症状的老年人哮喘患者的辅助治疗药物。口服氨茶碱易引起中毒，表现为烦躁、呕吐、记忆力减退、定向力差、心律失常，静脉注射速度过快或浓度过高时可引起心悸、惊厥等严重不良反应。老年哮喘患者优先推荐应用缓释茶碱。氨茶碱的代谢可被氟喹诺酮类药物抑制，故二者合用时应适当减少氨茶碱的剂量或延长间隔，并监测血药浓度。抗 IgE 抗体主要用于对吸入性糖皮质激素或吸入性糖皮质激素 / 长效 $β_2$ 受体激动药和（或）长效抗胆碱药治疗无反应的老年人哮喘，尤其适用于过敏性哮喘。慢性阻塞性肺疾病可联合应用异丙托溴铵吸入剂和选择性 $β_2$ 受体激动药，前者可迅速扩张大、中气道，后者可长效扩张小气道，使疗效增强。

四、消化系统药物

（一）抗消化性溃疡药

老年人基础疾病较多，如糖尿病、心脏病等，并且同时应用多种药物可能产生相互作用，如使用非甾体抗炎药类本身具有一定的镇痛作用，则消化性溃疡症状可能没有明显腹痛，甚至直接表现为消化道出血。治疗方案中抑酸药可首选质子泵抑制药，如泮托拉唑、雷贝拉唑等，并且与抗组胺药如雷尼替丁、胃黏膜保护药如柠檬酸铋钾、次水杨酸铋以及抗幽门螺杆菌药如阿莫西林、甲硝唑等联合给药，以提高疗效，降低复发率。幽门螺杆菌感染初次和再次根除治疗中推荐使用铋剂四联方案，即铋剂＋质子泵抑制药＋两种抗菌药（四环素、甲硝唑、克拉霉素、左氧氟沙星、甲硝唑等）。质子泵抑制药会引起艰难梭菌感染、骨质流失和骨折的风险，因此老年人避免服药＞8周，除非对于高危患者（如口服糖皮质激素或长期使用非甾体抗炎药）、糜烂性食管炎、巴雷特食管炎、病理性分泌过多疾病或用于证明需要的维持治疗（如由于停药失败试验或 H_2 受体拮抗药治疗失败）。

（二）泻药

老年人便秘患者的治疗应首先增加膳食纤维和水分摄入、合理运动，尽量停用导致便秘的药物。药物首选容积性泻药和渗透性泻药，如乳果糖、聚乙二醇。盐类泻药（如硫酸镁）过量应用会导致电解质紊乱，建议慎用。对病情严重的患者，可短期、适量应用刺激性泻药，或合用灌肠剂或栓剂。对于顽固性肠蠕动减弱者，可使用胃肠促动药，如多潘立酮、柠檬酸莫沙必利、甲氧氯普胺等。甲氧氯普胺可引起锥体外系反应，包括迟发性运动障碍，尤其是在体弱的老年人和长期药物接触的患者中，风险可能更大，因此应避免使用，除非是胃轻瘫，使用时间一般不超过12周。

（三）止泻药

老年人因括约肌或肠功能紊乱引起的大便失禁，可应用止泻药，如地芬诺酯、洛哌丁胺等阿片及其衍生物制剂，使用最小剂量控制排便次数。此外，止泻药物还包括蒙脱石散、药用炭等吸附剂、鞣酸蛋白等收敛剂、碱式碳酸铋等保护药等。需要注意，止泻药仅为对症处理，腹泻严重者还应注意纠正水、电解质和酸碱平衡，并注意止泻药对其他合用药的影响。止泻药不能长期使用。

案例 10-2

患者，男，74岁，因腹痛、腹泻5h后入院，诊断为急性胃肠炎。

治疗方案： 阿托品0.6mg，口服，每日3次；诺氟沙星0.4g，口服，每日2次。

问题：

1. 该用药方案是否合理？

2. 治疗中还需要注意哪些问题？

解析： 患者为老年男性，可能伴有多种疾病，并且肝肾功能已明显减退，给予阿托品0.6mg及诺氟沙星0.4g，剂量均偏大。老年男性患者还可能伴有前列腺增生，阿托品可加重排尿困难，还可能引起视物模糊，诱发急性青光眼，加快心率增加心肌氧耗量，甚至诱发冠心病患者出现心律失常或心肌梗死等不良反应发生。因此，该患者不宜应用阿托品。可改用山莨菪碱（654-2），该药对胃肠道平滑肌解痉作用选择性高，较安全可靠。必要时还需要对患者进行补液治疗，以防止水、电解质紊乱。

五、内分泌系统药物

（一）抗甲状腺药

放射性碘对老年人甲状腺功能亢进疗效确切，但可能有加重甲亢症状的危险，故放射治疗后可用硫脲类药，如丙硫氧嘧啶、甲巯咪唑、卡比马唑等降低甲状腺功能。应用 β 受体拮抗药如普萘洛尔可减轻甲亢患者的心律失常、焦虑等症状，但应严格控制剂量，加强病情观察。

（二）降血糖药

老年人的糖代谢调节功能减退，中枢神经系统对低血糖敏感性较高，并且低血糖往往症状隐匿，可能无先兆症状而迅速进入昏迷，且恢复缓慢。因此，在应用胰岛素或口服降血糖药时，应注意防止低血糖反应。

长效磺酰脲类氯磺丙脲在老年患者中半衰期延长，可导致长期低血糖，还可导致抗利尿激素分泌失调综合征。格列美脲和格列本脲可导致老年人严重长期低血糖的风险增高，因此老年人应避免使用以上 3 种长效磺酰脲类药物。

注意药物相互作用，如香豆素类、吩噻嗪类、水杨酸类、磺胺类、异烟肼、氯霉素等药物均可增强降血糖药的作用，诱发或加重低血糖反应。β 受体拮抗药如普萘洛尔不仅能增强降血糖药作用，而且能掩盖低血糖症状，应注意观察。

α- 糖苷酶抑制药阿卡波糖可明显降低餐后血糖，长期应用可降低空腹血糖，使全天血糖保持平稳，不良反应较轻；瑞格列奈是非胰岛素依赖型胰岛素促泌剂，极少发生低血糖反应；长效磺酰脲类降血糖药如格列苯脲可引起严重而持久的低血糖；双胍类降血糖药易发生乳酸血症，严重者可致死，老年人须慎用，并定期检查肾功能。

六、抗 菌 药 物

老年人体内脂肪比例增加，脂溶性抗菌药物在体内易蓄积，非脂溶性药物血中游离药物浓度升高。老年人肝肾功能减退，应根据肝肾功能调整给药方案。例如经肝代谢的氯霉素、四环素、大环内酯类及经肾排泄的氨苄西林、氨基糖苷类半衰期延长，易引发不良反应。老年人肾功能下降，治疗尿路感染的药物如呋喃妥因在尿中浓度降低，使疗效减弱。老年人免疫力低下，治疗细菌性感染宜选用青霉素、头孢菌素类、氟喹诺酮类药物，特殊情况下可考虑使用大环内酯类或林可霉素类，必须使用氨基糖苷类抗生素时须调整给药方案，并监测血药浓度。头孢孟多、头孢哌酮可引起凝血功能障碍，应监测凝血酶原时间，并适当补充维生素 K。使用氨基糖苷类时应检查肾功能、听力和前庭功能，避免与万古霉素、呋塞米、甘露醇等药物合用。苯海拉明能掩盖氨基糖苷类的耳毒性，应避免合用。氨基糖苷类时应避免与肌松药合用，否则可能导致呼吸抑制。对老年患者，应避免同时使用钙离子通道阻滞药和大环内酯类药物。对于老年患者，尤其合并高血压、心脏病或肝硬化患者，应慎用磷霉素。

大多数氟喹诺酮类药物具有非肾清除的代偿作用，如司帕沙星、格帕沙星、曲伐沙星、莫西沙星，随着年龄增长半衰期无明显延长，可广泛用于老年人细菌性感染。少数氟喹诺酮类药物，如氧氟沙星、左氧氟沙星主要经肾排泄，易发生药物不良反应。老年人肾功能障碍时使用环丙沙星易出现中枢神经系统效应（如癫痫发作和思维混乱）以及增加肌腱断裂的风险，因此在患者肌酐清除率 < 30ml/min 时，用药剂量需要减少。复方磺胺甲噁唑可导致肾功能恶化和高钾血症风险增加，因此患者肌酐清除率在 15 ～ 30ml/min 时，使用剂量应减少；当患者肌酐清除率 < 15ml/min 时，则避免使用该药。呋喃妥因具有潜在的肺毒性、肝毒性和周围神经病变，因此应避免用于肌酐清除率 < 30ml/min 的患者，或作为长期抑菌使用。

思 考 题

1. 老年人及人口老龄化的标准定义是什么？
2. 老年人的药动学和药效学有何特点？
3. 老年人安全合理用药应掌握哪些原则？

（周文婷）

第十一章 儿童的临床用药

学习目标

掌握：新生儿、婴幼儿与儿童的药动学、药效学及用药特点。

熟悉：新生儿用药的特有反应；儿童合理用药原则。

了解：新生儿及儿童的用药注意事项。

儿童按年龄分为新生儿期（胎儿娩出脐带结扎时开始至 28d 之前）、婴儿期（自出生到 1 周岁之前）、幼儿期（自满 1 周岁至 3 周岁前）、学龄前期（自 3 周岁至 6 ～ 7 岁入小学前）、学龄期 [自小学始（6 ～ 7 岁）至青春期前]、青春期（10 ～ 20 岁）。儿童特别是婴幼儿对药物的代谢过程及反应与成年人存在明显差异，这种差异不仅体现为量的差异，还可能引起质的不同。儿童在各年龄阶段对药物的代谢和反应也存在一定差异，且年龄越小，差异越明显。因此，要实现新生儿及儿童的临床合理用药，在选用正确药物和精确计算剂量的基础上，需掌握新生儿和儿童的药动学、药效学和用药特点，以提高疗效，减少或避免不良反应。

第一节 新生儿与婴幼儿的临床用药

新生儿与婴幼儿在解剖、生理、生化、病理生理、免疫等方面都在经历着一系列迅速而连续的变化，对大多数药物的药动学和药效学反应，与成人相比存在显著差别。

一、新生儿与婴幼儿的药动学特点

新生儿对药物的吸收、分布、代谢、排泄等过程具有特殊性。婴幼儿生长迅速，发育显著加快，各组织、器官功能逐渐成熟，较新生儿更为成熟，但弱于学龄前和学龄期儿童、成人。

（一）药物吸收

胃肠道功能和给药途径是影响新生儿与婴幼儿药物吸收的两大主要因素。

1. 胃肠道功能对药物吸收的影响

（1）胃酸过低或缺乏：新生儿胃容量小，胃黏膜发育尚不成熟，刚出生时胃中有碱性羊水，胃液呈中性，出生几小时后胃液 pH 由 6 ～ 8 迅速降至 1 ～ 3，约 10d 可逐渐回升到中性，之后胃酸分泌渐增，3 周岁以后可接近成人水平。由于婴幼儿的胃酸缺乏，对一些弱酸性药物，如苯妥英钠（phenytoin sodium）、苯巴比妥（phenobarbital）等的口服吸收率和生物利用度低；对一些不耐酸的药物，如青霉素 G（penicillin G）、氨苄西林（ampicillin）等口服吸收率和生物利用度较高。

（2）胃排空时间延长：新生儿和婴幼儿胃排空时间为 6 ～ 8h，出生 6 ～ 8 个月后可达到成人水平。值得注意的是，新生儿胃排空时间受喂养食物成分的影响，人工喂养比母乳喂养婴幼儿胃排空时间更长。食物所含热量越高、脂肪酸碳链越长，胃排空时间也越长。与成人相比，新生儿和婴幼儿对胃中药物的吸收率更高，对十二指肠中药物的吸收率较低。

（3）肠黏膜主动转运机制发育不全：一些需主动转运的药物吸收受到限制，如维生素 B_2。

（4）胆汁分泌慢且含量少：新生儿胆汁量不足可导致对某些脂溶性维生素吸收较差，如早产儿对口服维生素 E 的生物利用度较差，可能继发于胆汁酸和胰酶合成功能不足。

（5）胃肠疾病状态：胃肠疾病可能导致胃肠功能紊乱，影响药物吸收。

2. 给药途径对药物吸收的影响

（1）注射给药：新生儿与婴幼儿皮下脂肪组织较少、注射容量有限，肌肉尚未充分发育且血流量变化较大，因此不适宜皮下和肌内注射给药，多采用静脉给药。

（2）皮肤黏膜给药：新生儿及婴幼儿皮肤较薄，角化层薄，体表面积与体积的比例较成年人高，对药物的通透性好，但不宜长期或大面积皮肤给药。新生儿及婴幼儿的黏膜易被药物通过，灌肠及滴鼻也是儿科常用的给药途径。需要注意：药物通过皮肤黏膜吸收过量时可产生严重不良反应乃至死亡，特别是用药面积大、皮肤或黏膜有炎症或破损时。如局部使用皮质激素吸收过量时，可致继发性肾上腺功能抑制及发育迟缓。

（3）直肠给药：该途径给药能部分避免首过消除，且起效迅速，但吸收不规则、不完全，同时因插入操作可能引起损伤，有些药物对直肠黏膜有一定的刺激作用，多用于呕吐或依从性不好的新生儿与婴幼儿。

（4）其他途径给药：新生儿对口服药物的吸收个体差异大，且吞咽能力较差，故应少用片剂、丸剂等固体口服制剂，可选用糖浆剂、颗粒剂。新生儿还可进行脐带血管注射和哺乳给药等。例如，红霉素（erythromycin）在母乳中的浓度较血浆中高 4～5 倍，必要时可以采用哺乳给药。

（二）药物分布

1. 血浆蛋白结合率低 新生儿血浆蛋白水平较成人低、与药物结合能力弱，且体内存在较多内源性结合血浆蛋白的物质，如大量游离脂肪酸、激素、胆红素及其他竞争性底物，因此血中游离药物浓度相对较高。

2. 体液量大 新生儿与婴幼儿体内总体液量相对较大，水溶性药物的分布容积较大。

3. 血脑屏障发育不健全 新生儿及婴幼儿尤其是早产儿血脑屏障发育还不完善，对中枢抑制药、吗啡（morphine）、巴比妥类（barbiturates）、全身麻醉药（general anesthetics）、四环素类抗生素（tetracyclines）、游离胆红素等较敏感，脑膜炎时某些抗生素如青霉素 G（penicillin G）、氨苄西林（ampicillin）、头孢噻肟（cefotaxime）等的血脑屏障通透性显著增加。

4. 脂肪含量低 早产儿体脂含量仅为 3%，足月儿为 12%，出生后皮下组织脂肪相对量渐增，至青春期接近成人。新生儿脂肪含量少，脂溶性药物分布容积减小，血浆游离药物浓度升高，易发生药物中毒。新生儿和婴幼儿脑与身体比例较成人大，脑组织富含脂质，且血脑屏障发育不完善，脂溶性药物易分布入脑，导致新生儿与婴幼儿用药后易发生神经系统反应。

（三）药物代谢

肝代谢药物的速率取决于肝的大小和酶系统的活力。新生儿肝重量相对偏大，血流量相对偏多，但肝药物代谢系统尚未成熟。新生儿体内的 Ⅰ 相代谢酶——细胞色素 P450 酶活性在出生 1 周后逐渐达成人水平；Ⅱ 相代谢反应中的葡糖醛酸转移酶活性仅为成人的 1%，至 3 岁才能达到成人水平。新生儿使用需与葡糖醛酸结合后排出的药物时，如吲哚美辛（indomethacin）、水杨酸类（salicylic acid）和氯霉素（chloramphenicol），必须减量或延长给药时间间隔，以避免产生毒性反应。例如，新生儿用一般剂量的氯霉素就可能引起严重毒性反应——"灰婴综合征"。新生儿的硫酸结合能力较好，可对葡糖醛酸结合力不足起一定的补偿作用。

（四）药物排泄

肾是药物排泄的主要渠道。新生儿的肾组织结构未发育完全，肾小球滤过率和肾小管分泌功能为成年人的 20%～30%，早产儿则更低，肾小管分泌和重吸收能力约在出生 7 个月后达成年人水平。新生儿应用一些主要通过肾小球过滤排出的药物时，如氨基糖苷类，应加以注意。如青霉素主要经肾小管排泌消除，其在新生儿的半衰期与胎龄及出生后年龄成反比。由于代谢能力、疾病程度、肝肾功能等方面的个体差异，新生儿与婴幼儿的药物排泄变化较大。

（五）药物进入乳汁及其影响

许多药物可以通过乳汁排泄，药物入乳汁的能力与其性质相关，分子量小、蛋白结合率低、脂溶性强的有机碱类药物易进入乳汁。哺乳期母亲使用毒性较大可能导致婴儿特殊反应的药物时，需停止哺乳。

由于新生儿和婴幼儿处于迅速发育生长期，许多正常生理变化和病理状态都显著影响着药物的代谢过程，药物在其体内的吸收、分布、生物转化、排泄过程往往难以估计。因此，儿科临床开展治疗药物监测（therapeutic drug monitoring，TDM）对指导制订和调整用药方案尤为重要。

二、新生儿与婴幼儿的药效学及用药特点

新生儿与婴幼儿的组织、器官功能尚未完善，对药物的反应与成年人不同，只有深入了解新生儿与婴幼儿对药物反应的特点，才能更好地选择药物。

（一）神经系统药物的药效学及用药特点

新生儿中枢神经系统尚未发育健全，脑重量占体重的 10% ～ 20%，脑沟、脑回还未完全形成，血脑屏障通透性较高，因此对作用于中枢神经系统的药物敏感，易出现呼吸抑制或惊厥。需要注意的是，婴幼儿对药物的毒性反应，特别是中枢神经系统毒性，可能无明显征兆，如氨基糖苷类药物（aminoglycosides）所致的聋哑儿童占我国药物致聋儿童的 95% 以上，但因其在婴幼儿的早期中毒症状比较隐匿，往往不容易被发现。糖皮质激素类药物（adrenocortical hormones）、四环素（tetracycline）、维生素 A、氨硫脲（thioacetazone）等，可引起新生儿和婴幼儿的脑脊液压力增高，严重者可致脑水肿，故应慎用。

（二）消化系统药物的药效学及用药特点

腹泻是多病原、多病因的儿科常见病。新生儿与婴幼儿的急性腹泻，应在口服或静脉补液基础上，根据腹泻病因来选药。对感染性腹泻，加用相应的抗菌药物；对非感染性腹泻，选用微生态制剂或黏膜保护剂。由于止泻药对婴儿的疗效不明显且不良反应较多，故不建议使用。对高热、患毒血症的婴幼儿，应避免使用改变胃肠动力的药物。吸附剂能改善腹泻症状，但不能缩短腹泻病程，长期应用时应注意其对酶、营养物质及其他药物的吸附导致的损失。婴幼儿慢性腹泻应考虑吸收障碍、蛋白质不耐受、炎症及药物等因素，采用综合治疗措施，避免滥用抗生素导致肠道菌群失调。

（三）呼吸系统药物的药效学及用药特点

新生儿与婴幼儿呼吸系统发育不完善，由于气道狭窄、气道平滑肌收缩功能差、咳嗽反射不健全等原因，新生儿与婴幼儿易发生气道阻塞性呼吸困难。呼吸系统用药应以祛痰消炎为主，慎用中枢性镇咳药。

（四）其他系统药物的药效学及用药特点

出生后第 1 年，婴幼儿生长最为迅速，可适量补充钙、磷，以减少佝偻病的发生，补充液体铁剂以防治缺铁性贫血。

新生儿与婴幼儿的体温调节功能尚不完善，应用解热药时，应严格控制适应证和剂量。

新生儿血液循环动力学变化较大，一些血液成分容易受药物的影响。磺胺类（sulfonamides）、亚硝酸类（nitrites）药物，可能引起新生儿的高铁血红蛋白血症；奎宁（quinine）易引发新生儿和婴幼儿的血小板减少；伯氨喹（primaquine）易引起新生儿及婴幼儿的溶血性贫血。

有些药物的药效学个体差异是由遗传学决定的，如缺乏葡萄糖 -6- 磷酸脱氢酶的新生儿与婴幼儿，在应用磺胺类、伯氨喹、硝基呋喃类（nitrofurans）、维生素 K 等药物时，容易发生溶血性贫血。

第二节　儿童的临床用药

一、儿童的药动学特点

（一）药物吸收

儿童 3 岁后胃液 pH 达到成人水平，胃排空时间较新生儿时期缩短。同时，儿童肠道相对较长，

因此药物在十二指肠的吸收较新生儿更快。

（二）药物分布

随年龄增长，儿童体液总量占体重的比例、细胞内液和血浆的比例、血浆蛋白含量都逐渐接近成人。学龄前期至青春期前脂肪组织保持相对稳定，学龄期儿童的肌肉组织发育迅速。肝肾综合征、心力衰竭、恶性营养不良症可能影响患儿药物与血浆蛋白的结合率。学龄前期儿童血脑屏障功能较差，某些药物如青霉素 G（penicillin G），仍可进入脑脊液。

（三）药物代谢

儿童在 1～10 岁时，肝重量与体重的比率较成人大，肝代谢较成人快，随着年龄增长，肝药酶的活性逐步接近成年人水平。儿童服用经肝氧化代谢的药物，如苯巴比妥（phenobarbital）、苯妥英钠（phenytoin sodium）和茶碱（theophylline）等，应适当调整用药剂量及给药间隔时间。

（四）药物排泄

10～12 岁以下儿童肾排泄率超过成年人。儿童应用作用于肾的药物时，如利尿药呋塞米（furosemide），应适当减量。患有肾囊性纤维化的儿童，对青霉素类（penicillins）、头孢菌素类（cephalosporins）、氨基糖苷类等药物的肾清除率高，分布容积增加，应适当调整用药剂量及给药间隔时间。

二、儿童的药效学及用药特点

> **案例 11-1**
>
> 患者，男，9 岁，双眼视力均为 0.4，检查后诊断为双眼屈光不正。
>
> **问题：**该患儿应选用哪种药物滴眼有利于验光？

随年龄增长，儿童体内的药物受体、离子通道、酶的活性等逐渐与成年人接近。

（一）神经系统药物的药效学及用药特点

学龄期儿童神经细胞数目接近成年人。儿童常用的手术前镇静药有水合氯醛（cloral-hydrate）、巴比妥类、苯二氮䓬类（benzodiazepine）等，可根据手术类型和镇静程度需求选择药物。在应用镇静催眠药及镇痛药吗啡（morphine）、哌替啶（pethidine）等药物时，应注意观察药物对呼吸的抑制效应。长期应用中枢性抑制药、抗癫痫药、抗焦虑药物可抑制儿童学习记忆功能，致智力发育障碍或延缓。

（二）消化系统药物的药效学及用药特点

儿童选用消化系统药物时应考虑对发育的影响。硫糖铝（sucralfate）治疗胃食管反流等疾病时，可导致骨量减少及神经毒性。胃肠促动药甲氧氯普胺（metoclopramide）是多巴胺受体拮抗药，患者服药常伴有呕吐、嗜睡、锥体外系反应。氯贝胆碱（bethanechol chloride）因其潜在的支气管痉挛和刺激胃酸分泌等不良反应，使其在临床的使用受限。儿童补充锌剂过量时易造成贫血及胃肠道症状。

（三）其他系统药物的药效学及用药特点

儿童的水、电解质调节能力差，易受到疾病或药物等影响而引起平衡失调。在应用利尿药时，考虑到低钠、低钾等副作用，应间歇给药，给药剂量也不宜过大。

儿童骨骼发育迅速，可适宜补充钙、磷、维生素 D，有利于骨的钙化。一些药物，如肾上腺皮质激素类药物、硫酸铝、考来烯胺（colestyramine）等可减少维生素 D 的吸收，长期使用会影响儿童骨骼发育。四环素类抗生素（tetracyclines）可沉积于骨组织和牙齿，引起儿童骨骼生长迟缓、牙釉质发育不全和黄染。有研究表明，喹诺酮类抗菌药（quinolone antibacterial drug）可损伤幼龄动物的关节软骨，致承重关节受损。对氨基水杨酸（para-aminosalicylic acid）、磺胺类、保泰松（phenylbutazone）、地高辛（digoxin）等可致甲状腺功能减退，造成儿童生长发育障碍。氯丙嗪（chlorpromazine）可抑制生长激素分泌，致内分泌紊乱。长期使用雄激素制剂可严重影响儿童生长发育。

与成年人相比，儿童对中枢神经系统兴奋药、阿片类、利尿药、肾上腺素受体激动药物等较敏感，使用时应特别谨慎。另外，脱水、发热、酸中毒等病理状况均能影响儿童对药物的敏感性。

案例 11-1 解析：
　　儿童验光需要用阿托品，因儿童的睫状肌调节功能较强，需用阿托品发挥其充分的调节麻痹作用，才能准确检验儿童晶状体的屈光异常情况。

第三节　儿童合理用药原则

案例 11-2
　　患儿，女，1 岁，体重 10kg，因发热、哭闹、轻咳伴流涕入院。查体：体温 39.2℃（肛表），两肺呼吸音粗，闻及湿啰音，拟诊断为肺炎收入院。入院后给予抗感染、退热等治疗。
　　问题：如何选择针对该患儿的退热药物？有哪些注意事项？

一、药物选择

应根据儿童年龄、病情、患儿对药物的特殊反应、药物的长期影响等因素来选择药物。

1. 抗生素　儿童使用抗生素的基本原则与成人相同。新生儿易发生二重感染、肾毒性、血液系统不良反应等，治疗时一定要合理选用抗生素，避免滥用，应以临床、实验室诊断的感染源性质和药物敏感性为依据，同时考虑药物不良反应、费用及患儿肝肾功能等。儿童应禁用或慎用氨基糖苷类、喹诺酮类、四环素类、氯霉素等抗生素。对肝功能减退的患儿，如使用主要经肾排泄的药物，可不需调整剂量；对肾功能减退的患儿，应根据肾功能衰减程度及血药浓度监测结果，调整给药方案。

2. 解热镇痛药　对乙酰氨基酚（acetaminophen）安全性好，是目前儿童最常用的退热药。布洛芬（ibuprofen）是长效、强效的解热镇痛药，对儿童高热疗效较好，但具有潜在的肝、肾、胃肠道和血液系统的不良反应，一般情况下用药时间不宜超过 3 天。阿司匹林可能引起瑞氏综合征（Reye syndrome），不宜用于患水痘等病毒感染的患儿。

3. 呼吸系统药物　婴幼儿呼吸道狭窄，炎症时黏膜肿胀，渗出物较多，可选用支气管扩张药和祛痰药，一般情况下不用镇静药。如咳嗽剧烈、精神紧张影响休息，可酌情配伍镇静药。

4. 消化系统药物　婴幼儿消化功能紊乱时不宜过早使用止泻药，以免使肠毒素吸收增加，加重全身中毒症状。婴幼儿便秘应改善饮食，必要时方可使用缓泻药。

5. 其他　长期使用肾上腺皮质激素类药物，可抑制儿童骨骼生长，影响体格发育。使用性激素，可导致儿童性早熟。糖皮质激素类药物、维生素 A、维生素 D、硝基呋喃类抗菌药可能引起颅内压增高。新生儿使用磺胺类抗菌药，易发生胆红素脑病，应慎用。止泻药、吗啡、哌替啶等药物易引起中毒，应避免使用。

二、剂量确定

确定儿童药物剂量的常用计算方法有体重法、体表面积法、年龄计算法、成人剂量折算法。

1. 按体重计算　此方法是最常用的剂量确定方法。多数药物的每千克体重每日或每次用量已被确定，因此可根据测得的儿童体重按下面公式计算所需药量。

每日（次）剂量 = 儿童体重（kg）× 每日（次）每千克体重所需药量

连续应用的药物，按每日剂量计算，再分 2 ～ 3 次服用。临时对症治疗的药物，按每次剂量计算。对无条件测量体重的儿童可按下列公式推算体重。

出生体重约为 3.25kg。

出生后 3 ～ 12 个月体重（kg）= [年龄（月）+ 9]/2

1 ～ 6 岁体重（kg）= 年龄（岁）×2 + 8

7 ～ 12 岁体重（kg）= [年龄（岁）×7 − 5]/2

需要注意的是，若按儿童体重计算的用药量超过成年人，应以成年人的最低药量为上限。

2. 按体表面积计算 此方法较体重、年龄计算法更为准确，适用于各年龄阶段儿童。成人的体表面积（按 70kg 计算）为 $1.7m^2$，儿童的体表面积按下面公式计算。

如体重 < 30kg，体表面积（m^2）= 体重（kg）×0.035 + 0.1

如体重 > 30kg，体表面积（m^2）= [体重（kg）− 30]×0.02 + 1.05

儿童用药量 = 儿童体表面积 × 成人用药量 / 成人体表面积

3. 按年龄计算 此方法简单易行，适用于剂量大、不需要精确计算的药物。

如年龄 ≤ 1 岁，用药剂量 = [0.01×（14 + 月龄）]× 成人剂量

如年龄在 1 ～ 14 岁，用药剂量 = [0.04×（5.5 + 年龄）]× 成人剂量

4. 按成人剂量折算 最为简便的方法。成人用量的 2% 为儿童每千克体重的用量，再按儿童实际体重计算。此方法很少使用，仅用于未提供儿童用药量的药物，一般剂量偏小。

儿童体重（kg）用量 = 成人用量的 2%

儿童剂量 = 儿童月龄 × 成人剂量 /150

或儿童剂量 = 儿童年龄 × 成人剂量 /（儿童年龄 + 12）

按上述方法计算得到的药物剂量，还应结合患儿的体重、体表面积、发育阶段、代谢率、联合用药情况、肝肾功能、与同龄人差异等情况，酌情调整。新生儿用药剂量通常宜偏小，但对耐受较强的药物，如苯巴比妥、水合氯醛等则可适当加大剂量。重症患儿用药剂量应比轻症患儿大。儿童伴有严重肝、肾功能不全及多症并发、联合用药情况时，应酌情调整药量，也可根据血药或尿药浓度，调整给药剂量与给药间隔时间，施行个体化给药。

三、给药途径与剂型选择

对于新生儿与婴幼儿，适宜的给药途径和药物剂型，往往比药物的选择更为重要。

1. 给药途径 新生儿与婴幼儿常采用静脉或直肠给药。静脉给药时应注意避免注射部位药物外渗引起的局部组织损伤。新生儿直肠给药较为方便，如地西泮溶液直肠灌注比肌内注射吸收快，能迅速控制新生儿惊厥。学龄前期及学龄期儿童常口服给药，多采用糖浆剂、混悬剂及长效剂型。

2. 药物剂型 新生儿与婴幼儿用药宜选用儿童型。如无儿童剂型，须用成人剂型时，宜选用口服剂型。新生儿宜选用水溶性制剂。为了解决喂药困难，幼儿可选用糖浆剂或口味好的液体制剂，也可将药物混入果汁中。

四、血药浓度监测

血药浓度监测在儿童用药中发挥着重要作用。需进行血药浓度监测的有：非线性动力学代谢的药物，如苯妥英钠、茶碱和水杨酸类；治疗范围窄、个体差异大的药物，如地高辛、环孢素（ciclosporin）、抗癫痫药；毒性大的药物，如甲氨蝶呤（methotrexate）、氨基糖苷类抗生素。儿童心、肝、肾衰竭，以及血流量或蛋白结合率变化大时，也应监测血药浓度。血药浓度监测时应考虑内源性物质的干扰，以及不同年龄、性别、病理状态、有无联合用药等因素的影响。

五、依 从 性

依从性，是指患儿对治疗药物的接受程度。影响患儿依从性的因素有药物剂型、外观、味道、病情、医师与治疗环境等。为改善用药依从性，给药方案需考虑患儿的日常生活及其家庭情况，尽可能选择合适的时间和适宜的剂型。在安全的前提下选用长效剂型，减少婴幼儿给药次数，也有助于改善依从性。对于随年龄增长服用剂量变化较大的药物，宜选用有多种剂量规格的药物。

六、药 物 中 毒

儿童药物中毒是一个常见问题，多见于服用过量对乙酰氨基酚、布洛芬、抗组胺药、苯二氮䓬类、阿司匹林（aspirin）、三环类抗抑郁药（tricyclic antidepressant）、肾上腺素受体激动药等。怀疑服用过量药物的儿童应立即送往医院，采用催吐、洗胃、导泻、全肠灌洗的处理方式减少药物吸收，诱导利尿、酸化或碱化尿液，净化血液以加速药物排泄，并对症治疗。

七、注 意 事 项

新生儿与婴幼儿用药，必须避免出现剂量差错，否则可能危及患儿生命。

正确、完整、清楚的处方对儿童用药是非常重要的。

另外，量取不准确也易引起投药错误。如使用高浓度液体制剂时，发生量取错误，可能会造成严重后果。

案例 11-2 解析：

可首选对乙酰氨基酚混悬滴剂 / 混悬液，也可选用布洛芬混悬滴剂 / 混悬液，可参照说明书上年龄、体重计量表，用滴管或量杯量取。解热药用药时间不超过 3 日，每日不超过 4 次，可辅以擦浴、冰枕等物理降温方法。

思 考 题

1. 新生儿的药物分布有哪些特点？
2. 新生儿用药有哪些主要的特有反应？
3. 儿童不宜应用哪些抗生素？原因有哪些？

（张轩萍　师锐赞）

第十二章　妊娠期和哺乳期的临床用药

学习目标

　　掌握：妊娠期临床用药在药效学与药动学方面的特点；妊娠期药物毒性分级；常见的致畸药物和预防原则。

　　熟悉：药物在胎盘的运转。

　　了解：药物对胎儿、新生儿的不良反应；妊娠期用药选择；哺乳期临床合理用药。

　　妊娠期和哺乳期妇女属于特殊人群，该群体的生理、生化功能与一般人群相比存在明显差异，而这些差异会显著影响药物的药动学和药效学。因此，需考虑孕妇生理变化以及妊娠期药动学特点，制订合理的给药方案，谨慎地选择对胚胎、胎儿、新生儿无损害而对孕产妇所患疾病最有效的药物，这对妊娠期和哺乳期妇女的生命健康以及胚胎、胎儿和新生儿的生长发育至关重要。近年来，我国大力提升妊娠期和哺乳期妇女用药的安全性和有效性，当前孕产妇死亡率已远低于中高收入国家中位数（43/10 万），婴儿死亡率和 5 岁以下儿童死亡率均低于中高收入国家平均水平。

第一节　妊娠期的用药特点

　　妊娠期是指卵子与精子结合至分娩约 40 周期间，亦称胎儿期；妊娠 1～3 个月为早期妊娠，4～6 个月为中期妊娠，7 个月至分娩为晚期妊娠。妊娠期间，机体各系统的适应性改变以及胎儿胎盘的参与，导致机体对药物的敏感性改变，一些常规应用药物可能对胎儿甚至新生儿产生特殊的影响。因此，了解妊娠期药动学特点，合理选择治疗药物，具有重要意义。

一、妊娠期药动学特点

　　妊娠期妇女体内各系统存在适应性生理变化，导致母体对药物的处置过程发生巨大改变。在各种生理变化中，对药动学影响较大的是血浆白蛋白浓度、胃肠运动、肾小球滤过率方面的改变。

（一）药物吸收

　　妊娠期间，雌、孕激素分泌增多，使胃酸和胃蛋白酶分泌减少，另外，由于频繁恶心、呕吐的妊娠反应，胃肠道平滑肌张力减退，小肠蠕动减慢、减弱，胃排空时间显著延长，导致部分口服药物（如水杨酸钠）吸收延缓，达峰时间延长且药峰浓度偏低。另一方面，由于药物在胃肠道内停留的时间变长，部分镇痛药、催眠药和难溶性药物（如地高辛）的生物利用度反而提高，药物吸收较非孕妇女增多；而某些能在肠壁代谢的药物（如氯丙嗪），在小肠内停留的时间变长，进入体循环的药量减少，使药效降低。此外，妊娠期妇女的心输出量增加约 37%，肺通气加大，肺容量增加，这一变化使得吸入性麻醉药的作用速度和程度提高，并且，由于心输出量的增加，皮肤及黏膜的局部毛细血管中的血流量大大增加，部分经黏膜吸收的药物（如滴鼻制剂和阴道制剂）以及少数皮肤用药（如控释贴片、酊剂、搽剂、油膏及洗剂），吸收速度也加快。

（二）药物分布

　　药物分布主要受血浆蛋白结合率、细胞膜屏障、药物与组织的亲和力、体液的 pH 和药物的解离度、器官的血流量与膜的通透性以及药物转运体六类因素的影响。对于妊娠期妇女，药物分布主要受器官血流量与血浆蛋白结合率两大因素影响。

　　妊娠期妇女的血容量可增加 40%～50%，体液总量平均增加 8L，细胞外液增加约 1.5L，因体液容量扩大，导致许多水溶性药物浓度被稀释，在靶器官往往达不到有效药物浓度；此外，由于药物一部分还会经胎盘向胎儿分布，故妊娠期药物分布容积明显增加，若无其他药动学变化补偿，一般妊娠期妇女的血药浓度低于非妊娠期妇女。因此，妊娠期妇女用药剂量应大于非妊娠期妇女。同时，妊娠期很多蛋白质结合部位被内分泌激素等物质占据，蛋白结合率降低，游离型药物增多，妊娠期妇女药物利用率增高，因而在考虑药物作用时，应兼顾血药浓度及游离型和结合型的比例。体外试验证明，妊娠期用药游离型增加的常用药包括地西泮、苯巴比妥、苯妥英钠、利多卡因、哌替啶、地塞米松、普萘洛尔、水杨酸和磺胺异噁唑等。

（三）药物代谢

大部分药物都是经肝进行代谢，妊娠期间由于孕激素分泌增加，可使得肝微粒体中的药物羟化酶活性增加，苯妥英钠、苯巴比妥、扑米酮、乙琥胺、卡马西平等药物代谢加快；同时，妊娠期间雌激素水平显著升高，胆汁在肝内淤积，药物在肝的清除速度减慢，如妊娠期间，茶碱的代谢受到明显的抑制，易产生蓄积中毒。因此，妊娠期妇女需谨慎使用具有肝毒性的药物。

（四）药物排泄

药物主要经肾排泄，妊娠期肾血流量可增加 25% ～ 50%，肾小球滤过率增加 50%，使许多经肾排出的药物（如硫酸镁、地高辛、碳酸锂等）排泄速度加快。因此，在应用一些抗生素（如氨苄西林、苯唑西林、红霉素）治疗时，为使血药浓度维持在一个有效的水平，需要适当增加药物用量。在妊娠晚期，由于孕妇常处于仰卧位，可导致肾血流量减少，使得药物的清除率反而降低，因此，孕妇可采用侧卧位以促进药物排泄。由于某些疾病（如妊娠高血压综合征伴肾功不全）导致肾功能受到影响的妊娠期妇女，因药物排泄减慢，反而使药物在体内蓄积发生中毒。此外，妊娠期葡糖醛酸转移酶活性降低，结合型药物量减少，导致肠肝循环中被重吸收的游离型药物增多，使血药浓度增高，半衰期延长。

> **案例 12-1**
>
> 患者，女，29 岁。因停经 9 个月，水肿 2 周，头痛，眼花 1 日入院。血压：160/110mmHg，双下肢中度凹陷性水肿。尿常规：蛋白 ++。初步诊断：妊娠高血压综合征，先兆子痫。应用氢氯噻嗪利尿。
>
> **问题：**该患者应用氢氯噻嗪可能会带来哪些不良影响？

二、妊娠期用药选择

（一）妊娠不同时期药物的选择

在妊娠早期，即妊娠 3 ～ 12 周期间，为胚胎、胎儿各器官高度分化、迅速发育阶段，是胎儿被药物导致某些系统和器官畸形的敏感时期。在此重要阶段，若孕妇用药不当，会使一些组织和器官的细胞停止生长发育，从而导致胎儿身体残缺不全，其致病机制复杂，多数学者认为可能与基因突变、染色体畸变、蛋白质合成障碍、细胞有丝分裂受干扰、营养、代谢失常等有关。妊娠早期应禁用的药物见表 12-1。

在妊娠中、晚期，即妊娠 4 个月至分娩期间，此阶段胎儿绝大多数器官已形成，对药物致畸的敏感性降低且致畸的可能性减少，虽不致造成胎儿严重畸形，但尚未分化完全的器官系统，如生殖系统、牙齿等仍有可能因药物受损，且药物可影响该阶段胎儿的神经系统的发育。妊娠中、晚期完全禁用的药物及遵医嘱使用的药物见表 12-2。

在孕妇分娩前两周内，虽然此阶段药物致畸的可能性大大降低，但某些药物却能作用于胎儿，产生毒性反应。例如使胎儿心动过缓或心动过速，进而发生惊厥、发绀、呼吸抑制的药物；抑制新生儿的造血功能或引起严重的黄疸与溶血性贫血的药物；使新生儿产生低血糖的药物；甚至导致胎儿死亡的药物。分娩前两周应慎重应用的药物见表 12-3。

（二）妊娠期药物毒性分级

美国食品药品监督管理局（food and drug administration，FDA）根据药物对胎儿的致畸情况，对妊娠期妇女的治疗获益程度和对胎儿的潜在危险程度进行评估，将药物分为 A、B、C、D 和 X 五个级别（分级标准及各级药物见二维码 qr 表 12-4 ～ qr 表 12-9）。需要注意的是，以上分类是在药物常用剂量下评价孕妇用药对胎儿的危害性，当 A 类药物大剂量使用时可能产生 C 类药或 X 类药的危害。目前多数药物在妊娠期的特点尚未被阐明，故许多药物因没有进行相关的动物实验而被归入 C 类。

> **案例 12-1 解析：**
> 　利尿药可使先兆子痫患者的心输出量减少，从而降低胎盘和子宫的灌注。噻嗪类利尿药对孕妇的不良影响有低钾血症、代谢性酸中毒、高血糖、高尿酸血症、出血性胰腺炎等；对胎儿的不良影响包括低血钾症所致的胎儿心律失常、血小板减少等。

第二节　药物对胎儿的影响

一、胎盘的药物转运及胎儿的药动学特点

在整个妊娠期的母体 - 胎盘 - 胎儿单位中，胎盘是胎儿与母体之间物质交换的主要器官，在药物的转运过程发挥着重要作用。

（一）胎盘对药物的转运功能

胎盘功能极为复杂，不但有代谢和内分泌功能，且具有一般生物膜特性，对药物的透过具有一定的阻抗性，故习惯称之为屏障（barrier）。胎盘屏障（placental barrier）是指由合体细胞、合体细胞基底膜、绒毛间质、毛细血管基底膜和毛细血管内皮细胞组成的 5 层血管合体膜（vasculo-syncytial membrane，VSM），而母体 - 胎儿间的物质和药物亦是通过此屏障进行相互转运。VSM 的厚度与药物转运呈负相关，与绒毛膜表面积呈正相关。妊娠早期 VSM 的厚度约为 25μm，随着妊娠的进展，VSM 会逐渐变薄，妊娠晚期时 VSM 厚度仅为早期妊娠的 10% 左右，药物的转运随之加快。

（二）胎盘对药物的转运方式

1. 被动转运　脂溶性小分子药物通过顺浓度扩散，从高浓度一侧通过细胞膜扩散至低浓度一侧，不消耗能量，如 O_2、CO_2、琥珀胆碱（suxam-ethonium）、安替匹林（antipyrine）等易通过胎盘的 VSM 转运。此转运方式是药物转运中最常见和最重要的形式。

2. 载体转运　此转运系指药物与细胞膜上相应的载体相结合，再将药物运输到膜另一侧的过程。由于需要载体参与，因此具有饱和限速及竞争抑制等特点，包括主动转运、易化扩散、胞饮及膜孔转运。

（三）影响胎盘对药物转运的因素

1. 药物的脂溶性和解离度　脂溶性高的药物易经胎盘扩散进入胎儿血液循环，如剖宫产术中使用的麻醉药物硫喷妥钠（thiopental sodium），由于脂溶性高，几乎能立即通过胎盘屏障，对胎儿可能产生镇静或呼吸暂停，因此不能重复多次注射。

2. 药物分子大小　分子质量为 250 ～ 500Da 的药物易转运至胎盘，分子质量为 700 ～ 1000Da 的药物转运较慢，分子质量大于 1000Da 的药物几乎难以转运。

3. 药物的解离度　通常药物以非解离的形式被吸收，由于母体的 pH 为 7.4 而胎儿的 pH 为 7.3，因此 $pK_a > 7.4$ 的碱性药物在胎儿体内解离度更大，导致其在胎儿体内水平更高。

4. 药物与蛋白质的结合率 结合率与通过胎盘的药量呈负相关，如氨苄西林（ampicillin）和双氯西林（dicloxacillin）的结合率分别为 22.5% 和 90%，因此，前者更易通过胎盘。

5. 胎盘血流量 血流量随心输出量的增加而增加，且受母体姿势、累及母体脉管系统的疾病（如糖尿病、高血压）、胎盘大小和子宫收缩的影响。例如，母体子宫收缩时，胎盘的血流量减少，由母体血液循环通过胎盘进入胎儿血液循环的药量就减少。

▌（四）胎儿的药动学特点

在整个妊娠期，母体、胎盘、胎儿组成一个药动学整体。母体用药后，由于胎盘屏障不能完全隔绝药物，大多数药物可经胎盘进入胎儿体内。此外，胎儿各器官功能处于发育、完善阶段，药动学特点也与成人有所不同，且大部分药物经代谢可形成有害物质，导致胚胎畸形或死亡，因此，重视孕期合理用药、了解胎儿药动学特点尤为重要。

1. 胎儿的药物吸收 胎盘是由羊膜、叶状绒毛膜和底蜕膜构成，是隔离母体血液与胎儿血液的屏障。绒毛膜是胎盘的主要功能部分，起着物质交换和分泌内分泌激素的作用。药物需要通过胎盘屏障才能到达胎儿，大部分药物经胎盘屏障转运到胎儿体内，也有少量药物经羊膜进入羊水中，但羊水内的蛋白质含量仅为母体血浆蛋白浓度的 1/20 ～ 1/10，因此药物多以游离形式存在。胎儿可通过皮肤或吞饮（妊娠 12 周后）摄入羊水中存在的少量药物并经胃肠道吸收，且由胎儿经尿排出至羊水的药物和胎儿代谢产物亦可由胎儿吞饮羊水而被重吸收，形成"羊水肠道循环"。

大部分经胎盘 - 脐静脉血液转运的药物，在进入胎儿全身血液循环前须经过肝，因此在胎儿体内也存在首过效应。

2. 胎儿的药物分布 妊娠 12 周前胎儿体液含量较高，因此，水溶性药物在细胞外液中分布较多，且胎体脂肪含量较少，故脂溶性药物的脂肪分布与蓄积也少，随着胎儿胎龄增长至晚期妊娠时，胎儿细胞外液明显减少，脂肪含量增多，因此脂溶性药物在脂肪分布增加。由于胎儿的肝、脑等器官与身体的比例相对较大，血流量多，药物进入脐静脉后，有 60% ～ 80% 的血流进入肝，故肝内药物分布较多。由于胎儿血脑屏障（blood brain barrier，BBB）尚未发育完全，故药物易进入中枢神经系统。胎儿的血浆蛋白含量较母体低，因此进入组织的游离药物浓度较高。此外，胎儿的血液循环是动脉血经脐静脉，通过肝、肝血窦再经肝门静脉与下腔静脉进入右心房，然而，部分进入肝的脐静脉血不流经肝血窦，而经静脉导管直接下下腔静脉到达右心房，从而减少了肝对药物的代谢，增加了药物直接到达心脏和中枢神经系统的量，在母体快速静脉注射给药时应高度关注这一情况。

3. 胎儿的药物代谢 胎儿对药物的代谢能力十分有限，往往出现胎儿血药浓度是母体的 1 倍或数倍，如母体应用乙醚（ether）、巴比妥（barbital）、镁盐、维生素 B、维生素 C（vitamin B、vitamin C）等药物时。胎儿的主要代谢器官为肝，但由于胎儿缺乏肝药酶，对巴比妥、氨苯磺胺、水杨酸类和激素等药物的代谢能力较低，这些药物易在胎儿脑及肝中蓄积而使胎儿体内药物浓度达到毒性水平，故应对此给予重视。

多数药物在胎儿体内代谢后活性下降，但有些药物，如可的松在胎儿体内代谢后可变成具有生物活性的氢化可的松。此外，有些药物代谢后其降解产物具有毒性，如苯妥英钠，其在胎儿肝经微粒体酶代谢成对羟苯妥英，后者可竞争核酸合成酶干扰叶酸代谢，具有致畸作用，当其与苯巴比妥等肝药酶诱导剂联用后，肝药酶被诱导，苯妥英钠转化量增多，致畸作用增强。同时，在胎龄 6 ～ 7 周时，由于胎儿肝对羟化芳香族化合物的能力较弱，因此，当母体应用某些药物或食品添加剂时，胎儿体内肝药酶可受其诱导而作用增强，使胎儿体内部分芳烃类化学物质转化为活性代谢物，引起中毒或致畸反应。

4. 胎儿药物的排泄 妊娠 11 ～ 14 周开始，胎儿肾已有排泄功能，但因肾小球滤过率较低，肾排泄药物功能极差，即使药物被排泄至羊膜腔后，还可被胎儿吞咽形成"羊水肠道循环"，导致许多药物在胎儿体内排泄缓慢，容易造成蓄积。如氯霉素、四环素等药物在胎儿体内排泄速度较母体缓慢。药物在胎儿体内的代谢规律为极性小、脂溶性高的药物代谢为极性大、亲水性大的物质。药物经代谢使脂溶性降低，由于胎儿的排泄功能较弱且返回母体血液的速度降低，因此易在胎儿体内蓄积，如沙利度胺（thalidomide）的致畸悲剧，就是因其水溶性代谢物在胎儿体内蓄积所致，地西泮的代谢产物 N- 去甲地西泮在胎儿肝内蓄积与该代谢产物脂溶性降低有关。

二、药物对胎儿的不良反应

妊娠第 9 周至妊娠足月是胎儿生长、器官发育、功能逐渐完善的阶段。胎儿肝功能尚不完善，血脑屏障易于通过，因此，胎儿神经系统极易受到有害药物的损害。药物可引起胎儿宫内发育迟缓、器官发育不良导致的功能缺陷、行为异常等。可引起胎儿不良反应的常见药物见二维码 qr 表 12-10。

案例 12-2

产妇，32 岁，孕 37 周自然分娩一男婴。男婴出生体重 3kg，婴儿出生数月后，发现其对声音无反应，经儿童医院确诊为先天性耳聋。经医师询问，该产妇孕早期曾应用庆大霉素。

问题： 孕妇应用庆大霉素对胎儿有何影响？

三、药物的致畸胎作用

由于畸变常伴有染色体改变，因此胎儿畸形常源于遗传因素，但许多畸形仍是妊娠期用药不当所致，药物或其代谢产物都可成为致畸原。药物的致畸作用虽因妊娠不同阶段胎儿发育特点而各不相同，但一般来说，妊娠的前 3 个月因受精卵正处于相继分化阶段，各系统未完全形成，此阶段孕妇用药易致胎儿畸形。此外，畸形不仅可表现在各组织、器官的形态和结构上，也可能表现在生理功能或生化反应以及行为活动方面。但需要明确的是，并非每个致畸性药物或其代谢产物都必然引起胎儿的某种畸形，妊娠患者的用药时长、剂量及胎龄等因素均会影响药物的致畸结果。

1979 年，美国食品药品监督管理局根据动物实验和临床用药经验及对胎儿致畸相关的影响，将药物在妊娠期的使用分为 A、B、C、D、X 五类。根据 FDA 分类标准，属 A 类的药物仅有 0.7%、B 类为 19%、C 类占 66%，比例最高的 D 类与 X 类分别占 7%。

A 类：经临床观察未发现 A 类药物对胎儿有损害，对胎儿的影响甚微，为最安全的一类。如维生素 A、维生素 B、维生素 C、维生素 D、维生素 E 及泛酸（pantothenic-acid）等。

B 类：动物繁殖实验中未显示对胎儿有危害，但仍然缺乏临床对照研究资料，或动物繁殖毒性实验中观察有副作用，但目前尚未在妊娠早期临床对照试验中得到证实，较为安全的一类。如青霉素类、头孢菌素类、胰岛素、甲硝唑（metronidazole）、苯妥英等。

C 类：对胎儿有致畸作用或其他不良影响。本类药物只有在权衡了对孕妇益处大于对胎儿的危害之后，方可使用。如万古霉素（vancomycin）、磺胺类、氯霉素（chloramphenicol）、异烟肼、阿司匹林、利福平等。

D 类：此类药物对胎儿具有一定的危害性，但孕妇患有严重的疾病或受到死亡威胁，且无其他替代药物时，慎重使用。如氨基糖苷类、链霉素等。

X 类：动物实验和临床观察资料均显示，本类药物对胎儿具有严重的危险性，禁用于妊娠或即将妊娠的患者。如己烯雌酚、沙利度胺、甲氨蝶呤、奎宁等。

案例 12-2 解析：

根据美国食品药品监督管理局对妊娠期药物分类，庆大霉素属于 C 类药物，该类药物对胎儿有致畸作用或其他不良影响，只有在权衡了对孕妇益处大于对胎儿的危害之后，方可使用。孕妇应用庆大霉素可造成胎儿耳损伤，甚至引起先天性胃血管畸形和多囊肾等。

第三节　妊娠期合理用药原则

妊娠期间，为保证用药的安全有效，应注意以下几个基本原则。

1. 妊娠期用药必须有明确诊断和确切的用药适应证。

2. 用药时须清楚了解妊娠周数，妊娠早期应尽量避免使用药物，非必须用药情况不用药，可推迟用药的必须推迟用药。如应用可能对胎儿有危害的药物时，需权衡利弊，若该药物是治疗危及孕妇生命健康疾病必须使用时，应酌情给予并及时调整、及时停药；应用肯定对胎儿有危害的药物时，则应先终止妊娠，再用药。

3. 若小剂量有效应避免使用大剂量，单药有效应避免联合用药。

4. 妊娠期应采用疗效肯定、不良反应小且已清楚的药物，尽量避免使用无妊娠期安全性研究证据的新药及尚难确定有无不良影响的药物。

5. 妊娠期应选择同类药中最安全的，首选 A 级、B 级药物，应避免使用 C 级、D 级药物，禁用 X 级药物。

6. 妊娠期应采用恰当的给药途径及给药时间间隔，严格控制药物使用的剂量和疗程，最好进行血药浓度监测。

第四节　哺乳期临床合理用药

哺乳是一个重要的生理过程，可为婴儿提供理想的营养和抗病能力，然而，哺乳期妇女哺乳期无论应用何种药物，都可能不同程度地分布在乳汁中并被婴儿吸收，因此需重视哺乳期临床合理用药，慎重选择哺乳期药物。

药物在乳汁中与母体血浆中浓度的比值（milk/plasma ratio，M/P）可反映药物向乳汁中转运的量，若 M/P 小于 1，则仅有少量药物进入乳汁，大于 1 则有较多药物转运入乳汁。进入婴儿体内药量 $= M/P \times CaV \times V_{milk}$。CaV 代表母体平均血浆药物浓度；$V_{milk}$ 代表婴儿平均每天摄入乳汁量，可按 150ml/kg 计算。

按照上述公式，将计算出来的量与药物的治疗剂量进行对比，并以治疗剂量的百分比表达，小于治疗剂量 10% 不会对婴儿造成明显影响，不必停止哺乳，但毒性大的药物除外。

案例 12-3

　　患者，女，分娩后 2 个月，因牙痛口服甲硝唑，用药期间没有暂停哺乳，婴儿出现厌食、恶心等症状。

　　问题： 哺乳期能使用甲硝唑吗？

（一）哺乳期妇女常用药及药物对婴儿的影响

1. 镇痛药及解热镇痛药　阿片类镇痛药能在母乳中检出，但含量很低，不足以对婴儿产生影响。阿司匹林和对乙酰氨基酚可用于产后期，保泰松毒性较大，应慎用。

2. 镇静催眠药　地西泮、氯硝西泮、劳拉西泮、奥沙西泮、咪哒唑仑、硝西泮等可进入乳汁，但浓度很低，故婴儿摄入剂量有限。但若为早产儿，由于其血浆蛋白含量较足月儿少，可导致上述药物的蛋白结合率低，使具有药理活性的游离型药物增多而可能产生毒性。

3. 抗癫痫药　苯妥英、苯巴比妥、丙戊酸等药物的乳汁与血浆浓度比率均低于 0.5，故进入婴儿体内的药量一般无临床意义。扑米酮和乙琥胺的比率则高于 0.6，应慎用。

4. 抗精神病药　锂盐可进入母乳，由于它可经胃肠道完全吸收，故能引起婴儿的毒性反应，可出现低体温、发绀，故哺乳期应禁用。三环类抗抑郁药丙米嗪、去甲丙米嗪和阿米替林进入乳汁中量很小，对婴儿无明显影响，但连续应用对婴儿有害，应慎用。

5. 抗高血压药　利血平虽可以进入乳汁，但已有报道未观察到其有害作用。大多数抗高血压药在乳汁中含量很低，对婴儿无明显影响。

6. 抗凝血药　肝素在生理 pH 条件下，是一种离子化的高分子量黏多糖，故不会进入乳汁。华法林可与白蛋白高度结合，亦不会大量进入乳汁。两者均能安全用于哺乳期妇女。

7. 甲状腺激素与抗甲状腺药　乳汁中的甲状腺素不会对婴儿产生明显影响；丙硫氧嘧啶、甲巯咪唑可进入乳汁，哺乳期妇女服用此药可造成婴儿甲状腺功能减退和甲状腺肿大；使用放射性碘，亦应预先停止哺乳。

8. 避孕药　进入乳汁中的孕激素和雌激素总量不足母体用量的 1%，哺乳期妇女应用低剂量口服避孕药后，未发现明显毒性，但服用过高剂量的避孕药可能对婴儿有毒性。有个别病例报道，男婴发生女性型乳房，女婴出现阴道上皮增生。长效避孕药甲地孕酮进入婴儿体内的药量亦低于母亲用量的 1%。

9. 抗生素及其他抗菌药物　大多数抗生素具有较高的分布容积及较低的血浆药物浓度，故向乳汁转运很少，因而毒性很低。氯霉素在乳汁中浓度较高，乳汁与血浆比率约为 0.5，氯霉素可引起新生儿骨髓抑制，故哺乳期妇女应禁用。克林霉素对婴儿有明显毒性，研究发现克林霉素在乳汁中浓度可高于血浆中浓度的数倍，能引起假膜性结肠炎，故哺乳期妇女禁用。磺胺类药物的潜在危险是诱发婴儿胆红素脑病，但研究证明乳汁中浓度很低。四环素可使婴儿牙齿黄染，由于进入乳汁中的药物浓度很低，故不会造成危害，但若乳母连续服用，则可能造成危害，应终止授乳。异烟肼可大量转运到乳汁中，造成婴儿肝中毒，故应禁用。

10. 其他药物　麦角生物碱类可进入乳汁，并影响婴儿，同时也可抑制乳汁分泌，应避免使用。甲硝唑可大量转运到乳汁，对婴儿血液及神经系统产生毒性，应禁用。抗肿瘤药的资料较少，环磷酰胺等虽然进入乳汁中的量很少，但这些药物的远期作用也应考虑。

案例 12-3 解析：
　　甲硝唑能分泌入乳汁，浓度与母体的血药浓度相似，动物实验显示甲硝唑对幼鼠具有致癌作用，可对婴儿血液及神经系统产生毒性，哺乳期妇女禁用此药。

（二）哺乳期妇女如因治疗需要必须用药时，应注意以下原则

1. 严格掌握用药适应证，尽可能选择已明确对婴儿安全无不良反应的药物。

2. 确定乳母用药适应证，尽量选择疗效确定、代谢快的药物，减少药物在婴儿体内的蓄积。

3. 如因病情需要必须使用对婴儿影响不明确的药物时，最好暂停哺乳，或改为人工喂养，停药后再恢复哺乳。

4. 若哺乳期妇女应用的药物亦适用于治疗婴儿的疾病时，通常不影响哺乳。

5. 用药时间尽量选在哺乳刚结束，并距下次哺乳时间最好间隔 4h 以上，减少药物随乳汁进入婴儿体内。

6. 若药物应用剂量较大或疗程较长时，最好监测婴儿的血药浓度，由此根据药物的半衰期来调整用药和哺乳的最佳间隔时间。

7. 必须在临床医师的指导下使用慎用药品，并密切观察婴儿的反应。

（三）哺乳期应绝对禁用的药物

母乳是婴儿的理想食物，在哺乳过程中药物可随乳汁进入婴儿体内。一般情况下，乳汁中的药物浓度并不高，不会对婴儿产生不良影响，但是，对于容易在肠道被吸收的药物，即使药物在乳汁中浓度不高，婴儿也可从乳汁中吸收相当量的药物。此外，婴儿尤其是早产儿体内血浆白蛋白含量少，其与药物结合率低，从而使得婴儿吸收的药物多以具有活性药理作用的游离型存在，而婴儿肝肾功能欠完善，易使药物在体内蓄积而对婴儿产生不良影响。因此，对于能通过乳汁排泄，且会影响婴儿生长发育的药物要绝对禁用，如细胞毒性药物（如顺铂等）、放射性核素（如碘等放射性药物）及母体滥用的药物（如海洛因等）。

思 考 题

1. 解释胎盘屏障的定义，并简述胎盘对药物的转运方式。

2. 影响药物胎盘转运的因素有哪些？

3. 妊娠期间，合理用药原则包括哪些？

（刘 冰）

第十三章　不同病理情况下的临床用药

学习目标

掌握：肝功能不全、肾功能不全和循环功能障碍时的临床合理用药。

熟悉：肝功能不全、肾功能不全和循环功能障碍对药动学和药效学的影响。

了解：肝功能、肾功能和循环功能障碍的病理生理特点。

第一节　概　述

药物的吸收、分布、代谢及排泄过程不仅受到生理条件的影响，而且在机体器官发生病理变化时也会发生变化。在诸多疾病中，肝、肾功能障碍以及循环功能障碍等对药物的体内过程影响较大，因此，对有上述疾病的患者用药时，充分了解药物在疾病状态下的药动学改变，对制订合理的给药方案、提高临床疗效及减少药物不良反应有着十分重要的临床意义。

肝是代谢药物最重要的器官，它不仅能通过肝微粒体酶系代谢药物，还能将药物分泌至胆汁中；此外，肝位于胃肠道与体循环之间，从胃肠道吸收的药物经肝门静脉首先进入肝，而后才到达全身血液循环。由于肝脏疾病能不同程度地损害肝对药物的消除功能，同时肝脏疾病可导致体内各种生理生化的紊乱，因此药物在体内的药动学也会因肝功能障碍发生种种改变，进而影响药物的治疗效果。肾的正常生理功能包括泌尿和内分泌，前者主要排泄代谢产物，保持内环境稳定，而后者主要分泌和灭活内分泌激素，调节机体功能。各种病因，包括原发性肾病和继发性肾外疾病，均可引起肾的正常生理功能障碍，即肾功能不全，肾功能不全时，内源性代谢产物、外源性药物和毒物会在体内蓄积。循环系统是分布于全身各部的连续封闭管道系统，包括心血管系统和淋巴系统。常见导致循环功能障碍的原因包括高血压、心力衰竭、冠心病、肝硬化、肾等，循环功能障碍可引起一系列生理病理变化，对药物效应和药物代谢都会产生影响。

此外，疾病的病理进程对药物的影响也存在差异，可不同程度地改变药物的吸收、分布、代谢和排泄，进而引起药动学改变；同时可通过改变药物靶点活性，影响药效学。当患者发生慢性肝炎、肝硬化、尿毒症、心力衰竭时，由于血液中血浆蛋白过少，与药物结合的蛋白质含量下降，容易发生游离型药物增多导致的中毒。患者发生肝硬化时，肝细胞被广泛破坏，细胞色素 P450（cytochrome P 450，CYP450）总量减少且功能明显降低，导致药物的肝清除率下降，药物易在体内蓄积而产生毒性。严重的肝功能不全患者由于肝的生物转化速率减慢，因而使许多药物的作用加强，持续时间延长；相反，可的松、泼尼松等需在肝经生物转化后起效的药物在肝功能不全患者中的作用减弱。肾功能不全者可使庆大霉素等主要经肾排泄的药物排除减慢，$t_{1/2}$ 延长，易引起蓄积中毒等。因此不同病理情况下的临床用药应受到高度重视，以免由此造成治疗失败或产生不良反应，在对有上述疾病的患者用药时，要加倍注意。

第二节　肝功能不全的临床用药

一、肝功能不全对药动学和药效学的影响

很多疾病对药物的吸收、分布、代谢和排泄可产生显著影响，消化道疾病、心血管系统疾病以及肝、肾功能障碍对药物的影响最为显著。本节重点阐述肝功能不全对药动学和药效学的影响。

> **案例 13-1**
>
> 患者，男，43 岁，无肝炎接触史。因食欲缺乏、反复发热入院，入院诊断为肝硬化失代偿期，肺部感染。CT 提示双肺感染，痰培养显示烟曲霉菌感染，遂给予伏立康唑抗真菌治疗。患者诉夜间睡眠不好，医师给予地西泮镇静催眠。联合用药第 2 日，患者出现嗜睡，生命体征平稳，血氨正常，给予氟马西尼后患者出现暂时的清醒。
>
> **问题：** 该患者在治疗过程中应重点考虑肝功能不全对药物的哪些影响？

（一）肝功能不全对药效学影响

药物与机体生物大分子的结合部位即药物靶点，药物作用的靶点包括受体、酶、离子通道、转运体等。体内各种组织上的药物靶点不是固定不变的，肝功能不全可引起靶点数目和功能的改变，这些改变导致体内组织对药物的敏感性增高或对药物的反应性降低，从而影响药物的疗效。

1. 机体对药物敏感性增高 绝大多数药物在机体内主要通过与靶细胞上的受体结合产生药理效应，大量临床资料表明，当肝等重要脏器病变时，由于影响了机体代谢、内环境等，会使其他组织的药物受体数目发生改变，导致药物的敏感性增高，影响药物疗效，如肝脏疾病患者体内氨、甲硫醇及短链脂肪酸等代谢异常，使脑组织微环境改变导致中枢神经系统相关受体对抑制药敏感性增强，使脑代谢处于非正常状态，大脑神经细胞对药物的敏感性增强，使中枢神经系统对临床常用的镇静催眠药、镇痛药和麻醉药的敏感性几乎都增加，甚至可诱发肝性脑病。如慢性肝脏疾病患者，尤其是发生过肝性脑病的患者，在使用氯丙嗪（chlorpromazine）和地西泮（diazepam）镇静时，仅常规剂量就可使患者产生木僵和脑电波减慢，这类患者宜选用奥沙西泮（oxazepam）或劳拉西泮（lorazepam），但仍需慎重给药，宜从低剂量开始。严重肝脏疾病患者对吗啡非常敏感，即使给予正常量的 1/3 ～ 1/2，也可诱发肝性脑病和脑电图改变，因而应禁用吗啡。此外，严重肝脏疾病患者还应禁用巴比妥类药物（barbiturate）、哌替啶（pethidine）、芬太尼（fentanyl）、水合氯醛（chloral hydrate）、可待因（codeine）、氯丙嗪（chlorpromazine）、甲喹酮（methaqualone）等药物。酒精性肝硬化患者广泛使用氯美噻唑（clomethiazole）缓解震颤性谵妄，但必须采用低剂量，避免产生持久的镇静作用和中毒。在肝硬化患者中使用单胺氧化酶抑制药苯乙肼（phenelzine）、异卡波肼（isocarboxazid）时，易诱发肝性脑病，如要进行抗抑郁治疗应采用低剂量、非镇静的三环类药物，如普罗替林（protriptyline）。肝硬化水肿和腹水患者使用过强的利尿药治疗时，可能由于过度失钾而诱发肝性脑病，宜用保钾利尿药治疗。此外，肝脏疾病可以抑制维生素 K 依赖的凝血因子合成，以及胆道阻塞引起维生素 K 吸收功能受损时，应慎重应用口服抗凝血药，如肝素（heparin）、华法林（warfarin）等药物敏感性增高，剂量稍有不当，便可导致大出血。

2. 机体对药物的反应性降低 临床研究发现，肝硬化患者 β 受体呈下调现象，主要表现在 β 受体密度降低，从而改变了 β 受体激动药的药效，如患者对异丙肾上腺素（isoproterenol）加快心率作用的反应性降低；其次，肝功能不全时可导致患者肝药酶活性减弱，从而使药物反应性降低，如可的松（cortisone）、泼尼松（prednisone）和维生素 D（vitamin D）等，如肝脏疾病使维生素 D 羟化功能损害，原发性胆汁性肝硬化使用常规维生素 D 会出现治疗失败，宜选用不需经肝羟化的 25- 羟维生素 D。肝细胞损伤时会导致血浆假性胆碱酯酶水平等降低，有引起去极化型肌松药琥珀胆碱（suxamethonium）作用过度延长的危险；血浆假性胆碱酯酶水平的降低，还可以导致体内乙酰胆碱量增高，减弱非去极化型肌松药，如筒箭毒碱（tubocurarine）、泮库溴铵（pancuronium）的作用，泮库溴铵尤其需要用较高的初始剂量才能达到有效的肌松效果。

（二）肝功能不全对药动学影响

1. 对药物吸收的影响 肝脏疾病也可影响消化道吸收功能，如门脉高压症伴有小肠黏膜水肿或结肠异常时，可减慢药物在肠道内的吸收速率。当出现门静脉吻合或肝内血管之间形成侧支循环时，可导致口服药物直接进入体循环，从而降低药物原有的首过消除，故肝硬化患者口服氯美噻唑（clomethiazole）或喷他佐辛（pentazocine）时，生物利用度均高于常人。肝在疾病状态下，可出现肝内血流阻力增加、门静脉高压、肝内外的门体分流以及肝实质损害，肝内在清除率下降。内源性的缩血管活性物质在肝内灭活减少，药物不能有效地经过肝的首过效应，可使主要依靠肝代谢清除的药物的生物利用度提高，同时体内血药浓度明显增高而增强药物的作用，导致药物的不良反应发生率升高。例如，肝脏疾病或晚期肝硬化时，药物的生物利用度大大增加，哌替啶和普萘洛尔的生物利用度可增加 2 倍，对乙酰氨基酚增加 50%。

2. 对药物分布的影响 慢性肝功能不全可引起血浆白蛋白减少，使药物血浆蛋白结合率降低，严重肝功能不全时更为突出。如肝硬化可使原来结合率高的游离型药物显著增加，如游离型甲苯磺丁脲（tolbutamide）增加 115%，游离型苯妥英钠（phenytoin sodium）增加 40%，游离型奎尼丁（quinidine）增加 300%，游离型保泰松（phenylbutazone）增加 400%。血中游离型药物增加可能导致组织分布容积增大、肝药物代谢和肾药物排泄增加等变化，当药物消除同时减慢时，肝脏疾病引起的血中游离型药物浓度增高可能造成不良反应。慢性肝功能不全也会引起肝蛋白质合成减少，血浆中游离脂肪酸、尿素及胆红素等内源性抑制物的蓄积，使药物与血浆白蛋白结合率下降而导致药物分布异常，如肝功能异常导致的临床低白蛋白血症患者在应用地西泮（diazepam）、氯贝丁酯（clofibrate）、氯氮卓（chlordiazepoxide）及泼尼松（prednisone）等药物时，易致毒性反应。此外，低白蛋白血症患者在临床应用苯妥英钠、甲苯磺丁脲、华法林（warfarin）及洋地黄毒苷（digitoxin）等蛋白结合率高的药物时，也可使血中游离型药物浓度增高，产生毒性反应的可能性增加，此种患者用药时应谨慎，注意减量或从低剂量开始，并加强监护，更应避免使用对肝有毒性的药物。

3. 对药物代谢的影响 肝是药物在体内代谢的主要器官，肝功能障碍时，将对机体的药物代谢产生影响。一般来说，药物代谢受影响的程度与肝脏疾病的严重程度成正比，影响药物在肝代谢的因素很多，如肝药酶数量及活力的改变、肝血流量、肝细胞对药物的摄取和排泄、有效肝细胞的总数、胆道的畅通程度等，其中，以肝药酶数量及活力、肝血流量变化对药物的影响较为明显。一般认为，急性肝脏疾病时 CYP 酶活性几乎不发生变化或仅发生轻度变化，只有当肝脏疾病显著影响肝药酶总量及活力或肝血流量时，药物代谢才会明显受到影响，如慢性肝炎和肝硬化患者，肝内微粒体酶合成减少，细胞色素 P450 含量降低。据报道，肝硬化时 CYP1A2、CYP2E1、CYP3A、CYP2C19 等含量明显降低，可减慢许多药物的生物转化，如利多卡因（lidocaine）、哌替啶（pethidine）、普萘洛尔（propranolol）、地西泮（diazepam）、苯巴比妥（phenobarbital）、氨茶碱（aminophylline）、氢化可的松（hydrocortisone）、泼尼松龙（prednisolone）、甲苯磺丁脲（tolbutamide）、氨苄西林（ampicillin）、氯霉素（chloramphenicol）、林可霉素（lincomycin）、异烟肼（isoniazid）及利福平（rifampicin）等药物在慢性肝脏疾病患者中半衰期显著延长。临床上应注意肝明显损伤引起的药效增强或毒性反应，如氯霉素用于严重肝损伤患者时，骨髓抑制毒性反应增强。某些药物经肝转化时活性增加，慢性肝炎则会导致药效降低，如慢性肝炎患者应用泼尼松时，血液中活性的泼尼松浓度下降，从而导致疗效降低。除肝本身的疾病可影响药物的生物转化外，其他因素也可通过影响肝药酶的活性而影响药物的生物转化，如肾脏疾病、遗传或环境因素、胆汁排泄、肠肝循环及其他药物相互作用等。

4. 对药物排泄的影响 肝脏疾病时，尤其是肝硬化时，由于进入肝细胞的药物减少、肝细胞储存及代谢药物能力降低，或者药物经肝细胞主动转运到胆汁的过程发生障碍，致使原本从胆汁中排泄的药物部分或全部受阻。例如，地高辛（digoxin）在健康人群中 7 天内从胆汁排出量为给药量的 30%，而在肝病患者中仅为 8%；在胆汁淤积的患者中，螺内酯（spironolactone）的胆汁排出量也较正常人低；肝功能减退时从胆汁中排出减少的药物还包括四环素（tetracycline）、红霉素（erythromycin）、利福平（rifampicin）及甾体激素（steroid hormone）等。肝脏疾病或胆道疾病可阻碍药物经胆汁排泄，影响胆道疾病的治疗（如胆道感染时抗生素的应用），或使药物经胆汁排泄消除减少，导致药物在体内蓄积，增加药物的不良反应。胆汁排泄药物的能力对肾有一定的补偿功能，即在肾功能不全时，原本从肾排泄的药物也可部分随胆汁排泄。同时伴有肝、肾功能不全的患者，排泄药物的能力下降更严重。

> **案例 13-1 解析：**
> 　　对于肝功能不全的患者，其体内的药动学和药效学都会发生明显改变。查阅病例发现医嘱给予伏立康唑 200mg，q12h，且患者肝功能损害分级 Child-pugh 评分为 9 分。分析患者症状出现的可能原因为：患者肝功能不全，伏立康唑没有减量使用，是地西泮血药浓度升高的主要原因，同时伏立康唑也可通过影响 CYP 酶进一步影响地西泮的药物浓度，从而提示肝功能不全或多药联用时需注意肝功能障碍对药物代谢的影响，因此，肝功能不全患者使用伏立康唑时维持剂量应减半，若同时使用与伏立康唑有相互作用的药物时也应注意调整剂量。肝功能不全患者对药物的清除能力下降，很多经肝清除的药物都会出现在体内的蓄积，应注意及时调整剂量。

二、肝功能不全的临床合理用药

　　不同病理状态下，患者的临床用药需要考虑药动学与药效学改变的特点，如肝脏疾病时，许多药物的体内代谢动力学发生变化，表现在药物的肝清除率下降、蛋白结合率降低、C_{max} 和 AUC 增大、药物的半衰期延长等，导致药物在体内蓄积，血药浓度升高，甚至发生中毒。为了安全有效用药，对于肝脏疾病患者，应对其用药剂量进行调整，特别是在使用一些治疗指数低的药物时应尤为注意。对于肝硬化患者，应合理选择药物，应用药物时从低剂量开始，密切观察临床反应，随时调整剂量或给药间隔时间，必要时应进行 TDM，以达到疗效最大、不良反应风险最小目的的临床合理用药。

（一）肝功能损害的分级

　　美国和欧盟发布了肝功能不全患者的药动学研究指南，均推荐使用肝功能分级（child-turcotte-pugh，CTP）评分评价肝功能。CTP 评分 5 ～ 6 分：轻度肝功能不全；7 ～ 9 分：中度肝功能不全；10 ～ 15 分：重度肝功能不全。

（二）肝功能不全患者给药方案的调整

1. 对药物选择的影响

　　（1）禁用或慎用损害肝的药物，避免肝功能的进一步损害。常见的引起药物性肝脏疾病的药物包括抗生素（克林霉素、红霉素、链霉素等）、抗肿瘤药物（环磷酰胺、伊马替尼等）、抗结核药（利福平、异烟肼、吡嗪酰胺）、抗癫痫药（苯妥英钠）、解热镇痛药等。

　　（2）慎用经肝代谢且不良反应多的药物，改用主要经肾消除的药物；对于主要经肾排泄的药物，肝功能不全时，不需要调整剂量。

　　（3）禁用或慎用可诱发肝性脑病的药物，如中枢抑制药，可能会发生深度中枢抑制；长期大量应用呋塞米、噻嗪类利尿药可通过降低血钾诱发肝性脑病。

　　（4）禁用或慎用经肝代谢活化后方起效的前体药物，如可的松、泼尼松等激素类药物。

　　（5）在缺乏相关剂量调整信息的情况下，可以根据肝摄取率调整药物剂量或是根据生化指标调整给药剂量。

　　（6）注意给药方式，应注意降低剂量或延长给药间隔，从小剂量开始，谨慎逐渐加量，必须使用有效血药浓度范围窄、毒性大的药物或对肝有毒性的药物时应进行血药浓度监测（TDM）及严密的生化监护。

　　（7）评价应用药物的效益和风险，如用药的风险大于效益，则禁用此药。

（8）可以个体化给予相应保肝药物，如解毒类药物、促肝细胞再生类药物、利胆类药物、促进能量代谢类药物等。

2. 剂量调整方案

（1）不需要调整或稍加调整：通常可能有以下几种情况：①轻度肝脏疾病；②主要由肾消除的药物且患者肾功能正常；③药物主要在肝外代谢；④由肝药酶代谢，但只在短期内使用；⑤短期静脉给药，且药物代谢不受血流和酶的影响。

（2）剂量需下调约 25%：通常可能有以下几种情况：①药物约有 40% 通过肝消除，但患者肾功能正常；②静脉给药，药物代谢受血流影响，但药物的蛋白结合率并没有改变；③药物代谢受血流和酶的影响，但只在短期内口服给药；④由肝药酶代谢的药物，药物的安全范围较大；⑤患者伴有黄疸、腹水、低蛋白血症等。

（3）剂量下调超过 25%：通常可能有以下几种情况：①药物代谢明显受肝脏疾病的影响；②安全范围小，血浆蛋白结合率明显改变；③受血流的影响并口服给药；④药物从肾排出，但伴有严重肾功能不全者；⑤由于肝脏疾病，药物的敏感性发生改变者。

3. 常见药物应用方法

（1）质子泵抑制药：埃索美拉唑、奥美拉唑等，患者有轻度或中度肝功能不全时，无需调整剂量；出现严重肝功能不全时，给药剂量不超过 20mg/d。

（2）左氧氟沙星：患者轻度或中度肝功能不全时，无需调整剂量；出现重度肝功能不全时，药物清除减少，血药浓度增高，最大剂量不要超过 400mg/d。

（3）阿巴卡韦：患者轻度肝功能不全时，给药剂量调整为 200mg，bid，出现中度或重度肝功能不全时，不建议使用。

（4）伏立康唑：患者轻度至中度肝硬化时，负荷剂量 6mg/kg 不变，但维持剂量（4mg/kg）减半，出现重度肝功能不全时，不建议使用。

（5）昂丹司琼：患者中度或重度肝功能不全时，用药剂量不应超过 8mg/d。

（6）文拉法辛：患者中度至重度肝功能不全时，每日总剂量必须减少 50%，甚至有必要将剂量减少 50% 以上。

综上，肝功能异常患者用药时，必须谨慎权衡利弊，结合用药经验和血药浓度监测调整用药和用量，尽量选用不经肝清除且无肝毒性的药物。

第三节　肾功能不全的临床用药

一、肾功能不全对药动学和药效学的影响

肾的主要功能是维持机体电解质和酸碱平衡、分泌激素调节血压和刺激骨髓造血，以及清除体内内源性代谢物、外源性药物及药物代谢物。肾脏疾病可引起机体正常功能的变化，需要药物治疗，同时肾清除药物功能的变化会影响药物排泄，特殊情况下受影响的药物亦会导致肾损害。因此，掌握肾功能不全对药动学和药效学的影响对于临床合理用药极为重要。

（一）肾功能不全对药效学影响

肾功能不全时，药物效应改变大多源于药动学的改变，在调整肾功能不全患者给药剂量时，需主要考虑药动学参数的变化。临床观察发现，肾脏疾病患者对多种药物的敏感性也会发生变化，调整这些药物的给药方案时也需要考虑肾功能不全对药效学影响。

药效学包含可逆效应和不可逆效应。可逆效应一般由受体介导产生，且具有饱和性，药物浓度升高或降低时均可见效应的变化，而不可逆效应是直接作用，仅在药物浓度增加时出现。

可逆效应药效学存在受体饱和限制，可用 Sigmoid Hill 模型表示，见式（13-1）。

$$E = E_0 + \frac{E_{max}}{1 + (CE_{50}/C)^H} \tag{13-1}$$

该模型主要参数为 E_{max}、CE_{50} 和 H。H 为 Hill 系数，是影响曲线斜率的一种陡度系数；E_{max} 表示最大效应，与机体受体或酶分子数量相关；CE_{50} 表示达到 50% 最大效应对应的药物浓度或剂量，与药物本身特性有关，反映药物内在活性和机体对药物的敏感性。受体与药物亲和力发生变化时，如药物相互作用、底物竞争等情况下，CE_{50} 会相应变化。疾病状态下，受体位置药物浓度变化、受体数量下降、受体药物亲和力下降等因素可引起 E_{max} 和 CE_{50} 发生改变。例如，慢性肾脏疾病时，尿毒素竞争性抑制近曲小管细胞对呋塞米的摄取，代谢性酸中毒影响近曲小管分泌蛋白质的活性，从而减少了呋塞米的分泌，这些变化使到达髓袢发挥作用的呋塞米减少，药物药效曲线右移，CE_{50} 增加；同时，由于慢性肾脏疾病时肾小球滤过率和钠滤过量下降，呋塞米抑制钠离子重吸收能达到的最大效应也相应下降（图 13-1A）。又如，游离型浓度相当的情况下，硝苯地平对肾功能严重受损患者的降压效果明显强于正常人，E_{max} 升高 1 倍以上（图 13-1B）。

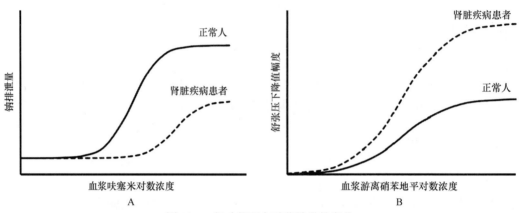

图 13-1　肾功能不全时药效学的变化

（二）肾功能不全对药动学影响

1. 对药物吸收的影响　肾功能不全时药物吸收和生物利用度的变化较为复杂。尿毒症患者常出现恶心、呕吐、腹泻等症状，可影响口服药物的吸收；慢性肾衰竭时胃内尿素分解产生氨，使胃 pH 升高，弱酸或弱碱性药物解离度和溶解性发生改变，吸收和生物利用度受到影响，服用铁剂时二价铁离子形成减少，吸收减少；终末期肾病时出现尿素蓄积，反流入肠道被菌群分解产生氨，pH 值升高，弱碱性药物吸收增加；肾功能不全还可引起消化道功能紊乱，如糖尿病肾病和尿毒症等导致胃轻瘫，使药物吸收减少。

与药物吸收有关的肠道细胞紧密连接、转运体和代谢酶在肾功能不全时也会发生相应变化。正常情况下，肠道细胞连接致密，通过细胞间隙途径吸收的药物非常少。终末期肾病时尿毒素和炎症介质可减弱肠道细胞连接蛋白的表达，肠道屏障功能下降，通过细胞间隙途径吸收的药物增加。除了紧密连接外，肠道转运体和代谢酶在肠道吸收药物过程也起着重要作用，肠道上皮细胞的转运体是药物经肠道吸收程度的决定性因素，其中，溶质载体超家族（solute carrier superfamily，SLC）和三磷酸腺苷结合盒转运蛋白（adenosine triphosphate binding cassette transporter，ABC 转运蛋白）是最重要的药物摄入和外排转运体。肠道细胞腔侧有机阴离子转运体（solute carrier organic anion transporter family，SLCO）2B1、SLCO1A2 和多肽转运体 SLC15A1 可将药物从肠腔转运至肠道细胞，而 ABC 转运蛋白 B 亚家族（ABC transporter subfamily B，ABCB）的 ABCB1、G 亚家族（ABC transporter subfamily G，ABCG）的 ABCG2 和 C 亚家族（ABC transporter subfamily C，ABCC）的 ABCC2 则将药物从肠道细胞内外排到肠腔，减少吸收。在肠道细胞基底侧，ABCC1 能将药物从肠道细胞泵入门静脉循环。此外，肠道细胞还高表达 CYP3A4，该酶代谢多种药物，可减少药物生物利用度，并参与药物首过效应。肾功能不全时肠道转运体 ABCB1、ABCC2 等和肠道代谢酶 CYP3A4 等表达和活性下降，部分药物（如普萘洛尔、二氢可待因等）吸收和生物利用度增加，而 SLC46A1 活性下降，甲氨蝶呤和培美曲塞等吸收减少。

2. 对药物分布的影响　肾功能不全时药物表观分布容积发生显著改变，主要由药物蛋白结合、药物组织结合、体液量和屏障功能的变化引起。很多药物吸收入血后会与血浆蛋白结合，如白蛋白与弱酸性药物结合，α1 酸性糖蛋白与弱碱性药物结合。肾功能不全的患者由于尿蛋白丢失及肠道吸收障碍，常伴有低白蛋白血症，相应的酸性结合型药物减少，游离型药物增加，而在透析期间，血浆白蛋白增加可引起结合型药物相应增加。相反，由于慢性炎症的作用，终末期肾病患者 α1 酸性糖蛋白水平增加，但是，炎症因子以及尿毒素可竞争性结合 α1 酸性糖蛋白使碱性游离型药物的浓度几乎不变或轻微减少。苯妥英是癫痫患者常用药物，但其治疗窗窄且呈现非线性清除的特征，剂量小幅增加会引起浓度不成比例的大幅升高。在肾功能不全的患者中，一些酸性的尿毒素（如马尿酸）清除下降，其竞争性结合血浆蛋白使游离型苯妥英浓度升高。肾功能不全的患者使用苯妥英治疗时，在 TDM 过程中需注意，即使总浓度（游离型和结合型）处于正常范围，游离型药物浓度也可能增加，易产生安全性问题，应适当降低治疗浓度范围。肾功能不全时，药物与组织的结合也可能变化，如心肌组织对地高辛摄取率下降，表观分布容积下降，这时给药剂量也要相应减少。体液量的变化也会改变药物浓度，肾功能不全时，水、钠潴留，细胞间液增加，或者水化治疗影响表观分布容积，此种情况下患者可能需要更高的药物剂量。血液透析时又存在液体清除和浓缩，可引起透析后蛋白质浓度增加，同样也可引起血浆药物浓度增加。例如，利妥昔单抗透析后浓度可增加 1.4 ~ 4.8 倍。尿毒症时血脑屏障功能下降，一些药物更易进入中枢系统，引起精神障碍，如西咪替丁、雷尼替丁等。此外，吗啡增加尿毒症患者的中枢抑制效应，可能也与血脑屏障变化引起中枢吗啡及代谢产物浓度升高有关。

3. 对药物代谢的影响　肾功能不全对非肾清除药物的代谢存在重要影响。慢性肾脏疾病患者的药物代谢酶功能明显下降，如 I 相代谢酶 CYP2C9 和 CYP3A4，以及 II 相代谢酶 N- 乙酰转移酶 2 等，这一变化可能与肾功能不全时尿毒素在体内蓄积有关。尿毒素可以抑制 CYP450 代谢酶以及依赖代谢酶的药物代谢，如硫酸吲哚酚能抑制 CYP3A 介导的红霉素的代谢。利多卡因和尼非地平在慢性肾脏疾病患者的肝代谢下降，但血液透析清除尿毒素后，这些被抑制的药物代谢可以恢复，类似的药物还有华法林，慢性肾脏疾病患者在应用此类药物时需降低剂量。II 相反应中，慢性肾衰竭患者对药物乙酰化和葡糖醛酸化的能力降低，一些通过 II 相反应代谢的药物清除减少，如齐多夫定（zidovudine）、甲氧氯普胺（metoclopramide）和普鲁卡因胺（procainamide）等。除了肝的药物代谢酶外，尿毒症患者的血浆酯酶活性也可被抑制，酯类药物，如普鲁卡因胺的作用会延长。此外，有些药物虽然不经肾清除，但是这些药物的活性代谢物有可能经肾清除，肾功能不全时这些药物的效应也可能会受到影响。

4. 对药物排泄的影响　药物经肾清除主要涉及肾小球滤过、肾小管分泌和重吸收，累及上述任何一个环节的肾脏疾病都可影响药物的排泄。急性肾小球肾炎或肾严重缺血时，肾小球滤过率下降，药物排泄减少，药物血浆半衰期延长，药物效应增强甚至发生毒性反应。除肾小球滤过下降对药物排泄的影响外，肾小管分泌和重吸收也影响药物的排泄。肾功能不全时，肾转运体表达和活性也发生变化。大鼠肾部分切除后，摄取转运体如 SLC22A6、SLC22A7 等，以及外排转运体 ABCB1 的表达显著下降，而另外一些外排转运体如 ABCC2、ABCC3 等的表达则明显升高。如前所述，肾功能不全时蓄积的尿毒素能明显影响转运体功能，如硫酸吲哚酚能下调肾 SLCO4C1 表达，进而可能影响与其相关的药物转运。尿毒症患者酸性尿毒素蓄积，能竞争性抑制酸性药物分泌，减少药物排泄。

胆汁排泄也是药物消除的一个重要途径，而这与肝药物转运体功能密切相关。尿毒素也抑制肝细胞摄取转运体的表达和活性，进而影响药物通过胆道排泄。正常肝细胞与尿毒症患者血清共孵育时，SLCO1B1 和 SLC1B3 表达下降 60%。蛋白结合型尿毒素 3- 羧 -4- 甲 -5- 丙基呋喃戊酮酸能抑制伊立替康代谢物 SN-38 的肝摄取。

综上所述，肾功能不全时药动学可在多个方面发生改变，主要包括：①药物吸收。胃肠道反应引起药物吸收减少；尿素分解使胃肠道 pH 升高进而影响特定药物的吸收；炎症介质和尿毒素破坏肠道细胞紧密连接，抑制肠道转运体和代谢酶，改变药物生物利用度。②药物分布。血浆蛋白浓度下降以及尿毒素的竞争性结合，使结合型和游离型药物比例发生相应变化；药物与组织结合的变化、体液量以及血脑屏障功能的改变都会影响药物分布。③药物代谢。肾功能不全时尿毒素蓄积对 Ⅰ 相、Ⅱ 相代谢酶以及血浆酯酶活性有抑制作用，可影响非肾清除药物的代谢。④药物排泄：肾小球滤过率下降、肾小管病变都会影响药物的排泄；肾功能不全时肝转运体活性下降，可影响经胆汁排泄药物的清除。

可见，肾功能不全对药物药效学和药动学的影响不能一概而论。从唯物辩证论角度出发，我们要对疾病产生的病理生理变化有一定了解，分析各种变化对药物体内过程的影响；同时要对疾病转归过程中这些变化的特点进行了解，即在病情变化的各个阶段，要认识到影响药物发挥作用的主要因素，认真分析。因此，肾脏疾病患者用药需慎重，应遵循个体化用药原则，根据药物特点、肾功能损伤程度及其对药物药动学的影响，结合用药目标做好方案设计和调整。

二、肾功能不全患者临床合理用药

（一）肾功能损害的分期

慢性肾脏疾病患者常伴有多种并发症，药物使用的种类也相应增加。由于超过 1/2 的药物都会经肾清除，因剂量调整不当带来的药物蓄积和毒性反应风险在这类人群将会增加，因此正确评估肾功能对剂量调整至关重要。目前，常用一些公式来快速估算肾小球滤过率和肌酐清除率以评估肾功能，但这些公式的计算结果在截肢、肌萎缩、孕妇、体液超负荷或脱水等患者中的解读要慎重。此外，由于估算公式均依赖稳定期的内源性标志物，如肌酐或半胱氨酸蛋白酶抑制剂 C 等，因此在急性肾损伤等肾功能急剧变化的情况下，这些公式的实用性下降。肾功能估算公式较多，常也会给临床的实际使用带来困惑。临床给药时可优先选择药物说明书中采用的估算办法。

根据肾功能评估指标，一般将肾功能进行如下分期。

1 期：90ml/（min·1.73m^2）≤ 肾小球滤过率估算值（estimated glomerular filtration rate，eGFR）≤ 120ml/（min·1.73m^2），肾功能正常。

2 期：60ml/（min·1.73m^2）≤ eGFR < 90ml/（min·1.73m^2），肾功能轻度受损。

3 期：30ml/（min·1.73m^2）≤ eGFR < 60ml/（min·1.73m^2），肾功能中度受损。

4 期：15ml/（min·1.73m^2）≤ eGFR < 30ml/（min·1.73m^2），肾功能重度受损。

5 期：eGFR < 15ml/（min·1.73m^2），肾功能严重受损，需进行肾脏替代治疗。

（二）肾功能不全患者给药方案调整

肾功能不全涵盖范围较广，同属肾功能不全情况下，肾功能损伤程度可能差别很大，损伤部位也可能各不相同，损伤可能出现在血管、肾小球或肾小管间质等。不同的肾功能不全情况对药动学影响不同，对应的治疗方案也存在差异。有研究者提出在下述情况下，需要考虑肾清除药物的能力可能降低，包括 eGFR < 60ml/（min·1.73m^2）、3 ~ 5 期慢性肾脏疾病、2 期或 3 期急性肾损伤、无基础肌酐值时成人血肌酐大于 176μmol/L（2mg/dl）、老年人血肌酐大于 132μmol/L（1.5mg/dl）、肌肉量低、儿童无基础肌酐值时血肌酐超过正常值上限两倍，以及出现少尿症状。

肾功能不全患者，不清楚药物代谢变化、无法把握药物剂量时，一般采用低起始剂量缓慢增加的方式，但对需要快速起效的情况并不适用，如抗感染。给药方案设计需要充分考虑个体化，主要原则包括确定治疗目的、评估肾功能、选择药物、检查药物相互作用及确定负荷剂量、维持剂量、给药间隔，并开展药学监护，必要时进行 TDM，以及及时调整给药方案等。

1. 确定治疗目的并选择药物　根据治疗目的选择药物，慎用或避免使用肾毒性药物。肾衰竭患者要注意血管紧张素转换酶抑制药、血管紧张素 II 受体拮抗药、氨基糖苷类抗生素、两性霉素等药物的使用。药物治疗的常规目标是最大程度发挥药效并减少不良反应。这一目标与药物在体内的最佳浓度范围有关，而合适的药物浓度范围一般来源于药效学数据，即浓度效应或浓度毒性关系。最佳浓度范围不仅与药物本身有关，也与治疗的适应证有关。相比于药物浓度，直接监测治疗效果指标在临床实际中应用更多，如治疗糖尿病的药物一般监测血糖而不是药物浓度。因此，临床上可以根据药物浓度、效果指标，或两者结合的方式确定治疗目的。

2. 负荷剂量　负荷剂量是首次给药时给予一个大剂量以使药物浓度能快速达到目标，通常在表观分布容积增大（如脓毒血症和肾病综合征），或药物半衰期较长而又需要药物尽快起效时采用。负荷剂量的给药目的是尽快使浓度达到目标，因此剂量与表观分布容积相关，可不考虑肾功能不全引起的清除率下降，即与肾功能正常人群一样。但在表观分布容积变化时需要注意剂量调整，如地高辛在正常人群表观分布容积大，但在肾衰竭时组织结合力下降，表观分布容积下降，剂量需要减少；对于表观分布容积接近全身含水量的药物，如患者出现容量负荷过多，则考虑增加负荷剂量。肾功能不全时，负荷剂量 = 正常负荷剂量 ×（肾功能不全表观分布容积 / 正常表观分布容积）。

3. 维持剂量和给药间隔　维持剂量取决于药物清除率。肾功能不全引起药物清除率下降，则维持剂量需要相应减少，若为间歇性给药，则可以减少每次给药量或增加给药间隔，也可两者同时调整，具体选择可参考药物说明书。肾功能不全患者调整给药时需考虑药物的药效学特性。药效学常用 Sigmoid Hill 函数表示，其中，系数 H 决定了曲线的走势（图 13-2，H 值越高，S 形曲线越陡峭，相应的 CE_{05} 越大，CE_{95} 越小，$CE_{05} \sim CE_{95}$ 间距越窄；H 越低，曲线越平缓，CE_{05} 越小，而 CE_{95} 越大，$CE_{05} \sim CE_{95}$ 间距越宽）。CE_{95} 和 CE_{05} 可以考虑作为重复给药时药物峰浓度上限和谷浓度下限，二者间距只取决于 H 而不是 CE_{50}。H 系数高的药物，药物浓度从 CE_{05} 升高到 CE_{95} 的时间比较短，给药时应考虑短间隔给药甚至持续静脉滴注，如头孢他啶；半衰期相同而 H 系数低的药物，药物浓度从 CE_{05} 升高到 CE_{95} 的时间增大，给药间隔可以延长。上述决定给药剂量和给药间隔的规律在使用抗菌药物时体现得尤为明显。临床根据药物特征将抗菌药物简单地分为时间依赖性药物（青霉素类、头孢菌素类、替考拉宁等）和浓度依赖性药物（庆大霉素、阿米卡星、多黏菌素类等）。一般高 H 系数的药物多为时间依赖性，药物浓度超过 CE_{95} 即停止增加剂量；相反，低 H 系数药物则多为浓度依赖性，可以增加剂量提高效应。在肾功能不全时，可参考药动学和药效学特点调整给药，一般 H 系数大的时间依赖性药物多以减少剂量而保留原有给药间隔为主，如多黏菌素（polymyxin）；而 H 系数小的浓度依赖性药物则通过延长给药间隔以保证高药物浓度，如环丙沙星（ciprofloxacin）。

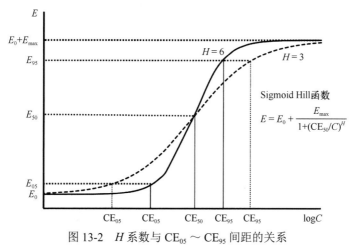

图 13-2　H 系数与 $CE_{05} \sim CE_{95}$ 间距的关系

综上，肾功能不全患者用药时需要考虑的原则包括：①根据现有结果评估肾功能下降程度，尽可能避免使用产生肾毒性且半衰期长的药物，如需使用要密切关注；同时检查药物相互作用。②用药前熟悉药物清除过程，如果药物50%以上通过肾清除，首次剂量后需要考虑维持剂量的调整，考虑肝代谢药物能力的变化，方案调整需要根据药动学、药效学以及患者情况综合考虑，具体方法包括减少给药剂量、延长给药间隔，以及减少剂量同时延长给药间隔等。③监测疗效和不良反应，必要时还需监测药物浓度。

三、血液透析患者的临床合理用药

血液透析是终末期肾病患者最主要的支持治疗，这类患者使用的药物主要用于治疗原发病以及长期透析带来的其他问题，大多数药物经过透析可被清除，因此，若不及时补充剂量则无法达到药物的治疗效果。另外，对于药物过量或中毒患者，血液透析是可以挽救生命的重要手段。熟悉血液透析过程的药动学变化有助于这类患者的合理用药。

（一）血液透析药动学

相比于机体代谢器官，人工肾更有利于探索药物清除动力学。根据透析器的设置，可以灵活地检测血液流速、进入透析器的药物浓度、透析器排出的药物浓度，以及透析液药物回收率。透析药物清除量不仅跟透析清除率有关，与透析时长、药物和机体因素都有关系，如药物分布容积、药物血浆蛋白结合率、药物进入红细胞的量以及与透析相关的室间清除率变化等。

1. 血液透析药物清除率 药物透析清除率与多种因素有关。小分子药物主要靠弥散机制清除，而大分子药物主要靠对流机制清除。与蛋白质高度结合的药物难被清除；表观分布容积小的药物易被清除；表观分布容积大的药物血药浓度低，透析后浓度反跳更明显。脂溶性药物清除率低于水溶性药物。血液透析膜的孔径、表面积以及几何形状等均可影响药物清除率。血液流速和透析液流速升高可增加药物清除率。

2. 药物在血浆和红细胞的分布 药物清除率一般是指血浆清除率，而血液透析流速指全血流速。因此，对于一些易在红细胞富集，透析时又易从细胞内逸出清除的药物，计算药物清除率时需要考虑药物在血浆和红细胞分布的情况。

3. 血液透析期间的药动学的变化 一般认为透析期间药物在机体的分布和清除动力学不会发生变化，但红霉素呼气实验发现，透析2h，就可观察到肝CYP3A4代谢酶活性升高（27%），目前认为，引起这一变化的原因是具有代谢酶抑制作用的低分子量尿毒素被透析清除。一些药物的室间清除率在透析期间逐渐降低，在透析结束后的几小时内，药物从周边室向中央室转运，可以观察到血浆浓度反跳性上升。对表观分布容积大的药物过量或毒物中毒患者进行透析治疗时，室间清除率下降，周边室向中央室转运减少，毒物或药物被限制在不产生药理活性的周边室内，大脑和心血管内药物暴露快速下降，有助于提高透析治疗的效果。但是，终末期肾病患者在进行慢性间歇性透析时，室间清除率下降反而限制了药物和尿毒素的清除。

4. 透析器清除率的变异性 透析器的膜特征和表面积不同可导致清除药物性能的差异。血液透析膜种类繁多，包括聚砜、聚醚砜、聚甲基丙烯酸甲酯等。万古霉素在早期低通量透析中不能被清除，但在高通量透析中清除率可达 $44.7 \sim 130.7$ ml/min，类似的药物还有卡马西平、顺铂、达托霉素、丙戊酸等。对于特定血液透析膜而言，膜面积减少、膜厚度增加，则透析清除率下降。

（二）血液透析患者给药方案

1. 间歇性血液透析 透析时药物清除率是透析清除、残余肾清除和非肾清除的总和，因此理论上可以通过这一清除率来计算给药剂量。如前文所述，透析清除率的估算复杂且多变，药动学方法的不足、透析方案的差异等为给药方案的计算带来了困难。能被透析清除的药物在透析期间药物浓度明显下降，甚至低于有效浓度，如苯妥英，在慢性肾脏疾病时蛋白结合减少，游离型药物在透析时易被清除，70%的患者透析后其血药浓度低于有效浓度。间歇性透析对给药方案带来的影响，可以根据透析时间补充给药。如临床能接受透析时间内药物浓度的降低，可以在透析结束后再补充剂量；反之，则需要在透析中途给予小剂量补充。对于浓度依赖性的药物，可以在透析前酌情给予大剂量，如庆大霉素，透析前给予200mg，能快速达到产生浓度依赖性的抗菌效果的浓度，该药物透析时半衰期约1.6h，透析完成时药物浓度可以降低到毒性较低的范围，类似的还有达托霉素和氟喹诺酮类药物。

2. 连续性肾脏替代治疗　连续性肾脏替代治疗和间歇性透析类似，但时间更长。有关连续性肾脏替代治疗的药物清除率数据较少，抗菌药物的研究相对多一些。连续性肾脏替代治疗药物清除率通常比间歇性透析时要低，但由于时间较长，总体清除的药物可能会比间歇性透析要多。由于使用的透析器的技术和参数不同，连续性肾脏替代治疗在不同情况下药物清除率差异也比较大，给用药方案的制订带来了困难。对于蛋白结合率低的水溶性小分子药物，连续性肾脏替代治疗的药物清除率大概是间歇性模式的20%～30%，与流出速率有关，即与透析液、置换液和净超滤率有关。相比于弥散模式，对流模式血流改变对药物和溶质清除率影响更大。

因此，对于大多数药物在连续性肾脏替代治疗时的给药方案仍难以给出较好建议。一般来说，连续性肾脏替代治疗主要用于急性肾损伤，而这种情况下药物药动学的变化本身难以把握，连续性肾脏替代治疗加剧了药物清除变化的复杂度。此外，连续性肾脏替代治疗对于不同药物的清除效果也不一样，例如，万古霉素和美罗培南能明显被清除，而环丙沙星和哌拉西林则不大容易被清除，在这种特殊情况下，建议使用TDM来调整给药。

第四节　循环功能障碍的临床用药

一、循环功能障碍对药效学和药动学影响

循环系统是分布于全身各部的连续封闭管道系统，包括心血管系统和淋巴系统。常见导致循环功能障碍的原因包括高血压、心力衰竭、冠心病、肝硬化、肾脏疾病等。循环功能障碍时可引起一系列病理生理变化，对药物效应和药物代谢都会产生影响。

循环功能障碍对药效学的影响主要是疾病状态改变了受体亲和力或受体内在活性。例如，大出血引起低血容量性休克时，异丙酚的催眠作用增强，麻醉剂量需求相应减少，除了药动学改变导致这一现象之外，终末器官对异丙酚敏感性增加也是重要原因。脓毒血症感染性休克时，β肾上腺素受体敏感性下降，患者会对静脉给予的正性肌力药物多巴酚丁胺表现出耐受。此外，心血管功能与年龄相关，慢性心力衰竭的老年患者可出现窦房结功能减退、压力反射敏感性改变和全身血管阻力增加等，药物效应的变化将进一步复杂化。

循环功能障碍对药物吸收、分布、代谢、排泄都会产生影响。心力衰竭时胃肠道血流灌注减少，可出现黏膜水肿，致使口服药物吸收减少。感染性休克时，多种器官、组织血流灌注减少，包括肌肉、皮肤及内脏器官等，口服、经皮、皮下注射及肌内注射等途径给药的药物吸收受影响，静脉给药为首选途径。心力衰竭时心排血量减少，组织灌注降低，药物在血液和组织分配比例改变，药物分布容积相应发生变化，如奎尼丁和利多卡因在充血性心力衰竭患者的表观分布容积明显减小，按常用剂量给药会引起非期望的血药浓度升高，出现不良反应。但是，循环功能障碍时细胞膜渗透性、药物蛋白结合、体液量以及pH的改变均会影响药物在体内的分布，使得药物表观分布容积变化较为复杂。感染性休克时，炎症引起血管内皮细胞损伤，导致毛细血管通透性增加，微循环间质水肿，出现"第三间隙效应"，这一变化将增加药物表观分布容积，对正常情况下表观分布容积小的药物影响尤其明显。例如，脓毒血症患者急性期液体复苏后，庆大霉素表观分布容积增加，血浆峰浓度下降，需要更大剂量才能达到治疗效果。典型的循环功能障碍如心力衰竭，通常伴随肝、肾功能的下降，间接改变了药物的消除。心力衰竭时，心排血量减少，肝血液灌流下降，肝摄取率高的药物（如利多卡因）清除减少，浓度升高达50%以上。肝硬化使肝灌注减少，细胞缺氧损伤，本身也会导致肝代谢药物能力下降。出现循环功能障碍时，肾血液灌流

减少，如代偿功能未被破坏，药物清除受影响不大，但随着病情加重，肾小球滤过率下降，经肾清除的药物，如氨基糖苷类和地高辛，在体内易蓄积，引起药物中毒。

二、循环功能障碍患者临床合理用药原则

由于循环功能障碍对全身各个器官都会产生影响，尤其是涉及药物代谢和清除的肝和肾，因此药物药效学和药动学常会发生改变，临床用药要尤其注意。口服、皮下注射或肌内注射给药途径吸收差，应尽量优先选择静脉给药；心力衰竭时组织血液灌流减少，导致药物表观分布容积减小，而血管内皮损伤可引起通透性增加，休克患者液体复苏后表观分布容积又会增加，因此需要根据临床情况来具体判断。有条件时，对病情变化复杂的患者进行 TDM，是保证用药有效、安全的重要手段；同时需要注意的是，心力衰竭患者会改变器官对药物的敏感性，影响药效学。循环功能障碍患者的临床治疗药物应具有改善患者预后、减少心血管事件的作用，治疗过程中应遵循循证医学原则，制订合理给药方案，主要的临床用药原则包括：严格掌握心血管药物治疗的适应证和禁忌证；针对不同病因的心血管疾病，正确选择合适的药品，同时制订个体化给药方案，并根据病情的变化及时调整给药剂量；加强疾病管理，提高患者依从性。

思 考 题

1. 简述肝功能不全的用药原则。
2. 试述肝脏疾病时临床用药注意事项。
3. 简述肾功能不全的用药原则。
4. 简述肾功能不全时药动学改变。

（谭亲友　朱怀军）

第十四章 时辰药理学与临床合理用药

学习目标

掌握：时辰药理学的概念和原理及机体昼夜节律对药动学、药效学的影响。

熟悉：激素类药物、抗哮喘类药物及抗肿瘤药物的时辰应用及其时辰治疗方案的设计。

了解：药物作用昼夜节律机制的临床应用规律及研究方法。

时辰药理学（chronopharmacology）又称时间药理学，是自 20 世纪 50 年代开始研究的一门交叉、边缘学科，是研究药物与生物的内源性周期节律变化关系的科学。传统药理学的研究中通常不会考虑人体生物节律对药物作用的影响，但近来的研究表明药物的毒性、疗效以及药效学和药动学都具有时间节律性。时辰药理学则是结合时辰生物学与药理学，运用时辰生物学的方法和原理探究药物的时效性。

第一节 概 述

时辰药理学研究的主要内容包括两大部分：一是探究机体的生物节律对药物作用或药物体内过程的影响，即时辰药动学；二是研究药物在机体生物节律的影响下对机体的作用，即时辰药效学。

第二节 时辰药动学与药效学

一、机体节律性对药动学的影响

药动学的研究对象主要涉及药物在机体内的吸收、分布、生物转化（或称代谢）及排泄的四大体内过程，这些过程是动态的、并且具有一定的节律性。时辰药动学即是研究人体药动学参数节律性变化的一门科学。在机体节律变化中最主要的是昼夜节律，其次为月节律和年节律。目前药物作用昼夜节律机制主要包括：组织敏感性机制（如在 00:00～02:00，呼吸道对组胺反应的敏感性最高）、受体机制（如吗啡的镇痛作用在21:00最强,15:00最弱）及药动学机制（药物的吸收、分布、代谢及排泄每一个过程都有可能存在昼夜节律）。

时辰药动学研究的主要参数包括峰浓度（C_{max}）、达峰时间（t_{max}）、表观分布容积（V_d）、半衰期（$t_{1/2}$）、吸收速率常数、消除速率常数、药 - 时曲线下面积（AUC）和生物利用度等。

很多临床常用药物的药动学过程都具有时间节律性，限于进行时辰药动学研究的药物不全面、时辰药动学的机制未完全阐明等原因，目前还难以把握各类药物用药时间节律的整体规律性，时辰药动学还有着巨大的发掘价值。

（一）机体节律性对药物吸收的影响

口服药物的吸收易受药物理化性质、胃排空速度、胃肠道生物膜结构与面积、pH 以及胃肠血流量的影响。胃液 pH、胃酸分泌、胃肠蠕动强度、胃排空时间及胃肠血流量等均存在昼夜节律性，因此导致药物吸收具有时间差异，如人体的胃酸分泌受到了进食和昼夜节律的影响，而多数药物的解离与胃内 pH 有密切的关系，并且日间胃肠道的排空及蠕动频率较高，同时胃肠道的血流量亦会在白天出现明显的增加，进而促进了药物的吸收，然后就导致有些药物口服后，早晨服用的 C_{max} 比晚上服用的高，t_{max} 与晚上相比有缩短的倾向。

据研究，多种脂溶性药物在人体的吸收呈现昼夜节律性，在清晨吸收较快，傍晚吸收较慢。对比研究三环类抗抑郁药阿米替林（amitriptyline）09:00 和 21:00 给药的药动学参数（每次 50mg,

口服），实验结果显示吸收相血药浓度 9:00 比 21:00 高，但是不同给药时间消除相的 $t_{1/2}$ 及 AUC 没有差异；9:00 给药时引起的镇静作用和唾液分泌量减少等作用较强，与其血药浓度的差异相对应。由于阿米替林首过效应不明显，可认为吸收相血液中浓度主要反映口服给药时消化道的吸收速度。鉴于三环类抗抑郁药的 $t_{1/2}$ 比较长，推荐给药方案为一日一次睡前服药，与常用的一日三次的给药方案比，该方案所引起的镇静作用和抗胆碱副作用轻，患者更易接受，更为合理。

除口服药物外，其他给药方式如肌内注射、透皮给药、眼部外用药的吸收也受到机体自身昼夜节律的影响，如在 14:00 应用噻吗洛尔（timolol）治疗青光眼时，眼部的吸收量最高，约有 5% 被吸收进眼内，其余部分通过鼻和咽喉等部位的小血管进入全身血液循环，故在控制眼压时，宜采用 14:00 滴眼 1 次的治疗法。

（二）机体节律性对药物分布的影响

有多种因素可影响到药物的分布，其中血浆及组织蛋白结合率，以及药物穿过细胞膜的分配系数起着决定性作用。进入血液循环的药物主要有两种存在形式，一类与血浆蛋白结合形成复合物而暂时失去活性，一类为游离型药物，药物在游离形态下才能发挥其药理作用。温度、血液 pH、药物的理化性质及血浆蛋白的浓度等都可影响药物与血浆蛋白结合。

人体血浆蛋白浓度是变化的且具有昼夜节律性。健康青年人的血浆蛋白水平在 16:00 达到峰值，在 4:00 最低；老年人的血浆蛋白浓度则在 8:00 达到峰值，谷值仍在 4:00。因此对于血浆蛋白结合率高（> 85%）且表观分布容积较小的药物，其药动学和药效有可能产生昼夜节律性。

健康人一次性口服地西泮（diazepam），其药动学因给药时间不同而产生差异。9:00 给药与 21:00 给药相比，C_{max} 明显升高、t_{max} 明显变短，但地西泮的 $t_{1/2}$ 及 $AUC_{0-\infty}$ 则无差别；空腹口服给药时，给药时间不同也可造成药动学差别。有研究表明，静脉注射 5mg 地西泮，9:00 时静脉注射 4h 后血液中地西泮总浓度显著高于 21:00 时给药组，同时其血浆蛋白结合率也是 9:00 给药组较高，表明 C_{max} 的变化与其血浆蛋白结合率变化有关，即与血浆中蛋白含量的昼夜节律性相关。

静脉注射地西泮 4h 后，其主要代谢产物为去甲基地西泮，此时去甲基地西泮在血液中的浓度很低可忽略不计，但此时其血浆蛋白结合率高达约 99%，稍有变化都会明显影响其体内分布，进而影响药效。因此可认为，地西泮早晨给药中枢神经镇静作用强，不是由于地西泮的药效学有昼夜节律性，解释为其药动学早晚有差异更为合理。

（三）机体节律性对药物代谢的影响

肝是药物的主要代谢场所，肝血流量和肝药酶的活性是影响药物肝清除率的主要因素。研究表明，肝血流量在早上 8:00 可达到峰值，其血流量变化存在明显的昼夜节律，而肝血流量增大可促进药物的代谢。

对于消除速率较低的药物，肝药酶对其生物转化有着显著作用。研究显示肝代谢酶的活性存在昼夜节律性变化。动物研究显示，鼠肝中的环己巴比妥氧化酶活性在 22:00 达到峰值；鼠肝药酶 CYP450、二甲基亚硝胺脱甲基酶与 NADPH-细胞色素 C 还原酶活性在 6:00 最低，21:00 ～ 00:00 最高。进一步研究发现，在切除肾上腺或给予外源性肾上腺皮质激素使体内肾上腺皮质激素水平维持恒定的动物中，上述节律消失，表明肝药酶活性的节律变化依赖于肾上腺皮质激素的昼夜节律变化。此外，药物在肝的羟化反应也存在昼夜变化。

（四）机体节律性对药物排泄的影响

肾是药物及其代谢物排泄的主要场所，因受到肾小球滤过率、尿液 pH 和肾血流量的节律变化影响，肾排泄率具有明显的昼夜节律性。肾的排泄功能受到机体活动的显著影响，如啮齿类动物夜间的肾排泄率较高，而人在白天的肾排泄率较高，这是由于啮齿类动物主要在夜间活动，而肾的血流量和肾小球滤过率均在机体活动期处于较高水平。

药物的理化性质也是影响药物在肾排泄的重要因素，其中亲水性药物的肾排泄率在动物的活动期较高，离子化程度高的较离子化程度低的药物排泄速度快。尿液的 pH 可显著影响药物的离子化程度，所以尿液 pH 的节律性变化也会对药物的排泄产生影响。一般来说，早上尿液的 pH 低于傍晚，酸性药物，如水杨酸、阿司匹林等傍晚给药较早晨给药排泄快。

（五）机体节律性对重复多次给药时药动学的影响

重复多次给药在血药浓度已达平台时，同样可表现出其一次给药时机体昼夜节律性对药动学的影响。抗癫痫药丙戊酸钠（sodium valproate）的药动学受昼夜节律影响，在重复多次给药测定药动学参数值时加以考虑，可显著提高其血药浓度的预测准确性。研究提示，还存在与丙戊酸钠类似的受昼夜节律差异影响的其他抗癫痫药。因此在设计血药浓度有昼夜变化的药物给药方案时，应重视给药时间差异这一因素，因此所得到的药动学参数值对提高血药浓度的预测准确性和提升药物治疗的有效率和安全性均起着重要作用。

二、机体节律性对药效学的影响

药物的理化性质、剂量、药动学以及机体功能状态和靶器官对药物的反应性都是影响药物的疗效和不良反应的重要因素。许多靶组织、靶器官对药物的反应都具有时间节律依赖性，导致多数药物的治疗效果随着其用药时间的变化而变化。机体对药物敏感性的时间节律和药动学的时间节律是产生这种差异的主要原因。

以往的观点认为，在一定范围内药物的疗效强度与给药剂量大小成正比。时辰药理学从时间昼夜节律的角度对该观点进行了补充：相同剂量下，药物的疗效强度存在一定的昼夜节律性。例如，在夜间应用洋地黄时，机体对洋地黄的敏感性较白昼给药时，约高 40 倍。一项临床试验结果显示：给予 8 例志愿者口服 80mg 的 β 受体拮抗药普萘洛尔后，测定其短时间内持续血压下降情况以及脉搏的减少数，结果发现：14:00 给予普萘洛尔时，上述作用最为显著，且 14:00 用药时 C_{max} 与 AUC 值最高，2:00 时则最小。

黎明前（4:00 左右）血中 cAMP 浓度和肾上腺素浓度低下，而此时组胺浓度增高，可导致呼吸功能下降，因此大多数支气管哮喘患者会出现黎明前加重的夜间发作。研究证明，给患者某一剂量的茶碱，20:00 时 800mg 一次给药比 370mg 一天二次给药，其抑制呼吸道抵抗的效果更加明显。因此使用一天给药一次的改良剂型的茶碱缓释剂，并选择晚饭后给药，该方案可使患者血药浓度从夜间到黎明保持一定水平，提升疗效。研究表明，几乎各类药物的作用都有不同程度的昼夜节律性差异，例如中枢神经系统药物苯巴比妥、戊巴比妥及环己巴比妥等；传出神经系统药物阿托品、东莨菪碱及普萘洛尔等；镇痛药物吗啡以及激素类药物如地塞米松、甲泼尼龙以及胰岛素等。

药物毒性的昼夜节律。近年来越来越多的研究发现许多常用药物的毒性也具有昼夜节律性。实验中给小鼠皮下注射相同剂量的尼可刹米（nikethamide），其 LD_{50} 因给药时间不同而变化，14:00 给药组死亡率为 67%，2:00 给药组死亡率仅为 33%，相差两倍之多。以氨茶碱 LD_{50} 剂量 125mg/kg 注射给小鼠，结果显示 12:00 用药组死亡率为 63%，16:00 用药组死亡率为 75%，而 24:00 及 4:00 用药组死亡率仅为 10%，相差 7 倍。不仅药物急性毒性有昼夜节律性差异，且药物亚急性及慢性毒性也存在昼夜节律差异。

第三节　时辰药理学的临床应用

传统的用药方案，一般是将全天的剂量等量分成多次服用，但随着时辰药理学的不断发展，特别是对时辰药效学、时辰毒理学及时辰药动学研究的不断深入，临床上越来越注重根据药物疗效、毒性及其代谢的时间节律来选择最佳用药时间和设计最佳的给药方案。与传统用药方案相比，基于时辰药理学，选定理想的给药时间给药（即药物疗效最高、毒性最小的时候）更合理、更科学。近年来在时辰药理学的指导下，临床上已在许多疾病的治疗中取得了良好的效果，并由此诞生了一门新的治疗方法：时间治疗（chronotherapy），即在实际药物治疗中应用时辰药理学理论，提高疗效、减少药品不良反应的治疗方法，而这一研究领域则被称为时间治疗学（chronotherapeutics）。

一、激素类药物的时辰药理学

下丘脑激素储藏于神经末梢，受到生理刺激后分泌，经垂体门脉系统，输送到与下丘脑邻近的腺垂体，可分别调节促甲状腺激素（thyroid stimulating hormone，TSH）、促肾上腺皮质激素（adreno-cortico-tropic-hormone，ACTH）、生长激素（growth hormone，GH）、促性腺激素（gonadotrophic hormone，GTH）、催乳素（prolactin，PRL）等激素的生成与释放，因此又被称为下丘脑促垂体释放激素（因子）或抑制激素（因子）。这类调节肽还分布于其他脑区、脊髓液及胃肠道等组织，可发挥垂体外的作用，不仅对垂体起重要的生理作用，还可影响其他组织，然而它们在生物体内的含量极少，从数十万头猪或羊的下丘脑中仅能提取到毫克量的纯化肽，它们在体内的 $t_{1/2}$ 仅为 $1 \sim 2min$，但其发挥的作用却极为明显。

下丘脑与垂体组成了一个完整的神经内分泌系统，该系统可分为两部分：①下丘脑 - 腺垂体系统。两者由神经、体液性方式联系：下丘脑促垂体区的肽能神经元分泌肽类神经激素（释放激素和释放抑制激素），后经垂体门脉系统转运到腺垂体，进而调节相应的腺垂体激素分泌。②下丘脑 - 神经垂体系统。可由直接神经联系，下丘脑视上核和室旁核的神经内分泌细胞分泌的肽类神经激素可以通过轴浆流动的方式，由轴突直接到达神经垂体，并可在此储存。目前已阐明结构并能人工合成的下丘脑激素如下。

1. 促甲状腺激素释放激素 促甲状腺激素释放激素（thyrotropin releasing hormone，TRH）主要生理作用是促进腺垂体分泌 TSH，后者可促进甲状腺分泌甲状腺激素，形成下丘脑 - 腺垂体 - 甲状腺功能轴。

2. 促性腺激素释放激素 促性腺激素释放激素（gonadotropin-releasing hormone，GnRH）与生殖密切相关，能激发腺垂体生成和分泌两种促性腺激素，促黄体生成素（LH）与促卵泡激素（FSH），对 LH 的效应尤为显著。FSH 和 LH 可促进性腺生成卵子、精子及分泌雌、雄激素，形成下丘脑 - 腺垂体 - 性腺轴。临床上，GnRH 及其高效类似物可用于垂体兴奋实验，前者可作为诊断发育异常，闭经、不排卵、精子缺乏症等病因，或鉴别下丘脑 - 垂体功能障碍的参考指标。若用量得当或与其他药物配伍，可用于治疗下丘脑性不育症、继发性闭经及个别正常妇女由于长期服用甾体避孕药而引起的闭经。若长期、大剂量使用时，则会产生某些自相矛盾现象，即先呈现促性腺激素释放等作用，然后又干扰垂体或性腺的分泌活动而引起性功能衰退。

3. 生长激素释放抑制激素 生长激素释放抑制激素（somatostatin）除抑制腺垂体分泌生长激素外，还可抑制促甲状腺激素、消化道系统的促胃液素、促胰泌素、胆囊收缩素等激素的释放，以及减弱胃酸的分泌、胃与胆囊的蠕动等。

4. 生长激素释放激素 生长激素释放激素（growth hormone releasing hormone，GHRH）是从猪、羊、鼠、人的下丘脑中分离的调节身体生长的肽类化合物。人的 GHRH 为四十四肽酰胺，其刺激腺垂体释放生长激素。

5. 促肾上腺皮质激素释放激素 促肾上腺皮质激素释放激素（corticotropin releasing hormone，CRH）能刺激垂体释放 ACTH 与内啡肽。ACTH 可促进肾上腺皮质分泌肾上腺皮质激素，形成下丘脑 - 腺垂体 - 肾上腺皮质轴。在应激情况下，CRH 的作用更为明显，是协调全身作出神经、内分泌，以及警觉行为等灵活反应的化学信号。其他还有促黑素细胞激素释放因子和促黑素细胞激素释放抑制因子、催乳素释放因子及催乳素抑制因子等。

下丘脑激素的分泌过程是脉冲式的和应变的，神经系统发放的信号和垂体或外周内分泌腺释放的激素都可影响其释放的频率与幅度。下丘脑 - 垂体 - 外周内分泌腺轴系的激素分泌是环环相扣、相互制约的一个严密的反馈系统，该系统可调控动物的生长和发育、性成熟和繁殖，以及新陈代谢等重要生命过程。

下丘脑激素与腺垂体靶细胞膜受体结合后，下丘脑激素对腺垂体相应激素的释放进行调节的作用机制有所不同：CRH、GHRH、GHRIH 以 cAMP、IP3/DG 或 Ca^{2+} 作为第二信使，TRH、GnRH 以 IP3/DG 和 Ca^{2+} 为第二信使。

基于 TRH、GnRH 及 CRH 均呈脉冲式释放，血液中相应的腺垂体激素也出现脉冲式的波动。例如，每间隔一定时间从恒河猴的垂体门脉系统血管采集一次血样，可看到血中 GnRH 的含量每 1～2 小时出现 1 个脉冲。大鼠 GnRH 的分泌每 20～30 分钟出现 1 个脉冲，且血中 LH 和 FSH 浓度也随之发生相应的波动。给大鼠注射抗 GnRH 血清后，大鼠血液中 LH 与 FSH 浓度的脉冲式波动消失，这表明大鼠血液中 LH 与 FSH 的脉冲式波动是下丘脑脉冲式释放 GnRH 引起的。依赖于 GnRH 分泌动态变化的促性腺激素对不育症治疗具有一定的指导意义，对于一些性腺功能低下、GnRH 脉冲分泌的频率和（或）幅度受损的男女患者，在用生理脉冲频率 GnRH 的替代治疗后可得到纠正，非脉冲式的 GnRH 则不能奏效。目前，下丘脑激素中具有时间作用特点的药物也是 GnRH 或其类似物。

二、抗哮喘药物的时辰药理学

（一）哮喘发作的昼夜节律

Prevost 等在一项专门研究中发现，哮喘、支气管炎和肺气肿的发作多见于凌晨，患者呼吸困难症状在 23:00～5:00 最严重。影响因素涉及多个方面：①夜间过敏性患者呼吸道对抗原敏感性增高；②在夜间呼吸道的交感神经张力下降；③夜间机体血清糖皮质激素水平降低；④夜间血液中肾上腺素水平下降；⑤在夜间呼吸道对乙酰胆碱与组胺的敏感性增高等。

（二）哮喘的时间治疗

1. 肾上腺素（epinephrine）　在一天的不同时间给予肾上腺素 10μg/（kg·min），用药 15min 后测定其作用强度，作用最强的时间是 4:00 和 9:00，最弱时间为 16:00 和 20:00，最大药效差可达 3 倍，但吸入用药的效果则无明显昼夜差异。

2. 异丙肾上腺素（isoprenaline）　一项健康儿童在不同时间吸入本品 2mg 的实验证明，该药物作用大小有时间依赖性：7:00 给药达到的疗效最好，而 16:00 给药对肺阻力的降低作用极差。就疗效而言，除 22:30 用药组有显著差异外，其他时间用药疗效均不显著。

3. 肾上腺糖皮质激素类药物　如口服甲泼尼龙（methylprednisolone），在 15:00 给药疗效最高，19:00、7:00、3:00 给药的疗效则依次减弱，但该药物的副作用最强时间又在 15:00。因此临床选择能获最佳疗效的治疗方案时，应综合考虑药效及副作用两方面，如清晨到午前用药可使该不良反应减小到最低限度且可最大限度追求疗效。

4. 氨茶碱（aminophyline）　一项 25 例儿童哮喘患者在不同时间服用氨茶碱缓释剂的研究发现，8:00 给药组的血药浓度峰值明显高于 00:00 给药组，在服药 4h 后的两组达峰浓度人数分别为 84% 和 4%，且上午用药组有 49% 患者在用药 8h 后达谷浓度值，晚上用药组在 4h 后即有 90% 患者达谷值。多次类似观察均得同样效果。可见氨茶碱缓释剂的疗效与昼夜用药时间显著相关。

三、抗肿瘤药物的时辰药理学

肿瘤是临床表现各异、预后各不相同的多种疾病的组合，其病因及发病机制极为复杂。恶性肿瘤的发病机制往往是多种因素相互作用致使正常细胞恶性变的结果，这些因素包括内源性和外源性两大类：外源性因素指外界环境中的物理、化学、生物（如致瘤性病毒和真菌等）等因素；内源性因素包括机体的免疫状态、遗传因素、激素水平和 DNA 损伤修复能力等。

恶性肿瘤机体的昼夜节律与健康机体有所不同。在一项对 12 种以上的肿瘤模型鼠的研究发现，缓慢生长和分化良好的肿瘤一般仍维持近似 24h 的昼夜节律，但振幅和时相有所改变，而处于快速增殖或病情进展迅速的肿瘤则表现为以 12h 甚至 8h 为周期的超昼夜节律。由于恶性肿瘤机体昼夜节律的特殊性，因此根据肿瘤的昼夜节律特点调整用药可极大提高抗肿瘤药的疗效以及显著降低其不良反应。目前，对实验动物的研究发现，约 30 种以上的药物通过时辰药理学调整用药后，药物的不良反应可降低 50% 以上。

时辰化疗（chronochemotherapy）是目前研究较多的课题，是通过选择与个体生物节律相匹配的时机用药，以提高疗效、减少毒性、使患者耐受性增强，甚至增加手术切除机会、延长生存期。在欧共体癌症研究治疗协作组（European Organization for Research and Treatment of Cancer, EORTC）组织下针对不同恶性肿瘤的时间治疗研究已取得一定进展。其中 Levi 等报道，接受时辰化疗的 107 例胰腺癌患者，在 22:00～10:00 给药氟尿嘧啶，达峰时间为 4:00；10:00～22:00 给药顺铂，达峰时间为 16:00，连用 5d，每 21 天为 1 个周期。加用顺铂（100mg/m² 体表面积）有延长无进展生存时间（progression-free survival, PFS）的相对效应，且减少 20% 的死亡率，中位无进展生存时间（median progression-free survival）从 2.1 个月提高到 3.2 个月，中位生存时间（median survival time）从 5.4 个月提高到 8.3 个月。Kobayashi 对卵巢癌患者采用"阿霉素联合顺铂"时辰化疗，ADM 6:00 给药，12h 后于 18:00 再给予顺铂（cisplatin），五年生存率达 44%，而颠倒两者的给药时间，五年生存率仅 11%。采取相同时辰化疗方案治疗 35 例膀胱癌患者，夜间给予顺铂，患者可耐受较高剂量，而毒性反应表现为中等强度且生活质量较高，57% 有良好疗效，23% 病灶消失，中位生存期超过 2 年，在完全有效的患者中 3 例停止治疗超过 2 年未见复发。

目前，研究发现的具有时辰药理学用药特点的抗代谢类抗肿瘤药有 5- 氟尿嘧啶（5-fluorouracil）、阿糖胞苷（arabinosylcytosine）、氟脱氧尿苷（fluorodeoxyuridine）、甲氨蝶呤（methotrexate）、6- 巯嘌呤（6-mercaptopurine）等。在傍晚或夜间睡眠期机体对上述药物的耐受性最佳。治疗胃癌时发现，5- 氟尿嘧啶其血药浓度在个体间及个体内的波动都较大，当以不恒定速度持续输注的给药方式并将其流速峰值定在 4:00 时，机体可耐受较高剂量且此时产生的毒性较低。甲氨蝶呤则在 24:00 时给药毒性最小，但此时给药产生的治疗效应也最小，这可能与甲氨蝶呤的 C_{max}、$t_{1/2}$ 以及 AUC 的昼夜节律有关。此外，给大鼠静脉注射阿糖胞苷时发现，相同剂量的阿糖胞苷，在睡眠时相给药产生的毒性最小，在活动中期时毒性最大。

具有时辰药理学用药特点的抗生素类抗肿瘤药有多柔比星（adriamycin）、柔红霉素（rubomycin）、米托蒽醌（mitoxantrone）、博来霉素（bleomycin）等。多柔比星一般在早晨给药时毒性较低而疗效更高，但对艾氏腹水瘤小鼠的研究发现，19:00 时给药小鼠存活时间长且毒性小；在昆明小鼠白细胞的峰值和谷值给药时发现，20:00 给药时的毒性指数要高于 8:00。米托蒽醌晚间给药的抑瘤效果要明显优于上午。柔红霉素对小鼠的毒性作用也具有显著的昼夜节律，且其毒性的昼夜节律位相改变与药物剂量相关。

四、其他药物的时辰药理学

（一）心血管系统药物的时辰药理学

案例 14-1

　　患者，女，80 岁，原发性高血压 30 余年，长期服用 ACEI 类抗高血压药福辛普利进行治疗，每天早上 1 次。

　　问题：患者早上服用福辛普利的依据是什么？

　　解析：人的血压在 1 天 24 小时中呈"两峰一谷"的状态波动，即 6:00～12:00 时、16:00～18:00 时最高，从 18:00 时起开始缓慢下降，至次日凌晨 2:00～3:00 时最低。因此，早上服用福辛普利与血压节律一致，降压效果好。

人的血压呈现昼夜节律波动，因此，当前各类抗高血压药的研究重点是观察药物对清晨至午前的急剧增高的血压和心率的作用。现已证明，各种常用抗高血压药均有昼夜用药时间差异。如很多研究都发现，β受体拮抗药对白昼血压和心率的作用均较夜间要明显得多，但缓解凌晨血压的升高、心率加快症状的作用不佳，故该类药对防止卒中、栓塞的作用并不理想。钙离子通道阻滞药二氢吡啶类对降压和心率的作用也基本如此。抗高血压药的时间药效学对临床合理用药具有重大意义。

缺血性心脏病（ischemic heart disease，IHD）是由于冠状动脉循环改变引起冠状动脉血流和心肌需求之间不平衡而导致的心肌损害。IHD主要包括心绞痛和心肌梗死。由于IHD的发作具有明显的时间节律特征，因此，在应用药物治疗时，需根据发病规律的时间节律性和药动学特征，在最佳时间段给药，最大限度地发挥药物治疗作用，减少不良反应。

各种抗IHD药物的治疗作用都体现昼夜差异。国外临床研究发现，硝酸盐类（nitrates）在6:00～12:00给药对患者的心电图ST段具有最有利的影响，用药后5～6h药效达到最高峰，而在午后使用同样剂量时，对冠状动脉的扩张作用较小，其扩张血管的作用同样是上午较强，下午较弱。间歇给药即夜间不用药，不但可以对抗心绞痛的发作，并且能够有效避免药物耐受性的产生，最大限度地避免心脏意外事件的发生。

> **案例 14-2**
> 　　上述患者最近无明显诱因反复出现胸骨后憋闷感，尤以夜间为甚。
> 　　**问题**：患者夜晚胸闷加重的原因。

夜间迷走神经兴奋增加易导致冠状动脉痉挛，且夜间患者静脉回流增加，心脏负担增大，所以夜间易发心绞痛。有研究表明，各类心绞痛药物的疗效有昼夜节律性差异。已经证实，硝酸甘油（nitroglycerin）在凌晨6:00时给药可有效地预防患者的运动性心绞痛发作及心电图异常，但15:00给药的作用效果却很差，表明运动性冠状动脉供血不足与运动时间有关。而且硝酸甘油早上扩张冠状动脉的作用强于下午，地尔硫䓬（diltiazem）也表现为类似作用，但普萘洛尔作用却相反，它可加重早上的病情。根据近年的研究资料证明，许多心血管药物的疗效、不良反应除了与其药动学有关外，与机体反应性的昼夜节律也有重要关系。因此，治疗心血管疾病患者时，传统的力求维持一定血药浓度的观念有待商榷。

> **案例 14-2 解析**：
> 　　受机体交感神经和静脉回流的昼夜节律变化影响，夜间心绞痛多发。

（二）消化系统药的时辰药理学

人体胃酸分泌量从中午开始缓慢上升，至20:00时左右急剧升高，22:00时达到峰值。胃酸分泌抑制药包括H_2受体拮抗药（西咪替丁、雷利替丁等）、质子泵抑制药（奥美拉唑、泮托拉唑等），一般采取全天量睡前顿服的疗法，这样可减少不良反应以及增加患者的顺应性。

（三）抗风湿性关节炎药的时辰药理学

由于早晨人体的免疫反应最强，所以风湿性关节炎和类风湿关节炎患者的关节肿胀、僵直和握力下降等症状，以此时最为严重。因此服激素最佳时间段为4:00～5:00。当前主张"激素顿服疗法"，即把"每日3次"激素的总剂量改在早晨1次服用，这样可使连续服用激素而产生的副作用降到最低且疗效最佳。针对关节炎进行的时辰治疗学研究发现，低剂量泼尼松龙分别于上午或晚上用药1次产生的疗效与传统的每日4次给药相同。

> **案例 14-3**
> 　　上述患者夜晚服用瑞舒伐他汀10mg，每晚1次。
> 　　**问题**：夜晚服用瑞舒伐他汀的依据？

（四）调血脂药的时辰药理学

人类肝内的 β- 羟基 -β- 甲龙二酸单酰辅酶 A（HMG-CoA）还原酶，即胆固醇合成的限速酶，其在夜间活性最高，所以在晚上服用他汀类有可能产生最大的降胆固醇的效果。

一般建议他汀类药物晚上睡前服用，受药物的 $t_{1/2}$ 的影响，不是所有他汀类药物都只适合在晚上服用。辛伐他汀、洛伐他汀、氟伐他汀和普伐他汀的 $t_{1/2}$ 短，夜间服用药效更佳；而阿托伐他汀和瑞舒伐他汀的 $t_{1/2}$ 长，可在一天内的任何时间一次服用，且不受进餐的影响。

> **案例 14-3 解析：**
>
> 　瑞舒伐他汀 $t_{1/2}$ 长，空腹、饱腹对其药效影响都不大，且 HMG-CoA 还原酶夜晚活性最高，综合考虑夜晚服用瑞舒伐他汀最为合理。

（五）抗过敏药的时辰药理学

时辰药理学研究证明，大多数白三烯的药效学及药动学均有时间节律性。

1. 氨来呫诺（amlexanox）

（1）一般药理学：可抑制组胺释放、抑制白三烯的生成并可拮抗白三烯引起的平滑肌收缩。氨来呫诺片与茶碱、β 受体激动药及糖皮质激素合用可用于治疗哮喘急性发作。氨来呫诺口腔贴片适用于治疗免疫系统正常的成人及 12 岁以上青少年的口腔溃疡。

（2）时辰药理学：①全身用药，口服，成人每次 25 ～ 50mg，每日 3 次，于早、晚及就寝前服。季节性发作患者服用氨来呫诺片时，应确定好发季节，在其将要到来之前开始服用，并持续至好发季节结束。②局部用药，最好是在三餐后和睡前 80min 清洁口腔后涂用氨来呫诺口腔贴片。

2. 孟鲁司特（montelukast）

（1）一般药理学：一种选择性白三烯受体拮抗药，能特异性地抑制白三烯 C_4（leukotriene C_4，LTC_4）和白三烯 E_4（leukotriene E_4，LTE_4）与半胱氨酰白三烯 I 型受体（cysteinyl leukotriene receptor 1，CysLT1）结合。孟鲁司特适用于成人及 6 岁以上儿童支气管哮喘的长期治疗与预防。

（2）时辰药理学：研究证实，哮喘夜间发作者用力呼气流速峰值与 1 秒用力呼气量占预计值百分比于 16:00 达峰值，4:00 降至低谷；LTE_4 浓度在 21:01 ～ 9:00 显著高于哮喘非夜间发作者和健康人。此研究说明夜间哮喘患者通气功能具有昼夜节律；体内白三烯的昼夜变化与夜间哮喘的发生密切相关。亦有研究表明，白三烯水平高的哮喘患者对白三烯受体拮抗药反应好；不同类型的哮喘患者对白三烯拮抗药的反应性不同，其中夜间哮喘反应最好；夜间哮喘患者的夜间白三烯浓度较白天高，呈现昼夜节律性，而非夜间哮喘患者则未显示此昼夜节律。这为白三烯拮抗药的时辰药理学提供了充分的实验依据。因此，用孟鲁司特防治支气管哮喘时，成人用药剂量为睡前 10mg，一次服。儿童根据年龄不同，6 ～ 14 岁儿童睡前 5mg，一次服下；2 ～ 6 岁儿童睡前 4mg，一次服下。

（六）镇痛药的时辰药理学

时辰药理学研究证明，多数镇痛药的毒性、药效学及药动学均有时间节律性。在相同剂量下，给药时间不同，机体对药物的反应性和处置均有差别，若能根据镇痛药毒性、药效的时间节律特点择时用药，则可进一步发挥药物的镇痛效果，降低不良反应；根据其药动学的时间节律特点择时用药，可科学合理调整镇痛药的用量和（或）降低其不良反应。

1. 吗啡（morphine）

（1）一般药理学：吗啡（morphine）是鸦片中最主要的生物碱，是强效的阿片受体激动药，具有强大的镇痛作用。吗啡的镇痛作用是自然存在的任何一种化合物无法比拟的。它的镇痛范围广泛，几乎适用于包括晚期癌变剧痛的各种严重疼痛，但对持续性钝痛比间断性锐痛及内脏绞痛效果强。吗啡 1 次给药，镇痛作用持续 4 ～ 8h，故仅用于创伤、手术、烧伤、心肌梗死等引起的剧痛。吗啡在镇痛的同时有明显的镇静作用，可改善疼痛患者的恐惧、焦虑和紧张情绪，有时可产生欣快感，提高患者对疼痛的耐受力，吗啡对中枢神经系统的这些作用有助于吗啡镇痛作用的发挥。

（2）时辰药理学：吗啡镇痛效应的强度具有给药时间依赖性。小鼠腹腔注射吗啡 0.5mg/kg 后，吗啡的镇痛效应在 2:00 最差，在 14:00 最强，提示吗啡的镇痛效应在小鼠休息期强于活动期；小鼠腹腔注射吗啡 100mg/kg 后，血清中谷草转氨酶和谷丙转氨酶水平在 2:00 和 14:00 均增加，还原型谷胱甘肽水平在 2:00 显著降低，提示吗啡对小鼠的肝损害在小鼠活动期较大。

疼痛患者对吗啡的需求量有明显的昼夜节律，尽管患者间的变异率有高达 27 倍的差异。患者对吗啡需求量的峰值在 9:00，谷值在 3:00，早晨吗啡的用量比晚上高 15%，说明患者对吗啡的敏感性存在时间差异。此外，使用患者自控性镇痛（patient-controlled analgesia，PCA）方法给癌症患者镇痛，发现患者夜间对吗啡需求的频率较白天低，而且用量也比白天减少 48%。

2. 哌替啶（pethidine）

（1）一般药理学：哌替啶（pethidine）为苯基哌啶衍生物，是人工合成的阿片受体激动药，主要激动 μ 受体，镇痛作用机制与吗啡相似，但镇痛强度较吗啡弱，相当于吗啡的 1/10～1/7，持续时间较吗啡短，只有 2～4h。肌内注射 15～25min 即可产生镇痛作用，镇痛作用 2h 内最明显，4h 后作用完全消失。

（2）时辰药理学：哌替啶的药动学参数表现出昼夜节律性，导致哌替啶的镇痛作用表现出昼夜差异。严重疼痛的患者肌内注射哌替啶 1.5mg/kg 进行镇痛，上午 5:40～9:15 和晚间 18:53～22:50 哌替啶的 $t_{1/2}$ 分别为（6.45±1.97）h 和（3.46±0.84）h，晚间 $t_{1/2}$ 缩短了 46%，CL_{tot} 分别为（605.3±236）ml/min 和（1073.6±246）ml/min，晚间 CL_{tot} 增加了 70%。哌替啶在白天给药疼痛缓解明显，且与血药浓度呈正相关，而在晚间没有这样的相关性，虽然在晚间哌替啶 C_{max} 较高，但镇痛效应较差，这些表明在晚间为了取得有效的镇痛效果，患者需要给更大剂量的哌替啶。由此看出，机体对哌替啶的敏感性有昼夜差异，晚上患者对哌替啶的敏感性较低。

3. 舒芬太尼（sufentanil）

（1）一般药理学：舒芬太尼（sufentanil）是一种强效的阿片类镇痛药，也是一种特异性 μ 阿片受体激动药，对 δ 受体和 κ 受体作用较弱，对 μ 受体的亲和力比芬太尼（fentanyl）强 7～10 倍，镇痛效果比芬太尼强数倍，比吗啡强近千倍。静脉给药后几分钟内就能发挥最大的药效。在药理学研究结果中，舒芬太尼具有镇痛和麻醉作用的同时，重要的一方面是心血管的稳定性，同时不存在免疫抑制、溶血或组胺释放等不良反应。舒芬太尼有较宽的安全阈，大鼠最低程度麻醉的 LD_{50}/ED_{50} 的比率是 25:211，比芬太尼（277）或吗啡（69.5）都高。药物在体内有限蓄积和迅速地清除使患者能迅速苏醒。镇痛的深度与剂量有关，并且可以调节到适合于手术的痛觉水平。

（2）时辰药理学：女性分娩期鞘膜内注射 10μg 后，舒芬太尼镇痛作用持续时间的平均值为（93.0±3.8）min，而且表现出非常明显的 12h 节律性，具有两个峰值时间点，一个是接近午夜时分，另一个是接近中午时间。然而，鞘膜内给予舒芬太尼的镇痛作用持续时间，在一天的整个时间内表现出约 30% 变异，不过这种变异的模式是短暂的。因此，涉及鞘膜内给予阿片类药物的后续研究应该考虑给药的时间。

4. 美沙酮（methadone）

（1）一般药理学：美沙酮（methadone）是一种人工合成的强效阿片类镇痛药，是典型的 μ 受体激动药，镇痛作用与吗啡相似，镇痛效力与吗啡相当或略强，但持续时间较长；镇静、抑制呼吸、缩瞳、引起便秘及升高胆道内压作用较吗啡弱。耐受性与成瘾性发生较慢，戒断症状略轻。口服美沙酮后再注射吗啡不能引起吗啡原有的欣快感，吗啡停药后亦不出现戒断症状，可使吗啡等的成瘾性减弱，因此，美沙酮被广泛用于治疗吗啡和二醋吗啡成瘾；美沙酮也可用于创伤、术后、晚期肿瘤等各种疼痛及各种原因引起的剧痛。

（2）时辰药理学：Lenox 等证实美沙酮对机体的毒性有明显的昼夜节律，大鼠灌胃给予美沙酮 47mg/kg 体重，最大毒性在暗期初期，最小毒性在暗期后期。

5. 喷他佐辛（pentazocine）

（1）一般药理学：喷他佐辛（pentazocine）为苯吗喃类三环化合物，为阿片受体部分激动药，主要激动 κ 受体和拮抗 μ 受体，镇痛强度为吗啡的 1/3，为哌替啶的 3 倍。镇痛效力较强，皮下注射喷他佐辛 30mg 约相当于吗啡 10mg 的镇痛效应，适用于各种慢性剧痛。因为喷他佐辛依赖性很小而没有被列入麻醉药品，但仍为"精神药物"范围。

（2）时辰药理学：在交叉实验设计中，由于给药时间的变化，比格犬静脉注射喷他佐辛后，喷他佐辛的稳态分布容积和 β 消除相分布容积及 $t_{1/2}$ 在夜间均显著增加，表明喷他佐辛体内过程具有昼夜节律变化，但总清除率保持不变。

思 考 题

1. 药物体内过程有哪些？简述其与药物作用开始速度、作用强度及持续时间的关系。

2. 试分析机体昼夜节律性对药物分布、蛋白结合的影响，并举例说明。

3. 具有时间药理学用药特点的抗肿瘤药物有哪些，试结合具体事例说明。

4. 试述药物作用昼夜节律机制的分类，并举例说明。

（吴慧哲）

第十五章 神经系统疾病的临床用药

学习目标

掌握：常见的神经系统疾病药物、治疗原则、不良反应。

熟悉：常见药物的药物相互作用。

了解：抗癫痫药物、中枢退行性疾病治疗药物以及其他中枢神经疾病治疗药物的作用机制。

第一节 概　述

神经系统疾病包括癫痫、阿尔茨海默病、帕金森病、脑血管病、偏头痛等多种类型，涉及的药物种类繁多，也较为复杂。癫痫是一种反复发作的脑神经元异常放电所致的暂时性中枢神经系统功能失常的慢性疾病。阿尔茨海默病又称老年性痴呆，该病的病因不明，是一种原发退行性大脑疾病，具有进行性记忆减退，认知和行为障碍的临床特点。帕金森病是老年人比较常见的锥体外系疾病，临床表现为缓慢发展的震颤、肌强直、运动迟缓和姿势反射减少。脑血管病是各种病因引起的脑血管病变的总称，分为急性和慢性脑血管病两种。急性脑血管病又分为缺血性脑血管病和出血性脑血管病；慢性脑血管病主要包括脑动脉硬化症、血管性痴呆等疾病。偏头痛是一种临床常见的反复发作的神经 - 血管功能障碍性头痛，常见的偏头痛可以简单分为典型偏头痛、普通偏头痛和特殊型偏头痛 3 种。

第二节 抗癫痫药物

一、癫痫定义及分类

癫痫是由多种病因引起的，以脑神经元过度放电导致的突然、反复和短暂的中枢神经系统功能失常为特征的慢性脑部疾病。我国最新流行病学资料显示，癫痫的患病率高达 7.0‰，已经成为仅次于头痛的第二大常见病。因为癫痫疾病有着异常放电的起始部位和传递方式，所以它有着复杂多样的临床表现，可表现为发作性运动、感觉、自主神经、意识及精神障碍。

1969 年 Gastaut 首次提出癫痫分类，将临床表现、脑电图和解剖相结合，分成始于大脑某一局部的发作、全面性发作和不能分类的发作。1981 年在 Gastaut 的基础上国际抗癫痫联盟（International League Against Epilepsy，ILAE）制定了癫痫的临床和脑电图分类，根据临床发作形式、发作期及发作间期脑电图表现进行临床分类，不再结合解剖部分。2017 年国际抗癫痫联盟（ILAE）提出了新的癫痫发作分类，新分类标准和疾病的起源部位有关，主要分成局灶起源、全面性起源、起源不明三大类，见表 15-1。

表 15-1　癫痫的发作类型及临床特征

分类标准	发作类型	临床特征
局灶起源	运动性发作	自动症、失张力发作、阵挛发作、癫痫样阵挛发作、过度运动发作、肌阵挛发作、强直发作
	非运动性发作	自主神经性发作、行为终止、认知性发作、情绪性发作、感觉性发作
全面性起源	运动性发作	强直阵挛发作、强直发作、阵挛发作、肌阵挛发作、失张力发作、肌阵挛 - 强直 - 阵挛发作、肌阵挛 - 失张力发作、癫痫样痉挛发作
	非运动性发作（失神）	典型发作、不典型发作、肌阵挛失神发作、眼睑肌阵挛发作

续表

分类标准	发作类型	临床特征
起源不明	运动性发作	强直阵挛发作、癫痫样痉挛发作
	非运动性发作（失神）	行为终止
	不能归类	

二、常用抗癫痫药物

案例 15-1

　　患者，女，24 岁，因被家人发现意识不清伴频繁抽搐 40min。40min 前，家人发现患者意识不清，伴频繁抽搐，约 30min 1 次，每次持续约 8min，抽搐时口吐大量白沫、颜面发绀、角弓反张、呼之不应，诊断为癫痫大发作。

　　问题： 该患者的癫痫大发作，首选什么药物治疗？

（一）乙内酰脲类

苯妥英钠（phenytoin sodium）

苯妥英钠是治疗癫痫大发作的首选药物，本身对小发作无效，甚至增加发作频率。

【体内过程】

苯妥英钠呈强碱性，因其水溶性差，不宜肌内及皮下注射，宜口服。口服吸收具有不规则的特点，可在进餐时服用来改善。每日服药 0.3 ～ 0.6g，连续服药需 6 ～ 10 天能够达到有效血药浓度。吸收后很快分布于全身，该药主要与白蛋白结合，血浆蛋白结合率在 85% ～ 90%，V_d 值为 0.6L/kg。对于低白蛋白血症、尿毒症患者及新生儿而言，游离型药物浓度明显增高。主要经肝药酶代谢为无活性的羟基苯妥英，再与葡糖醛酸结合，经过肾排出，同时，约 5% 以原型自尿液排泄。当血药浓度低于 10μg/ml 时按照一级动力学消除，$t_{1/2}$ 为 6 ～ 24h；当血药浓度增高时按照零级动力学消除，随剂量增加，血浆 $t_{1/2}$ 可延至 20 ～ 60h，可能和羟化反应接近饱和或受代谢产物的抑制等有关；当血药浓度大于 20μg/ml 时，会产生毒性反应。羟化代谢效力与遗传因素相关，容易产生个体差异，用药时，要注重用药的个体化。

【药理作用特点】

苯妥英钠具有膜稳定作用，主要机制涉及 3 个方面：一是阻滞电压依赖性的钠通道，这也是它发挥抗惊厥作用的主要机制；二是阻滞电压依赖性钙通道，它主要选择性地阻滞 L 和 N 型的钙通道，但是对哺乳动物神经元 T 型钙通道无作用，这和治疗失神性癫痫发作无效有关；三是抑制钙调素激酶的活性，影响突触前膜和突触后膜传递功能。三者叠加，共同产生膜稳定的功能。这些作用都有剂量依赖性，高频异常放电的神经元受到明显抑制，而正常低频放电的神经元受影响则甚小。此外，本品还能增强脑内 γ- 氨基丁酸（GABA）的作用。这些都与抗癫痫作用有关。苯妥英钠能有效控制最大电休克惊厥，能防止电休克所致的惊厥，这种作用性质使药物可有效控制癫痫强直 - 阵挛性发作（大发作）。

【临床应用及评价】

1. 治疗癫痫大发作的首选药，对复杂局限性发作及单纯局限性发作疗效次之；对小发作无效，甚至可能使病情恶化。

2. 治疗外周神经痛，可用于治疗三叉神经、舌咽神经和坐骨神经等中枢疼痛综合征。对三叉神经痛的疗效比较好，使三叉神经痛的发作次数减少，疼痛明显减轻。

3. 抗心律失常，常用于室性心律失常和强心苷中毒所致室性心律失常。

【药物相互作用】

1. 保泰松、苯二氮䓬类、磺胺类和水杨酸类等可与苯妥英钠竞争血浆蛋白的结合部位，使本品游离型药物浓度增加。

2. 异烟肼、氯霉素等通过抑制肝药酶而提高苯妥英钠的血药浓度。

3. 通过诱导肝药酶而加速多种药物（如避孕药）的代谢和降低其药效。

> **案例 15-1 解析：**
> 　　苯妥英钠是二苯乙内酰脲的钠盐，碱性强，刺激性大，除对小发作无效外，对其他各种类型癫痫均有效，是治疗大发作的首选药。

（二）亚酰芪类

> **案例 15-2**
> 　　案例 15-1 中提到的患者被发现时，身旁放有标识为卡马西平、阿莫西林胶囊及其他药物的空瓶，服药剂量不详。卡马西平血药浓度为 58.7mg/L。诊断为卡马西平中毒。
> 　　**问题：** 卡马西平使用时可能会出现哪些不良反应？

卡马西平（carbamazepine，CBZ）

【体内过程】

胃肠道吸收较慢而不规则，口服生物利用度为 70% ～ 85%，吸收后分布在各组织中，其中肝、肾和脑浓度较高。本品主要和血浆蛋白结合，唾液中药物浓度与血浆游离型药物浓度相等。一次口服 4 ～ 8h 后，血浆药物浓度可达高峰，食物可减慢其吸收。每日用药 2 次，需 5 ～ 10 天后血浆药物浓度才能达稳态水平，V_d 约为 1L/kg。本品主要在肝被肝药酶 CYP3A4 代谢，最终代谢成无活性的 10,11- 双羟衍化物，与葡糖醛酸结合由肾排出，约 3% 以原型或环氧化物由尿排出。

【药理作用特点】

卡马西平的作用机制与苯妥英钠相似，具有膜稳定作用，治疗浓度下能降低神经细胞膜对 Na^+ 和 Ca^{2+} 的通透性，提高神经元兴奋阈，抑制癫痫灶异常放电，并阻抑其扩散。它能提高中枢性抑制递质 GABA 的浓度，增强其突触后抑制作用；此外，它还能刺激抗利尿激素的合成与分泌，治疗尿崩症。

【临床应用及评价】

卡马西平是一种高效的广谱抗癫痫药，对各类癫痫均有治疗作用。本品对精神运动性发作、大发作和单纯部分性发作疗效较好，对小发作和肌阵挛性发作效果差。治疗神经痛效果优于苯妥英钠，治疗躁狂症疗效好于锂盐且副作用少。

【不良反应与防治】

常见的有皮疹、胃肠道刺激症状、头昏、嗜睡、眼球震颤、复视、共济失调等。这些反应停药后可逐渐消退。

> **案例 15-2 解析：**
> 　　常见的有皮疹、胃肠道刺激症状、头晕、嗜睡、眼球震颤、复视、共济失调等。这些反应停药后可逐渐消退。本品的治疗有效浓度与中毒浓度接近，大于 12μg/ml 的浓度常可致中毒反应，包括骨髓抑制、粒细胞减少、过敏性肝损害、心律失常、幻觉、系统性红斑狼疮样综合征等。

（三）巴比妥类

苯巴比妥（phenobarbital）

苯巴比妥除具有镇静催眠作用外，还具有抗癫痫作用。

【体内过程】

口服吸收慢，但较完全，药物在体内主要与血浆蛋白结合。首次口服 1～6h 后血药浓度可达高峰，有效血药浓度约为 10μg/ml。长期应用血药浓度应低于 30μg/ml，血药浓度过高时，对于未产生耐受者可引起明显的毒性反应。脑脊液中的苯巴比妥浓度与血中游离的药物浓度近似，唾液内也有少量。约有 30% 由肾以原型排出，尿呈碱性时其重吸收减少，排出量增加；其余部分被肝微粒体酶代谢为对羟苯衍生物，这些非活性代谢产物与硫酸根结合后随尿排出。

【药理作用特点】

苯巴比妥的 GABA 样作用，能够激动突触后膜上的 GABA 受体，增加细胞膜对 Cl⁻ 的通透性及减少 Ca^{2+} 依赖的神经递质释放。治疗浓度的苯巴比妥还具有降低谷氨酸的兴奋作用。苯巴比妥能抑制中枢神经系统单突触和多突触传递，阻止癫痫病灶异常放电的扩散及提高惊厥阈，还能阻止异常放电的扩散，也能降低病灶细胞的兴奋性，抑制其异常放电。

【临床应用及评价】

临床治疗中，苯巴比妥对癫痫大发作和癫痫持续状态有良好的疗效，对小发作的效果比较差，透过血脑屏障缓慢，在癫痫持续状态时常用本药维持治疗。

【不良反应与防治】

不良反应较轻，常见一过性嗜睡、困倦，可逐渐耐受。

【药物相互作用】

本品能够提高肝药酶活性，可加速其他药物经肝代谢，如皮质激素类、性激素、口服避孕药、强心苷药物等，苯巴比妥与上述药物合用可加速这些药物的代谢速度，缩短作用时间，减弱作用强度。

（四）琥珀酰亚胺类

乙琥胺（ethosuximide）

【体内过程】

乙琥胺口服后吸收完全，3h 血药浓度可达高峰，连续服药 7～10 日达稳态血药浓度。儿童需 4～6 日血药浓度才达稳态。本品血浆蛋白结合率低，长期治疗时脑脊液药物浓度近似血药浓度，其表观分布容积为 0.7L/kg。约有 25% 以原型自尿液排泄，其余经肝药酶代谢，主要代谢产物为羟乙基衍生物。

【药理作用特点】

乙琥胺对失神发作有较好疗效，可抑制神经元 T 型 Ca^{2+} 通道，抑制 3Hz 异常放电。

【临床应用及评价】

乙琥胺是防治失神发作（小发作）的首选药，对其他类型癫痫无效。

【不良反应与防治】

常见不良反应包括肠胃道反应、头痛、头晕等，偶见粒细胞缺乏和再生障碍性贫血。对有精神病史者可引起精神异常。停药时宜逐渐减量。有精神障碍病史者慎用或不用。孕妇及哺乳期妇女应慎用。

【药物相互作用】

与其他抗癫痫药物无明显的相互作用，几乎不与血浆蛋白结合。

（五）广谱抗癫痫药

丙戊酸钠（sodium valproate）

【体内过程】

口服吸收迅速且完全，主要分布在肝、肾、胃肠和脑等组织。1～4h 血浆浓度可达高峰。血浆 $t_{1/2}$ 为 9～18h。90% 与血浆蛋白结合，脑脊液内的药物浓度约为血浆浓度的 10%～20%，肝损伤时延长。经肝代谢，主要被肝微粒体酶羟化代谢后与葡糖醛酸结合由尿排出。

【药理作用特点】

本品能增加脑内抑制性递质 GABA 的功能，抑制 GABA 转运体，减少 GABA 的摄取，使脑内 GABA 含量增高；提高突触后膜对于 GABA 的反应性，从而增强 GABA 能神经突触后抑制。另外还具有阻断电压依赖性 Na^+ 通道和 L 型 Ca^{2+} 通道，高浓度时，能增加细胞膜钾电导，低浓度时能使膜超极化。

【临床应用及评价】

本品为广谱抗癫痫药，对各型癫痫均有效。对大发作的疗效不及苯妥英钠和苯巴比妥；对小发作的疗效优于乙琥胺，一般不做首选；对非典型失神发作疗效不及氯硝西泮，对精神运动性发作疗效与卡马西平相似。是大发作合并小发作时的首选药物。

（六）苯二氮䓬类（benzodiazepine，BDZ）

本类药属抗焦虑药，亦可用于抗惊厥和抗癫痫。

地西泮（diazepam）

地西泮是治疗癫痫持续状态的首选药，静脉注射显效快，安全性较大，但作用时间较短，须同时应用苯妥英钠或苯巴比妥。

【体内过程】

本品口服吸收快而完全，为 81.2%～98.1%，1～2h 血药浓度可达峰值。蛋白结合率约为 80%，表观分布容积为 1.5～4.4L/kg。脂溶性高，易通过血脑屏障，口服 30～60min 生效，作用维持 6～8h。几乎全部在肝内代谢，代谢产物以游离或结合形式经尿排出，在 24h 内仅有小于口服量的 0.5% 以原药形式排出。$t_{1/2}$ 为 26～49h。

【药理作用特点】

该药作用于中枢神经系统的苯二氮䓬受体（BZR），可加强中枢抑制性神经递质 GABA 与 GABAA 受体结合，促进氯通道开放，导致细胞超极化，进而增强 GABA 能神经元所介导的突触抑制，使神经元的兴奋性降低。

【临床应用及评价】

临床上本品可与其他抗癫痫药合用，治疗癫痫大发作或小发作，控制癫痫持续状态时应静脉注射。

【不良反应与防治】

可致嗜睡、轻微头痛、乏力、运动失调，与剂量有关。老年患者更易出现以上反应。高剂量时少数人出现兴奋不安。长期应用可致耐受与依赖性，突然停药有戒断症状出现。

【药物相互作用】

本品与中枢神经系统抑制药（如乙醇、全麻药、可乐定、镇痛药）、吩噻嗪类、单胺氧化酶 A 型抑制药、三环类抗抑郁药、筒箭毒、三碘季胺酚合用时，相互作用增强；与地高辛合用时，地高辛血药浓度增加。

三、新型抗癫痫药物

布瓦西坦（brivaracetam）

2016 年被 FDA 批准用于治疗 16 岁及以上患者的局灶发作性癫痫的单一用药和辅助用药。

【体内过程】

布瓦西坦口服吸收迅速完全，生物利用度近 100%。空腹状态下的单剂量研究显示血药浓度达峰时间（T_{max}）约为 1h，在 10 ～ 1400mg 剂量范围内呈线性药动学特征。大约给药剂量的 95% 在 72h 内被肾重吸收，约 5% 原型药物经尿液排泄。

【药理作用特点】

主要作用机制是通过与中枢突触囊泡蛋白 2A（synaptic vesicle protein 2A，SV2A）结合影响突触功能，还包括对钠离子通道产生抑制作用。

【不良反应与防治】

常见的不良反应主要是轻度到中度的头痛、疲劳、鼻咽炎、恶心、嗜睡和头晕。

【药物相互作用】

与卡马西平、苯巴比妥和苯妥英合用时，布瓦西坦血药浓度可降低 20% ～ 25%；相反，布瓦西坦有可能提高卡马西平和苯妥英 20% 的血药浓度。

唑尼沙胺（zonisamide，ZNS）

唑尼沙胺是一种新型广谱抗癫痫药物。

【体内过程】

ZNS 口服易吸收，5 ～ 6h 达峰浓度，生物利用度高，$t_{1/2}$ 长，约 60h。反复用药无蓄积性，通过肝代谢，经肝与葡糖醛酸结合，最终自肾排泄。

【药理作用特点】

新的 AED 主要通过以下 3 种作用机制发挥效果：①改变与动作电位传播或爆发性发放有关的电压相关性离子通道；②增强 GABA 介导的抑制性；③干扰氨基酸介导的兴奋性。

【临床应用及评价】

在欧洲，唑尼沙胺被推荐用于局灶性癫痫发作的初始单药治疗，在日本被推荐用于全身性癫痫发作的单药治疗，美国 FDA 推荐用于局灶性癫痫发作的辅助治疗。

【不良反应与防治】

嗜睡、共济失调、头晕、恶心、食欲缺乏及体重减轻。在较高剂量时，出现反应迟钝和认知困难，偶可出现严重的皮疹和中毒性表皮坏死。

拉科酰胺（Lacosamide）

【体内过程】

它有口服和肠胃外制剂两种剂型，其血浆蛋白结合率低，口服生物利用度高，在肝中转化为无活性代谢物，经肾排泄，$t_{1/2}$ 大约是 13h。

【药理作用特点】

阻断钠离子通道的作用。

【临床应用及评价】

局灶性癫痫发作的单药治疗及辅助药物。

【不良反应与防治】

包括头晕、头痛、恶心、呕吐、复视、疲劳和嗜睡。

【药物相互作用】

拉科酰胺与其他钠通道阻滞药联合应用时这些不良反应可能会加重。

第三节 中枢退行性疾病治疗药物

一、抗阿尔茨海默病药物

（一）概述

阿尔茨海默病（Alzheimer's disease，AD），是老年性痴呆的一种，是一种与年龄高度相关的、以进行性认知障碍和记忆力损害为主的中枢神经系统退行性疾病。老年性痴呆可分为原发性痴呆（阿尔茨海默病）、血管性痴呆和两者的混合型。阿尔茨海默病占老年性痴呆的 70% 左右，主要表现为记忆力、判断力、抽象思维等一般智力的丧失，但视力、运动能力等则不易受影响。该病总病程为 3～20 年，确诊后平均存活时间为 10 年左右。阿尔茨海默病患者尸检显示脑组织萎缩，特别是海马和前脑基底部神经元脱失。特征的病理学变化为细胞外淀粉样蛋白质沉积和神经元内纤维缠结。现如今，阿尔茨海默病的发病机制尚未完全明确，学术界对于该疾病机制提出了众多假说，主要有神经毒性说、胆碱能说、Tau 蛋白过度磷酸化导致神经元纤维缠结说等，因而迄今尚无十分有效的治疗药物。在现代医学中，主要采取胆碱酯酶抑制药、NMDA 受体拮抗药来增加中枢胆碱能神经元功能和拮抗谷氨酸能神经元的功能，以此缓解认知功能下降的症状。随着人类寿命的延长和社会老龄化问题的日益突出，阿尔茨海默病患者的数量和比例将持续增高，有关阿尔茨海默病的发病机制和治疗药物亟待人类探索。

（二）常用药物

1. 胆碱酯酶抑制药 胆碱酯酶抑制药是目前治疗阿尔茨海默病的首选药，适用于轻、中度阿尔茨海默病。研究证实，脑内胆碱能神经递质异常不足是阿尔茨海默病发病的主要机制之一。他克林（tacrine）是美国批准的第一个用于治疗阿尔茨海默病的药物，但由于有严重的肝毒性，现已禁止使用，多奈哌齐为第二代可逆性中枢胆碱酯酶抑制药。

> **案例 15-3**
>
> 　　患者，女，71 岁。主因"性格改变 4 年、记忆力减退 3 年，加重 3 个月"入院治疗。患者的丈夫发现患者经常重复问一些问题、总在找东西、有时有被窃妄想。就诊 3 个月前这些症状自发加重，出现时间、定位困难，学习新技能困难，而且逐渐失去了做事的能力，需要一步一步地指导来完成简单家务，如做饭、使用洗衣机。家族遗传病史中其哥哥死于类似痴呆症。双侧额叶及顶叶、部分颞叶、枕叶淀粉样蛋白质沉积，结合临床症状诊断为 AD。临床给予多奈哌齐治疗。
>
> 　　**问题：**该患者使用该药物时，可能出现哪些不良反应？

多奈哌齐（donepezil）

【体内过程】

口服胃肠道吸收良好，生物利用度较高，3～4h 达血药峰浓度，$t_{1/2}$ 较长，约 70h。在体内，约 95% 的多奈哌齐与人血浆蛋白结合，多奈哌齐和（或）其代谢物在体内可存在 10 天以上。本品主要经肝药酶代谢，代谢产物主要经肾排泄，少量以原型由尿排泄。

【药理作用特点】

本品主要通过抑制中枢乙酰胆碱酯酶的活性，使突触间隙乙酰胆碱（ACh）的分解减慢，从而增加中枢乙酰胆碱的含量，改善 AD 患者的认知功能。本品属六氢吡啶类氧化物，是第二代特异的可逆性中枢乙酰胆碱酯酶（AChE）抑制药，对外周 AChE 作用很小。对 AChE 的选择亲和力比对丁酰胆碱酯酶（BChE）强 1250 倍。

【临床应用及评价】

适用于轻度或中度阿尔茨海默病痴呆症状的治疗，能明显改善患者的认知能力和日常生活能力，且耐受性好。当蛋白结合浓度小于 300ng/ml 时，与洋地黄或华法林联用，会影响洋地黄和华法林的疗效。

> **案例 15-3 解析：**
>
> 　　胃肠道反应常见恶心、呕吐、腹泻、乏力、倦怠、肌痉挛、食欲缺乏等，神经系统较少见头晕、头痛、精神紊乱、抑郁、多梦、嗜睡等。心血管系统可见心动过缓或心律失常、窦房传导阻滞、房室传导阻滞、心脏杂音，偶见视力减退、胸痛、皮疹、尿频或无规律，过量时可能引起胆碱能危象。

2. NMDA 受体非竞争性拮抗药

美金刚（memantine）

美金刚是第一个用于治疗晚期 AD 的 NMDA 受体非竞争性拮抗药，将美金刚与 AChE 抑制药同时使用效果更好。

【体内过程】

口服美金刚 3 ～ 7h 达血药浓度峰值，食物不影响其吸收，$t_{1/2}$ 为 60 ～ 80h，平均表观分布容积为 9 ～ 11L/kg，血浆蛋白结合率为 45%。57% ～ 82% 以原型、其余以代谢产物 N-3, 5- 二甲基 - 葡糖醛酸苷、6- 羟基美金刚和 1- 亚硝基 - 脱氨基美金刚形式经尿液排泄。

【药理作用特点】

美金刚可通过拮抗促离子型 NMDA 受体，阻断谷氨酸（GLU）病理性浓度升高导致的神经元损伤。该药可以通过对 5-HT$_3$ 受体的非竞争电压依赖性抑制作用（IC_{50} 为 0.2mol/L）和对烟碱型胆碱受体的抑制作用（IC_{50} 为 6.6mol/L）这两条途径发挥神经保护作用。

【临床应用及评价】

适用于治疗中重度至重度阿尔茨海默病。

【不良反应与防治】

美金刚的不良反应主要有恶心、呕吐、腹泻、胃肠不适、失眠、头昏等，大多是在起始剂量和调整剂量时出现，一般都是暂时的、轻微的。长期服用，仍是安全的。

【药物相互作用】

美金刚和不同机制的 2 种或 2 种以上药物联用往往较单一药物有更好的治疗效果，可使二者的疗效提高，耐受性增强。美金刚与金刚烷胺都是 NMDA 受体拮抗药，因此应避免合用，以免发生药物中毒性精神病。

3. 脑循环改善药　本类药物能直接作用于小血管平滑肌或通过肾上腺素受体、钙离子通道而舒张脑血管，增加脑血流量，增加脑细胞对氧的有效利用，改善脑细胞的代谢。主要用于血管性痴呆，老年性痴呆亦可应用。本类药物在扩张脑血管时，一般不影响正常血压。

尼莫地平（nimodipine）

【体内过程】

口服胃肠道吸收迅速，生物利用度为 5% ～ 13%，血浆蛋白结合率为 98%，口服后 0.5 ～ 1.5h 血液浓度可达到高峰，较易通过血脑屏障，在肝内代谢，主要由胆汁排泄。

【药理作用特点】

本品主要阻断中枢神经系统内细胞膜的钙通道，对脑血管平滑肌有高度选择性，明显强于外周血管，属于二氢吡啶类钙通道阻滞药。本品对多种原因引起的脑血管收缩均有明显松弛作用，一般剂量对血压影响相对较小；同时，本品可增加脑血流量，抑制脑组织缺氧。

【临床应用及评价】

临床主要用于治疗各种缺血性脑血管疾病，阿尔茨海默病、脑外伤恢复期、蛛网膜下腔出血引起的脑血管痉挛，以及各种类型的轻、中度高血压等。

【不良反应与防治】

不良反应主要是血压下降，发生率为 4.7% ～ 8%，同时还常见有头痛、头晕、面部潮红、胃肠不适、心率加快等。应避免与其他钙通道阻滞药或 β 受体拮抗药合用。静脉用药时应注意监测血压。颅内压增高及脑水肿者禁用。孕妇及哺乳期妇女慎用。

【药物相互作用】

本品与其他降压药合用会增强降压作用。

4. 亲智能药 亲智能药能促进大脑皮层细胞的氧、糖、核酸、蛋白质代谢，提高腺苷酸激酶活性及大脑 ATP/ADP 的比值，并能扩张脑血管，改善脑血流量，增加氨基酸及葡萄糖的吸收利用，恢复大脑细胞功能。对阿尔茨海默病的认知障碍及部分精神症状有不同程度的改善作用。

吡拉西坦（piracetam）

【体内过程】

口服本品进入血液后，30 ～ 40min 达到血药峰浓度，可透过血脑屏障到达脑和脑脊液，大脑皮层和嗅球的浓度较脑干中浓度更高，易通过胎盘屏障，$t_{1/2}$ 为 5 ～ 6h，表观分布容积为 0.6L/kg。肾消除速率为 86ml/min，直接经肾清除，大部分以原型从尿中排出。

【药理作用特点】

吡拉西坦为 γ-GABA 的环化衍生物，可直接作用于大脑皮层，具有保护、激活和修复神经细胞的作用。能提高学习能力，推迟缺氧性记忆障碍的产生，提高大脑对葡萄糖的利用率，并可提高大脑中 ATP/ADP 值，促进氨基酸、磷脂的吸收及乙酰胆碱的合成，改善大脑功能。本品对中枢作用选择性强，仅限于记忆、意识等的改善，精神兴奋作用弱。

【临床应用及评价】

临床报道该药对改善轻、中度痴呆有效，对重度痴呆者无效。临床主要用于阿尔茨海默病、血管性痴呆、衰老、脑外伤所致的记忆和思维障碍。

二氢麦角碱（dihydroergotoxine）

【体内过程】

口服后 1.5h 达到血药峰浓度。主要随胆汁经粪便排泄。尿中以原型药及其代谢物形式排出原药物的 2%，而原型药物不到 1%。全部清除率约为 1800ml/min。老年患者的血药浓度比年轻患者稍高。有肾功能障碍的患者无需减少剂量，因为仅有少量的药物是通过肾代谢的。

【药理作用特点】

本品属于 α 受体拮抗药，为脑细胞代谢改善药，它是 3 个麦角碱的双氢衍生物（氢化麦角考宁、氢化麦角嵴亭、氢化麦角隐亭）的混合物。本品能直接作用于中枢神经系统多巴胺和 5- 羟色胺受体，增强突触神经末梢释放递质与突触后受体的刺激作用，改善神经传递功能；能阻断 α 受体，缓解血管痉挛，降低脑血管阻力，改善脑血流量和脑对氧的利用；还能抑制 ATP 酶和腺苷酸环化酶的活性，减少 ATP 分解，改善脑细胞的能量平衡。

【临床应用及评价】

临床主要用于脑动脉硬化、脑卒中后遗症、脑震荡后遗症、阿尔茨海默病和血管性痴呆。

二、抗帕金森病药物

（一）概述

帕金森病（Parkinson's disease，PD）又称震颤麻痹，是锥体外系运动障碍综合征，一种慢性中枢神经系统疾病。中医称"震颤麻痹症"，早在《黄帝内经》《内经》中即有描述，《内经》称震颤为"掉"和"振掉"，《素问·至真要大论》中记载："诸风掉眩，皆属于肝。"，"掉"即震颤的样子。强直在《内经》中归属"痉"的范畴，有因风或因湿的区别，《素问至真要大论》曰："诸暴强直，皆属于风……诸痉项强，皆属于湿。"后世医家在《内经》的基础上，对本病的认识也日渐深刻。帕金森病的病理特点表现为黑质多巴胺（DA）能神经元变性缺失和路易体形成、纹状体 DA 递质浓度降低。帕金森病的病因复杂，病因尚未完全清楚，已有多种学说，如 DA 学说、自由基损伤学说、兴奋性神经递质毒性学说、线粒体功能障碍学说等。目前，DA 学说已得到普遍接受，该学说认为发生运动障碍的决定因素是黑质 - 纹状体 DA 缺乏，胆碱能神经相对占优势，从而导致锥体外系功能亢进。药物治疗可明显改善骨骼肌功能，降低死亡率。主要临床表现为静止震颤、肌强直、运动迟缓和共济失调，严重患者伴有记忆障碍和痴呆，如不及时治疗，病情呈慢性进行性加重，晚期往往全身僵硬、活动障碍，严重影响生活质量。现代医学中常用的抗帕金森病药分为多巴胺类药和中枢抗胆碱药两类。

（二）常用抗帕金森病药

1. 多巴胺类药

左旋多巴（levodopa，L-dopa）

本品是酪氨酸形成儿茶酚胺的中间产物。多巴胺本身对治疗帕金森病没有作用，它的前体左旋多巴通过中性氨基酸载体转运至脑，进入纹状体组织，经脱羧酶转化为多巴胺，是目前最常用的重要抗帕金森病药。

【体内过程】

本品经小肠迅速吸收，$0.5 \sim 2h$ 血药浓度达峰值。左旋多巴的吸收率主要取决于胃排空时间、胃液 pH 及药物与胃、肠黏膜脱羧酶的接触时间，空腹或低蛋白饮食有利于药物吸收。多巴胺的代谢产物自尿中排泄快，约有 80% 标记的剂量在 24h 内于尿中出现。$t_{1/2}$ 为 $1 \sim 3h$。不易通过血脑屏障。

【药理作用特点】

本品为 DA 的前体，吸收后约有用药剂量的 1% 可以通过血脑屏障，在脑内经多巴脱羧酶脱羧基转化为 DA，起替代作用，其余大部分在外周脱羧转化为 DA。

【临床应用及评价】

（1）抗帕金森病：对肌强直和运动困难疗效好，对肌震颤疗效差；对轻症及年轻患者疗效好，对重症及老年患者疗效差；对吩噻嗪类等抗精神病药所引起的帕金森综合征无效。

（2）治疗肝性脑病：使肝性脑病患者清醒，但不能改善肝功能。

【不良反应与防治】

（1）胃肠道反应：单用左旋多巴约 80% 患者出现恶心、呕吐、食欲缺乏、腹泻，这和多巴胺刺激化学催吐感受区有关。长期用药后可发生溃疡病，甚至引起出血、穿孔。饭后服药、缓慢增量均可减轻此类反应。外周多巴脱羧酶抑制药可以减少左旋多巴用量，也能减轻此类反应。

（2）心血管反应：初用时约有 30% 患者会发生直立性低血压，少数患者可出现眩晕甚至晕厥，继续服药这些症状减轻或消失，其机制包括外周 DA 的扩张血管作用，也可能有脑内 NE 受体兴奋而致的中枢降压作用，患者可有眩晕，甚至发生晕厥。外周大量 DA 还可能导致心动过速或其他心律失常。合用外周多巴脱羧酶抑制药可以减轻心血管反应。多巴胺激动外周 β 受体可引起心动过速、心律失常等，一般仅见于老年人和心脏病患者，必要时可用 β 受体拮抗药处理。

（3）长期用药可导致蛋氨酸缺乏：左旋多巴在体内代谢需儿茶酚胺氧位甲基转移酶（COMT），此酶需要来源于蛋氨酸的甲基，因此长期用药可引起蛋氨酸缺乏。

（4）左旋多巴治疗 $2 \sim 4$ 个月时可能出现不自主的异常动作：如咬牙、吐舌、点头、怪相及舞蹈样动作等，发生率为 40% ～ 80%，长期用药更容易产生这种症状。此类现象说明纹状体内 DA 过多或对 DA 反应敏化，必须减量。

（5）开 - 关现象（on-off phenomenon）：患者突然由多动不安（开）转为全身强直不动（关），二者交替出现，有时一日之内可出现数个周期的开关现象。此种不良反应多发生在长期用药后，用药 2 年以上者有约 40% 可见此种现象。

（6）精神活动障碍：长期服用有 10% ～ 15% 的患者出现精神错乱，临床表现多种多样，可表现为激动、焦虑、失眠、幻觉、妄想、噩梦、判断障碍、过度自信等症状，其机制可能系 DA 兴奋中脑 - 边缘系统 DA 通路所致。当左旋多巴与外周脱羧酶抑制药合用时精神异常发生率较高。抗精神病药奥氮平、利培酮及氯氮平可用于处理这些精神异常。

（7）异常动作：舞蹈症，也称为运动障碍。是由于服用大量 L-dopa 后，多巴胺受体过度兴奋，出现手足、躯体和舌的不自主运动，服用 2 年以上者发生率达 90%。有报道多巴胺受体拮抗药左旋千金藤啶碱可减轻不自主运动。

（8）其他：长期应用可有性活动增强，可能是 DA 兴奋下丘脑 - 垂体 DA 通路的结果。偶见惊厥，癫痫患者尤应注意。可引起扩瞳及眼压增高，青光眼患者慎用或禁用。

2. 中枢抗胆碱药　抗胆碱药能阻断纹状体的胆碱能神经通路，从另一角度帮助 PD 患者恢复 DA 和 ACh 这一对神经递质间的平衡，对 PD 起到对症治疗作用。M 胆碱受体拮抗药对早期 PD 有较好的治疗效果，对晚期的 PD 患者治疗效果较差。因为阿托品类抗胆碱药的外周副作用比较大，因此主要使用合成的中枢性 M 胆碱受体拮抗药。

苯海索（benzhexol）

【体内过程】

口服易于吸收，分布广泛。小剂量时 $t_{1/2}$ 为 1.7h，大剂量时为 3.7h。以原型及代谢物随尿排出。口服 1h 后可显示出疗效。

【药理作用特点】

选择性阻断纹状体的胆碱能神经通路，而对外周作用较小，利于恢复帕金森病患者脑内多巴胺和乙酰胆碱的平衡。

【临床应用及评价】

临床用于改善患者的帕金森病症状。

【不良反应与防治】

常见口干、视物模糊等，偶见心动过速、恶心、呕吐、尿潴留、便秘等。长期应用可出现嗜睡、抑郁、记忆力下降、幻觉、意识混浊。驾驶机动车、操作机床及高空作业者忌用；青光眼患者忌用；老年人可有幻觉、谵妄等精神障碍。夏天易中毒，应慎用。

第四节　其他中枢神经疾病治疗药物

一、治疗脑血管病药物

脑血管病、心血管病和恶性肿瘤在许多国家已成为前三位的致死性疾病。脑血管病（cerebral vascular disease）是各种病因引起的脑血管病变的总称，分为急性和慢性脑血管病两种。急性脑血管病又分为缺血性脑血管病和出血性脑血管病：缺血性脑血管病包括短暂性脑缺血发作、脑血栓形成和脑栓塞；出血性脑血管病包括高血压性脑出血及蛛网膜下腔出血。慢性脑血管病发病及进展均缓慢，主要包括脑动脉硬化症、血管性痴呆等疾病。

缺血性和出血性脑血管病均引起局部脑血流障碍，进而引起脑缺血、缺氧。脑细胞对缺血、缺氧非常敏感，血流完全阻断 6s 后神经元代谢开始受影响，2min 后脑电活动停止，5min 后能量代谢和离子平衡即可遭破坏，5 ～ 10min 后，神经元发生不可逆损害。因此，在不可逆损害发生前，尽快恢复血流供应是脑缺血治疗中的关键。

（一）短暂性脑缺血发作的药物治疗

短暂性脑缺血发作（TIA）是指短暂的、反复发作性脑局部组织的血液供应不足，使该动脉所支配的脑组织发生缺血，它是一种多病因的综合征。其主要病因是主动脉-颅脑动脉系统的粥样硬化。微栓子学说认为，动脉粥样硬化斑块脱落形成微栓子，进入脑血管，引起小血管闭塞而发病。TIA 被公认为是脑梗死最重要的危险因素，为脑梗死的最严重先兆，及时给予有效的药物治疗对改善 TIA 患者预后非常重要。常用药物有以下几种。

1. 抗血小板药物

阿司匹林（aspirin）

本品为水杨酸的衍生物，对缓解轻度或中度疼痛，如牙痛、头痛、神经痛、肌肉酸痛及痛经效果较好，亦可用于感冒、流感等发热疾病的退热，以及治疗风湿痛等。近年来发现阿司匹林对血小板聚集有抑制作用，能阻止血栓形成。

【体内过程】

阿司匹林肠溶片口服后吸收迅速、完全，在胃内已开始吸收，在小肠上部可吸收大部分，吸收率和溶解度与胃肠道 pH 有关，食物可降低吸收速率，但不影响吸收量。

【药理作用特点】

通过与环氧化酶（cyclooxygenase，COX）中的 COX-1 活性部位多肽链 530 位丝氨酸残基的羟基发生不可逆的乙酰化，导致 COX 失活，继而阻断了花生四烯酸转化为血栓素 A2（TXA2）的途径，抑制血小板聚集。

【临床应用及评价】

阿司匹林是最早被应用于抗栓治疗的抗血小板药物，已经被确立为治疗急性心肌梗死（AMI）、不稳定型心绞痛及心肌梗死（MI）二期预防的经典用药。临床上用于预防短暂脑缺血发作、心肌梗死、人工心脏瓣膜和静脉瘘或其他术后血栓的形成。

【不良反应与防治】

（1）胃肠道症状：胃肠道症状是阿司匹林最常见的不良反应，较常见的症状有恶心、呕吐、上腹部不适或疼痛等。

（2）过敏反应：特异性体质者服用阿司匹林后可引起皮疹、血管神经性水肿及哮喘等过敏反应，多见于中年人或鼻炎、鼻息肉患者。

（3）神经系统症状：一般在服用量大时出现，出现水杨酸反应，症状为头痛、眩晕、耳鸣、视力及听力减退。用药量过大时，可出现精神错乱、惊厥，甚至昏迷等。

（4）肝损害：阿司匹林引起肝损伤通常发生于大剂量应用时。这种损害不是急性的作用，一般发生在治疗后的几个月，通常无症状，有些患者出现腹部的右上方不适和触痛。血清肝细胞酶的水平升高，但明显的黄疸并不常见。

（5）肾损害：长期使用阿司匹林可发生间质性肾炎、肾乳头坏死、肾功能减退。长期大量服用该品可致氧化磷酸化解耦联，钾从肾小管细胞外逸，导致缺钾、尿中尿酸排出过高，较大损害是下段尿中可出现蛋白质、细胞、管型等。

（6）瑞氏综合征：阿司匹林应用于儿童流感或水痘治疗时可能引起瑞氏综合征。瑞氏综合征是一种急性脑病和肝脂肪浸润综合征，常发生于某些急性病毒性传染病以后。病因尚不明确，但普遍认为与病毒（流感病毒和水痘病毒）、水杨酸盐等有关。

【药物相互作用】

（1）不宜与抗凝血药（如双香豆素、肝素）及溶栓药（链激酶）同用。

（2）抗酸药（如碳酸氢钠等）可增加本品自尿中的排泄，使血药浓度下降，不宜同用。

（3）与糖皮质激素（如地塞米松等）同用时，可增加胃肠道不良反应。

（4）可加强口服降血糖药及甲氨蝶呤的作用，不应同用。

2. 抗凝药物　对频繁发作的 TIA 应考虑抗凝药物治疗，可选用低分子量肝素，也可使用肝素静脉滴注。

3. 其他　他汀类调血脂药物；钙通道阻滞药，如尼莫地平（nimodipine）。

（二）脑栓塞的药物治疗

脑栓塞（cerebral embolism）是指固体、气体或液体栓子通过血液循环进入脑动脉，阻塞管腔，引起血流中断，导致脑组织缺血、坏死。根据栓子的来源可分为心源性脑栓塞、非心源性脑栓塞及不明原因脑栓塞。本病多发生于中老年人，多有高血压、动脉粥样硬化史。部分患者发病前有 TIA 发作病史。

1. 血液稀释和血容量扩充药　血液稀释和血容量扩充药物通过降低血细胞比容，增加脑脊液，促进氧释放，而改善脑循环。

低分子右旋糖酐 40（dextran 40）

【药理作用特点】

低分子右旋糖酐 40 是平均分子量为 40 000 的右旋糖酐，为一种高渗胶体溶液，输注后通过胶体的渗透作用，使血管外水分转移到血管内，产生稀释血液、扩充血容量的作用，还可降低血浆黏度、维持血压、改善微循环和抑制血栓形成。

【临床应用及评价】

临床用于治疗缺血性脑血管病。在治疗脑血栓形成方面，疗效比较显著，可降低死亡率。

【不良反应与防治】

不良反应主要有热原反应和过敏反应，表现为发热、寒战、荨麻疹、恶心、低血压、心律失常和呼吸困难等。偶有过敏性休克，多发生于输注初期。脑出血、严重血小板减少和凝血功能障碍患者应禁用。

2. 抗凝血药和纤维蛋白溶解药　血栓形成过程包括血浆中纤维蛋白原在凝血酶作用下形成纤维蛋白，然后血液中的有形成分聚集于纤维蛋白。针对血栓形成的治疗药物包括抗凝血药和纤维蛋白溶解药。前者的常用药物有肝素或低分子量肝素，后者的常用药物有组织型纤维蛋白溶酶原激活剂（tissue plasminogen activator，t-PA）。

组织型纤维蛋白溶酶原激活剂

【体内过程】

静脉注射后 t-PA 迅速自血液中消除，用药 5min 后，总药量的 50% 自血液中消除。用药 10min 后体内剩余药量仅占总给药量的 20%，用药 20min 后则仅剩余 10%，主要在肝代谢。

【药理作用特点】

它可通过其赖氨酸残基与纤维蛋白结合，并激活与纤维蛋白结合的纤溶酶原转变为纤溶酶，这一作用较其激活血液循环中的纤溶酶原显著。

【临床应用及评价】

临床可用于脑栓塞的治疗，也可用于心肌梗死的治疗。临床治疗脑栓塞时，适用于无局部性缺血，有感觉丧失或共济失调，可有效治疗急性出血性脑栓塞。

【不良反应与防治】

本品副作用较少，可见注射部位出血，但不影响继续用药，如发现出血迹象，应停药。

【药物相互作用】

与其他影响凝血功能的药物（双香豆素、华法林、肝素等）同时应用时，会使出血的危险性显著增加。

3. 脑血管扩张药　脑血管扩张药适用于 TIA 发作和不完全性脑梗死。对于完全性脑梗死是否适用尚存在争议，但脑梗死并发低血压或脑水肿时应慎用脑血管扩张药。

氟桂利嗪（flunarizine）

氟桂利嗪为亲脂性双氟哌嗪类衍生物，属Ⅳ类钙通道阻滞药。

【体内过程】

口服后经胃肠道吸收，$2 \sim 4h$ 达血药浓度峰值，连续服用 $5 \sim 6$ 周达稳态血药浓度。血浆蛋白结合率为 90%，9% 分布于血细胞中，分布的组织浓度高于血浆浓度。可通过血脑屏障。肝为主要代谢器官，原型药及代谢产物主要从胆汁经粪便排出。平均消除 $t_{1/2}$ 为 18 天。

【药理作用特点】

氟桂利嗪对血管收缩物质引起的持续性血管收缩有持久的扩张作用，能改善脑循环，具有脑保护作用。

【临床应用及评价】

临床用于急性脑梗死、外周血管疾病、眩晕、癫痫的治疗，以及偏头痛治疗和预防等。

【不良反应与防治】

最常见的副作用为嗜睡、乏力、头痛、失眠、抑郁、恶心、胃痛、皮疹等。长期用药可出现锥体外系症状，老年患者发生率较高，可出现中、重度帕金森综合征、迟发性运动障碍、震颤和静坐不能。氟桂利嗪有升高颅内压的作用，颅内压增高者慎用或禁用。

4. 其他血管扩张药

川芎嗪（ligustrazine）

川芎嗪为川芎的主要成分，化学结构为四甲基吡嗪。

【体内过程】

口服易吸收，$1 \sim 3h$ 达血液浓度峰值。易通过血脑屏障，脑内浓度高，仅次于肝、肾。

【药理作用特点】

能扩张脑血管、改善微循环、抑制磷酸二酯酶活性、提高血小板中 cAMP 含量、抑制 TXA2 的合成、抗血小板聚集等，对已经聚集的血小板有解聚作用。

【临床应用及评价】

主要用于脑供血不足、脑血栓形成、脑栓塞等。

【不良反应与防治】

偶有胃部不适、口干、嗜睡等不良反应。

【药物相互作用】

有脑出血及出血倾向者忌用。不宜与碱性液配伍使用。

▌（三）蛛网膜下腔出血的药物治疗

蛛网膜下腔出血（subarachnoid hemorrhage，SAH）是指脑底部、脑表面或脊髓表面血管破裂，血液流入蛛网膜下腔引起相应临床症状的一类脑卒中，又称为原发性蛛网膜下腔出血。SAH 约占急性脑卒中的 10%，占出血性脑卒中的 20%。临床以青壮年多见，女性多于男性。起病突然，多在数秒或数分钟内发生剧烈头痛。临床表现主要是突发的剧烈头痛，呈胀痛或爆裂样疼痛，难以忍受；疼痛持续不能缓解或进行性加重；多伴有恶心、呕吐；可有意识障碍或烦躁、幻觉等精神症状；少数出现部分性或全面性癫痫发作。一些老年患者头痛、脑膜刺激征等临床表现常不典型，主要表现为精神症状。主要的并发症有再出血、脑血管痉挛、脑积水、癫痫发作、低钠血症，少数严重患者因丘脑下部损伤可出现神经源性心功能障碍和肺水肿。常用药物和适应证见表 15-2。

表 15-2　蛛网膜下腔出血治疗的常用药物及适应证

药物名称	适应证
6- 氨基己酸	用于出血急性期，使用 1～2 周
氨甲苯酸	用于出血急性期，可与 6- 氨基己酸联用
维生素 K 注射液	用于新生儿出血以及长期使用广谱抗生素所致的体内维生素 K 缺乏、凝血因子合成障碍引起的脑出血及蛛网膜下腔出血
酚磺乙胺	用于血小板减少性紫癜、过敏性紫癜、其他原因引起的出血，可与其他止血药，如氨甲苯酸、维生素 K 注射液联合应用
凝血酶复合物	用于各种出血的治疗
尼莫地平	用于预防和治疗动脉瘤性蛛网膜下腔出血后脑血管痉挛引起的缺血性神经损伤
苯巴比妥	用于蛛网膜下腔出血合并镇静催眠及癫痫大发作及局限性发作
四氢帕马丁	用于蛛网膜下腔出血合并头痛程度较轻的患者
布桂嗪	用于蛛网膜下腔出血合并头痛程度剧烈的患者

（四）脑出血的药物治疗

脑出血是最常见的脑血管病之一，是指原发 20%～30% 脑实质内出血，即自发性脑出血，占急性脑血管病的 20%～30%，常见于中老年人群。主要原因为高血压、动静脉畸形、动脉瘤、血液病、淀粉样血管病、梗死后出血、溶栓治疗后出血、抗凝后出血、脑肿瘤出血，其他少见的原因还有脑动脉炎和烟雾病等。治疗基本原则：脱水降颅压，减轻脑水肿；调整血压；防止继续出血；减轻血肿造成的继发性损害，促进神经功能恢复；防治并发症。临床常用药物及适应证见表 15-3。

表 15-3　脑出血常见药物及适应证

药物名称	适应证
甘露醇	在少量脑出血时不需要使用；当脑出血量较大时，或脑水肿比较明显时可以根据情况使用
甘油果糖	可单独用于小到中量脑出血；对于出血量较大或脑水肿较为严重者单独应用效果欠佳。对较重的脑出血患者在应用甘露醇的间期配合甘油果糖的治疗效果良好。肾功能不全患者可考虑用甘油果糖
白蛋白	对于大量脑出血、脑水肿非常严重时，或者由于严重心功能不全不能使用甘露醇治疗时考虑应用白蛋白
呋塞米	一般用于较重的患者，可以加强甘露醇的降颅压效果；已有一定程度的心、肾功能不全时，可以减少甘露醇的用量
乙酰唑胺	一般用于脑室出血和蛛网膜下腔出血，因为脑室内血肿可以刺激脉络膜分泌脑脊液增多，加重脑水肿

二、抗偏头痛药物

（一）偏头痛的定义

偏头痛（migraine）是一种临床常见的反复发作的神经 - 血管功能障碍性头痛，其主要特征为间歇性发作的剧烈头痛，多局限于单侧，部分为双侧，常伴恶心、呕吐，可有视觉、运动或其他感觉异常等先兆。

（二）常用药物

1. 选择性 5-HT$_1$ 受体激动药

舒马曲坦（sumatriptan）

【体内过程】

口服生物利用度为 14%，首过消除明显，45min 达峰，血浆蛋白结合率为 14%～21%，$t_{1/2}$ 为 2h。皮下注射吸收迅速，30min 达峰，生物利用度达 96%。主要经肝代谢，尿排泄。

【药理作用特点】

本品选择性激动 5-HT$_{1B}$ 和 5-HT$_{1D}$ 受体，其中，5-HT$_{1D}$ 受体激动作用与抗偏头痛密切相关。对生理状态血管的收缩作用轻微，但能强烈收缩已扩张的脑血管及脑膜血管，阻止脑膜及脑血管的血浆蛋白外渗，从而减轻动脉的神经源性炎症反应；作用于支配脑膜及颅动脉的神经末梢，抑制有致痛作用的神经递质释放，降低偏头痛时血中降钙素基因相关肽的含量。

【临床应用及评价】

主要用于急性周期性偏头痛和丛集性头痛的急性发作。该药起效迅速，快于二氢麦角胺，可明显减轻偏头痛发作的程度，缩短发作时间，但不能预防偏头痛发作。价格较贵，轻度及中度偏头痛宜首先选用其他抗偏头痛药物治疗，亦可用于丛集性头痛发作的治疗。舒马曲坦用于偏头痛和丛集性头痛，用药前必须诊断明确，排除其他疾病，对新诊断的患者如用第一剂舒马曲坦无效，应重新诊断，而不应给第二剂。

【不良反应与防治】

头晕、眩晕、疲倦、抑郁、嗜睡、刺痛感、沉重感、肌肉发紧及一过性高血压，这些不良反应可随着机体对药物的适应而消失。偶见轻度肝功能异常。罕见有过敏症、癫痫发作、低血压、心动过速及胸痛等反应。

佐米曲普坦（zolmitriptan）

【体内过程】

口服给药后吸收迅速，$t_{1/2}$ 在 2.5～3h，未发现有药酶诱导作用。在胃肠道的不同部位吸收生物利用度大约为 40%，主要在肝被进一步代谢，60% 以上和约 30% 经尿和粪便排出。

【药理作用特点】

是一种选择性 5-HT$_{1B}$ 和 5-HT$_{1D}$ 受体激动药，通过激动颅内血管（包括动静脉吻合处）和三叉神经系统交感神经上的 5-HT$_{1B}$ 和 5-HT$_{1D}$ 受体，收缩血管和抑制神经肽的释放缓解偏头痛的发作。

【临床应用与评价】

主要用于伴有或不伴有先兆症状的中、重度偏头痛的急性治疗。

【不良反应与防治】

本品耐受性好。不良反应轻微、缓和、短暂，且不需治疗亦能自行缓解。可能的不良反应多出现在服药后 4h 内，继续用药未见增多。最常见的不良反应包括偶见恶心、头晕、嗜睡、温热感、无力、口干。感觉异常或感觉障碍亦见报道。咽喉部、颈部、四肢及胸部可能出现沉重感、紧缩感和压迫感，还可出现肌痛、肌无力。

2. 麦角类

麦角胺（ergotamine）

【体内过程】

口服吸收少（约为 60%）而不规则，吸入剂则吸收快而好；与咖啡因合用可提高麦角胺的吸收并增强对血管的收缩作用。口服一般在 1～2h 起效，0.5～3h 血药浓度达峰值，$t_{1/2}$ 约为 2h。在肝内代谢，90% 呈代谢物经胆汁排出，少量以原型物随尿及粪便排泄。

【药理作用特点】

激动 5-HT 受体而收缩脑血管，可使扩张的血管收缩，搏动恢复正常，能抑制脑膜血管及脑血管的血浆蛋白外渗，减轻动脉的神经源性炎症。

【临床应用及评价】

用于偏头痛，使头痛减轻，与咖啡因合用有协同作用，提高疗效，减少副作用。仅减轻、缓解偏头痛症状，无根治与预防作用。应在头痛发作开始时立即使用，如头痛已达高峰，则难以见效。该药亦可用于其他神经性头痛。

【不良反应与防治】

用量过大或皮下注射时常引起恶心、呕吐、上腹部不适、腹泻、肌无力，甚至胸部疼痛。麦角胺还可引起药物依赖性，一般每周应用麦角胺制剂 2 次以上即可产生依赖。禁用于孕妇、哺乳期妇女、周围血管疾病、冠状动脉供血不足、心绞痛及肝肾功能不全的患者。

3. 5-HT₂ 受体拮抗药

美西麦角（methysergide）

【体内过程】

胃肠吸收迅速，1h 血药浓度达峰值，首过消除明显。部分在肝代谢为甲麦角新碱，代谢产物和原型药经肾排泄。

【药理作用特点】

为麦角生物碱的衍生物，可选择性拮抗 5-HT₂ 受体，抑制神经源性炎症反应产生，预防偏头痛发作，但一旦炎症反应发生，则无效。

【临床应用与评价】

主要用于预防性治疗偏头痛和其他血管性头痛，可使发作频率减少 60% ~ 70%，一般在服药后 1 ~ 2 日产生药效，停药后药效可维持 1 ~ 2 日，对已发作的偏头痛无效；也可用于胃部分切除术后的倾倒综合征（postgastrectomy dumping syndrome）及缓解类癌瘤（carcinoid）引起的腹泻和消化不良。

【不良反应与防治】

恶心、呕吐、腹痛、头晕、嗜睡、共济失调、失眠及不安、欣快、幻觉、精神错乱等精神症状，以及局部水肿、体重增加，偶见皮疹、脱发、关节和肌肉疼痛、中性粒细胞减少、嗜酸性粒细胞增加、直立性低血压和心率加快等。

三、脑保护及营养药物

临床用于改善脑代谢或改善脑循环的脑保护药有数十种，其中许多药物的实验疗效评价以神经功能评分为主，缺乏多中心、随机、双盲和安慰剂对照试验的临床疗效研究，有些药物在临床应用数年后临床疗效已呈明显下降趋势。目前有多种脑保护药，如甘露醇、地塞米松、胞磷胆碱等。常用药物的药理作用及适应证见表 15-4。

表 15-4　常用脑保护药的药理作用及适应证

药物名称	药理作用	适应证
甘露醇（mannitol）	提高血浆渗透压，增加血容量，解除小动脉痉挛，维持正常血流量，在血液稀释、改善微循环的同时能较快地清除自由基连锁反应中毒性强、作用广泛的羟自由基，减轻迟发性神经损伤	甘露醇是良好的利尿药，主要用于降低颅内压、眼内压及治疗肾病，可作为脱水药、食糖代用品，也用作药片的赋形剂及固体、液体的稀释剂
地塞米松（dexamethasone）	中等剂量的地塞米松可有效地抑制细胞膜脂质过氧化反应，稳定细胞膜，减轻脑缺血损伤。对于灰质神经元作用更明显，并有消除水肿和清除自由基的作用	急性脑梗死早期
胞磷胆碱（citicoline）	胞磷胆碱为核苷酸衍生物，作为辅酶参与体内卵磷脂生物合成，可增加脑部血流和氧消耗，对改善脑组织代谢、促进大脑功能恢复和促进苏醒有一定作用。对中枢神经系统受到外伤所产生的脑组织代谢障碍和意识障碍具有调节和激活作用	临床用于颅脑外伤和脑手术所引起的意识障碍以及其他中枢神经系统急性损伤引起的功能和意识障碍、神经性耳聋、耳鸣、催眠药中毒等
艾地苯醌（idebenone）	改善记忆障碍和脑内能量代谢障碍	改善脑卒中后遗症、脑动脉硬化症等伴随的情绪低落、情感和语言障碍

药物名称	药理作用	适应证
吡拉西坦（piracetam）	吡拉西坦为 γ- 氨基丁酸的环化衍生物。可促进脑内 ADP 转化为 ATP，改善脑内能量代谢，促进乙酰胆碱的合成，促进大脑蛋白质的合成和增加腺苷激酶的活性；降低脑血管阻力，间接增加脑血流量，从而增强对缺氧的耐受性；激活、保护、修复脑细胞，改善学习记忆能力	主要用于治疗各种原因引起的脑损伤和脑功能不全，如脑损伤、先天性或继发性脑功能不全、症状性精神病等
单唾液酸四己糖神经节苷脂（monosialotetrahexosylganlioside）	唾液酸四己糖神经节苷脂易通过血脑屏障，对神经组织有较强亲和力，能促进神经修复、促进轴突生长和突触生成、改善神经传导	可用于治疗血管性或创伤性中枢神经系统损伤、小儿脑瘫和帕金森病等。遗传性糖脂代谢异常患者易发生过敏反应

思 考 题

1. 简述卡马西平的临床应用及评价。
2. 简述左旋多巴的药物相互作用。
3. 苯海索的不良反应有哪些？

（吴慧哲）

第十六章 精神疾病的临床用药

学习目标

掌握：常见典型抗精神病药物、治疗抑郁症药物、睡眠障碍与焦虑症治疗药物的药理作用特点、临床应用评价以及不良反应。

熟悉：非典型以及第三代抗精神分裂症药物的药理作用特点以及临床应用评价。

了解：精神障碍性疾病分类以及双相情感障碍的临床用药。

第一节 概 述

精神障碍性疾病（mental disorder）是指由多种原因引起的以精神活动障碍为特征的一类疾病。包括精神分裂症、情感障碍性疾病（抑郁症、躁狂症）、睡眠障碍与焦虑症等。常见的症状有性情突变、行为诡异、记忆错乱、意志行为障碍等。精神疾病的发病机制尚未具体明确，可能与脑内神经递质异常有关，如脑多巴胺（dopamine，DA）能系统、脑 5- 羟色胺（serotonin，5-HT）能系统、谷氨酸能系统和胆碱能系统出现功能紊乱。

一、精神分裂症

精神分裂症（schizophrenia）是一种精神病。症状多为产生幻觉和妄想、沉默、独自发笑，以及思想、感情和行为不协调等。精神分裂症的发病机制与脑内多巴胺功能亢进有关，目前多数抗精神分裂症药物的作用靶点多与拮抗 DA 受体有关。抗精神分裂症药物的作用与影响中枢多巴胺通路的功能密切相关，中枢神经系统主要有 4 条多巴胺通路：①中脑 - 边缘系统中的 D_2 受体，与情绪和行为功能相关；②黑质 - 纹状体中的 D_2 受体，与锥体外系运动功能障碍有关；③结节 - 漏斗部的 D_2 受体，与促进催乳素释放有关；④延髓催吐化学感受区的 DA 受体，与镇吐作用有关。精神分裂症首选的治疗措施是抗精神病药物治疗，部分急性期患者或疗效欠佳患者可以合用电抽搐治疗。

二、情感障碍性疾病

情感障碍（affective disorder）性疾病是一类病因不明的，以情感活动过度高涨或低落反复发作、间歇期正常为主要表现的精神病，发病机制与脑内单胺类平衡失调有关，临床症状可为单相抑郁、单相躁狂，也可为二者交替出现的双相性。

抑郁症（depression）是一种以显著而持久的情绪或者心境低落为主要临床表现的情感性障碍。临床上可伴有不同程度的认知和行为改变，如闷闷不乐、悲观厌世、自卑忧郁、注意力不集中、思维缓慢贫乏、不愿外出见人等，部分患者有自伤、自杀行为，严重患者会出现幻觉、妄想等精神病性症状。多数抑郁症患者经过系统治疗可以临床治愈或彻底康复，切勿造成病情迁延，否则会造成患者部分社会功能减退，症状反复发作。

躁狂症（mania）的主要临床表现有心境高扬或兴奋激惹、情绪大起大落，伴随精力旺盛、言语增多、活动频繁等行为，严重时伴有幻觉、妄想、紧张症状等精神病性症状。躁狂发作时间需持续 1 周以上。

躁狂 - 抑郁症简称为躁郁症，也有人称为情感性精神病。症状主要为情感的不正常，常伴有行为及思维的障碍。其情感改变的特点为过度的情感高涨或过度的低落，其思维和行为随之相应地改变，并与周围环境相协调，易被人们所理解，因此常易感染别人。该病发病期间表现情感高涨时称为躁狂，表现为情感低落时称为抑郁。情感障碍性疾病的治疗手段较多，其中药物治疗法占主要地位。

三、睡眠障碍与焦虑症

睡眠障碍（dyssomnia）临床表现为入睡困难、睡眠维持困难、早醒而引起的睡眠满意度下降。可由多种因素引起，多为不愉快心理事件、不舒适的外界环境导致，也普遍见于各种精神疾病。治疗该种疾病，对因治疗比药物治疗更重要。大多数催眠药物随剂量增加会依次产生镇静、催眠、抗惊厥等药理作用，催眠时常引起次晨后遗宿醉现象，长期用药的患者易产生耐受性、依赖性和成瘾性，骤停时多可出现反跳现象。

焦虑症（anxiety disorder）又称为焦虑性神经症，是神经症这一大类疾病中最常见的一种，以焦虑情绪体验为主要特征。可分为慢性焦虑（即广泛性焦虑）和急性焦虑（即惊恐发作）两种形式。主要表现为：无明确客观对象的紧张担心、坐立不安，还有自主神经功能失调症状，如心悸、手抖、出汗、尿频等，以及运动性不安。在没有明显诱因的情况下，患者经常出现与现实情境不符的过分担心，这种紧张害怕常没有明确的对象和内容。患者感觉自己一直处于一种紧张不安、提心吊胆、恐惧、害怕、忧虑的内心体验中。焦虑症的治疗也包括心理治疗和药物治疗，急性发作或病情严重者给予药物治疗。

第二节 抗精神病药物

一、典型抗精神分裂症药

（一）吩噻嗪类

吩噻嗪类是典型的抗精神病药物。吩噻嗪类药物为吩噻嗪的衍生物，具有硫氮杂蒽母核，根据其 10 位 N 上侧链的不同又分为二甲胺类、哌嗪类和哌啶类。主要作用于中枢神经系统、自主神经系统和内分泌系统。

氯丙嗪（chlorpromazine）

【体内过程】

口服易吸收，但吸收不规则，个体差异大，吸收受胃内容物和抗胆碱药影响，口服 2～4h 血药浓度达到高峰；肌内注射吸收迅速，15～30min 血药浓度达到高峰。脂溶性高，易透过血脑屏障，脑内浓度比血浆浓度高 10 倍。主要在肝代谢，代谢产物中 7-羟氯丙嗪仍具有药理活性。主要经肾缓慢排泄，长期用药停药数周后，仍有药物从尿中排出；少部分经粪便排泄；微量经乳汁和汗液排泄。$t_{1/2}$ 为 6～9h。有效血药浓度为 100～600ng/ml，高于 750ng/ml 可能产生不良反应。

【药理作用特点】

1. 抗精神病作用　主要由于拮抗与情感思维有关的边缘系统的多巴胺受体所致。长期大量用药能消除幻觉和妄想，减轻思维、情感和行为障碍，使患者恢复理智，稳定情绪，达到生活自理，但必须长期用药维持疗效，以减少复发。

2. 镇吐作用　镇吐作用强大，小剂量可抑制延髓催吐化学感受区的 D_2 样受体，大剂量可直接抑制呕吐中枢。主要用于癌症、放射病等多种疾病及药物引起的呕吐，对中毒、疾病、妊娠、化学物质引起的呕吐也有效，但对刺激前庭导致的呕吐不起作用。

3. 降温作用　抑制下丘脑体温调节中枢，导致体温调节失灵，可降低发热患者和正常人的体温。

4. 对内分泌系统的影响　可拮抗下丘脑结节-漏斗处 DA 通路的 D_2 受体，使下丘脑催乳素抑制因子释放减少，导致催乳素分泌增加、乳房增大和溢乳。

5. 对心血管系统的影响　由于阻断外周 α-肾上腺素受体，直接舒张血管平滑肌、抑制心脏及血管运动中枢，引起血压下降，大剂量甚至引起直立性低血压。氯丙嗪的降压作用易产生耐受性。

【临床应用及评价】

1. 治疗精神分裂症 对急、慢性精神分裂症均有效，也可用于治疗躁狂症及其他伴有兴奋、紧张、幻觉和妄想的精神病患者，对慢性患者疗效较差。

2. 镇吐和顽固性呃逆 对多种药物和疾病引起的呕吐具有显著的镇吐作用，对顽固性呃逆具有显著疗效，对晕动症呕吐无效。

3. 低温麻醉与人工冬眠 在物理降温的配合下，氯丙嗪可用于低温麻醉；氯丙嗪、异丙嗪和哌替啶组成冬眠合剂，可用于严重创伤感染、中毒性高热、惊厥、甲状腺危象等疾病的辅助治疗。

【不良反应与防治】

1. 一般不良反应 常见的有嗜睡、困倦、无力、视物模糊、心动过速、口干、便秘、鼻塞、直立性低血压等。

2. 锥体外系反应 由于拮抗黑质 - 纹状体通路的 DA 受体，致锥体外系胆碱能神经元功能相对亢进，故长期大量服用可引起锥体外系反应。表现为震颤麻痹、静坐不能、急性肌张力障碍等，减量或停药后可减轻或消除，也可用抗胆碱药、抗组胺药、抗焦虑药治疗。

3. 心血管系统反应 拮抗 α 受体引起直立性低血压、站立时易出现脑缺血晕倒等，可用去甲肾上腺素、间羟胺等药物治疗。

4. 过敏反应 用药后 1 ~ 4 周常见皮疹、剥脱性皮炎、哮喘、紫癜等，另伴有白细胞、粒细胞和血小板减少等，停药可消失；偶见肝损伤、黄疸、再生障碍性贫血。

5. 药源性精神异常 部分可引起兴奋、躁动、抑郁、幻觉、妄想、意识障碍等。

6. 神经松弛剂恶性综合征（neuroleptic malignant syndrome） 以肌强直、过高热，意识障碍和自主神经功能障碍为特征。一旦发生不良反应立即停药，用 DA 受体激动药对症治疗。

（二）丁酰苯类

丁酰苯类药物是临床上治疗精神病时常用的一类药物，化学结构与吩噻嗪类完全不同，但药理作用相似，是强效抗精神分裂症、抗焦虑药。

氟哌啶醇（haloperidol，氟哌丁苯、氟哌醇）

【体内过程】

口服吸收快，生物利用度为 40% ~ 70%，3 ~ 6h 血药浓度达高峰。肌内注射 10 ~ 20min 血浆药物浓度达峰值，药物在肝内浓度最高。血浆蛋白结合率为 92%。在肝中代谢，通过尿、胆汁、粪便排泄。体内分布广泛，易通过血脑屏障，可进入乳汁。长效制剂癸酸氟哌啶醇 $t_{1/2}$ 为 21h，注射给药 2 ~ 3 次后达稳态血药浓度。有效血药浓度范围为 5 ~ 20ng/ml。

【药理作用特点】

与氯丙嗪相似，选择性拮抗 D_2 受体，发挥很强的抗精神分裂症作用。相同剂量时，抗精神病作用与镇吐作用比氯丙嗪强 20 ~ 40 倍。锥体外系不良反应与氯丙嗪相似。镇吐作用亦较强，但镇静作用弱，阻断 α 受体及抗胆碱作用较弱。降低体温作用比氯丙嗪弱。对躁动、幻觉、妄想疗效较好。可用于氯丙嗪治疗无效的患者。

【临床应用及评价】

用于急性和慢性精神分裂症、躁狂症及其他兴奋、躁动、幻觉、妄想等症状的精神病。控制兴奋、躁动、敌对情绪和攻击性行为效果好。

五氟利多（periodontal）

【体内过程】

口服吸收慢，24 ~ 72h 达血药峰浓度。吸收后储存于脂肪组织，缓慢释放，逐渐透入脑组织。大多以原型从粪便中排出，少量经尿排出。

【药理作用特点】

本品为口服长效抗精神病药。抗精神病作用与其拮抗脑内 DA 受体有关，还可阻断神经系统 - 肾上腺素受体，抗精神病作用强而持久，口服 1 次可维持数天至 1 周，有镇吐作用，但镇静作用较弱，对心血管功能影响较轻。

【临床应用及评价】

用于各型精神分裂症，尤其是长期服药维持治疗，防止复发。

【不良反应与防治】

主要为锥体外系反应，如静坐不能、急性肌张力障碍和类帕金森病。长期大量使用可发生迟发性运动障碍。亦可发生嗜睡、乏力、口干、月经失调、溢乳、焦虑或抑郁反应等。偶见过敏性皮疹、心电图异常、粒细胞减少及恶性综合征。

（三）硫杂蒽类

硫杂蒽类的基本化学结构与吩噻嗪类相似，其代表药物为氯普噻吨（chlorprothixene），又名泰尔登（tardan），其抗精神分裂症和抗幻觉、妄想作用比氯丙嗪弱，但镇静作用强，抗肾上腺素作用和抗胆碱作用较弱。因化学结构又与三环类抗抑郁药相似，故有较弱的抗抑郁作用。适用于伴有焦虑或焦虑性抑郁的精神分裂症、焦虑性神经官能症等。

氯普噻吨（chlorprothixene，氯丙硫蒽，泰尔登）

【体内过程】

口服吸收快，血药浓度 $1 \sim 3h$ 可达高峰，血浆 $t_{1/2}$ 约为 30h。肌内注射后有效血药浓度可维持 12h 以上。主要在肝代谢，大多经肾排泄，少部分从粪便排泄。

【药理作用特点】

可通过阻断脑内神经突触后多巴胺受体而改善精神障碍，也可抑制脑干网状结构上行激活系统，引起镇静作用，且能抑制延髓化学感受区而发挥镇吐作用。抗肾上腺素作用及抗胆碱作用较弱，并有抗抑郁及抗焦虑作用。控制焦虑和抑郁作用强于氯丙嗪。

【临床应用及评价】

用于急性和慢性精神分裂症，适用于伴有精神运动性激越、焦虑、抑郁症状的精神障碍。也可用于带状疱疹神经痛。

二、非典型抗精神分裂症药

> **案例 16-1**
>
> 　　患者，男，57 岁，因突发胡言乱语、行为紊乱，睡眠质量差入院。入院时喘息明显、口唇发绀。入院检查血常规：白细胞计数 $11.2 \times 10^9/L$、中性粒细胞百分比 79.3%；生化：C 反应蛋白 14.43mg/L。血气分析（吸氧）：酸碱度 7.26、二氧化碳分压 59mmHg、氧分压 54mmHg、血氧饱和度 81%。患者自诉入院以来，饮食尚可，睡眠不佳，夜晚有兴奋、焦虑感，多梦，易醒。入院诊断：紧张型精神分裂症合并睡眠障碍。
>
> 　　**问题：** 该患者可采用非典型类抗精神分裂症的哪些药物治疗？

非典型抗精神病药又称为第二代新型抗精神病药物，相比较典型抗精神病药物，其副作用更小，对改善患者精神症状的疗效更好，而且具有独特的认知改善作用，逐渐成为一线抗精神病药物。

（一）苯甲酰胺类

舒必利（sulpiride，硫苯酰胺）

【体内过程】

自胃肠道吸收，2h 可达血药浓度峰值，口服本品 48h 后，口服量的 30% 可随尿排出，一部分可随粪便排出。血浆 $t_{1/2}$ 为 8 ～ 9h，可透过胎盘屏障进入胎儿血液循环。主要经肾排泄，也可随母乳排出。

【药理作用特点】

选择性阻断中脑边缘系统的多巴胺受体，对其他递质受体亲和力较小，与氯丙嗪有相似的抗精神病效应，对木僵、幻觉、妄想等症状作用较强，且有一定的抗抑郁作用。抗胆碱作用较轻，无明显镇静和抗兴奋躁动作用。

【临床应用及评价】

主要用于治疗单纯型、偏执型、紧张型及慢性精神分裂症的孤僻、退缩、淡漠症状。对抑郁症有一定疗效。对幻觉妄想型精神分裂症的疗效较吩噻嗪类和丁酰苯类弱。也可用于治疗顽固性恶心、呕吐及溃疡病。

（二）苯二氮䓬类（benzodiazepine，BDZ）

本类药物以氯氮平（clozapine）为代表药，此外还有奥氮平（olanzapine）、氯噻平（clothiapine）、喹硫平（quetiapine）等，属于苯二氮䓬类新型广谱抗精神病药。

氯氮平（clozapine）

【体内过程】

口服吸收快而完全，1 ～ 5h 达到血药峰浓度，个体差异大，女性血药浓度高于男性，食物不影响吸收。生物利用度为 50%，吸收后迅速分布全身。血浆蛋白结合率为 95%。可通过血脑屏障。经肝代谢，生成的代谢产物中 N- 去甲基氯氮平仍有微弱活性。80% 由粪便和尿液排出，也可从乳汁中分泌。血浆 $t_{1/2}$ 平均为 9h。

【药理作用特点】

氯氮平能特异性阻断中脑 - 边缘系统和中脑皮质系统 D_4 亚型受体，同时对脑内 5-HT 受体有较强的拮抗作用。此外，还拮抗 M_1 胆碱受体、H_1 受体及 α 肾上腺素受体。氯氮平还具有强大的镇静催眠作用。

【临床应用及评价】

该药为广谱神经安定药，对精神分裂症的疗效与氯丙嗪接近，抗精神病作用强，用于各类精神分裂症，尤其是急性和慢性精神分裂症。对阳性症状的效果尤为显著，能很好地控制幻觉、妄想、思维障碍和行为紊乱等症状。对阴性症状也有一定疗效。因会引起粒细胞减少症，不宜作为首选药，主要用于难治性精神分裂症。

【不良反应与防治】

镇静作用较强，抗胆碱作用的不良反应较多，常见的有头昏、乏力、嗜睡、多汗、流涎、恶心、呕吐、口干、便秘，还有直立性低血压、心动过速。罕见骨髓造血功能抑制引起的粒细胞减少和粒细胞缺乏症，治疗前 3 个月应每 1 ～ 2 周检查血常规 1 次，必要时对症处理或停药。

（三）苯并异噁唑类

利培酮（risperidone）

【体内过程】

口服后可被完全吸收，并在 1 ～ 2h 达到血药浓度峰值，其吸收不受食物影响，因此可单独服用或与食物同服。本品在体内迅速分布，利培酮的血浆蛋白结合率为 88%，其主要活性代谢产物 9-羟基利培酮的血浆蛋白结合率为 77%。

【药理作用特点】

利培酮为苯并异噁唑衍生物，是一种选择性的单胺能拮抗药。对 5-HT₂ 受体、D_2 受体、$α_1$ 及 $α_2$ 受体和 H_1 受体有很高的亲和力。对其他受体亦有拮抗作用，但较弱，不与胆碱受体结合。利

培酮是强有力的 D_2 受体拮抗药，能够改善精神分裂症的阳性症状，但其引起的运动功能抑制和强直性昏厥较经典的抗精神病药少。平衡中枢系统的 5-HT 和 DA 拮抗作用能够减少锥体外系副作用发生的可能，并将其治疗作用扩展到精神分裂症的阴性症状和情感症状。

【临床应用及评价】

1. 用于治疗急性和慢性精神分裂症以及其他各种精神病状态的明显阳性症状和明显阴性症状，也可减轻与精神分裂症有关的情感症状。对于急性期治疗有效的患者，在维持治疗中，利培酮可继续发挥其临床作用。

2. 抽动秽语综合征（tourette syndrome）。

【不良反应与防治】

常见的不良反应有失眠、头痛、口干、激动、焦虑；锥体外系反应轻，降低剂量可消除；大剂量可引起直立性低血压；会出现体重增加、水肿和肝药酶水平升高的现象；会引起血浆中催乳素浓度的增加，临床表现为溢乳、月经失调等；本药对需要警觉性的活动有影响，治疗期间避免驾驶或其他精密操作。

案例 16-1 解析：

给予利培酮片和富马酸喹硫平片改善精神病症状。

第三节　情感障碍性疾病治疗药物

一、治疗抑郁症药物

■（一）选择性 5-HT 再摄取抑制药（selective serotonin reuptake inhibitor，SSRI）

5-HT 再摄取抑制药是一类抗抑郁药品，主要是通过抑制 5-HT 的再摄取，从而起到抗抑郁的作用。目前在临床上使用的 5-HT 再摄取抑制药主要是 6 种，包括氟西汀、帕罗西汀、舍曲林、氟伏沙明、西酞普兰和艾司西酞普兰，这类药物可以选择性地抑制突触前膜对 5-HT 的回收，从而增强 5-HT 神经相关的功能，已逐渐成为治疗抑郁的首选药。

氟西汀（fluoxetine，氟苯氧丙胺）

【体内过程】

口服吸收很快，进食不影响药物的生物利用度，生物利用度为 100%，通常在服后 6～8h 达到血药峰浓度。主要在肝通过多态酶 CYP2D6 代谢，去甲基产生生活性代谢产物诺氟西汀（去甲氟西汀）。代谢产物 80% 由肾排泄，15% 由粪便排泄，乳汁也可分泌。排泄速度较慢，消除 $t_{1/2}$ 为 4～6 日。

【药理作用特点】

本品为强选择性 5-HT 再摄取抑制药，突触间隙 5-HT 浓度升高后，通过抑制突触细胞对 5-HT 的再吸收，增加 5-HT 与突触后受体的结合从而发挥抗抑郁作用。此外，氟西汀可以使 5-HT 发生适应性改变，如脱敏。

【临床应用及评价】

氟西汀除了用于治疗抑郁症外，对临床常见的惊恐发作、强迫症、贪食症、经前焦虑障碍等也有较好疗效，尤其适用于老年抑郁症。疗效与三环类抗抑郁药相当、安全耐受、不良反应少。

【不良反应与防治】

常见不良反应主要有全身或局部的过敏、胃肠道功能紊乱，如恶心、呕吐、消化不良、腹泻、吞咽困难等；还有厌食、头晕、头痛、睡眠异常以及疲乏、精神状态异常；还包括心功能障碍、视觉异常、呼吸困难等。

帕罗西汀（paroxetine）

【体内过程】

口服易吸收，不受食物或药物影响。有首过效应。血浆 $t_{1/2}$ 为 24h，老年人的 $t_{1/2}$ 延长。血浆蛋白结合率为 95%。可广泛分布于全身各组织与器官。主要经肝代谢，生成无代谢活性的尿苷酸化合物。大多经肾排泄，小部分经胆汁分泌从粪便排出。

【药理作用特点】

抑制 5-HT 再摄取，增加突触间隙递质浓度。

【临床应用及评价】

1. 治疗抑郁症伴随焦虑状态的患者，起效比三环类抗抑郁药物快，且远期疗效比丙米嗪好。
2. 亦可用于治疗惊恐障碍、社交焦虑障碍及强迫症。

【不良反应与防治】

用药初期可能会出现头晕、头痛、视物模糊、困倦、口干、粪便干。也可能引起食欲缺乏、体重增加。长期使用帕罗西汀，有部分患者可能出现性功能障碍。如果有胃肠出血的患者，可能会增加胃肠出血的风险。

阿戈美拉汀（agomelatine，维度新）

【体内过程】

口服易吸收，绝对生物利用度低（口服治疗剂量 < 5%），性别差异大，女性的生物利用度较高。食物对吸收无影响，服药后 1 ~ 2h 达血药峰浓度。主要在肝通过 CYP1A2 代谢，代谢产物无活性。平均 $t_{1/2}$ 为 1 ~ 2h，清除率高，大多以代谢产物形式经尿液排泄。

【药理作用特点】

是褪黑素受体激动药（MT_1 和 MT_2 受体）和 $5-HT_{2C}$ 受体拮抗药。抗抑郁机制可能与药物使海马部位（与情绪反应有关）神经元的可塑性增加及神经元增生相关。能特异性的增加去甲肾上腺素和 DA 的释放，对细胞外 5-HT 水平无影响。阿戈美拉汀还能校正昼夜节律紊乱动物模型的昼夜节律，诱导睡眠时相提前，产生类褪黑素作用。

【临床应用及评价】

用于治疗成人抑郁症。多数抗抑郁药物，如三环类抗抑郁药（TCA）、SSRIs 等对 REM 有调节作用，但对非 REM 睡眠尤其是 SWS 效果较差。具有 $5-HT_2$ 受体阻断作用的某些药物虽能促进睡眠并改善睡眠持续性，但可造成宿睡、白天困倦等。阿戈美拉汀具有调节睡眠觉醒周期的独特机制，因而可在晚间调节患者的睡眠结构，促进睡眠。

【不良反应与防治】

常见头痛、头晕、嗜睡、焦虑、多汗；恶心、腹泻、腹痛、呕吐；谷丙转氨酶（GPT）和谷草转氨酶（GOT）升高；背痛、疲劳等。

（二）选择性去甲肾上腺素（noradrenaline，NA）再摄取抑制药

选择性抑制 NA 再摄取，几乎不影响对 5-HT 的再摄取，主要用于脑内缺乏 NA 的抑郁症。代表药如地昔帕明、马普替林等。

地昔帕明（desipramine，去甲丙米嗪）

【体内过程】

口服易吸收，不受食物影响。2 ~ 6h 达血药浓度峰值，血浆蛋白结合率为 90%，易透过血脑屏障并在脑中蓄积。血浆 $t_{1/2}$ 为 7 ~ 28h。经肝代谢成有药理活性的去甲丙米嗪，最终经尿液排出，少量经胆汁排泄，其中原型占 5%。

【药理作用特点】

选择性抑制 NA 再摄取，也有一定抑制 DA 摄取的作用。拮抗 H_1 受体作用强，拮抗 α 肾上腺

素受体和 M 胆碱受体作用弱。有轻度镇静、缩短快速眼球运动（rapid eyes movement，REM）睡眠并延长深睡眠、轻度升高血压并加快心率等作用。有时会出现直立性低血压，可能是由于抑制 NA 再摄取、拮抗 α 肾上腺受体作用所致。

【临床应用及评价】

主要用于治疗各型抑郁症，如内因性、更年期、反应性及神经性抑郁症，也可治疗遗尿症、缓解多种慢性神经痛。本品是丙米嗪的代谢物，作用与丙米嗪相似，具有较强的抗抑郁作用，但镇静和抗毒蕈碱作用明显较弱，因而更适合用于老年人。

【不良反应与防治】

不良反应少，主要为口干、嗜睡、头晕等，心脏毒性小。过量可导致血压降低、心律失常、惊厥等。

【药物相互作用】

不宜与单胺氧化酶抑制药合并使用，合用会使地西帕明的药理作用过强，同时增加不良反应。与作用于肾上腺素能神经末梢的抗高血压药及胍乙啶合用，会减弱后两者的抗高血压作用。与拟交感胺类药物合用，可增强后者作用。

马普替林（maprotiline）

【体内过程】

口服吸收慢，9 ～ 16h 达血药浓度高峰。蛋白结合率为 88%，体内分布广，肺、肾上腺、甲状腺组织药物浓度较高，脑、脊髓及神经组织药物浓度较低。用药 2 ～ 3 周后才充分发挥疗效，$t_{1/2}$ 约为 43h，经肝代谢为去甲基马普替林、N- 氧化及羟化衍生物，大多经肾排泄，少量经胆汁排泄、乳汁分泌。

【药理作用特点】

能选择性抑制外周和中枢神经突触前膜对 NA 的再摄取，对 5-HT 的再摄取无影响。由于 NA 再摄取减少，突触间隙中 NA 浓度增高，突触前膜 $α_2$ 受体下调，突触后膜 $α_1$ 受体作用增强，故产生较强的抗焦虑作用，对患者情绪恢复、迟钝改善、淡漠有良好疗效。本品抗抑郁效果与丙米嗪相似，起效更快，不良反应少。对睡眠的影响与丙米嗪不同，可延长 REM 时间。镇静作用较轻。

【临床应用及评价】

用于各种类型的抑郁症，可用于伴有抑郁、激越行为障碍的儿童及夜尿者。

（三）非选择性单胺再摄取抑制药

这类药物结构中都含有 2 个苯环和 1 个杂环，故称三环类抗抑郁药（tricyclic antidepressant，TCA），可以非选择性地抑制 NA 和 5-HT 再摄取。常用药物有丙米嗪、阿米替林、氯米帕明、多塞平等。

丙米嗪（imipramine，米帕明）

【体内过程】

口服吸收迅速，2 ～ 8h 血药浓度达峰值。血浆 $t_{1/2}$ 为 10 ～ 20h。体内各组织广泛分布，其中脑、肝、肾及心脏组织浓度较高，血浆蛋白结合率为 90%，可透过血脑屏障和胎盘屏障。主要在肝代谢，代谢物地昔帕明（去甲丙米嗪）有药理活性，代谢物可与葡糖醛酸结合从尿液排出。

【药理作用特点】

阻断神经末梢对 NA 和 5-HT 的再摄取，使突触间隙的 NA 和 5-HT 浓度升高，增强突触后膜相应受体的功能。抑郁症患者连续服药后，能出现明显抗抑郁作用，情绪提高，精神振奋，消除自卑、负罪感、自杀冲动。

【临床应用及评价】

1. 抑郁症　用于各种类型的抑郁症，尤其是迟钝型抑郁症和更年期抑郁症，反应性忧郁症疗效次之，不宜用于激越型抑郁。还可治疗强迫症。

2. 遗尿症　用于儿童遗尿症治疗。根据年龄定剂量，睡前口服，3 个月为 1 疗程。

3. 焦虑和恐怖症　对抑郁症并伴有焦虑患者疗效显著。

【不良反应与防治】

1. 抗胆碱反应　常见有多汗、口干、便秘等，随着用药过程可逐渐消失。严重者可发生急性青光眼、尿潴留、肠麻痹等，应立即停药，必要时注射新斯的明。

2. 心血管反应　大剂量会引起心率加快、心律失常、直立性低血压等。

3. 精神异常反应　剂量过大或老年人用药可出现谵妄。双相型抑郁症患者，偶见躁狂发作，故只用于单相型抑郁症的治疗。

（四）单胺氧化酶抑制药（monoamine oxidase inhibitor，MAOI）

单胺氧化酶（monoamine oxidase，MAO）有 A 型 - 单胺氧化酶（MAO-A）和 B 型 - 单胺氧化酶（MAO-B）两种，MAO-A 参与 NA、5-HT 和酪胺的代谢；MAO-B 参与 DA 的代谢。抑制 MAO 可以提高脑内 NA 和 5-HT 水平而发挥抗抑郁作用。MAOI 可分为两类，一类为可逆性MAOI，如吗氯贝胺（moclobemide，manerix）；另一类为不可逆性 MAOI，如苯乙肼（phenelzine）、异卡波肼（isocarboxazid）等。

吗氯贝胺（moclobemide，manerix）

【体内过程】

口服吸收好，1～2h 血药浓度达高峰。广泛分布于各组织，血浆蛋白结合率为 50%。主要在肝代谢，$t_{1/2}$ 为 1～3h。代谢物及少量原型药物大多经尿液排泄，部分经乳汁分泌。

【药理作用特点】

可逆性抑制脑内 MAO-A，减少单胺递质降解，从而提高脑内 5-HT 和 NA 水平来发挥抗抑郁作用。

【临床应用及评价】

本品对双相和单相精神疾病及内因性、官能性、反应性、症状性抑郁症均有疗效，特别适用于老年患者。还可治疗儿童注意力缺乏性多动症。

【不良反应与防治】

有轻度恶心、口干、头痛、头晕、出汗、心悸、失眠、直立性低血压等。少见过敏性皮疹，偶见意识障碍、血压升高及肝功能损害。大剂量可能诱发癫痫。

（五）肾上腺素受体拮抗药

本类药物对 α_1 和 α_2 受体有拮抗作用，拮抗 α_1 会产生抗焦虑和镇静作用，拮抗 α_2 受体会产生抗抑郁作用。

米氮平（mirtazapine）

【体内过程】

口服吸收迅速，3～5h 达稳态血药浓度，血浆蛋白结合率为 85%。血浆 $t_{1/2}$ 为 20～40h，代谢方式主要为脱甲基和氧化反应，代谢产物仍具药理活性。排泄速度较慢，通常在服药几天内随尿液和粪便排出体外。肝功能不全者血浆 $t_{1/2}$ 可延长 40%，肾功能不全者可降低药物清除率，肝、肾功能不良者服用米氮平时应进行监护。

【药理作用特点】

阻断中枢神经突触前膜 α_2 受体而增加 NA 的释放，间接提高 5-HT 的更新率而发挥抗抑郁作用。本品还有镇静作用，耐受良好。

【临床应用及评价】

主要用于治疗各种类型抑郁症。

【不良反应与防治】

主要不良反应为食欲和体重增加。抗胆碱样不良反应及 5-HT 样不良反应（恶心、头痛、性功能障碍等）较轻。

二、治疗躁狂症药物

躁狂症的主要症状多为中枢兴奋，故可以使用具有中枢抑制作用的药物，如氯丙嗪、氟哌啶醇、氯普噻吨、苯二氮䓬类，甚至巴比妥类。临床最常用锂盐，如碳酸锂，至今仍为首选药。此外，某些抗癫痫药（如卡马西平）、钙通道阻滞药的抗躁狂症作用也比较好。

碳酸锂（lithium carbonate）

【体内过程】

口服吸收快，单次服药后经 0.5h 达血药浓度高峰。常规给药 5 ～ 7 日达稳态血药浓度。锂离子首先分布于细胞外液，然后逐渐蓄积于细胞内。不与血浆蛋白结合，$t_{1/2}$ 为 18 ～ 36h。虽然锂离子吸收快，但仍需时间通过血脑屏障进入脑组织和神经细胞，因此显效较慢。大多自肾排泄，约 80% 由肾小球滤过的锂在近曲小管与 Na^+ 竞争重吸收，故增加钠摄入可促进排泄，而体内钠摄入不够或肾小球过滤减少时，可导致体内锂潴留，引起锂中毒。

【药理作用特点】

治疗量对躁狂发作者疗效显著，使其言语、行为都恢复正常。锂离子进入细胞后，可以置换细胞内的 Na^+，从而抑制 Na^+ 产生动作电位，使细胞兴奋性降低。碳酸锂可以抑制脑内的 NA 和 DA 释放，发挥促进突触间隙中儿茶酚胺再摄取作用，使突触间隙中 NA 和 DA 的浓度下降。此外，碳酸锂还可抑制肌醇磷酸激酶的活性，从而抑制脑组织中肌醇的生成，减少二磷酸磷脂肌醇含量，抑制细胞应答和发挥抗躁狂作用。

【临床应用及评价】

治疗躁狂症的首选药，对抑郁症也有效，故称为情绪稳定药。还可用于治疗双相情感障碍。长期重复使用不仅可以减少躁狂复发，还能预防抑郁复发，但对抑郁的治疗作用不如躁狂显著。

【不良反应与防治】

1. 不良反应较多，常见胃肠道刺激症状、肢体震颤、口干、多尿等，在使用 1 ～ 2 周可逐渐减轻或消失，但肢体震颤和多尿则不会消失。出现严重症状时则需减量或停药。

2. 碳酸锂治疗量和中毒量较接近，安全范围小。最适浓度为 0.8 ～ 1.5mmol/L，超过 2mmol/L 即出现中毒症状，故须定时检测血药浓度。

3. 可引起白细胞升高。

三、双相情感障碍的临床用药

针对双相障碍的治疗药物称为心境稳定药（mood stabilizer）。应用较早的是碳酸锂。近年来还常用治疗癫痫的钠离子通道阻滞药丙戊酸盐（丙戊酸钠和丙戊酸镁）、卡马西平、拉莫三嗪；抗精神分裂症药喹硫平、阿立哌唑、利培酮、奥氮平等；抗抑郁药帕罗西汀、文拉法辛等。临床通常采用药物联合治疗以增加疗效并提高临床治愈率，即在急性期采用非典型抗精神分裂症药与碳酸锂或丙戊酸钠联合治疗，疗效比单一用药更好。其他治疗还包括改良的电休克治疗（modified electroconvulsive therapy，MECT）、心理健康治疗等。

丙戊酸盐、拉莫三嗪、卡马西平都是常用的抗癫痫药，在双相障碍治疗中证明有效，并且比锂盐副作用少，故应用逐渐增多。虽然这些药物的作用机制涉及多种离子通道，但目前认为在双相障碍治疗中还是以阻滞钠通道为主。丙戊酸盐和卡马西平对急性发作和长期治疗都有效，而卡马西平对抗抑郁相效果可能不好。拉莫三嗪可以预防双相障碍的复发。

第四节　睡眠障碍与焦虑症治疗药物

一、治疗睡眠障碍药物

抗睡眠障碍的药物主要分为镇静催眠药（苯二氮䓬类、巴比妥类及其他类）和非镇静催眠药（抗精神分裂症药、抗抑郁药），其中巴比妥类已很少用于睡眠障碍。此外，还有一些新型催眠药，如苏沃雷生，是第一个批准治疗失眠的食欲素受体拮抗药，其药理作用机制为双重食欲素 OX1R 和 OX2R 受体抑制药，用于入睡或睡眠维持困难的治疗。

（一）苯二氮䓬类

根据消除 $t_{1/2}$ 的长短，可分为长效类（如地西泮）、中效类（如硝西泮）、短效类（如三唑仑）和超短效（如咪达唑仑）。不良反应少，已取代其他药物成为镇静、催眠、抗焦虑的首选药。

地西泮（diazepam，安定）

【体内过程】

口服吸收迅速且完全，肌内注射吸收缓慢且不规则，故不宜采用肌内注射，急需发挥疗效时可采用口服或静脉给药。脂溶性高，易通过血脑屏障和胎盘屏障，血浆蛋白结合率为 98%。在肝经 CYP2C19 代谢成有药理活性的去甲西泮、奥沙西泮和替马西泮，血浆 $t_{1/2}$ 为 30～60h。存在肠肝循环，长期服用易在体内蓄积。终代谢产物结合葡糖醛酸经肾排泄，部分经胆汁和乳汁排泄。

【药理作用特点】

剂量不同药理作用不同，小剂量表现为镇静作用，引起安静和嗜睡状态；剂量逐渐加大而呈现抗惊厥、抗癫痫、中枢性肌肉松弛作用。

1. 抗焦虑作用　小剂量即可改善恐惧、紧张、失眠、心悸等焦虑症状。

2. 镇静催眠作用　随着剂量增大，具有催眠作用，显著缩短入睡时间，延长睡眠时间。

3. 抗惊厥、抗癫痫作用　抑制病灶放电向周围皮质及皮质下扩散，终止或减轻发作。

4. 中枢性肌肉松弛作用　缓解去大脑强直，也可减轻大脑损伤患者所致的肌强直。

【临床应用及评价】

1. 焦虑症　各种原因引起的焦虑以及急、慢性焦虑状态，目前最常用的抗焦虑药之一。

2. 失眠症　尤其是焦虑性失眠。

3. 惊厥、癫痫　临床用于辅助治疗破伤风、子痫、小儿热性惊厥及药物中毒性惊厥；地西泮静脉注射是目前治疗癫痫持续状态的首选药。

4. 肌强直　缓解大脑损伤所致的肌强直。

【不良反应与防治】

1. 一般不良反应　常见头晕、无力、记忆力下降等症状。

2. 过敏反应　偶见皮疹、白细胞减少等。

3. 过量中毒　过量可引起共济失调、语言不清、呼吸循环抑制、昏迷，严重者致死。

4. 致畸作用　可引起畸胎，多见唇裂和腭裂。

5. 依赖性和成瘾性　突然停用可发生戒断症状。对用药较长时间（4 周以上）需停药者，应在 1 周之内缓慢撤药。

6. 肌张力低下　能引起肌张力低下而导致动作失灵和步态不稳。

奥沙西泮（oxazepam，去甲羟基安定）

【体内过程】

口服易吸收，3h 血药浓度达峰值，能通过胎盘屏障，可由乳汁分泌，血浆蛋白结合率约为 90%，$t_{1/2}$ 为 5～10h。经肝代谢灭活，代谢物和少量原型药由尿排出。

【药理作用特点】

中效苯二氮䓬类药物，地西泮的活性代谢产物。具有较强的抗焦虑及抗惊厥作用，催眠作用较弱。

【临床应用及评价】

主要用于焦虑症，也用于失眠和癫痫的辅助治疗。

【不良反应与防治】

可见头昏、恶心、胃部不适、面部水肿。偶见视物模糊等，减量或停药后自行消失。

（二）巴比妥类

巴比妥类（barbiturates）是巴比妥酸的衍生物，为传统催眠药，有许多缺点，已被苯二氮䓬类所取代。目前在临床上主要用于抗惊厥、抗癫痫和麻醉。巴比妥酸本身无中枢抑制作用，用不同基团取代 C5 上的两个氢原子后，可获得一系列中枢抑制药，这些药产生中枢抑制作用强弱不等。按作用持续时间分为 4 类。①长效类：苯巴比妥（phenobarbital）；②中效类：戊巴比妥（pentobarbital）、异戊巴比妥（amobarbital）；③短效类：司可巴比妥（secobarbital）、美索比妥（methohexital）；④超短效类：硫喷妥钠（thiopental）。

【体内过程】

口服吸收好，其钠盐肌内注射吸收快。脂溶性越高，起效越快，再分布至外周脂肪组织的速度亦越快，故作用持续时间短，如硫喷妥钠静脉注射后立即起效，但作用仅维持 15min 左右，而脂溶性低的苯巴比妥即使静脉注射，也需 30min 起效。经肝代谢和经肾排出。本类药物为弱酸性，尿液酸碱度对长效类药物排泄影响较大，因此苯巴比妥中毒时，可用碳酸氢钠碱化尿液以促进药物的排泄。

【药理作用特点】

巴比妥类对中枢神经系统有普遍性抑制作用。随剂量的增加，中枢抑制作用由弱变强，相应表现为镇静、催眠、抗惊厥及抗癫痫、麻醉等作用。大剂量对心血管系统也有抑制作用。过量可引起呼吸中枢麻痹而致死。

【临床应用及评价】

1. 镇静、催眠 小剂量有镇静作用，可缓解焦虑、烦躁不安状态；中等剂量可催眠，缩短入睡时间，延长睡眠时间，减少觉醒次数。

2. 抗惊厥、抗癫痫 强效抗惊厥药，但所需剂量大于催眠量，临床用于各种因素所致的惊厥（小儿高热、破伤风、子痫、中枢兴奋药中毒等）。

3. 麻醉作用 可引起麻醉，但一般与中毒剂量接近，仅硫喷妥钠和美索比妥可产生短暂的麻醉作用，静脉给药用于基础麻醉或诱导麻醉。

【不良反应与防治】

1. 后遗效应 次晨可出现头晕、困倦、精神不振等宿醉效应。

2. 耐受性和依赖性 短期内反复服用可产生耐受性。长期连续服用可使患者产生精神依赖和躯体依赖，一旦停药，12～16h 后即可出现严重的戒断症状。

3. 影响呼吸系统 催眠量能显著降低呼吸功能不全者（严重肺气肿或哮喘者）的每分钟呼吸量及动脉血氧饱和度。大剂量对呼吸中枢有明显抑制作用，抑制程度与剂量成正比。呼吸深度抑制是巴比妥类药物中毒致死的主要原因。

二、治疗焦虑症药物

抗焦虑药是指选择性地消除焦虑及相应躯体症状而不影响其他功能的药物。苯二氮䓬类（地西泮、硝西泮等）是抗焦虑的常用药物。在特定条件下，三环类抗抑郁药（多塞平）、β 受体拮抗药（普萘洛尔）及某些抗精神分裂症药物（奥氮平）也有一定的抗焦虑作用。上述各类药物在其他章节介绍，本节仅介绍丁螺环酮。

丁螺环酮（buspirone，布斯哌隆）

本品属氮杂螺环癸烷二酮化合物，在化学结构上与其他抗精神分裂症药物不同。具有激动 $5-HT_{1A}$ 受体作用，抗焦虑作用可能与此有关。

【体内过程】

口服吸收快且完全，$0.5 \sim 1h$ 达血药浓度峰值，首过消除明显，生物利用度仅为 4%。主要分布在心、脑、肝、血液等组织中，蛋白结合率为 95%，大部分在肝内代谢，其代谢产物为有活性的 5- 羟基丁螺环酮和 1-（2- 嘧啶基）- 哌嗪。约 60% 由肾排泄，40% 由粪便排出。

【药理作用特点】

小剂量时可激活突触前膜的 $5-HT_{1A}$ 受体，抑制 5-HT 的合成和释放，降低突触后膜 $5-HT_{1A}$ 和 $5-HT_{2A}$ 受体的功能，发挥抗焦虑作用；大剂量时可直接激活突触后膜 $5-HT_{1A}$ 受体，发挥抗抑郁作用。此外，丁螺环酮对中枢 DA 受体和 α_2 受体的拮抗作用可能参与其抗焦虑作用。无镇静、抗惊厥和肌肉松弛作用，也不产生戒断症状和记忆障碍。

【临床应用及评价】

1. 焦虑症 适用于广泛性焦虑症，与苯二氮䓬类药物相比，镇静作用弱、运动障碍轻、对记忆影响小、无成瘾性，但起效慢，需 $2 \sim 4$ 周起效。

2. 抑郁症 对焦虑伴有轻度抑郁症状者有效。

3. 小脑共济失调 丁螺环酮可以改善小脑共济失调的症状。丁螺环酮对共济失调的治疗并非抗焦虑作用机制，可能与未受刺激的小脑 $5-HT_{1A}$ 受体被激活有关。

第五节 抗精神病药物的合理应用原则

精神病患者一旦确诊，就需要长期服药控制病情，由于用药量大，用药时间长，引起药物副反应的机会也较多，而且有时因为个体差异（如基因型差异）对相同药物可有着不同疗效。因此在应用前，应了解抗精神病药的使用原则。

1. 用药前必须要有明确诊断，合理利用基因检测手段，充分掌握药物的适应证和禁忌证，做到合理高效用药，有效避免一些用药不良反应。

2. 根据患者的症状、疾病类型、性别、年龄、体重、机体情况和基因检测情况等个体化的原则选择药物，采用小剂量逐渐增药，直至出现最好疗效为止。一般剂量无效时，加大药量可能有效。必要时进行血药浓度监测。

3. 提高患者的服药依从性，向患者及其家属说明用药相关事宜，消除疑虑。

4. 足剂量、足疗程用药，停药时剂量应递减，不可骤然停药。

5. 单一用药，尽量避免不必要的合并用药。

6. 全程维持治疗，避免复发风险。密切观察病情变化和药物不良反应，以便及时处理。

7. 控制症状后，药物维持治疗的同时进行心理治疗。药物治疗可控制精神疾病的症状和异常行为，使患者安静、合作，有利于进行心理治疗及其他疗法。

思 考 题

1. 简述抗抑郁药的分类及代表药物。

2. 简述地西泮的临床应用及不良反应。

3. 简述抗精神分裂症药的分类及代表药。

4. 试述氯丙嗪的临床应用及不良反应。

5. 简述应用碳酸锂治疗躁狂症时应注意哪些问题。

（魏敏杰）

第十七章 心血管系统疾病的临床用药

学习目标

掌握：心血管系统疾病的药物分类及治疗原则。

熟悉：治疗心律失常、高血压、心力衰竭、缺血性心脏病、动脉粥样硬化药物的药理作用特点、临床应用及评价、不良反应和药物相互作用。

了解：常见心血管疾病的发生机制。

第一节 抗心律失常药物

一、概　述

心律失常（cardiac arrhythmia）是由于窦房结激动异常或激动产生于窦房结以外，激动的传导缓慢、阻滞或经异常通道传导，即心脏活动的起源和（或）传导障碍导致心脏搏动的频率和（或）节律异常。心律失常是心血管疾病中重要的一组疾病，它可单独发病，亦可与其他心血管病伴发。预后与心律失常的病因、诱因、演变趋势、是否导致严重血流动力障碍有关，可突然发作而致猝死，亦可持续累及心脏而致其衰竭。临床症状表现不一，轻者可无自觉症状，严重者可引起心脏泵血功能障碍，甚至危及生命。药物治疗在抗心律失常方面发挥了重要作用，但需注意抗心律失常药存在着致心律失常的不良反应。为合理应用抗心律失常药，需要掌握心脏电生理特性、心律失常发生机制及药物的抗心律失常作用。

心律失常的电生理学基础及发生机制可概括为以下 3 个方面。

（一）冲动形成障碍

1. 正常自律机制改变　正常自律活动只见于具有自律性的心肌细胞中，常受自主神经、电解质、缺氧、心肌牵张等因素的影响。正常自律机制改变是指参与正常舒张期自动除极化的起搏电流动力学和电流大小的改变而引起的自律性变化。

2. 异常自律机制形成　非自律性心肌细胞在某些条件下出现异常自律性称为异常自律机制形成。如工作肌细胞在缺血、缺氧条件下也会出现自律性。异常自律机制的发生可能是由于损伤造成细胞膜通透性增高和静息膜电位绝对值降低。这种异常自律性向周围组织扩散就会产生心律失常。

（二）触发活动

触发活动（triggered activity）指冲动的形成是由于紧接着一个动作电位后的第二次阈值除极化即后除极（afterdepolarization）所造成。后除极可分为以下类型。

1. 早期后除极（early after-depolarization，EAD）　是一种发生在完全复极之前的后除极，常发生于 2、3 相复极中，因膜电位不稳定而产生的振荡性除极，动作电位时程过度延长时易于发生。诱发早期后除极的因素有药物、低血钾等。最常见的形式是 QT 间期延长产生的尖端扭转型室性心动过速（torsade de pointes）。

2. 延迟后除极（delayed after-depolarization，DAD）　是细胞内钙超载情况下，发生在动作电位完全或接近完全复极时的一种短暂的振荡性除极。细胞内钙超载时，激活钠 - 钙交换体（Na^+-Ca^{2+} exchanger），泵出 1 个 Ca^{2+}，泵入 3 个 Na^+，表现为内向电流，引起膜去极化，当达到钠通道激活电位时，即引起新的动作电位。诱发延迟后除极的因素有强心苷中毒、细胞外高钙及低钾等。

（三）冲动传导障碍——折返激动

折返激动（reentrant excitation）是指一次冲动下传后，又可顺着另一环形通路折回而再次兴奋原已兴奋过的心肌，是引起快速性心律失常的重要机制之一。产生折返激动必须具备几个条件：一是解剖学及生理学上具有环形通路，通路的长度应大于冲动的"波长"；二是单向传导阻滞（unidirectional conduction block）；三是折回的冲动落在原已兴奋心肌的不应期之外。对钠通道抑制作用较强的药物易诱发折返激动。

二、常用抗心律失常药物

防治快速性心律失常的主要手段为抗心律失常药物，现在使用广泛的是经改良的 Vaughan Williams 分类，根据药物的电生理作用分为四类。

Ⅰ类：钠通道阻滞药，根据阻滞钠通道特性和程度的不同，以及对钾通道和动作电位时程（action potential duration，APD）影响的差异又将其分为 Ⅰa、Ⅰb、Ⅰc 3 个亚类。其代表药分别为：Ⅰa 类，如奎尼丁、普鲁卡因胺等；Ⅰb 类，如利多卡因、苯妥英钠等；Ⅰc 类，如普罗帕酮、氟卡尼等。

Ⅱ类：β 肾上腺素受体拮抗药，代表药有普萘洛尔、阿替洛尔等。

Ⅲ类：延长 APD 的药物，代表药有胺碘酮、索他洛尔等。

Ⅳ类：钙通道阻滞药，代表药有维拉帕米、地尔硫草等。

（一）Ⅰ类药：钠通道阻滞药

钠通道阻滞药（sodium channel antagonists）为 Ⅰ类抗心律失常药，主要作用是抑制 Na^+ 通道开放，降低 0 相上升速率，故称为膜稳定药或快通道阻滞药。

Ⅰa 类：适度（30%）阻滞钠通道，主要影响传导速度，延长动作电位时程及有效不应期。如奎尼丁、普鲁卡因胺等。

Ⅰb 类：轻度阻滞钠通道，主要减慢传导速度，动作电位时程缩短或不变。如利多卡因、苯妥英钠等。

Ⅰc 类：明显（50% 以上）阻滞钠通道，可明显影响传导速度，轻度延长动作电位时程。如普罗帕酮、氟卡尼等。

在不同电压影响下，钠通道蛋白发生构象变化而使通道不断转换于静息态（resting state）、开放状态（open state）和失活状态（inactive state）。通道内侧由激活闸门（activation gate，m 闸门）和失活闸门（inactivation gate，h 闸门）来控制通道的开启和关闭。

1. Ⅰa 类 本类药阻滞心肌细胞膜快钠通道，对心肌细胞膜钠通道阻滞作用适度，阻滞强度在 Ⅰb 和 Ⅰc 类之间，抑制 4 相 Na^+ 内流，降低自律性，不同程度地减慢 0 相除极和减慢传导，降低 V_{max}。另外，还能明显延长复极过程包括 APD 和有效不应期（effective refractory period，ERP），且不同程度地抑制心肌细胞膜对 K^+ 和 Ca^{2+} 的通透性，因而有膜稳定作用。

奎尼丁（quinidine）

奎尼丁是从金鸡纳（cinchona ledgeriana）树皮中分离出的一种生物碱，为奎宁的右旋体。1918 年奎尼丁被用作治疗各类心律失常，之后的 50 年间，成为临床广泛应用的最重要的抗心律失常药，但因其不良反应明显，有报道本药在维持窦性心律时使死亡率增加，且随着近年来一些新型药物的开发和应用，目前奎尼丁已少用。

【体内过程】

口服经胃肠吸收迅速而完全，30min 起效，血浆消除 $t_{1/2}$ 为 6 ～ 8h。老年患者、心力衰竭或肝、肾功能明显受损的患者，本品消除 $t_{1/2}$ 延长，因此临床用量需根据具体情况减少。生物利用度个体差异较大，为 44% ～ 98%。本品与血浆蛋白和组织亲和力高，血浆蛋白结合率约为

80%，组织中药物浓度较血药浓度高 10 ～ 20 倍，心肌浓度尤其高，表观分布容积为 2 ～ 3L/kg。有效血药浓度为 3 ～ 6μg/ml，中毒血药浓度为 8μg/ml。

【药理作用特点】

奎尼丁可与心肌细胞膜激活型钠通道蛋白结合，低浓度即可抑制细胞膜 Na⁺ 通道，阻滞钠电流，并阻滞快速激活延迟整流钾电流（rapidly activiting delayed rectifier potassium current，IKr）。高浓度可阻滞缓慢激活延迟整流钾电流（IKs）、内向整流钾电流及 L 型钙电流。由于对 Na⁺ 通道的阻滞，奎尼丁可降低心肌兴奋性、自律性和传导速度。通过对 K⁺ 通道的阻滞，可延长心肌 APD，对心室不应期的延长较心房不明显。心电图显示 QRS 综合波增宽及 QT 间期延长，在心率较慢时此作用尤为明显。奎尼丁还可阻滞外周血管肾上腺素能 α 受体，静脉注射应用时，可引起外周血管扩张，使血压下降和心率加速。

【临床应用及评价】

主要用于心房颤动与心房扑动的复律、复律后维持窦性心律和危及生命的室性心律失常，临床常用硫酸奎尼丁片剂。

【不良反应与防治】

本品治疗指数低，约 1/3 患者发生不良反应。①恶心、呕吐、腹泻等胃肠道反应是常见的不良反应。促心律失常是本药最严重的不良反应。②奎尼丁心脏毒性较为严重，中毒浓度可致房室及室内传导阻滞，由此浦肯野纤维出现异常自律性，造成室性心动过速或心室颤动（室颤）。奎尼丁晕厥（quinidine syncope）或猝死是偶见的严重不良反应，发作时患者意识突然丧失，伴有惊厥，出现阵发性心动过速，甚至室颤而死。③"金鸡纳反应"（cinchonism），表现为头痛、头晕、耳鸣、腹泻、恶心、视物模糊等症状，是少见的不良反应。

【药物相互作用】

本品与地高辛合用时，可使后者肾清除率降低，血药浓度升高，故应监测血药浓度及调整剂量；本品与口服抗凝血药华法林合用时，通过对血浆蛋白结合的竞争，可使后者抗凝血作用延长；与普萘洛尔合用时，存在协同作用，故应相应减少用量。

普鲁卡因胺（procainamide）

普鲁卡因胺是局部麻醉药普鲁卡因的酰胺型化合物，自 20 世纪 50 年代起就被用于心律失常的治疗。该药对房性心律失常的作用比奎尼丁弱，对室性心律失常的作用优于奎尼丁。

【体内过程】

口服吸收迅速而完全，生物利用度为 80%。1 ～ 1.5h 血药浓度达峰值，消除 $t_{1/2}$ 为 2 ～ 3h。血浆蛋白结合率约 20%。本品主要经肝代谢，约 1/2 在 N- 乙酰转移酶作用下，代谢为仍具活性的乙酰普鲁卡因胺（N-acetylprocainamide，NAPA），其代谢呈遗传多态性，可分为快代谢型和慢代谢型两类。在同等条件下，慢代谢型者血浆普鲁卡因胺浓度较高，消除 $t_{1/2}$ 较长；快代谢型者血浆普鲁卡因胺浓度相对较低，消除 $t_{1/2}$ 较短，而活性代谢物浓度则相对较高，且其清除 $t_{1/2}$ 较原型药 $t_{1/2}$ 长。本品原型及活性代谢物均经肾排泄，其中原型在 30% ～ 60%。

【药理作用特点】

该药对心肌的直接作用与奎尼丁相似，但无明显阻断胆碱受体或 α 肾上腺素受体的作用。该药可抑制浦肯野纤维的自律性，治疗浓度能降低快反应细胞动作电位 0 相上升最大速率与振幅，从而减慢传导速度，使单向传导阻滞变为双向传导阻滞而取消折返激动。该药以抑制房室结以下传导为主，对房性心律失常作用较差；可延长心房、心室及浦肯野纤维的 APD 及 ERP，表现为相对延长 ERP。

【临床应用及评价】

为广谱抗心律失常药，有口服片剂和注射剂。静脉注射或静脉滴注可用于室上性和室性心律失常急性发作的治疗，也可用于预激综合征房颤合并快速心率，或鉴别来源不清的室性或室上性宽 QRS 心动过速。

【不良反应与防治】

长期口服应用可出现食欲缺乏、恶心、呕吐、腹泻等胃肠道反应，大量长期应用可致白细胞减少；亦有类似奎尼丁的致心律失常作用；少数患者可能出现红斑性狼疮样综合征，其中以慢代谢型患者尤易发生；本品静脉注射，使血药浓度过高时，可因其神经阻滞作用，致外周血管扩张，引起低血压，故应控制静脉输注速度，静脉注射普鲁卡因胺应取平卧位，并需连续监测血压及心电图。鉴于本品口服剂型长期应用不良反应多，故目前临床已少用。用药时（口服或注射）要连续观察血压和心电图变化，肾功能不全时应减量。

2. Ⅰb 类药 轻度阻滞钠通道，轻度降低 0 相上升速度，抑制 4 相 Na^+ 内流，降低自律性；促进 K^+ 外流，缩短动作电位复极过程，且以缩短 APD 更显著，相对延长 ERP；本类药物有膜稳定或局麻作用。此类药物包括利多卡因、美西律、苯妥英钠。

利多卡因（lidocaine）

【体内过程】

本品首过效应明显，不适合口服，因此需要静脉注射给药。临床经静脉注射给药时，作用迅速，但其分布 $t_{1/2}$ 仅约 8min，故 1 次静脉给药作用仅维持 10～20min。血浆蛋白结合率约为 70%，体内分布广泛，表观分布容积为 1L/kg，心肌药物浓度为血药浓度的 3 倍。消除 $t_{1/2}$ 为 1～2h，主要在肝内经脱乙基代谢，代谢物具有药理活性。只有 10% 以原型经肾排泄。

【药理作用特点】

利多卡因可抑制浦肯野纤维和心室肌细胞的 Na^+ 内流，促进 K^+ 外流。该药对 IK（ATP）通道也有明显的抑制作用。①降低自律性：利多卡因可减小动作电位 4 相除极斜率，提高兴奋阈值，降低心肌自律性。治疗剂量下能够降低浦肯野纤维的自律性，对窦房结没有影响，仅在其功能失常时才有抑制作用。②传导性：利多卡因对传导速度的影响比较复杂，治疗浓度对希浦系统的传导速度没有影响，但在细胞外 K^+ 浓度较高时则能减慢传导。在心肌梗死区缺血的浦肯野纤维，此药可抑制其 Na^+ 内流，减慢传导，防止折返激动发生；相反，如果细胞外低血钾或心肌组织损伤使心肌部分去极化时，利多卡因可促进 3 期 K^+ 外流，细胞内电位负值增大，0 相除极速度和幅度增加而加速传导，可改善单相传导阻滞而中止折返激动。高浓度时，利多卡因可明显抑制 0 相上升速率而减慢传导。③动作电位时程和有效不应期：利多卡因可缩短浦肯野纤维及心室肌的 APD、ERP，且缩短 APD 更为显著，故为相对延长 ERP。

【临床应用及评价】

主要用于室性心律失常的治疗，对急性心肌梗死患者发生的室性期前收缩、室性心动过速及心室颤动，静脉注射为首选；用于转复急性心肌梗死或强心苷中毒所致室性心动过速或室颤；同时也用于器质性心脏病引起的室性心律失常，如洋地黄中毒、外科手术，特别是危急病例者。

【不良反应与防治】

不良反应主要表现为中枢神经系统症状，肝功能不良患者静脉注射过快，可出现头昏、嗜睡或激动不安、感觉异常等。剂量过大可引起心率减慢、房室传导阻滞和低血压。眼球震颤是利多卡因毒性反应的早期信号。不良反应的发生多与剂量有关，减量或停药可以尽量避免毒性反应。

美西律（mexiletine）

【体内过程】

口服吸收迅速而完全，生物利用度为 80%～90%，口服后 30min 出现抗心律失常作用，2～3h 血药浓度达峰值，持续约 8h。血浆蛋白结合率约为 70%。约 85% 在肝代谢成无活性的代谢物。$t_{1/2}$ 为 10～12h，在酸性尿中排泄速度加快。

【药理作用特点】

化学结构及对心脏电生理特性的影响均与利多卡因相似，用利多卡因有效者口服美西律亦有效。

【临床应用及评价】

主要用于慢性室性心律失常的治疗，如期前收缩、心动过速，尤其是强心苷中毒、心肌梗死或心脏手术引起者。在心肌梗死时（此时常应用吗啡类镇痛药而使胃排空延缓），或应用吗啡类镇痛药及影响胃排空的药物时，可使本药吸收缓慢且不完全。肝功能不良时，$t_{1/2}$ 亦延长。

【不良反应与防治】

多见于静脉注射或口服剂量较大时，可有如眩晕、震颤、运动失调、言语不清、视物模糊等神经系统症状。口服者亦常见胃肠道反应。静脉注射时还可出现低血压、心动过缓、传导阻滞等。长期应用可出现抗核抗体阳性。本品禁用于严重心功能不全、心源性休克、缓慢性心律失常及室内传导阻滞者。有效血药浓度与毒性血药浓度接近，因此剂量不宜过大。

苯妥英钠（phenytoin sodium）

【临床应用及评价】

苯妥英钠与利多卡因相似，可抑制钠通道失活态，减小部分除极的浦肯野纤维 4 相自动除极速率，降低其自律性。与强心苷竞争 Na^+，K^+-ATP 酶，抑制强心苷中毒所致的延迟后除极。本药主要用于治疗室性心律失常，特别对强心苷中毒所致室性心律失常有效，亦可用于心肌梗死、心脏手术、心导管术等所致室性心律失常。苯妥英钠快速静脉注射易引起低血压，高浓度可致心动过缓。常见中枢的不良反应有头晕、眩晕、震颤、共济失调等，严重者可出现呼吸抑制，低血压时慎用，窦性心动过缓及二、三度房室传导阻滞者禁用。苯妥英钠能加速奎尼丁、美西律、地高辛、茶碱、雌激素和维生素 D 的肝代谢。有致畸作用，孕妇禁用。

3. Ic 类药 Ic 类药物与钠通道的亲和力强于 Ia 和 Ib 类抗心律失常药，结合和解离均比较慢。能重度阻滞心肌细胞膜钠通道，抑制 4 相 Na^+ 内流，降低自律性。显著降低动作电位 0 相上升速率和幅度，对传导的抑制作用最为明显，心电图可见 QRS 波加宽，但对复极过程影响小。适用于治疗室上性及室性心律失常。

本类药安全范围窄，近年来报道这类药有较明显的致心律失常作用，可增高病死率，需要引起注意。

普罗帕酮（propafenone）

【体内过程】

口服吸收良好，在使用药物的初期阶段，因肝首过效应较强，生物利用度颇低，但连续给药后肝代谢呈饱和状态，生物利用度可达 20%。口服后 0.5 ～ 1h 起效，2 ～ 3h 作用达峰值，作用可维持 6 ～ 8h。有效血药浓度为 0.5 ～ 1.8μg/mg。消除 $t_{1/2}$ 为 6 ～ 7h，主要经肝氧化代谢，氧化代谢物亦具有药理活性。其代谢具遗传多态性，弱代谢型者约占 7%。代谢物和原型药经肾排泄，其中原型药不足 1%。

【药理作用特点】

普罗帕酮具有细胞膜稳定作用，主要通过抑制 Na^+ 内流而发挥作用。该药抑制 0 期及舒张期 Na^+ 内流作用强于奎尼丁，从而减慢心房、心室和浦肯野纤维传导。可降低浦肯野纤维自律性，延长 APD 和 ERP，但对复极过程影响弱于奎尼丁。该药还有较弱的肾上腺素受体阻断作用和慢钙通道阻滞作用。

【临床应用及评价】

适用于室上性和室性心律失常的治疗，如室上性和室性期前收缩、室上性和室性心动过速、预激综合征伴心动过速和心房颤动者。

【不良反应与防治】

此类药物严重的不良反应是促心律失常作用，心血管系统常见房室传导阻滞，可加重充血性心力衰竭，还可引起直立性低血压等。由于其减慢传导的程度超过延长 ERP 程度，易致折返，引发心律失常。肝、肾功能不全时应减量。心电图 QRS 延长超过 20% 或 QT 间期明显延长者，宜减量或停药。心外不良反应有恶心、呕吐，以及味觉、视觉改变等。

（二）Ⅱ类药：β 肾上腺素受体拮抗药

β 受体拮抗药（β-receptor blocker）主要通过阻断心脏的 β 受体，对抗儿茶酚胺类对心脏的作用，降低窦房结、房室结和传导组织的自律性，减慢传导，延长 APD 和 ERP。对于交感神经功能增强和与折返激动形成有关的心律失常效果较明显。近年的研究发现，交感神经过度兴奋，儿茶酚胺与心肌细胞膜的 β 受体相结合后，通过一系列的酶促作用，可使与磷酸化相关的 Ca^{2+}、Na^+、K^+ 离子通道构型发生改变，使其通透性发生变化，导致 Ca^{2+}、Na^+ 内流增强，K^+ 外流增强。β 受体拮抗药竞争性与受体结合后，能够逆转交感神经兴奋对离子通道的不利作用，使 Ca^{2+} 内流减少、Na^+ 内流和 K^+ 外流被阻滞。对病态窦房结综合征或房室传导障碍者，本类药作用尤为明显。长期口服对病态心肌细胞的复极时间可能有所缩短，能降低缺血心肌的复极离散度，并能提高致颤阈值，由此降低冠心病的猝死率。本类药对心室异位节律点的抑制作用较钠通道阻滞药弱。适用于室上性及室性心律失常的治疗。

代表药有 β_1、β_2 受体非选择性拮抗药：如普萘洛尔、纳多洛尔；选择性 β_1 受体拮抗药：如美托洛尔、艾司洛尔。

普萘洛尔（propranolol）

【体内过程】

口服吸收完全，但首过效应明显，生物利用度仅 30% ～ 40%，其血药浓度达峰时间约为 2h。由于首过效应个体差异大，其血药浓度有较大个体差异，有效血药浓度为 0.05 ～ 0.1μg/ml。血浆蛋白结合率达 90% 以上，主要在肝代谢，主要代谢物 4- 普萘洛尔具有药理活性，消除 $t_{1/2}$ 为 3 ～ 4h，肝功能受损时 $t_{1/2}$ 明显延长，故临床需适当减量。90% 以上经肾排泄。

【药理作用特点】

交感神经过度兴奋或儿茶酚胺释放增多时，心肌自律性增高，传导及心率加快，不应期缩短，易引起快速性心律失常。普萘洛尔能抑制这些反应进而发挥抗心律失常作用，它能抑制窦房结、心房、浦肯野纤维的自律性，此作用在运动及情绪激动时尤为明显，也能降低儿茶酚胺所致的延迟后除极而防止触发活动。在阻断 β 受体的浓度下，并不影响传导速度；当血药浓度超过 100ng/ml 时，还有膜稳定作用，可降低 0 相上升速率，使房室结及浦肯野纤维的传导明显减慢，对房室结 ERP 的延长作用明显。

【临床应用及评价】

临床上主要用于室上性心律失常。对于交感神经兴奋性过高、甲状腺功能亢进及嗜铬细胞瘤等引起的窦性心动过速效果良好。与强心苷或钙通道阻滞药地尔硫䓬合用，对控制心房扑动（房扑）、心房颤动（房颤）及阵发性室上性心动过速时的室性频率过快效果较好。心肌梗死患者应用本药，可减少心律失常的发生，缩小心肌梗死范围，降低死亡率。普萘洛尔还可用于由于运动或情绪激动所引发的室性心律失常，以及减少肥厚型心肌病所致的心律失常。对缺血性心脏病患者的室性心律失常亦有改善作用。

【不良反应与防治】

可导致窦性心动过缓、房室传导阻滞，并可诱发心力衰竭和哮喘。本品长期应用对脂质代谢和糖代谢有不良影响，故血脂异常及糖尿病患者应慎用。

美托洛尔（metoprolol）

【体内过程】

美托洛尔是一种心脏选择性 β_1 受体拮抗药，为脂溶性药物，无内在拟交感活性和膜稳定性。口服吸收迅速而完全，生物利用度为 40% 左右。在血浆中以游离的形式存在，仅 12% 与血浆蛋白结合。乳汁中的浓度高于血浆。治疗肾功能不全患者时无须调整剂量，因为该药在尿中的排泄率不受年龄、剂量和肾功能的影响。美托洛尔主要在肝由 CYP2D6 代谢，3 个主要的代谢物已被确定，均无具有临床意义的 β 受体拮抗作用。该药生物利用度为 40% ～ 50%，在服药后 1 ～ 2h 达到最大的 β 受体拮抗作用。每日 1 次口服 100mg 后，对心率的作用在 12h 后仍显著。血浆 $t_{1/2}$ 为 3 ～ 5h。约 5% 的美托洛尔以原型由肾排泄，其余的均被代谢。

【药理作用特点】

美托洛尔是一种选择性的 $β_1$ 受体拮抗药，其对心脏 β 受体产生作用所需的剂量低于其对外周血管和支气管上的 $β_2$ 受体产生作用所需剂量。随着剂量增加，$β_1$ 受体的选择性可能降低。美托洛尔可减弱与生理和心理负荷有关的儿茶酚胺的作用，降低心率、心排血量及血压。在应激状态下，肾上腺分泌的肾上腺素增加，美托洛尔不会妨碍正常的生理性血管扩张。在治疗剂量，美托洛尔对支气管平滑肌的收缩作用弱于非选择性的 β 受体拮抗药，该特性使之能与 $β_2$ 受体激动药合用，治疗合并有支气管哮喘或其他明显的阻塞性肺疾病的患者。美托洛尔对胰岛素释放及糖代谢的影响小于非选择性 β 受体拮抗药，因而可用于糖尿病患者。与非选择性 β 受体拮抗药相比，美托洛尔对低血糖的心血管反应（如心动过速）的影响较小，血糖回升至正常水平的速度较快。

【临床应用及评价】

临床上主要用于治疗高血压及冠心病、心绞痛，尤其是伴有窦性心动过速者。对心律失常也有一定的疗效。因为美托洛尔能够有效地通过血脑屏障，进入神经中枢，并能抑制交感中枢，故可起到中枢性抗心律失常的作用。

【不良反应与防治】

不良反应的发生率约为 10%，通常与剂量有关。一般不良反应可能有疲劳、头痛、头晕、肢端发冷、心动过缓、腹痛、恶心、呕吐、腹泻和便秘。胸痛、体重增加、心力衰竭暂时恶化、睡眠障碍、感觉异常、气急、支气管痉挛等少见。

（三）Ⅲ类药：延长动作电位时程药

Ⅲ类抗心律失常药又称为钾通道阻滞药，可减少 K^+ 外流，选择性延长动作电位时程，主要是延长心房肌、心室肌和浦肯野纤维细胞动作电位时程和有效不应期，而对动作电位幅度和去极化速率影响很小，包括胺碘酮、索他洛尔等。

胺碘酮（amiodarone）

【体内过程】

口服吸收缓慢且不规则，一次应用，血药浓度达峰时间为 6 ～ 8h。生物利用度约为 50%，有效血药浓度为 0.5 ～ 2.5μg/ml，血浆蛋白结合率高达 95%。主要分布于脂肪组织和含脂肪丰富的器官。主要在肝代谢，生成去乙基胺碘酮，其具有与原药相似的药理效应。代谢物随胆汁向肠道排泄，随尿排出量甚少，故肾功能不全者无须减量。长期口服应用时，其消除 $t_{1/2}$ 长达 19 ～ 40 日，停药 1 个月后体内血药浓度仅降低 16% ～ 34%。

【药理作用特点】

通过阻滞心肌细胞膜 K^+ 通道，抑制复极过程，延长心肌细胞 APD 和 ERP。本品尚有对 Na^+ 通道及 Ca^{2+} 通道的阻滞作用，降低窦房结和浦肯野纤维自律性，并延缓房室结及浦肯野纤维的传导。此外，尚有对肾上腺素能 α 和 β 受体轻度拮抗的作用。

【临床应用及评价】

用于各种室上性及室性心律失常，可用于器质性心脏病、心功能不全者。能使阵发性心房扑动、心房颤动及室上性心动过速转复为窦性心律。小量胺碘酮可治疗心房颤动，能有效地维持窦性心律，且不良反应较低，患者易耐受。对室性心律失常，如期前收缩、室性心动过速疗效可达 80% 左右，对预激综合征合并心房颤动或室性心动过速者，其疗效可达 90% 以上。

【不良反应与防治】

剂量大小及用药时间长短均会影响其不良反应，常见窦性心动过缓，一般治疗剂量下，心率可减少 10%，且用阿托品不能提高心率。静脉注射时可致心动过缓、房室传导阻滞、QT 间期延长及低血压，甚至心功能不全，有时需静脉滴注多巴胺以维持血压。促心律失常反应少，偶见尖端扭转型室性心动过速。若静脉注射剂量大、速度快，可致血压下降，甚至心力衰竭。有房室传导阻滞和 QT 间期延长综合征的患者应忌用本品。

索他洛尔（sotalol）

【体内过程】

口服后 2 ～ 3h 几乎完全吸收，因无肝首过效应，生物利用度接近 100%。血浆蛋白结合率甚低，不经肝代谢，几乎全部以原型经肾排出。肾功能正常者，血浆消除 $t_{1/2}$ 为 12 ～ 15h。老年人、肾功能受损者，$t_{1/2}$ 明显延长，应适当减少用药量。药物可通过胎盘，亦可浓缩于乳汁中。

【药理作用特点】

抑制 3 相 K^+ 外流，使动作电位 3 相延长，同时具有非选择性 β 受体阻断作用；可明显延长浦肯野纤维和心室肌 APD 和 EPR，降低窦房结和希浦系统自律性，减慢房室传导，提高心室致颤阈值。治疗剂量时，即可见心电图 PR 及 QT 间期延长。

【临床应用及评价】

临床用于各种严重程度的室性心律失常，也可治疗阵发性室上性心动过速及心房颤动。

【不良反应与防治】

发生率较低，一般与其 β 受体阻断作用有关，如心动过缓、低血压、支气管痉挛等。本品所致心电图 QT 间期延长与血药浓度相关。若所用剂量大，血药浓度高，可能诱发尖端扭转型室性心动过速。应重视用药期间心电图监护，并避免与排钾利尿药合用。

▌（四）Ⅳ类药：钙通道阻滞药

本类药主要是阻滞钙通道，作用于如窦房结和房室结等慢反应细胞，减慢心率，降低房室结传导速率，延长 ERP。钙通道阻滞药中，非二氢吡啶类药物维拉帕米、地尔硫䓬在治疗浓度时可以阻滞心肌细胞的钙通道，可用于心律失常的治疗。与 β 受体拮抗药不同，目前尚未证实钙通道阻滞药能够降低心肌梗死恢复期患者的死亡率。

维拉帕米（verapamil）

【体内过程】

口服吸收迅速而完全，有明显的首过效应，生物利用度较低，仅 10% ～ 20%。口服后 2h 起作用，3h 血药浓度达峰值，维持 6h 左右。静脉注射量为口服量的 1/10，注射后 0.5 ～ 1min 起效。约 90% 的药物与血浆蛋白结合，血浆 $t_{1/2}$ 为 6 ～ 8h，大约 75% 经肾排泄。

【药理作用特点】

维拉帕米具有阻滞激活状态和失活状态的 L 型钙通道的作用，同时也可抑制 IKr 钾通道；维拉帕米能降低窦房结的自律性，降低缺血时心房、心室和浦肯野纤维的异常自律性，减少或消除后除极所导致的触发活动；维拉帕米还可以减慢房室结传导，终止房室结折返以及减慢心房扑动、心房颤动时加快的心室率；同时具有延长窦房结、房室结的有效不应期的作用。

【临床应用及评价】

口服给药的主要适应证是预防阵发性室上性心动过速的发作、减慢房颤或房扑患者的心室率。静脉注射主要用于终止阵发性室上性心动过速（现在已逐渐被更为安全的腺苷取代）。

【不良反应与防治】

静脉给药的主要不良反应是低血压，特别是室性心动过速患者误用该类药物，更易发生低血压。注射速度过快还可引起心动过缓、房室传导阻滞及诱发心力衰竭，多见于与 β 受体拮抗药合用或近期内用过此药的患者。

【药物相互作用】

1. 与 β 受体拮抗药、吸入性麻醉药合用　可能引起重度房室传导阻滞、重度心率减慢、诱发心衰、促进血压降低等心血管系统不良反应。

2. 与奎尼丁合用　可能会促进血压降低；可能导致梗阻性肥厚型心肌病患者出现肺水肿；奎尼丁的血浆浓度增高。

3. 与利尿药、血管扩张药合用　可增强二者的降压作用。

三、抗心律失常药的合理应用

（一）一般用药原则

①先单独用药，然后联合用药；②以最小剂量或最小副作用取得满意的临床效果；③先考虑降低危险性，再考虑缓解症状；④充分注意药物的副作用及致心律失常特性；⑤初期用药、增加剂量或联合用药时应进行心电监测。

（二）合理选择药物，注意用药的个体差异性

用药前，应根据患者自身特点合理选择药物，注意用药的个体差异性。可以采用基因检测手段，明确药物适应证。临床促发心律失常的常见因素有电解质紊乱（如低钾血症、低镁血症）、心肌缺血缺氧、各种药物（如强心苷类、抗心律失常药、茶碱类、抗组胺药、红霉素等）和各种病理状态（如甲状腺功能亢进），应通过病史和体格检查及早发现，采取有效措施及时纠正或消除，有助于在未使用抗心律失常药物治疗情况下，及时控制心律失常的发生。同时，明确心律失常的类型是合理选药的基础。不同类型抗心律失常药的电生理作用存在差异，故临床适应证各有不同，如窦性心动过速，宜用 β 受体拮抗药；心房颤动的纠正和窦性心律的维持，应选用胺碘酮、索他洛尔或奎尼丁；控制阵发性室上性心动过速，可选用腺苷快速静脉注射或钙通道阻滞药维拉帕米静脉注射；持续性室性心动过速，可选用利多卡因静脉注射或索他洛尔、胺碘酮静脉注射治疗。

（三）注意用药禁忌，减少危险因素

不同抗心律失常药的药理作用不同，这也决定了它们有着各不相同的临床用药禁忌，为防止发生严重不良反应，需十分重视临床用药禁忌。如丙吡胺负性肌力作用较强，心功能不全患者勿用；强心苷类、钙通道阻滞药、β 受体拮抗药延缓房室传导的作用显著，有房室传导阻滞的患者勿用；奎尼丁、索他洛尔延长 APD 作用明显，QT 间期延长综合征患者禁用。此外，慢性类风湿关节炎患者勿用普鲁卡因胺，以减少发生红斑性狼疮样综合征的可能性；有慢性肺部疾病的患者勿用胺碘酮，以避免药物所致肺纤维改变而加重病情等；一些非心血管疾病也可能影响抗心律失常药物的选择，如前列腺增生患者勿用丙吡胺，以免加重尿潴留。

（四）实施个体化治疗方案

抗心律失常药物的多数不良反应与药物用量过大或血药浓度偏高有关。临床上患者受不同病理因素的影响，可能使药物体内过程发生改变，以致在常规剂量下，亦可能导致血药浓度偏高的现象，故必须强调个体化的用药方案。患者的年龄、体质状况、心脏功能、肝肾功能及电解质平衡状况等各种情况，都会影响机体对药物的反应，在确定用药方案时，对这些情况都应纳入考虑；同时，适时进行血药浓度监测，有利于及时调整临床用药方案。

第二节　抗高血压药物

一、概　　述

高血压（hypertension）是严重危害人类健康的常见心血管疾病。高血压患者中，绝大多数原

因未明，称为原发性高血压；继发性高血压仅占 10% 左右。高血压最大的危害是导致心、脑、肾等重要器官的严重病变，包括脑血管意外、心肌梗死、心功能不全、肾功能不全及外周血管供血不足等。抗高血压药（antihypertensive drug）又称降压药，临床上主要用于治疗高血压和防止心、脑血管系统并发症的发生和发展。循证医学证实，合理应用抗高血压药，使血压持续地维持于正常状态，可降低脑卒中、心肌梗死、心力衰竭和肾衰竭的发生率及病死率。

我国高血压的患病率不断上升。人群中的血压呈连续性正态分布，根据《中国高血压防治指南 2018》，目前我国 18 岁以上成年人高血压诊断标准为：在未服用抗高血压药物情况下收缩压 ≥ 140mmHg 和（或）舒张压 ≥ 90mmHg。患者既往有高血压史，目前正服用抗高血压药物，即使血压已低于 140/90mmHg，仍应诊断为高血压。根据血压增高的水平，可进一步分为高血压 1、2、3 级，见表 17-1。

表 17-1　血压水平定义和分类　　　　　　　　　　　　单位：mmHg

分类	SBP	DBP
正常血压	＜ 120 和	＜ 80
正常高值	120 ～ 139 和（或）	80 ～ 89
高血压	≥ 140 和（或）	≥ 90
1 级高血压（轻度）	140 ～ 159 和（或）	90 ～ 99
2 级高血压（中度）	160 ～ 179 和（或）	100 ～ 109
3 级高血压（重度）	≥ 180 和（或）	≥ 110
单纯收缩期高血压	≥ 140 和	＜ 90

资料来源：《中国高血压防治指南》（2018 年修订版）

注：当 SBP 和 DBP 分属不同级别时，以较高的分级为准

二、常用抗高血压药物

血压形成的基本因素为心排血量和外周血管阻力，参与血压调节的器官主要为脑、心、血管、肾，而心血管活动的调节涉及神经、体液等因素。抗高血压药物通过作用于上述器官，调整神经、体液紊乱，减少心排血量和（或）降低外周血管阻力而发挥作用。

目前临床上应用的抗高血压药物主要有：肾素 - 血管紧张素系统抑制药、β 受体拮抗药、α_1 受体拮抗药、钙通道阻滞药、利尿药和血管扩张药等。在某些特定情况下亦可考虑使用其他类药物。

（一）血管紧张素转换酶抑制药

血管紧张素转换酶抑制药（angiotensin converting enzyme inhibitors，ACEI）通过抑制无活性血管紧张素 Ⅰ 转化为有活性的血管紧张素 Ⅱ（angiotension Ⅱ，Ang Ⅱ），从而阻断肾素 - 血管紧张素系统。ACEI 也抑制包括缓激肽在内的血管扩张剂激肽类的代谢降解，导致这些物质在组织中浓度增高而扩张血管。ACEI 降低血压而不引起心率增加，还能逆转血管和心脏的重塑，恢复其结构和功能，这与大多数血管扩张药不同。对糖、脂代谢无不良作用，能改善胰岛素抵抗，预防或逆转肾小球基底膜的糖化，有效延缓 Ⅰ 型糖尿病患者，特别是有蛋白尿患者的肾脏疾病进程，改善预后。ACEI 单用有明确的降压作用，限盐或加用利尿药可增加 ACEI 的降压效应，尤其适用于伴慢性心力衰竭、心肌梗死后伴心功能不全、糖尿病肾病、非糖尿病肾病、代谢综合征、蛋白尿或微量白蛋白尿患者。禁忌证为双侧肾动脉狭窄、有血管神经性水肿病史、过敏、妊娠、高血钾患者。

卡托普利（captopril）

【体内过程】

口服易吸收，空腹生物利用度为 70%，餐后生物利用度为 30% ～ 40%。服用 15min 即可进

入血液循环，达峰时间为 1h，血浆蛋白结合率为 30%，$t_{1/2}$ 约为 2h。本品部分在肝代谢，主要从尿排出，40% ～ 50% 为原型药，其余为代谢产物。肾脏疾病患者会发生药物蓄积，但能被透析，乳汁中有少量分泌，不透过血脑屏障。

【药理作用特点】

卡托普利具有轻至中等强度的降压作用，可降低外周阻力，增加肾血流量，不伴反射性心率加快。其降压机制如下：抑制 ACE，使 Ang I 转变为 Ang II 减少，从而舒张血管；同时减少醛固酮分泌，以利于排钠；特异性扩张肾血管亦加强排钠作用；由于抑制缓激肽的水解，使缓激肽增多；卡托普利亦可抑制交感神经系统活性。

【临床应用及评价】

对绝大多数轻、中度高血压有效，特别对正常肾素型及高肾素型高血压疗效更佳。其降压作用具以下特点：①副作用小、降压作用快而强，可口服，短期或较长期应用均有较强降压作用；②能逆转心室肥大；③降压谱较广，除低肾素型高血压及原发性醛固酮增多症外，对其他类型或病因的高血压都有效；④能改善心脏功能及肾血流量，能改善充血性心力衰竭患者的心脏功能。

【不良反应与防治】

使缓激肽降解受阻，造成缓激肽含量升高并作用于呼吸道，引起咳嗽，是本类药最突出的不良反应。常见皮疹，呈斑丘疹样，发生率为 13% ～ 14%；亦见味觉异常或丧失、眩晕、头痛、血压过低和胃肠道功能紊乱，停药后即可恢复；蛋白尿及肾功能损害等较少见；偶见低血压（在治疗充血性心力衰竭时常见）、严重血管性水肿及高血钾；罕见肝损害；本品亦可能加重老年充血性心力衰竭患者的肾衰竭；钾升高，应定期监测血钾和血肌酐水平。注意事项：① ACEI 有致畸性，因此妊娠高血压或患有慢性高血压的孕妇禁用、哺乳期妇女慎用；②少数高肾素型高血压者（特别是已使用利尿药者），严格限制钠盐或行血液透析者，可能致血压骤降；③肾功能损害者血肌酐升高和少尿者发生高钾血症时，需注意调整剂量，双侧肾动脉狭窄的患者禁用；④老年人对其降压作用敏感，应加强观察。

依那普利（enalapril）

依那普利为不含 -SH 的长效、高效 ACEI。依那普利为前体药，在体内被肝酯酶水解转化为苯丁羟脯酸（enalaprilat，依那普利拉），后者能与 ACE 持久结合而发挥抑制作用。降压机制与卡托普利相似，但抑制 ACE 的作用较卡托普利强 10 倍，能降低总外周血管阻力，增加肾血流量，降压作用强而持久。临床主要用于高血压的治疗。有报道其对心功能的有益影响优于卡托普利。不良反应、药物相互作用与卡托普利相似。因为其不含 -SH，故无典型的青霉胺样反应（皮疹、嗜酸性粒细胞增多等）。因作用强，引起咳嗽等不良反应明显，合并有心力衰竭时低血压亦较多见，应适当控制剂量。

（二）血管紧张素 II 受体拮抗药

血管紧张素 II 受体拮抗药（angiotensin II receptor blocker，ARB）通过干扰血管紧张素 II 与其在心血管系统中受体的耦联而降低血压。血管紧张素 II 受体有 AT_1 和 AT_2 等亚型。目前临床应用的 AT_1 受体拮抗药为非肽类，亦称沙坦类，根据其结构可分为两类：①联苯四氮唑类，常见氯沙坦（losartan）；②非联苯四氮唑类，常见替米沙坦（telmisartan）。此类药物的肾保护效应明显，尤其是对糖尿病肾病的恶化有逆转作用。此外还具有逆转左心室肥大和血管重塑的效应，能改善心脏舒张功能，是治疗心血管疾病中一类重要的药物。

氯沙坦（losartan）

【药理作用特点】

为 AT_1 受体拮抗药。Ang II 与细胞膜上的 Ang II 受体结合后，使胞质内 Ca^{2+} 浓度增加，引起血管收缩。与 ACEI 相比，此类药可直接作用于 AT_1 受体，拮抗 Ang II 的升压作用。可松弛血管平滑肌、扩张血管、增加肾对盐和水的排泄、减少血浆容量。不产生 ACEI 类药物造成的血管性神经性水肿及咳嗽等副作用。Ang Ⅱ 受体 AT_1 亚型主要位于血管和心肌组织。

【临床应用及评价】

本品用于轻、中度高血压，适用于不同年龄的高血压患者，对伴有糖尿病、肾脏疾病和慢性心功能不全的患者有良好疗效。与利尿药或钙通道阻滞药合用时，可增强降压疗效。

【不良反应与防治】

可产生 ACEI 抑制 Ang Ⅱ 所致的副作用，如低血压、高血钾及单或双侧肾动脉狭窄所致的肾功能降低。但其副作用和 Ang Ⅱ 作用的降低呈非相关依赖性，原因不明。妊娠期及哺乳期妇女应停用该药。与 ACEI 不同之处在于，本品不引起干咳，引起血管神经性水肿的发生率较低。长期用药的安全性有待继续观察，妊娠、高血钾者禁用。

替米沙坦（telmisartan）

【药理作用特点】

替米沙坦是一种口服起效的，特异性 AT_1 受体拮抗药，与 AT_1 受体呈高亲和性结合，该结合作用持久，但无任何部分激动药效应。口服后，替米沙坦被迅速吸收，绝对生物利用度平均值约为 50%。吸收后大部分与血浆蛋白结合（> 99.5%），通过母体化合物与葡糖苷酸结合代谢，结合产物无药理学活性。口服（或静脉注射）时替米沙坦几乎完全随粪便排泄，主要以未改变的化合物形式排出。

【临床应用及评价】

替米沙坦分散片主要用于成年人原发性高血压的治疗，降低心血管疾病风险。

（三）肾素抑制药

血管紧张素原在肾素（蛋白水解酶）的作用下转变为 Ang Ⅰ，是合成 Ang Ⅱ 的限速步骤，这是新的抗高血压药物的靶点。肾素抑制药（renin inhibitor）可减少 Ang Ⅰ 的转化，减少 Ang Ⅱ 的生成；具有抗交感作用，可避免血管扩张后反射性的心动过速；对肾的保护作用强于 ACEI 和 ARB。此外，肾素抑制药还可以改善心衰患者的血流动力学，预期不良反应小。第一代肾素抑制药有依那吉仑（enalkiren）和瑞米吉仑（remikiren），但由于存在首过消除，易被蛋白酶水解，生物利用度低，临床应用价值低。第二代肾素抑制药为非肽类药物，如 A-72517 等，克服了第一代药物的缺点，有望成为新的抗高血压药物。

（四）β 受体拮抗药

β 受体拮抗药的种类很多，降压机制、临床应用及不良反应均相似。根据受体结合特性，该类药物可分为 3 类：第一类受体选择性差，以普萘洛尔（propranolol）为代表；第二类具选择性 $β_1$ 受体拮抗作用，以美托洛尔（metoprolol）为代表；第三类兼有 α 受体和 β 受体拮抗作用，如拉贝洛尔（labetalol）、卡维地洛（carvedilol）。临床治疗高血压通常使用 $β_1$ 受体拮抗药美托洛尔、比索洛尔或兼有 α 受体拮抗作用的卡维地洛，这些药物降压作用好，并且能快速发挥疗效，主要用于交感神经活性增强、静息心率较快的中、青年高血压患者或合并心绞痛的患者。该药不仅降低静息血压，而且能抑制应激和运动状态下血压的急剧升高。另外，还有新药阿罗洛尔（arottnolol），选择性更高，可阻断 α 及 β 受体，但阻断 α 受体的作用较弱，阻断 α 受体与 β 受体的作用比为 1∶8。

【药理作用特点】

1. 抗高血压作用　其降压作用强于噻嗪类利尿药。普萘洛尔、纳多洛尔等为非选择性 β 受体拮抗药，对 $β_1$、$β_2$ 受体均有作用。美托洛尔、阿替洛尔等是选择性 $β_1$ 受体拮抗药，因为对 $β_2$ 受体无明显拮抗作用，故对收缩支气管和外周血管的作用较弱，适于长期使用。拉贝洛尔和卡维地洛对 α、β 受体均有拮抗作用，为有扩张血管特性的 β 受体拮抗药。β 受体拮抗药在用药初期，可减慢心率、降低心输出量，增加外周血管阻力，血压不变或略降；在长期用药时外周血管阻力减低，心输出量仍降低而未恢复到给药前水平，因此收缩压及舒张压均下降。

2. 降压作用机制 ①中枢作用，即通过改变中枢性血压调节机制产生降压作用。②降低心输出量，通过抑制心肌收缩性、减慢心率，使心输出量减少而降低血压；抑制肾素释放，通过抑制肾小球入球动脉上的 β 受体，减少肾素释放，降低肾素 - 血管紧张素 - 醛固酮系统对血压的影响，发挥降压作用。③阻断突触前膜 β 受体，通过阻断外周去甲肾上腺素能神经末梢突触前膜 $β_1$ 受体，抑制正反馈作用，使交感神经末梢释放去甲肾上腺素减少。

【临床应用及评价】

为常用抗高血压药物之一，但由于其降压强度有一定的限度，故常与其他抗高血压药合用。对年轻高血压患者、心输出量及肾素活性偏高者疗效较好，对心肌梗死患者、高血压伴有心绞痛或心率偏快的 1、2 级高血压患者疗效尤佳。与其他抗高血压药相比，其优点为不引起直立性低血压。不同高血压患者选用哪种 β 受体拮抗药为宜，决定因素为不同 β 受体拮抗药的药效学及药动学特性及不同高血压患者的具体情况。

【不良反应与防治】

普萘洛尔等非选择性 β 受体拮抗药可升高甘油三酯水平，降低 HDL- 胆固醇，其机制尚不十分清楚。非选择性 β 受体拮抗药能延缓用胰岛素后血糖水平的恢复，不稳定型糖尿病和经常发生低血糖反应的患者使用 β 受体拮抗药应十分慎重。慢性阻塞性肺疾病、运动员、周围血管病或糖耐量异常者慎用。糖、脂质代谢异常时一般不首选 β 受体拮抗药，必要时也可慎重选用高选择性 β 受体拮抗药。禁用于严重左心室功能不全、窦性心动过缓、房室传导阻滞及支气管哮喘患者。长期应用该类药物突然停药，可加重冠心病症状，并可使血压反跳性升高超过治疗前水平，停药前 10 ～ 14d 宜逐步减量。

常用药物有普萘洛尔、美托洛尔、卡维地洛、拉贝洛尔及比索洛尔等。

普萘洛尔（propranolol）（体内过程、药理作用特点、临床应用及评价、不良反应与防治、药物相互作用详见第十七章第一节）

普萘洛尔对 $β_1$、$β_2$ 受体无选择性，作用较为广泛，可治疗心律失常、心绞痛、高血压，也可用于甲状腺功能亢进症（甲亢），对于甲亢合并快速房性心律失常的患者来说是首选药物。口服吸收迅速而完全，但首过效应强，有 40% ～ 70% 被肝破坏，故生物利用度不高。$t_{1/2}$ 为 6h，但患者每天 2 次服药亦能有效地控制高血压。不同个体口服同等剂量普萘洛尔，血浆中药物浓度差异较大（50 ～ 100ng/ml），因此须个体化用药。

美托洛尔（metoprolol）（体内过程、药理作用特点、临床应用及评价、不良反应与防治、药物相互作用详见第十七章第一节）

美托洛尔对 β 受体的拮抗作用几乎与普萘洛尔相同，对受体的选择性稍逊于阿替洛尔。无内在活性，对血管和支气管平滑肌的收缩作用较普萘洛尔弱。口服吸收迅速完全，吸收率大于 90%，但肝代谢率达 95%，生物利用度仅为 40% ～ 75%。血浆浓度达峰时间一般为 1.5h。其在体内的代谢受遗传因素的影响，快代谢型的 $t_{1/2}$ 为 3 ～ 4h，慢代谢型的 $t_{1/2}$ 可达 7.5h。主要经肾排泄，尿内以代谢物为主，仅 3% ～ 10% 以原型经肾排出。中断治疗时一般应在 7 ～ 10d 逐渐撤药，骤然停药可使缺血性心脏病者病情恶化。低血压、显著心动过缓（心率 < 45 次 / 分钟）、心源性休克、重度或急性心力衰竭患者禁用。

（五）$α_1$ 受体拮抗药

用于抗高血压的 α 受体拮抗药主要为具有 $α_1$ 受体拮抗作用而不影响 $α_2$ 受体的 $α_1$ 受体拮抗药（$α_1$ receptor blocker）。

哌唑嗪（prazosin）

【体内过程】

口服吸收良好，生物利用度为 50% ～ 70%，30min 起效。$t_{1/2}$ 为 1 ～ 3h。V_d 为 1.5L/kg，

蛋白结合率为 92%，主要与 α- 酸性糖蛋白结合，不能穿过血脑屏障。$t_{1/2}$ 为 3 ～ 6h，作用可持续 6 ～ 10h，主要经肝代谢，约 10% 经尿排泄。

【药理作用特点】

本品选择性作用于突触后 $α_1$ 受体，使容量血管和阻力血管扩张，从而降低心脏的前、后负荷，使血压下降。对心率、心输出量、肾血流量和肾小球滤过率都无明显影响。

【临床应用及评价】

常用于高血压伴前列腺增生、嗜铬细胞瘤引起的高血压患者，以及难治性高血压的联合用药。长期口服不损害肾血流量及肾小球滤过率，因此，在肾功能不全时亦可使用。对重度高血压者，该药常与利尿药、β 受体拮抗药合用，以增强疗效。新一代 $α_1$ 受体拮抗药曲马唑嗪（trimazosin）、特拉唑嗪（terazosin）、多沙唑嗪（doxazosin）、乌拉地尔（urapidil）和吲哚拉明（indoramine）等克服了哌唑嗪"首剂现象"这一缺点。多沙唑嗪在降压的同时，还能使血管平滑肌细胞的一氧化氮（NO）生成增加，使降压效果更加明显，其确切机制尚待进一步研究。

【不良反应与防治】

可发生严重直立性低血压，尤其在治疗开始（首剂效应）或加大剂量时。另外单独长期服用易导致水钠潴留而降低疗效，因此在临床上较少单独使用。长期应用可产生快速耐药性，有必要增加剂量。注意事项：①初始可有恶心、眩晕、头痛、嗜睡、心悸、直立性低血压（即称为首剂现象），可于睡前服用或自小剂量（5mg）开始服用以避免之。②心绞痛患者慎用。严重心脏病、精神病患者慎用。有活动性肝脏疾病、过敏患者禁用。孕妇及 12 岁以下儿童慎用。

【药物相互作用】

1. 与噻嗪类利尿药或 β 受体拮抗药合用，使降压作用加强而水钠潴留可能减轻。合用时应调节剂量以求每一种药物的最小有效剂量。

2. 与拟交感类药物同用，本品的降压作用减弱。

3. 与钙通道阻滞药同用，降压作用加强，剂量须适当调整。与其他抗高血压药或利尿药同用，也须同样注意。

特拉唑嗪（terazosin）

【体内过程】

口服吸收较哌唑嗪更完全，生物利用度约为 90%。血药浓度达峰时间为 1 ～ 2h，食物对吸收无明显影响。药物在肝内广泛代谢，胆道是主要排泄途径。$t_{1/2}$ 约为 12h，是哌唑嗪的 2 ～ 3 倍。

【药理作用特点】

本品为 $α_1$ 肾上腺素受体拮抗药，降压机制与哌唑嗪相同。

【临床应用及评价】

适应证与禁忌证均与哌唑嗪相同。

【不良反应与防治】

常见反应如头昏、头痛、软弱无力、鼻塞等。

【药物相互作用】

临床试验中，合用本品和 ACEI 或利尿药治疗的患者中报道眩晕或其他相关不良反应的比例高于使用本品治疗的全体患者的比例。当本品与其他抗高血压药物合用时应当注意观察，以避免发生显著低血压。当在利尿药或其他抗高血压药物中加入本品时，应当减少剂量并在必要时重新制定剂量。

（六）钙通道阻滞药

钙通道阻滞药临床用于治疗心律失常、高血压、心绞痛、慢性心功能不全等疾病。钙通道阻滞药能选择性地阻断电压门控性 Ca^{2+} 通道，抑制细胞外 Ca^{2+} 内流，松弛血管平滑肌，降低外周血管阻力，使血压下降。二氢吡啶类（硝苯地平等）、苯烷胺类（维拉帕米等）和苯并噻氮䓬类（地尔硫䓬）均具有一定的降压作用。各类钙通道阻滞药对心脏和血管的选择性不同，以苯烷胺类对心脏作用最强，二氢吡啶类对血管作用较强，苯并噻氮䓬类介于两者之间。

硝苯地平（nifedipine）

【体内过程】

本品口服和舌下含服有 90% 以上被吸收，生物利用度达 65% 以上，蛋白结合率为 98%。$t_{1/2}$ 为 4 ～ 5h。口服 20min 产生降压作用，而舌下给药后 5 ～ 10min 开始降压。口服后 1 ～ 2h 血药浓度达高峰，作用持续 6 ～ 8h。主要经肾排泄，约 70% ～ 80% 从尿中排出，10% ～ 15% 由粪便排出。

【药理作用特点】

对各型高血压均有降压作用，降压作用快而强，但对正常血压者影响不明显。降压时能反射性引起心率加快，心排血量增加，血浆肾素活性增高，但较直接扩血管药作用弱，加用 β 受体拮抗药可避免这些作用并能增强降压效应。对糖、脂质代谢无不良影响。

【临床应用及评价】

本品主要用于原发性或肾性高血压，对重症、恶性高血压或高血压脑病亦有效。尚可用于治疗冠心病，尤其对冠状动脉痉挛引起的心绞痛效果更好。本品与 β 受体拮抗药合用，可加强疗效，并能减轻面红、心悸、头痛等不良反应。与利尿药合用，能加强降压作用，且能消除本品引起的踝部水肿。

【不良反应与防治】

常见不良反应有头痛、颜面潮红、眩晕、心悸、踝部水肿等，踝部水肿为小动脉血管扩张而非水钠潴留所致。能引起交感神经反射性兴奋，故对伴有缺血性心脏病患者慎用，以免加剧缺血症状。严重主动脉瓣狭窄、低血压、肝肾功能不全者禁用。孕妇头 3 个月慎用或禁用。

【药物相互作用】

硝苯地平通过位于肠黏膜和肝的细胞色素 P450 3A4 系统代谢消除，因此对细胞色素 P450 3A4 系统有抑制或诱导作用的药物可能改变硝苯地平的首过效应（口服后）或清除率。

氨氯地平（amlodipine）

口服吸收缓慢，服药后 6 ～ 12h 达血药浓度峰值，生物利用度为 63%。在肝代谢为无活性代谢产物后经肾排出。$t_{1/2}$ 为 35 ～ 48h，长期用药后轻度延长。与硝苯地平相比，本品发挥作用慢，作用持续时间长。肝功能不全者禁用。

【药理作用特点】

本品抗高血压作用的机制是直接松弛血管平滑肌。

【临床应用及评价】

用于原发性高血压（单独用药或与其他抗高血压药物合用），也可用于抗心绞痛。临床研究表明，苯磺酸氨氯地平联合厄贝沙坦可改善老年糖尿病高血压并发高尿酸血症患者的血压及尿酸水平，提高临床效果。原发性高血压患者给予氨氯地平治疗，能够改善血清炎症因子水平，值得推广应用。

▎（七）利尿药

血液容量能显著影响心排血量与总外周阻力，在血压的长期调节中起重要作用。神经、体液因素（肾素 - 血管紧张素 - 醛固酮系统、心钠素等）可调节水、盐的摄入与排出，保持正常的体液容量而维持循环稳定。限制 Na^+ 摄入能预防高血压。因此，利尿药改变体内 Na^+ 平衡，是早期治疗高血压的措施之一。

各类利尿药单用即有降压作用，并可增强其他抗高血压药的作用。利尿抗高血压药包括高效、中效和低效利尿药，临床治疗高血压以噻嗪类利尿药为主，其中氢氯噻嗪最为常用。

1. 噻嗪类利尿药

氢氯噻嗪（hydrochlorothiazide）

【体内过程】

口服生物利用度为 60% ～ 90%，T_{max} 为 1 ～ 3h。口服 1h 可产生效应。血浆蛋白结合率为 99%。可透过胎盘。$t_{1/2}$ 为 13h。大多数噻嗪类作用持续时间为 12h，以原型自尿排泄。

【药理作用特点】

噻嗪类早期降压的作用机制是通过利尿排钠而导致血浆容量及心排血量减少。但长期服药后，因排钠可降低动脉壁细胞内 Na^+ 的含量，经 Na^+-Ca^{2+} 交换，细胞内 Ca^{2+} 减少；降低血管平滑肌对收缩血管物质的反应；诱导动脉壁产生扩血管物质。

【临床应用及评价】

降压作用明确，小剂量氢氯噻嗪（6.25 ～ 12.5mg/d）适用于 1 ～ 2 级高血压，尤其对老年高血压、心力衰竭者有益，临床上根据降压效应调整剂量，注意每天最大剂量通常不超过 100mg，以免引起严重的不良反应（小于每日 25mg，对糖耐量与血脂代谢影响较小）。长期单独应用，应与保钾药合用。如降压不够理想，常与其他抗高血压药物联合使用。

【不良反应与防治】

①高敏反应：皮疹、光敏性、发热等。②潴留现象：高尿酸血症、高钙血症；代谢性变化：高血糖、高脂血症。③电解质紊乱：如低血氯性碱中毒、低血钾、低血镁、低血钠。④其他：可增高血尿素氮，加重肾功能不良。偶可致弛缓性麻痹性痴呆或低血钾性肾病。注意事项：①服用期间，应定期检查血液电解质含量，如发现紊乱的早期症状，如口干、衰弱、嗜睡、肌痛、腱反射消失，应立即停药或减量。②糖尿病、痛风、肾功能低下患者禁用。严重肾衰竭（肾小球滤过率＜ 30ml/min 时，噻嗪类无效。③长期服用可致低钠血症、低氯血症和低钾血症性碱中毒，故宜隔日服药或采用服药 3 ～ 4d 停药 3 ～ 4d 的间歇疗法，同时不应过分限制食盐的摄入量。多食用含钾食物或钾盐，以防血钾过低。肝脏疾病和正在接受洋地黄治疗的患者慎用。用药期间最好补钾 40mmol/d。

【药物相互作用】

（1）使抗凝血药作用减弱，主要是由于利尿后机体血浆容量下降，血中凝血因子水平升高，加上利尿使肝血液供应改善，合成凝血因子增多。

（2）与考来烯胺（消胆胺）合用，能减少胃肠道对本药的吸收，故应在口服考来烯胺 1h 前或 4h 后服用本药。

（3）与肾上腺皮质激素、促肾上腺皮质激素、雌激素、两性霉素 B（静脉用药）合用，能降低本药的利尿作用，增加发生电解质紊乱的机会，尤其是低钾血症。

2. 保钾利尿药　常用的保钾利尿药为螺内酯（spironolactone）、氨苯蝶啶（triamterene），其降压作用强度与噻嗪类相似。优点是降压时不引起低血钾、高血糖与高尿酸血症，亦不影响血脂水平。但有可能致高钾血症，故肾功能受损者不宜应用，常用于对抗其他利尿药的失钾作用及发挥协同利尿作用。

3. 袢利尿药　代表药是呋塞米（furosemide）。为高效利尿药，但其抗高血压作用并不比噻嗪类利尿药强，可能由于其作用时间较短，一次给药不足以使体内钠负平衡保持 24h，但即使一日 2 次给药，抗高血压作用仍较弱，且产生强效利尿作用而致不良反应增加。因此袢利尿药主要用于高血压危象时，通过注射呋塞米以发挥快速降压效应，亦可用于有氮质血症的肾功能不全高血压患者。

▶（八）血管扩张药

血管扩张药包括直接舒张血管平滑肌药和钾通道开放药。根据对动、静脉选择性差异，分为主要扩张小动脉药（肼屈嗪、米诺地尔、二氮嗪等）和对动脉、静脉均有舒张作用的药物（硝普钠）。本类药通过松弛血管平滑肌，降低外周血管阻力，产生降压作用。长期应用，可因反射性神经-体液变化而减弱其降压作用，主要表现为：①交感神经活性增高，增加心肌收缩力和心排血量；②增强肾素活性，使血液循环中血管紧张素浓度升高，导致外周阻力增加和水钠潴留。因此，不宜单独应用，常与利尿药和β受体拮抗药等合用，以提高疗效、减少不良反应。

硝普钠（sodium nitroprusside）

【药理作用特点】

可直接松弛小动脉和静脉平滑肌，能在血管平滑肌内代谢产生具有强大的舒张血管平滑肌作用的 NO。近年发现 NO 与内皮源性松弛因子（endothelium-derived relaxing factor，EDRF）在许多性能上相似，认为 EDRF 与 NO 是同种内源性血管舒张物质。NO 可激活鸟苷酸环化酶，促进 cGMP 的形成，从而产生血管扩张作用。本品属于非选择性血管扩张药，很少影响局部血流分布，一般不降低冠状动脉血流量、肾血流量及肾小球滤过率。

【临床应用及评价】

主要用于高血压危象，伴有心力衰竭的高血压患者，也用于外科手术麻醉时控制性降压以及难治性慢性心功能不全。

【不良反应与防治】

呕吐、出汗、头痛、心悸等不良反应，均为过度降压所引起。连续大剂量应用时，可因血中的代谢产物硫氰酸盐过高而发生中毒。易引起甲状腺功能减退。肝、肾功能不全者禁用。

【药物相互作用】

1. 与其他抗高血压药同用可使血压剧降。

2. 与拟交感胺类同用时，本品降压作用减弱。

三、抗高血压药物的合理应用

首先应明确不同高血压患者降压的目标不同，并且应根据患者的耐受性，逐步降压达标。一般高血压患者降压治疗的血压目标为 < 140/90mmHg；老年人的血压目标为 < 150/90mmHg；慢性肾脏疾病患者的血压目标为 < 130/80mmHg，终末期肾病患者的血压目标为 < 140/90mmHg；稳定性冠心病患者的血压目标为 < 130/80mmHg，但冠状动脉严重狭窄者适当放宽；糖尿病患者的血压目标为 < 130/80mmHg。有关高血压治疗的血压低限值尚未确定，但严重冠状动脉病变或高龄患者舒张压低于 60mmHg 者应当谨慎降压。

抗高血压药物治疗应遵循以下 5 个基本原则。

（一）小剂量用药，避免或减少不良反应

高血压治疗往往需要长时间用药。如何避免或减少药物长期使用带来的不良反应，保证疗效，是高血压治疗选药首先要考虑的问题。药物安全性和患者耐受性的重要性不亚于或甚至更胜过药物的疗效。初始治疗宜采用较小的有效剂量，以便于观察治疗效果和减少药物的不良反应，如疗效不满意，可逐步增加剂量或采取联合用药。多数抗高血压药物在达到治疗剂量时，随着其剂量翻倍其降压幅度仅增加约 20%，而药物的不良反应可能出现成倍的增加，因此不建议降压疗效控制欠佳时单纯依靠增加剂量来提高降压效应。

（二）根据病情特点选用药物

①高血压合并心功能不全或支气管哮喘者，宜用利尿药、ACE 抑制药、血管紧张素Ⅱ受体拮抗药等，不宜用β受体拮抗药；②高血压合并肾功能不良者，宜用 ACE 抑制药、钙通道阻滞药；③高血压合并窦性心动过速，年龄在 50 岁以下者，宜用β受体拮抗药；④高血压合并消化性溃疡者，宜用可乐定；⑤高血压伴潜在性糖尿病或痛风者，宜用 ACE 抑制药、血管紧张素Ⅱ受体拮抗药、α_1 受体拮抗药和钙通道阻滞药，不宜用噻嗪类利尿药；⑥高血压危象及脑病时，宜静脉给药

以迅速降低血压，可选用硝普钠、二氮嗪，也可用高效利尿药，如呋塞米等；⑦老年高血压，上述第一线药物均可应用，避免使用能引起直立性低血压的药物（大剂量利尿药、α_1 受体拮抗药等）和影响认知能力的药物（如可乐定等）；⑧舒张期高血压，可选用卡维地洛。

（三）平稳降压

人体血压在 24h 内存在血压波动性（blood pressure variability，BPV）。血压波动性可以由于自身的调节和病理生理改变，以及环境等因素引起，同时还可能由于短效抗高血压药物不合理应用所致。已有研究证明血压的波动性可导致器官损伤，在血压水平相同的高血压患者中，血压波动性高者，靶器官损伤严重。多数高血压患者的血压波动曲线与正常血压者的昼夜波动曲线相似，但整体水平较高，波动幅度增大。为了有效地防止靶器官损害，要求每天 24h 内血压稳定于目标范围内，防止从夜间较低血压到清晨血压突然升高而致心血管事件的发作（50% 以上的缺血性心血管和脑血管意外发生在这段时间）。故最好使用一天一次给药而有持续 24h 作用的长效抗高血压药物，其降压谷 / 峰比值应＞ 50%，其优点是：提高患者治疗的依从性、更平稳地控制血压、保护靶器官、减少心血管事件的危险性。如使用中短效制剂，每天需用 2 ～ 3 次，以达到平稳控制血压。

（四）个体化给药

案例 17-1

患者，男，53 岁，患有高血压十余年，每年都到医院检查并不断调整抗高血压药物种类和剂量，但血压控制仍不理想。原有用药方案：服用美托洛尔 20mg bid 降压，但最近偶发心绞痛、头晕、恶心，血压居高不下，在医师的建议下进行基因型检测。基因检测结果发现：患者 CYP2D6*10 基因位点突变，导致美托洛尔药物代谢酶活性降低，不良反应增大。患者 CYP2C9 基因型为野生型，CYP2C9 代谢酶活性正常，提示血管紧张素 Ⅱ 受体拮抗药氯沙坦代谢正常，可正常使用。调整给药方案：停止使用美托洛尔，改为服用氯沙坦，1 周后血压控制在正常范围内。

问题：在治疗高血压疾病前有哪些注意事项？

高血压治疗应个体化，主要根据患者的年龄、性别、种族、病情程度、并发症等情况制订治疗方案，维持和改善患者的生存质量，延长寿命。高血压的发生、发展具有不同类型和个体特征，作用靶点（受体或酶）受遗传因素影响存在多态性，使得个体对药物的反应千差万别。因此，需要依赖疾病基因组和药物基因组分析，揭示不同人群（个体）的分子和表型特征，制订不同类型高血压患者的个体化选药方案。在选药个体化的同时，剂量的个体化也非常重要，因不同患者或同一患者在不同病程时期，所需剂量不同，或由于药物可能存在遗传代谢、转运多态性，不同患者病情相似，但所需剂量不同，宜根据"最好疗效、最少不良反应"的原则，对每一患者选择最适宜剂量。

案例 17-1 解析：

用药前明确诊断，根据患者个人体质选择合理的药物，积极采用先进的基因检测技术，制订个体化的治疗方案，尽可能地避免不良反应。

（五）抗高血压药物的联合应用

抗高血压药物联合应用的目的是增加降压疗效，加强对靶器官的保护，减少不良反应。当一种抗高血压药物无效时，可改用作用机制不同的另一种抗高血压药。单一药物有较好反应，但降压未达到目标，可采用联合用药。联合用药应从小剂量开始，并应采用作用机制不同的药物，以提高疗效、减少不良反应，如氢氯噻嗪与 ACE 抑制药或 β 受体拮抗药合用，后两者可消除氢氯噻嗪激活 RAS 的作用；又如 β 受体拮抗药与肼屈嗪合用，β 受体拮抗药减慢心率、抑制肾素分泌，可取消肼屈嗪加快心率与促进肾素分泌的作用。联合用药一般采用二联用药，目前常用的四类药物（ACE 抑制药 / 血管紧张素 Ⅱ 受体拮抗药、二氢吡啶类钙通道阻滞药、β 受体拮抗药、利尿药）中，任何两类药物联用都是可行的，其中以二氢吡啶类钙通道阻滞药加 ACE 抑制药 / 血管紧张素 Ⅱ 受体拮抗药或 β 受体拮抗药的联用效果较好。二联用药无效，则三联用药，即在二联用药的基础上加用中枢抗高血压药或直接扩血管药。

第三节 抗心力衰竭药物

一、概　　述

心力衰竭（heart failure，HF）是由于心脏结构或功能异常导致的心室充盈或射血能力受损的一组复杂临床综合征，是各种心脏疾病的严重及终末阶段，其病理生理过程十分复杂。目前临床上针对心力衰竭病理生理过程中的不同环节使用不同类型的药物，用以消除临床症状，控制疾病发展。其中，ACE 抑制药及血管紧张素 Ⅱ 受体拮抗药可以通过逆转心肌肥厚，防止心室重构，降低心衰患者的死亡率；利尿药通过促进 Na^+、水排泄，减轻心衰患者的临床症状；β 受体拮抗药通过拮抗兴奋的交感神经活性，改善心肌功能，进而发挥治疗作用；强心药能够改善患者心肌收缩性能；血管扩张药可以减轻患者的心脏负荷。心力衰竭患者的治疗一般可有多种治疗选择，而根据具体病情，实施个体化综合治疗方案，对心力衰竭患者的临床用药起到了关键作用。

心力衰竭起于任何原因的初始心肌损伤（如心肌病、心脏负荷过重、炎症、心肌梗死等）引起的心肌结构和功能改变，造成心脏舒缩功能损伤，最终导致心室泵血和（或）充盈能力低下。主要临床表现为呼吸困难、无力和液体潴留。心衰是一种进行性病变，一旦开始，病情将不断发展。心衰的发生有着复杂的病理生理过程。早期由于外周器官血流灌注不足，使交感神经张力反射性增高，导致外周血管收缩，心脏后负荷增加；肾素 - 血管紧张素 - 醛固酮系统（renin-angiotensin-aldosterone system，RAAS）被激活，导致机体水钠潴留，血容量增加，心脏充盈压升高，前负荷增加，用来维持足够的心排血量；由于心房负荷增加，心房组织心钠素释放增加，以维持机体正常血流动力学状态和水钠平衡，这一阶段的心脏功能尚处于代偿期。然而随着病情的发展，交感神经张力以及 RAAS 进一步被激活，机体水钠潴留过盛，心脏前、后负荷进一步加重，导致心肌肥厚、心室扩大，表现为病理性重构（remodeling），心脏舒缩功能进一步受损，心排血量进一步减少，造成静脉系统血液淤滞，组织间液潴留，从而出现水肿体征，这一阶段的心脏功能进入失代偿期，形成慢性充血性心力衰竭（chronic or congestive heart failure，CHF）。

二、常用抗心力衰竭药物

鉴于 CHF 病理生理过程复杂，诸多因素均可影响药物治疗的效果，故强调遵循临床药理学原则，实施个体化综合治疗方案，是提高 CHF 治疗效果，改善患者预后的重要举措。

本节拟对肾素 - 血管紧张素 - 醛固酮系统（RAAS）抑制药、利尿药、β 肾上腺素受体拮抗药、强心药以及血管扩张药的临床药理学特点和临床合理用药原则分别予以讨论。

（一）肾素 - 血管紧张素 - 醛固酮系统（RAAS）抑制药

血管紧张素转换酶抑制药和血管紧张素 Ⅱ 受体拮抗药被用于治疗 CHF 是药物治疗心衰最重要的进展之一。这类药物除了具有扩血管作用，能够缓解心衰症状并降低死亡率外，还可以逆转心肌肥厚，防止心室重构（ventricular remodeling）。目前已广泛应用于临床。

1. 血管紧张素转换酶抑制药　血管紧张素转换酶抑制药（angiotensin converting enzyme inhibitors，ACEI），如卡托普利（captopril）、依那普利（enalapril）、贝那普利（benazepril）、赖诺

普利（lisinopril）、福辛普利（fosinopril）、培哚普利（perindopril）等，在 CHF 的治疗中均效果良好，并受到了高度重视。

【药理作用特点】

（1）降压及治疗心衰作用：① ACEI 能竞争性地阻断血管紧张素Ⅰ向血管紧张素Ⅱ转化，从而降低循环和组织的血管紧张素Ⅱ和醛固酮水平，达到扩张血管，降低外周血管阻力，减轻水钠潴留，并增加心输出量的效果；同时还能扩张冠状血管，增加缺血区心肌的血液灌注，起到改善受损心功能的作用。②作用于激肽酶Ⅱ，抑制缓激肽降解，提高缓激肽水平，进而通过缓激肽 - 前列腺素 -NO 通路发挥更强的扩张血管作用，协同治疗 CHF。

（2）对血流动力学的作用：ACEI 能降低平均动脉压、肺毛细血管楔压、右心房压和全身血管阻力，增加心排血量；能降低左心室充盈压、左心室舒张末期压和肾血管阻力，增加肾血流量。

（3）抑制心肌及血管壁重构、肥厚的作用：Ang Ⅱ与受体结合后，可通过信号传导系统诱导相关基因的转录表达，从而促进 CHF 患者的心肌细胞生长、增殖及重构、肥厚。应用 ACEI 后，能够有效地阻止或逆转心室重构、肥厚与血管壁的增厚。这是 ACEI 改善 CHF 患者临床预后的药理学基础。

（4）保护血管内皮和抗动脉粥样硬化作用。

【临床应用及评价】

ACEI 可用于治疗临床症状严重程度不等的各类 CHF 患者，包括无症状的左心室功能不全及重度 CHF 患者。ACEI 可以改善严重 CHF 患者的预后，这一点已被随机双盲对照临床试验所证实。临床上所有左心室射血分数下降的慢性心衰患者须终身使用 ACEI，除非有禁忌证或者不能耐受。处于前心衰阶段的高发危险人群可以考虑使用 ACEI 预防心衰的发生。

应用 ACEI 的主要目的是减少住院和死亡，其症状得到改善往往出现于治疗后的数周至数月，即使症状改善不显著，ACEI 仍可减少疾病进展的危险性。在使用 ACEI 治疗的早期可能会出现一些不良反应，但一般不会影响长期应用。

ACEI 被证实为降低心衰患者死亡率的第一类药物，也是循证医学证据积累最多的药物，一直被公认为治疗心衰的基石药物。ACEI 与 β 受体拮抗药合用具有协同作用。

【不良反应与防治】

ACEI 常见的不良反应主要有两类，一类是与 Ang Ⅱ抑制有关，其中低血压反应较为常见，多见于用药初期。治疗时应以小剂量起始，逐渐增加药量，可以减少初期低血压反应的发生；同时在用药初期，应减少强效利尿药的剂量。CHF 合并肾功能不全者，易引发高钾血症，需监测血钾水平，并应避免同时使用钾盐和保钾利尿药。另一类是与缓激肽聚集有关，包括干咳和血管性水肿，其中干咳最为常见。

突然撤药有可能导致临床症状恶化，应注意避免。应用过程中注意监测血压、血钾和肾功能。有水钠潴留的患者需合用利尿药。

2. 血管紧张素Ⅱ受体拮抗药

【药理作用特点】

RAAS 的激活剂是血管紧张素Ⅱ，它能与组织细胞膜上的特异性受体结合，从而产生多种生理效应。血管紧张素Ⅱ受体拮抗药可以直接阻断血管紧张素Ⅱ与Ⅰ型受体（AT_1R）的结合，对 ACE 途径和非 ACE 途径产生的血管紧张素Ⅱ均具有拮抗作用；同时也具有预防及逆转心血管重构的作用。

【临床应用及评价】

此类药物目前常用的有氯沙坦（losartan）、缬沙坦（valsartan）和厄贝沙坦（irbesartan）等。由于本类药物对缓激肽的降解无影响，故不易引起咳嗽、血管神经性水肿等不良反应，对于 ACEI 不能耐受者，可作为替代药用于抗 CHF 的一线治疗，以降低并发症发生率和死亡率。近年来随着血管紧张素Ⅱ受体拮抗药临床观察资料的积累，其在心衰治疗中的地位得到了提高。

【不良反应与防治】

与 ACEI 相似，可能引起低血压、高血钾和肾功能不全等。干咳和血管性水肿的发生率较 ACEI 明显减少。在开始应用及改变剂量的 1～2 周，应监测血压、血钾和肾功能。

3. 醛固酮受体拮抗药　醛固酮（aldosterone，ALD）是 RAAS 的组成部分，传统认为 ALD 仅作用于肾盐皮质激素受体而发挥保钠、排钾、排镁的作用。而有研究证明，ALD 对心肌重构亦有不良作用，并可导致心肌纤维化，诱发心律失常和猝死。当长期应用 ACEI 或 ARB 时，会出现"醛固酮逃逸现象"。因此，在应用 ACEI 的基础上加用醛固酮受体拮抗药，可进一步抑制醛固酮对心肌的有害作用，会使 CHF 患者受益更多。

此类药物目前常用的有螺内酯（spironolactone）和选择性 ALD 受体拮抗药依普利酮（eplerenone），适用于轻、中、重度心衰患者，也可用于急性心肌梗死后合并心衰的患者。本类药物应用的主要不良反应有高钾血症和肾功能异常，用药期间需监测血钾和肾功能。

4. 血管紧张素受体脑啡肽酶双重抑制药　血管紧张素受体脑啡肽酶双重抑制药（angiotensin receptor neprilysin inhibitor，ARNI）一方面通过阻断 Ang II 受体，抑制 RAAS 的激活；另一方面通过抑制脑啡肽酶，降低钠尿肽降解，增加钠尿肽水平，从而产生舒张血管、增加尿钠排泄、利尿和抗细胞增殖等作用。二者协同保护心脏，对 CHF 的治疗可发挥更好的效果。

第一种 ARNI 类药物是沙库必曲（sacubitril）/ 缬沙坦，即 LCZ696（脑啡肽酶抑制药和 RAAS 阻滞药的联合药物），是一种由脑啡肽酶抑制药的前体药物 AHU377 即沙库必曲和 ARB 的缬沙坦组成的单分子药物。经过口服给药途径，LCZ696 在体内按 1：1 的比例分解为沙库必曲和缬沙坦。射血分数下降的 CHF 患者接受联合 ACEI（或 ARB）、β 受体拮抗药和醛固酮受体拮抗药治疗后症状仍持续存在，推荐将 ACEI（或 ARB）替换为 ARNI 类药物沙库必曲 / 缬沙坦。

LCZ696 常见的不良反应主要有咳嗽、血管性神经水肿、低血压、高钾血症、肾衰竭和眩晕等。不可与 ACEI 合用，否则会有增加血管性水肿的风险。

（二）利尿药

【药理作用特点】

利尿药是心衰传统的治疗药之一，在治疗中起着重要的作用。

利尿药可以促进 Na^+、水排泄，减少体液量，从而降低心脏前、后负荷，缓解或消除静脉淤血及其引起的肺水肿和外周水肿。正常心功能随着左心室舒张末压（LVEDP）的增高，左心室排血量增加，用以满足机体组织对供氧的需求，而当 CHF 时，心排血量不足，心脏射血分数减少，造成 LVEDP 增高，而心排血量不能达到正常水平，应用利尿药后，则可使心排血量和射血分数在一定程度上有所增加，可有效改善 CHF 的临床症状。

【临床应用及评价】

轻度液体潴留伴有高血压而肾功能正常的 CHF 患者，应用噻嗪类利尿药效果较好，中度 CHF 患者可口服袢利尿药或与噻嗪类和保钾类利尿药合用。对严重 CHF、慢性 CHF 急性发作、急性肺水肿或全身水肿者，噻嗪类药物通常无效，宜静脉注射呋塞米（furosemide）。利尿药一般不作为 CHF 的单一治疗药物，应与 ACEI 和 β 受体拮抗药联合应用。

【不良反应与防治】

1. 电解质紊乱　利尿药可引起低钠、低钾、低镁血症，诱发心律失常。合用 ACEI 或给予保钾利尿药能够预防钾盐、镁盐的丢失。

2. 神经内分泌激活　利尿药的使用可以激活内源性神经内分泌系统，特别是 RAAS，其长期的激活会促进疾病的发展。因此，利尿药应与 ACEI 和 β 受体拮抗药联合应用。

3. 低血压和氮质血症过量　利尿药的应用可降低血压，损伤肾功能，但要注意区分低血压和氮质血症是由容量减少引起的，还是心衰恶化的表现。

（三）β 受体拮抗药

在 CHF 的病理生理过程中，由于交感神经活性代偿性增强，血中儿茶酚胺水平持续升高，其对心血管系统所造成的损害，早已引起人们的重视。20 世纪 70 年代初，有人在对扩张型心肌病并发 CHF 的患者慎重使用 β 受体拮抗药美托洛尔（metoprolol）时，发现其可以减慢患者心率、减轻患者肺淤血症状，使患者呼吸困难的症状得到改善，运动耐力得以提高。由此，β 受体拮抗药用来治疗 CHF 的观念和实践，在医药界引起了广泛重视，并应用于 CHF 的临床治疗中。治疗 CHF 可选用的 β 受体拮抗药有卡维地洛（carvedilol）、拉贝洛尔（labetalol）及比索洛尔（bisoprolol）等。

【药理作用特点】

β 受体拮抗药可以拮抗过高的交感神经活性，影响 CHF 病理生理过程的多个环节从而发挥治疗作用。

1. 对神经 - 内分泌的作用 对于心力衰竭患者，其交感神经系统活性增高，导致儿茶酚胺过多释放，从而使心肌 β 受体下调，心脏对正性肌力药的反应性减弱。β 受体拮抗药具有阻断心脏 β 受体、拮抗交感神经的作用；也具有抑制血管紧张素 II 对心肌细胞的增生作用，并与血管紧张素 I 转换酶抑制药（ACEI）有协同作用；还能防止过多释放的儿茶酚胺引起的 Ca^{2+} 内流，降低心肌氧耗量，减少乳酸生成，抑制细胞坏死；亦可上调 β 受体，进而增加心肌对激动剂的敏感性。

2. 对血流动力学的作用 β 受体拮抗药通过抑制肾素 - 血管紧张素系统的活性从而使血管扩张，减轻水钠潴留，减少心肌收缩，减轻心脏前、后负荷。

3. 对心功能及预后的改善 β 受体拮抗药可通过改善心室功能，纠正由于交感神经支配不均所导致的室壁局部异常运动；亦可减慢心率，降低心肌氧耗量，延长舒张期充盈，延长冠状动脉舒张期灌注时间，进而增加心肌有效血流量，改善心室收缩及舒张功能等；改善心肌缺血，对降低心律失常引起的病死率和猝死很有意义。

【临床应用及评价】

1. 适用于有症状或曾经有症状的 NYHA II～III 级、左心室射血分数降低、病情稳定的慢性心衰患者，必须终身使用 β 受体拮抗药，除有禁忌证或不能耐受。对于以下类型的 CHF 疗效较为理想：①扩张型心肌病伴 CHF；②冠心病心绞痛伴 CHF；③风湿性心脏病 CHF 伴交感神经亢进者；④舒张功能障碍所致 CHF。

2. 临床评价 长期应用 β 受体拮抗药可以改善患者的心脏功能，缓解心衰症状，并延缓或逆转心肌重构，降低病死率，从而改善患者的生活质量。

【不良反应与防治】

CHF 患者使用 β 受体拮抗药治疗时有可能出现低血压反应，应适时减量。心功能改善的平均起效时间为 2～3 个月，由于观察疗效时间较长，应加强随访，根据患者病情及时调整药量。临床经验表明，利尿药、ACEI 和地高辛是 CHF 的基础治疗药物，如果应用 β 受体拮抗药时撤除原有的基础治疗或者基础治疗力度不够，均可导致 β 受体拮抗药的治疗失败。对于不能耐受 β 受体拮抗药或者静息心率仍偏快的心衰患者，2012 年欧洲心脏病学会（ESC）心力衰竭诊治指南中推荐应用窦房结抑制药伊伐布雷定（ivabradine）。

（四）强心苷

强心苷系由特异苷元和糖相结合而形成的苷类药物，具有选择性加强心肌收缩性和影响心肌电生理特性的作用。长期以来，人们普遍认为强心苷对于心衰的治疗主要基于其正性肌力作用，即强心苷通过抑制衰竭心肌细胞膜的 Na^+，K^+-ATP 酶，使细胞内 Na^+ 水平升高，并促进 Na^+-Ca^{2+} 交换，提高细胞内 Ca^{2+} 水平，从而发挥正性肌力作用。然而，强心苷的有益作用可能有部分是与非心肌组织的 Na^+，K^+-ATP 酶抑制有关，副交感传入神经的 Na^+，K^+-ATP 酶受到抑制，从而提高了主动脉弓和颈动脉窦压力感受器的敏感性，使中枢神经系统下达的交感兴奋性减弱。此外，肾

的 Na^+，K^+-ATP 酶也受到抑制，可减少肾小管对钠的重吸收，减少肾分泌肾素。以上研究结果引出了一个假说，即强心苷并非只是正性肌力药物，它还可以通过降低神经内分泌系统的活性，进而起到治疗心衰的作用。

从不同植物中提取到的强心苷种类甚多，我国临床常用的有地高辛（digoxin）、洋地黄毒苷（digitoxin）、去乙酰毛花苷丙（deslanoside）和毒毛花苷 K（strophanthin K）等。

【体内过程】

不同强心苷的药动学差异，决定了不同强心苷作用发生的快慢及持续时间的长短。①慢效强心苷：洋地黄毒苷，口服后 4h 显效，6～12h 达峰效应；②中效强心苷：地高辛，口服后 1～2h 显效，4～6h 达峰效应；③速效强心苷：去乙酰毛花苷，静脉注射给药后 10～30min 显效，1～2h 达峰效应；毒毛花苷 K，静脉注射给药后 5～10min 显效，0.5～2h 达峰效应。

【药理作用特点】

强心苷直接增强心肌收缩性与间接调节交感神经系统功能、减慢心率的作用以及降低衰竭心脏氧耗量的综合效应，是其治疗 CHF 的药理学基础；而其对心肌电生理的影响则在心律失常的治疗中发挥了重要作用。

1. 正性肌力作用（positive inotropic effect） 强心苷增强心肌收缩性的直接作用，已在离体心肌实验中得到证实。在临床上，强心苷增强 CHF 患者心肌收缩性的作用，可通过观察其对心功能曲线的影响，得到确认，使用强心药可使心脏在同一 LVEDP 水平上，心排血量和射血分数增加，此时可见心功能曲线向左上方偏移，表示衰竭心脏的心肌收缩性得以增强。

2. 减慢心率作用（负性频率作用，negative chronotropic effect） 强心苷减慢心率的作用主要表现在心功能不全而心率加快的患者中。当心功能不全时，心脏收缩性减弱，心搏出量减少，通过压力感受器反射性提高交感神经张力，从而引起心率加快，这是一种代偿性反应，以适应机体对血氧的需求，但心率加快超过一定限度时，则会导致舒张期过短，回心血量减少，反而限制心排血量的增加。

3. 对心肌电生理特性的影响 强心苷对心肌电生理的影响随心肌部位、心肌状态、用药剂量等情况的不同而有所差异。

在治疗量下，强心苷增强心肌收缩力的作用可反射性兴奋迷走神经，进而促进 K^+ 外流，抑制 Ca^{2+} 内流，加大膜最大舒张电位负值，远离阈电位，从而使窦房结自律性降低，减慢传导。而中毒量强心苷能直接抑制浦肯野纤维细胞膜 Na^+，K^+-ATP 酶，从而使细胞内失 K^+，减少最大舒张电位负值，接近阈电位，进而导致自律性升高；此外，最大舒张电位负值的减少易使快钠通道失活而慢钙通道激活，Ca^{2+} 内流增多会触发延迟后除极，亦可导致自律性升高。

4. 对心电图的影响 治疗量强心苷对心肌电生理的影响反映在心电图上，表现为 T 波幅度变小，甚至倒置，ST 段降低呈鱼钩状，这与动作电位 2 相缩短一致，可作临床判断患者是否使用强心苷类药物的一个指标。随后出现 PR 间期延长，表示房室传导的减慢；QT 间期缩短，表示浦肯野纤维和心室肌的 ERP 和 APD 缩短；PP 间期延长则表示窦性心率减慢。中毒量强心苷会引起各类心律失常，在心电图上也会有相应的改变。

5. 其他 心力衰竭患者的交感神经张力增加，血液循环中 NA 水平提高，β 受体下调。强心苷的正性肌力作用可通过兴奋迷走神经而间接降低交感神经张力，还可通过直接抑制交感神经活性而降低 NA 水平。而中毒量强心苷则通过中枢和外周作用提高交感神经活性，并引起中枢兴奋。

在心力衰竭患者中，强心苷具有明显的利尿作用。该作用主要是由于强心苷的正性肌力作用改善心功能，增加心排血量，继而使肾血流量和肾小球滤过率增多；此外，本药还可抑制肾小管细胞膜 Na^+，K^+-ATP 酶，从而减少肾小管对 Na^+ 的重吸收，产生排钠利尿的作用。

【临床应用及评价】

1. 强心苷主要用于治疗 CHF 和某些类型的心律失常。

（1）CHF：对于不同病因所导致的 CHF，应用强心苷的临床效果亦不同。①疗效较好的

CHF：先天性心脏病、心脏瓣膜病、高血压等导致心脏长期负荷过重、心肌收缩性能损伤、心排血量降低，从而形成低心排血量型 CHF。强心苷通过改善心肌收缩性能，降低心脏前、后负荷，增加心排血量，呈现较好的治疗效果。②疗效较差的 CHF：严重贫血、甲状腺功能亢进所继发的高心排血量型 CHF，应用强心苷治疗疗效较差，临床治疗应以根除病因为主。肺源性心脏病所导致的 CHF，存在肺动脉高压、心肌低氧和能量代谢障碍，尤其易引发毒性反应。③不宜使用强心苷的 CHF：心肌外机械因素，如严重二尖瓣狭窄、心脏压塞、缩窄性心包炎所导致的 CHF，这些病理因素均使左心室舒张期血液充盈度严重受损，强心苷虽能增强心肌收缩性能，但难以改善心脏功能。肥厚型心肌病伴左心室流出道狭窄，亦应避免使用强心苷。急性心肌梗死所导致的左心衰竭，单独使用强心苷可能会增加心肌耗氧量，导致心肌梗死范围扩大，应与降低心脏前负荷的血管扩张药联合应用。

（2）心律失常：心房颤动的主要危害在于过多的心房冲动经房室传导系统到心室，导致心室率过快、泵血功能受损，甚至诱发心衰。心房颤动是强心苷临床应用的主要适应证，强心苷能够延缓房室传导，有效减慢心室率，保护心脏泵血功能。强心苷还可用于心房扑动，减慢心室率，并促使心房扑动转为窦性心律。阵发性室上性心动过速患者，用速效静脉注射制剂，如去乙酰毛花苷，可通过延长房室结不应期，达到中断折返冲动、终止心动过速的目的。

2. 治疗 CHF 的临床评价　强心苷用于治疗 CHF 历史悠久，其中地高辛是唯一经过安慰剂对照临床试验评估的洋地黄制剂，也是唯一被 FDA 证明能有效治疗 CHF 的正性肌力药，目前应用最为广泛。地高辛治疗 CHF 的长期临床疗效已得到肯定，特别是对重症患者，但地高辛对心衰患者总病死率的影响为中性。

【不良反应与防治】

主要见于大剂量时，一旦改用维持量疗法，不良反应可大大减少。

1. 心律失常　强心苷中毒可表现为各种不同类型的心律失常，其中包括快速性心律失常，如室性期前收缩、二联律，以及房性、房室结性或室性心动过速，甚至室颤；缓慢性心律失常，如不同程度的窦性心动过缓和房室传导阻滞。

2. 胃肠道症状　为强心苷不良反应的早发症状，主要表现为食欲缺乏、恶心、呕吐、腹泻等，其中恶心、呕吐的发生与强心苷兴奋延髓催吐化学感受区有关。作为强心苷中毒反应的先兆症状，应注意与 CHF 的消化道症状相鉴别。

3. 神经精神症状　常见头晕、头痛、疲倦和嗜睡，还可能出现视觉及色觉障碍（如黄视或绿视症），为强心苷中毒反应的先兆症状。

【药物相互作用】

一般常用药物与强心苷合用，可通过影响后者的药动学过程和药效强度来改变其临床疗效和毒性。

抗心律失常药奎尼丁、维拉帕米、胺碘酮和普罗帕酮与地高辛合用，可使后者的肾清除率下降、表观分布容积降低，血浆地高辛浓度增高大于 50%。在此情况下，应适时调整地高辛的剂量，实施血药浓度监测，以保证临床用药安全。

卡托普利和硫氮酮等与地高辛合用，亦能降低后者的消除率，使血浆地高辛浓度增高。调血脂药考来烯胺和考来替泊与地高辛合用，可在肠腔内吸附地高辛，使其经肠道吸收减少，血浆地高辛浓度降低 30%。

▌（五）血管扩张药

血管扩张药（vasodilators）通过扩张外周血管，减少静脉回心血量，降低心脏前负荷；通过扩张小动脉，降低外周阻力，减轻心脏后负荷，进而消除 CHF 的临床症状，改善患者的生活质量，在 CHF 的临床治疗中发挥着重要作用。

1. 硝基血管扩张药　硝基血管扩张药（nitrovasodilators）是指能够释放 NO，激活鸟苷酸环化酶，增加 cGMP 的合成而松弛血管平滑肌，进而发挥扩张血管作用的药物。在 CHF 的治疗中常用硝酸酯类（nitrate）药物，主要有硝酸甘油（nitroglycerin）及硝酸异山梨酯（isosorbide dinitrate）等。

【药理作用特点】

硝酸酯类药物通过扩张容量血管和肺血管，降低中心静脉压，降低心脏前负荷；并通过降低肺动脉及外周血管阻力，降低心脏后负荷，增加心排血量。心脏前、后负荷的降低，使心肌氧耗量减少，CHF 的临床症状减轻，患者心功能改善，运动耐力提高，衰竭心脏的心功能曲线向左上方偏移。

【临床应用及评价】

由于本类药物在临床长期应用会导致水钠潴留，产生耐受性，故不宜单独用于 CHF 的治疗。因此，血管扩张药治疗 CHF 只是一种辅助疗法，主要用于强心苷和利尿药治疗无效的 CHF 患者或顽固性 CHF 患者，配合强心、利尿措施用于中重度及难治性 CHF 的治疗。

双盲安慰剂对照临床试验表明，连续口服硝酸异山梨酯片剂 12 周，其消除 CHF 临床症状、提高患者运动耐力的疗效仍得以维持，降低肺动脉压和肺毛细血管楔压的作用亦可维持，但动脉压及外周血管阻力可能恢复至用药前水平，这表明人体对硝酸异山梨酯扩张阻力血管的作用易产生耐受性，而对其扩张容量血管和肺血管作用耐受性的产生则较慢，可见硝酸酯类药物扩张静脉容量血管的作用更为突出。

有临床试验证明，硝酸异山梨酯与其他血管扩张药如肼屈嗪合用，可增强其临床疗效，并可维持其改善血流动力学的作用。以地高辛和利尿药为基础治疗的 CHF 患者，若加用硝酸异山梨酯和肼屈嗪进行长期维持治疗，其总死亡率较加用安慰剂或哌唑嗪治疗的患者相比亦有所降低。

2. 肼屈嗪

肼屈嗪（hydralazine）

【体内过程】

口服吸收良好，达 90%，1～2h 达血浆高峰浓度，但生物利用度较低，为 30%～50%。血浆蛋白结合率为 87%。在肝内经乙酰化可产生有活性的代谢产物。$t_{1/2}$ 为 3～7h，肾衰竭时延长，但不必调整剂量。由于本品持久存在于血管壁内，故其降压作用 $t_{1/2}$ 比血药浓度 $t_{1/2}$ 为长。口服后 45min 起作用，持续 3～8h。经肾排出，2%～4% 为原型。

【药理作用特点】

增加心排血量，降低血管阻力与后负荷。

【临床应用及评价】

可用于抗心力衰竭，也有降压作用。

三、抗心力衰竭药物的治疗原则

CHF 的临床治疗应遵循以下合理用药原则。

1. 采取综合措施，减轻心脏负荷　患者体力活动和精神应激的减少是减轻其衰竭心脏负荷的基本措施。严重 CHF 患者应卧床休息，待心功能改善后，可适当下床活动，以逐步增强体质。高血压并发 CHF 患者，应用抗高血压药物有效控制血压，也是减轻心脏负荷的有效措施。

2. 限制钠盐摄入　适当限制患者日常饮食中钠盐的摄入量，是进一步减轻心脏负荷的有效措施。

3. ACEI 的应用　临床症状严重程度不等的各类 CHF 患者，均需常规给予 ACEI 并终身使用。前心衰阶段的高发危险人群可以使用 ACEI 来预防心衰，能明显推迟和减少患者临床症状的发生。

4. β 受体拮抗药的应用　对于扩张型心肌病、冠心病、心绞痛伴 CHF 的患者，可在强心、利尿和扩血管药综合治疗的基础上，加用小剂量的 β 受体拮抗药，且根据患者的耐受情况及心率、血压的变化调整剂量，以期长期使用。经过 2～3 个月的连续用药可达到心功能明显改善的效果。

急性心肌梗死合并 CHF 者，亦可按照此法应用 β 受体拮抗药治疗。

5. 利尿药的应用 当 CHF 出现水肿时，首选噻嗪类利尿药。重度 CHF 或伴肾功能不全的患者可选用袢利尿药，如呋塞米等，以增强利尿效应，并增加其他抗心衰药物的疗效。但利尿排钠的同时，有可能引起血钾水平的降低，低钾血症易诱发强心苷类毒性反应，故应对血钾水平进行监测，必要时口服钾盐。噻嗪类利尿药与保钾利尿药（如螺内酯）合用，可加强利尿作用并预防低钾血症。

6. 神经内分泌抑制剂的联合应用 ① ACEI 与 β 受体拮抗药的联合应用被称为"黄金搭档"，会产生相加或协同的有益作用，尽早联用可以进一步降低死亡的危险性。两药合用后可以交替或逐步增加剂量，直至分别达到各自的目标剂量。② ACEI 与醛固酮受体拮抗药的联合应用可以进一步降低 CHF 患者的病死率，但要注意血钾水平的监测，避免出现高血钾。③ ACEI、β 受体拮抗药与醛固酮受体拮抗药的联合应用被称为"金三角"，是慢性 CHF 的基础治疗方案。ACEI 不能耐受者可用 ARB 替代。

7. 强心苷类药物 CHF 患者经上述综合措施治疗，仍不能有效控制临床症状时，可加用强心苷类。此类药物尤其适用于 CHF 伴发心房颤动的患者。地高辛片剂为最常用的制剂，其用法可依据心衰的严重程度而定。轻度患者可用地高辛维持量逐日给药法；重度患者则可用地高辛速给法。

8. 硝酸酯类血管扩张药的应用 硝酸酯类的作用是以扩张静脉容量血管为主要特征，尤其适用于治疗肺循环淤血的左心衰竭患者。

随着人们对 CHF 病理生理过程认识的不断提高，现代 CHF 的药物治疗从观念到临床试验都取得了较大进步，目前有望通过综合性药物治疗措施，降低近期死亡率，提高患者生活质量，以期达到进一步改善 CHF 患者临床预后的目的。

第四节 抗缺血性心脏病和动脉粥样硬化药物

一、概 述

冠状动脉粥样硬化性心脏病，简称冠心病，是由于冠状动脉发生粥样硬化，而引起的冠状动脉管腔狭窄，从而导致心肌缺血、缺氧，甚至严重的冠状动脉粥样硬化，可以发生闭塞，进而出现心肌的坏死。缺血性心脏病包括急性、暂时性和慢性 3 种，可由于器质性病变或功能性改变而引起。

动脉粥样硬化（atherosclerosis，AS）是一种严重危害人类健康的常见病，是脑血管病、血栓栓塞性疾病和冠心病等缺血性心、脑血管病的主要病理基础。动脉硬化为动脉管壁增厚、变硬、管腔缩小等各种增生性和退行性病变。动脉粥样硬化是动脉硬化最常见的类型。

AS 和冠心病是常见的心血管疾病，也是危害人类健康的常见病。AS 的特点是病变从受累动脉的内膜开始，先后有多种病变合并存在，包括局部有复合糖类和脂质积聚、纤维组织增生和钙质沉着形成斑块，并有动脉中层逐渐退变，继发性病变尚有斑块破裂、斑块内出血及局部血栓形成。由于在动脉内膜积聚的脂质外观呈黄色粥样，故称为动脉粥样硬化。AS 的发生与血脂的异常有直接关系，因此调血脂药可防止血脂异常者发展为动脉粥样硬化性疾病，并可对已患动脉粥样硬化性疾病者进行治疗。综上，抗动脉粥样硬化药物的研究和应用日益受到重视。

▌（一）血脂和脂蛋白

血脂是血浆中脂类的总称，包括胆固醇（cholesterol，CHOL）、甘油三酯（triglyceride，TG）、磷脂（phospholipid，PL）和游离脂肪酸（free fatty acid，FFA）等。其中胆固醇又分为胆固醇酯和游离胆固醇，两者合称为总胆固醇（total cholesterol，TC）。血脂均不溶于水，需要与不同的载脂蛋白（apolipoprotein，Apo）结合成为亲水性脂蛋白（lipoprotein，Lp），进而溶于血浆，进行转运和代谢。

（二）脂蛋白代谢失调与动脉粥样硬化

脂蛋白代谢失调引起的高脂蛋白血症可分为原发性（遗传性）和继发性两类。原发性高脂蛋白血症的病因尚不清楚，属于遗传性脂代谢紊乱疾病；继发性高脂蛋白血症是由其他疾病引起的，如糖尿病、甲状腺功能减退、肾脏疾病、糖原贮积病等。如果原有疾病能够获得有效治疗，则继发性高脂蛋白血症一般可得到控制。WHO 关于高脂蛋白血症的分类是国际通用的分类系统（表 17-2）。

表 17-2　异常脂蛋白血症表型分类（WHO，1970）

分型	脂蛋白变化	血脂变化	
		总胆固醇（TC）	甘油三酯（TG）
Ⅰ 型	乳糜微粒（CM）增加	↑	↑↑↑
Ⅱa 型	低密度脂蛋白 - 胆固醇（LDL-C）增加	↑↑	
Ⅱb 型	低密度脂蛋白 - 胆固醇（LDL-C）和极低密度脂蛋白 - 胆固醇（VLDL-C）同时增加	↑↑	↑↑
Ⅲ 型	CM 残粒和 VLDL-C 残粒增加	↑↑	↑↑
Ⅳ 型	VLDL-C 增加	↑	↑↑
Ⅴ 型	VLDL-C 和 CM 同时增加	↑	↑↑↑

二、常用抗缺血性心脏病药物

（一）硝酸酯类药物

硝酸甘油（nitroglycerin）

【体内过程】

可以从黏膜、肺及皮肤吸收。舌下含服给药，1 ～ 2min 起效，3 ～ 10min 作用达到峰值。本品主要在肝代谢，迅速而完全，中间产物为二硝酸盐和单硝酸盐，终产物为丙三醇。两种主要代谢产物 1，2- 和 1，3- 二硝酸甘油与母体药相比较，作用较弱，代谢后经肾排出。

【药理作用特点】

硝酸甘油可以释放一氧化氮（NO），激活鸟苷酸环化酶，使平滑肌和其他组织内的环鸟苷酸（cGMP）增多，导致肌球蛋白轻链去磷酸化，调节平滑肌收缩状态，引起血管扩张。硝酸甘油可扩张动、静脉血管床，以扩张静脉为主，其作用强度呈剂量相关性。外周静脉扩张，可使血液潴留在外周，回心血量减少，左心室舒张末压（前负荷）降低；扩张动脉使外周阻力（后负荷）降低。动、静脉扩张使心肌氧耗量减少，可缓解心绞痛。对心外膜冠状动脉分支也有扩张作用。

【临床应用及评价】

本品可用于冠心病、心绞痛的治疗及预防。

【不良反应与防治】

服用后可能会出现血管扩张性头痛：可于用药后立即发生，可为剧痛和呈持续性。偶可发生眩晕、虚弱、心悸和其他直立性低血压的表现，尤其易出现在直立、制动的患者。治疗剂量可发生明显的低血压反应，表现为恶心、呕吐、虚弱、出汗、苍白和虚脱。晕厥、面红、口干、药疹和剥脱性皮炎均有报告。偶见血压明显降低、心动过缓、心绞痛加重和晕厥。有的患者可有口腔黏膜发麻感。

【药物相互作用】

中度过量饮酒时，使用本药可致低血压。与抗高血压药或血管扩张药合用可增强硝酸酯类药物所致的直立性低血压。阿司匹林可减少舌下含服硝酸甘油的清除，并增强其血流动力学效应。使用长效硝酸盐可降低舌下用药的治疗作用。柠檬酸西地那非可加强有机硝酸盐的降压作用。与乙酰胆碱、组胺及拟交感胺类药合用时，疗效可能减弱。

（二）抗血栓药物

阿司匹林（Aspirin）

【体内过程】

本品口服后大部分在小肠上部吸收，约 2h 后血药浓度达高峰，吸收后迅速分布到各个组织。本品在胃肠道、肝及血液内大部分很快水解为水杨酸盐，在肝代谢，代谢物主要为水杨尿酸及葡糖醛酸结合物，小部分为龙胆酸。本品大部分以结合的代谢物，小部分以游离的水杨酸从肾排出。

【药理作用特点】

阿司匹林（乙酰水杨酸）可使血小板的环氧合酶（即前列腺素合成酶）乙酰化，从而减少血栓素 A_2（TXA_2）的生成，对 TXA_2 诱导的血小板聚集产生不可逆的抑制作用；对 ADP 或肾上腺素诱导的 II 相聚集也有阻抑作用；并可抑制低浓度胶原、凝血酶、抗原抗体复合物、某些病毒和细菌所致的血小板聚集和释放反应及自发性聚集，由此预防血栓的形成。高浓度时，乙酰水杨酸也能抑制血管壁中的环氧合酶，减少前列环素（PGI_2）的合成，而 PGI_2 是 TXA_2 的生理对抗剂，它的合成减少可能促进血栓形成。

【临床应用及评价】

适用于抑制血小板聚集，减少动脉粥样硬化患者的心肌梗死、暂时性脑缺血或卒中发生率。

【不良反应与防治】

较常见的有恶心、呕吐、上腹部不适或疼痛（由于本品对胃黏膜的直接刺激引起）等胃肠道反应（发生率为 3%～9%），停药后多可消失；长期或大剂量服用可有胃肠道出血或溃疡；中枢神经：出现可逆性耳鸣、听力下降，多在服用一定疗程，血药浓度达 200～300μg/L 后出现；过敏反应出现于 0.2% 的患者，表现为哮喘、荨麻疹、血管神经性水肿或休克；多为易感者，服药后迅速出现呼吸困难，严重者可致死亡，称为阿司匹林哮喘；也可出现阿司匹林过敏、哮喘和鼻息肉三联征，往往与遗传和环境因素有关；剂量过大，血药浓度达 250μg/ml 时，易发生肝、肾功能损害，损害均是可逆性的，停药后可恢复；有引起肾乳头坏死的报道。

【药物相互作用】

与其他非甾体抗炎药合用时疗效并不加强，因为本品可以降低其他非甾体抗炎药的生物利用度；胃肠道副作用（包括溃疡和出血）却增加；此外，由于对血小板聚集的抑制作用加强，还可增加其他部位出血的风险。

抗凝药物包括普通肝素、低分子肝素、磺达肝癸钠、比伐卢定等，通常用于不稳定型心绞痛、心肌梗死的急性期，以及介入治疗术中。

肝素（heparin），即肝素钠或肝素钙，常用剂型为注射剂、乳膏剂。

【体内过程】

本品口服不吸收，皮下、肌内注射或静脉注射吸收良好，但 80% 肝素与血浆白蛋白相结合，部分被血细胞吸附，部分可弥散到血管外组织间隙。静脉注射后其排泄取决于给药剂量，当 1 次给予 100U/kg、400U/kg 或 800U/kg 时，$t_{1/2}$ 分别为 1h、2.5h 和 5h。慢性肝、肾功能不全及过度肥胖者，代谢排泄延迟，有蓄积可能。本品起效时间与给药方式有关，静脉注射时即刻发挥最大抗凝效应，但个体差异较大；皮下注射因吸收个体差异较大，故总体持续时间明显延长。血浆内肝素浓度不受透析的影响。本品不能通过胸膜、腹膜和胎盘组织。主要在网状内皮系统代谢，肾排泄，其中少量以原型排出。

【药理作用特点】

本品具有带强负电荷的理化特性，能干扰血凝过程的许多环节，在体内、外都有抗凝血作用。主要通过与抗凝血酶III（AT-III）结合，从而增强后者对活化的 II、IX、X、XI 和 XII 凝血因子的抑制作用，其结果涉及阻止血小板凝集和破坏，妨碍凝血激活酶的形成，阻止凝血酶原变为凝血酶，抑制凝血酶，从而妨碍纤维蛋白原变成纤维蛋白。

【临床应用及评价】

临床中本品可用于防治血栓形成或栓塞性疾病、各种原因引起的弥散性血管内凝血，也可用于血液透析、体外循环、导管术、微血管手术等操作中及某些血液标本或器械的抗凝处理。

【不良反应与防治】

出血倾向低，但用药后仍有出血的危险，本品偶可发生过敏反应（如皮疹、荨麻疹），罕见中度血小板减少症和注射部位轻度血肿和坏死。

（三）纤溶药物

溶血栓药主要包括链激酶、尿激酶和组织型纤溶酶原激活剂等，通过溶解冠状动脉闭塞处已形成的血栓，起到开通血管、恢复血流的作用，用于急性心肌梗死发作时的药物治疗。

链激酶（recombinant streptokinase）

【体内过程】

静脉给药，进入体内后迅速分布于全身，15min 后主要分布在肝（34%）、肾（12%）、胃肠（7.3%），在血浆中的浓度呈指数衰减。从血浆中的消除有快、慢两个时相，$t_{1/2}$ 分别为 5 ~ 30min 和 83min，主要从肝经胆道排出，仍保留生物活性。

【药理作用特点】

注射用重组链激酶的成分为重组链激酶。重组链激酶与纤溶酶原以 1∶1 摩尔比结合成复合物，将纤溶酶原激活成纤溶酶，纤溶酶催化血栓主要基质纤维蛋白水解，从而使血栓溶解，血管再通；同时重组链激酶的溶栓作用因纤维蛋白的存在而增强。

【临床应用及评价】

本品用于急性心肌梗死等血栓性疾病。

【不良反应与防治】

发热、寒战、恶心、呕吐、肩背痛、过敏性皮疹。本品静脉滴注时可发生低血压，如血压下降应减慢滴注速度。罕见过敏性休克，轻度过敏反应不必中断治疗，重度过敏反应须立即停止静脉滴注，过敏反应可用抗组胺药物或激素处理。可见出血，如穿刺部位出血、皮肤瘀斑，以及胃肠道、泌尿道或呼吸道出血，重组链激酶用于急性心肌梗死溶栓治疗时，脑出血的发生率为 0.1% ~ 0.3%，大出血时可用 6- 氨基己酸，输新鲜血浆或全血。本品用于急性心肌梗死溶栓治疗时可出现再灌注心律失常，偶见缓慢心律失常、加速性室性自搏性心率、室性期前收缩或室颤等；偶可引起溶血性贫血、黄疸及 GPT 升高；溶栓后可发生继发性栓塞，如肺栓塞、脑栓塞或胆固醇栓塞等。

【药物相互作用】

与阿司匹林同时使用治疗急性心肌梗死具有良好的效果；同时事先使用抗凝血药或右旋糖酐，可增加出血的风险。

（四）β受体拮抗药

既有抗心绞痛作用，又能预防心律失常。在没有明显禁忌证时，β 受体拮抗药是冠心病的一线用药，常用药物有美托洛尔、比索洛尔、阿替洛尔和兼有 α 受体拮抗作用的卡维地洛、阿罗洛尔（阿尔马尔）等，其剂量应以将心率降低到目标范围内为准。β 受体拮抗药慎用和禁忌的情况包括哮喘、慢性气管炎及外周血管疾病等。

（五）钙通道阻滞药

可用于稳定型心绞痛和冠状动脉痉挛引起的心绞痛的治疗。常用药物有硝苯地平控释剂、氨氯地平、维拉帕米、地尔硫䓬等，但不主张使用短效钙通道阻滞药，如硝苯地平普通片。

（六）肾素血管紧张素系统抑制药

包括血管紧张素转换酶抑制药（ACEI）、血管紧张素Ⅱ受体拮抗药（ARB）及醛固酮受体拮抗药，对于急性心肌梗死或者近期发生心肌梗死合并心功能不全的患者，尤其应当使用此类药物。其中常用的 ACEI 类药物有依那普利、贝那普利、雷米普利、福辛普利等，如果出现明显的干咳副作用，可改用血管紧张素Ⅱ受体拮抗药；ARB 类药物有缬沙坦、氯沙坦、替米沙坦、厄贝沙坦等。用药过程中要注意防止血压偏低。

（七）调脂治疗

调脂治疗适用于所有冠心病患者。在改变生活习惯的基础上给予他汀类药物，这类药物的主要作用是降低 LDL-C。常用药物有洛伐他汀、辛伐他汀、普伐他汀、氟伐他汀、阿托伐他汀等。最近有研究表明，他汀类药物可以降低冠心病患者的发病率及死亡率。

三、抗缺血性心脏病药物的合理应用

缺血性心脏病的治疗原则为增加冠状动脉血供并减少心肌氧耗量，从而使心肌供氧和氧耗量达到新的平衡，尽最大努力挽救缺血心肌以降低病死率。可选用钙通道阻滞药、硝酸酯类药物和血管紧张素转换酶抑制药进行治疗。心率较快者可选用 β 受体拮抗药，以缓释药为好。注意对冠心病危险因素的治疗，如调脂治疗、降压治疗、糖尿病治疗及戒烟禁酒等。还可选用硝酸酯类药物和极化液静脉滴注。合并心衰及心律失常时需加用纠正心衰和抗心律失常的治疗，必要时可行冠心病介入治疗（PTCA ＋ 支架术），严重者可考虑行外科冠状动脉旁路移植手术。

四、动脉粥样硬化的预防及抗动脉粥样硬化药的合理应用

（一）主要降低 TC 和 LDL 的药物

1. HMG-CoA 还原酶抑制药（他汀类）　本类药物的作用是抑制体内胆固醇的生成。羟甲基戊二酰辅酶 A（HMG-CoA）还原酶是胆固醇合成的限速酶，HMG-CoA 还原酶抑制药为该酶的结构类似物，于 1976 年从真菌中提取，1987 年洛伐他汀在美国上市，这类药物能有效降低体内 TC 和 LDL 胆固醇的水平。目前国内临床应用的 HMG-CoA 还原酶抑制药包括普伐他汀（pravastatin）、氟伐他汀（fluvastatin）、洛伐他汀（lovastatin）、辛伐他汀（simvastatin）及阿托伐他汀（atorvastatin）等，较新的还有瑞舒伐他汀（rosuvastatin）。

【体内过程】

普伐他汀和氟伐他汀在体内经代谢生成无活性或活性很低的代谢产物，而洛伐他汀和辛伐他汀为前体药物，必须经代谢生成有活性的代谢产物才能产生作用。本类药物口服后肠道吸收率为 30% ～ 98%，但其首过效应明显，生物利用度只有 5% ～ 30%。

【药理作用特点】

HMG-CoA 还原酶抑制药通过多种途径发挥作用。

（1）调血脂作用：肝是合成内源性胆固醇的主要场所（约占总含量的 70%）。在肝细胞胞液中，胆固醇合成的限速酶是 HMG-CoA 还原酶，他汀类药物则通过催化具有开环羟酸结构的 HMC-CoA 转化为甲羟戊酸（mevalonic，MVA），再进一步生成鲨烯，最后合成胆固醇。他汀类药物因其本身或其代谢产物的结构与 HMG-CoA 相似，故可在胆固醇合成的早期阶段竞争性地抑制 HMG-CoA 还原酶活性，阻滞甲羟戊酸的形成，导致肝内源性胆固醇的合成减少，而代偿性地增加了肝细胞膜上 LDL 受体的合成，进而使血浆中大量的 LDL 被摄取，经 LDL 受体途径代谢为胆汁酸排出体外，从而降低 LDL 水平。

（2）非调血脂作用：近年来大量的研究证实，他汀类药物除了血脂调节作用外，还有调节内皮功能、抗血小板黏附聚集、抗血栓形成的作用，亦有稳定粥样硬化斑块、抗炎、抗氧化、抑制

心肌肥厚、促进骨形成和（或）抑制骨吸收等多方面的作用。

【临床应用及评价】

适用于原发性高胆固醇血症、杂合子家族性高胆固醇血症等疾病的治疗，对糖尿病性和肾性高脂血症也有效。多数他汀类药物对纯合子家族性高脂血症无效，但阿伐他汀对该类型的高胆固醇血症有效。

【药物相互作用】

多数他汀类药物由肝细胞色素 P450（CYP450）进行代谢，因此同其他与 CYP 药物代谢系统有关的药物同时使用时，可发生不良的药物相互作用。他汀类和贝特类药物的联合使用有可能增加肌病发生的风险，若必须合用时应采取谨慎、合理的方法。

2. 胆汁酸结合树脂　为阴离子交换树脂。属于本类药物的有考来烯胺（cholestyramine）和考来替泊（colestipol）。

【体内过程】

本类药物为大分子碱性阴离子交换树脂聚合物，不溶于水，不能被消化酶水解，也不能被胃肠道吸收。

【药理作用特点】

胆汁酸是胆固醇的代谢产物，正常情况下有 95% 在空肠和回肠内被重吸收。胆汁酸结合树脂在肠道内与胆汁酸结合，可形成不溶性化合物，从而阻止胆汁酸被重吸收，并由粪便排出。应用胆汁酸结合树脂后，胆汁酸的排泄率可提高 10 倍，胆汁酸清除率的增高可促进胆固醇在肝内经 7α 羟化酶代谢生成胆汁酸，这一代谢途径在正常时由胆汁酸的负反馈控制。胆固醇水平降低，使 HMG-CoA 还原酶活性增强、LDL 受体增多，而 LDL 受体数量的增多会使 LDL 从血浆内清除的速率加快，从而导致 LDL 浓度降低。纯合子患者因 LDL 受体的产生具有遗传性缺陷，故对本类药物没有反应，但杂合子患者由于具有受体的一个正常基因，所以仍可有反应。另外，由于 HMG-CoA 还原酶活性反馈性增高，可使胆固醇合成增加，因此本类药物与 HMG-CoA 还原酶抑制药合用时，作用显著增强。

【临床应用及评价】

主要用于治疗以 TC 和 LDL-C 升高为主，且 TG 水平正常但不能使用他汀类的高胆固醇血症患者，如杂合子家族性Ⅱa型高脂血症，但对纯合子家族性高脂血症无效。对Ⅱb型高脂血症患者，应与降 TG 和 VLDL 的药物配合使用。

临床上主要与其他调血脂药联合应用，如与他汀类、贝特类合用可起到协同作用；考来烯胺与普罗布考合用，既有协同降血脂作用，又可减少不良反应。

【不良反应与防治】

本类药物不良反应较为常见，包括消化不良、恶心、腹胀、便秘等消化道常见副作用。大剂量可干扰脂肪吸收，偶见腹泻，也可能出现短暂的转氨酶及碱性磷酸酯酶增高。由于胆汁酸结合树脂与胆汁酸结合，能降低食物内脂肪的吸收，大剂量应用时可引起脂肪泻，亦可影响脂溶性维生素的吸收。故长期服用时，应每天补充 5mg 叶酸以及维生素 A、维生素 D、维生素 K 及钙盐。

▌（二）主要降低 TG 及 VLDL 的药物

1. 苯氧酸类（贝特类）

非诺贝特（fenofibrate）

【体内过程】

本品口服后，胃肠道吸收良好，与食物同服可使非诺贝特的吸收增加。口服后 4 ~ 7h 血药浓度达峰值。单剂量口服后半衰期 α 与半衰期 β 分别为 4.9h 与 26.6h，表观分布容积为 0.9L/kg；持续治疗后半衰期 β 为 21.7h。血浆蛋白结合率大约为 99%，多剂量给药后未发现蓄积。吸收后在肝、肾、肠道中分布多，其次为肺、心和肾上腺，在睾丸、脾、皮肤内有少量分布。在肝内和肾组织内代谢，经羧基还原与葡糖醛酸化，代谢产物以葡糖醛酸化产物占大多数，经放射物标记，有大约 60% 的代谢产物经肾排泄，25% 的代谢产物经粪便排出。本品的消除半衰期为 20h，因此可以每日 1 次给药。有研究显示，严重肾功能不全的患者对本品的清除率显著下降，长期用药可造成蓄积。

【药理作用特点】

本品通过抑制极低密度脂蛋白和甘油三酯的生成并同时使其分解代谢增多，降低血低密度脂蛋白、胆固醇和甘油三酯；还使载脂蛋白 A1 和 A2 生成增加，从而增高高密度脂蛋白。

【临床应用及评价】

适用于治疗成人饮食控制疗法效果不理想的高胆固醇血症（Ⅱa 型）、内源性高甘油三酯血症、单纯型（Ⅳ型）和混合型（Ⅱb 和Ⅲ型），特别适用于以高密度脂蛋白降低和低密度脂蛋白中度升高为特征的血脂异常患者，以及 2 型糖尿病合并高脂血症的患者。在服药过程中应继续控制饮食。目前，尚无长期临床对照研究证明非诺贝特在动脉粥样硬化并发症一级和二级预防方面的有效性。

【不良反应与防治】

苯氧酸类药物的不良反应发生率为 5% ～ 10%，但通常因其能被患者耐受而无需停药。胃肠道反应为最常见的不良反应，发生率为 5%；其他不良反应有疲倦、头痛、贫血、皮疹、荨麻疹、脱发、肌痛、阳痿等；可能发生轻微的肝功能生化方面的改变。

【药物相互作用】

本品有增强香豆素类抗凝血药疗效的作用，同时使用可使凝血酶原时间延长，故合用时应减少口服抗凝血药剂量，以后再按检查结果调整用量。本品与胆汁酸结合树脂，如考来烯胺等合用，则至少应在服用这些药物之前 1h 或 4 ～ 6h 之后再服用非诺贝特，因胆汁酸结合药物还可结合同时服用的其他药物，进而影响其他药的吸收。本品应慎与 HMG-CoA 还原酶抑制药，如普伐他汀、氟伐他汀、辛伐他汀等合用，可引起肌痛、横纹肌溶解、血肌酸磷酸激酶增高等肌病，严重时应停药。本品在与免疫抑制药，如环孢素或其他具肾毒性的药物合用时，可能有导致肾功能恶化的危险，应减量或停药。本品与其他高蛋白结合率的药物合用时，可使它们的游离型药物浓度增加，药效增强，如甲苯磺丁脲及其他磺脲类降血糖药、苯妥英、呋塞米等，在降血脂治疗期间服用上述药物时，则应调整降血糖药及其他药的剂量。

2. 烟酸类

烟酸（nicotinic acid）

【体内过程】

烟酸口服后被迅速、充分地吸收（至少达 60% ～ 76% 的口服剂量）。为了提高生物利用度以及减少胃肠道不适，建议在少量低脂肪饮食后睡前服用。在大鼠进行的同位素放射标记烟酸实验研究表明：烟酸及其代谢物集中于肝、肾和脂肪组织。由于烟酸快速和广泛的首过代谢具有种族特异性和剂量 - 速率特异性，因此烟酸的药动学参数复杂。人服用烟酸后，通过两种途径进行代谢：一是通过和甘氨酸简单结合形成烟酰甘氨酸（NUA），经尿排泄，可能有少量的可逆代谢再转化为烟酸；二是形成烟酰胺腺嘌呤二核苷酸（NAD）。在高脂血症的治疗剂量时，两条代谢途径呈饱和状态，因此，烟酸缓释片多次用药时，烟酸剂量与血浆烟酸浓度之间为非线性关系。单剂量或多剂量烟酸缓释片服用后，有 60% ～ 76% 的剂量以烟酸及其代谢物的形式经尿排泄，多剂量服用后高达 12% 的服药剂量以原型排出，尿液中代谢物的比率取决于给药剂量。

【药理作用特点】

大剂量的烟酸可以通过抑制肝 TG 的产生和 VLDL 的分泌从而降低 TG、LDL-C 和 LP（a）的水平，同时升高 HDL-C 的水平。

烟酸衍生物的作用机制尚不清楚，可能为：①通过 HM74A 的 G 蛋白偶联受体发挥脂解作用启动其效应；②通过降低细胞 cAMP 的水平，抑制脂肪酶的活性，从而抑制脂肪组织中 TG 的分解，减少肝合成 TG 的原料，减少 VLDL 的合成与释放，也减少 LDL 的来源；③增加 LPL 的活性，促进 CM 和 VLDL 中 TG 的清除；④ TG 浓度降低导致 HDL 分解代谢减少，从而升高 HDL 浓度，有利于胆固醇的逆向转运，并阻滞动脉粥样硬化病变的发展。

【临床应用及评价】

可用于 Ⅱ、Ⅲ、Ⅳ、Ⅴ 型高脂血症的治疗，能有效降低升高的 LDL 和 VLDL 水平，从而降低升高的血清 TC 和 TG 水平。大剂量烟酸可以降低 VLDL 约 50%，TG 也相应地降低，但 LDL 降低较慢。可降低 Lp（a）。烟酸单独使用可降低 LDL 约 15%，若与胆汁酸结合树脂合用，则 LDL 的降低可达 40%～60%，并可轻微升高 HDL。

（三）降低 Lp（a）的药物

Lp（a）是一种特殊的脂蛋白，大量基础、临床和流行病学研究表明，Lp（a）水平的升高与动脉硬化及心血管疾病的发生有着密切关系，且由于其独立于低密度脂蛋白、高密度脂蛋白胆固醇水平，因此为心、脑血管疾病发生的独立危险因素。Lp（a）水平的升高还与糖尿病、肾脏疾病及肿瘤等多种疾病密切相关。有研究发现，可确切降低 Lp（a）水平的药物有烟酸和烟酸衍生物阿昔莫司、他汀类药物、新霉素、阿司匹林和性激素等，部分中药也显示了降低 Lp（a）的作用，但缺乏大规模临床研究证实。烟酸虽被认为是能够有效降低 Lp（a）的药物，但由于副作用及应用剂量大，限制了其临床应用。因此，继续寻找降低 Lp（a）水平的有效药物，是今后研究的方向和热点。

（四）胆固醇吸收抑制药

依折麦布（ezetimibe）

【体内过程】

口服后，依折麦布被迅速吸收，并广泛结合成具药理活性的酚化葡萄糖苷酸（依折麦布 - 葡萄糖苷酸）。依折麦布 - 葡萄糖苷酸结合物在服药后 1～2h 达到平均血药峰浓度（C_{max}），而依折麦布则在 4～12h 出现平均血药峰浓度。依折麦布及依折麦布 - 葡萄糖苷酸结合物与血浆蛋白结合率分别为 99.7% 及 88～92%。依折麦布主要在小肠和肝与葡萄糖苷酸结合（Ⅱ 相反应），并随后由胆汁及肾排出。

【药理作用特点】

本品附着于小肠绒毛刷状缘，可抑制胆固醇的吸收，从而降低小肠中的胆固醇向肝中的转运，使得肝胆固醇贮量降低从而增加血液中胆固醇的清除。

【临床应用及评价】

临床研究结果表明，依折麦布片联合辛伐他汀片治疗动脉粥样硬化伴高胆固醇血症的临床疗效显著优于单用辛伐他汀片，且不增加药物不良反应的发生率。另有临床研究结果显示，阿托伐他汀钙联合依折麦布能改善冠状动脉粥样硬化患者的血脂情况，缩小斑块，并有效下调血液中同型半胱氨酸、超敏 C 反应蛋白水平，且不增加肝的负担。

【不良反应与防治】

血液和淋巴系统的异常：血小板减少症；神经系统异常：头晕、感觉异常；消化系统异常：胰腺炎、便秘；皮肤和皮下系统异常：多形性红斑；肌肉骨骼和结缔组织方面的异常：肌痛、肌病 / 横纹肌溶解症；全身性异常和用药部位异常：无力；免疫系统异常：超敏反应，包括过敏反应、血管神经性水肿、皮疹和荨麻疹；肝系统异常：肝炎、胆结石、胆囊炎；精神异常：抑郁。

（五）抗氧化药

氧自由基（oxygen free radical，OFR）是体内氧化代谢的产物，具有极强的氧化性。当血管内皮和白细胞受到刺激或损伤时，可产生大量的 OFR，后者进一步损伤生物膜，引起细胞功能障碍，同时氧化修饰 LDL 并促进 AS 病变过程。近年来研究发现，普罗布考（probucol）的抗氧化作用较强，可阻止 LDL 的氧化修饰，因此对动脉粥样硬化有良好的防治效果。

【体内过程】

本品经胃肠道吸收有限且不规则，若与食物同服吸收可达最大。一次口服后 18h 达血药浓度峰值，半衰期为 52 ~ 60h。每天服用本品，血药浓度逐渐增高，3 ~ 4 个月达稳态水平。普罗布考是脂溶性药物，主要集中分布在脂肪组织，其消除缓慢，口服剂量的 84% 主要以原型经粪便排出，1% ~ 2% 主要以代谢产物经尿液排出。本品药动学的个体差异较大。

【药理作用特点】

普罗布考在降脂治疗中的地位尚未确定，其可能的药理作用主要有两方面：一是抗氧化；二是调血脂。

1. 抗氧化作用　其抗氧化作用强，被摄入后分布于 LDL 并易进入动脉内膜，本身被氧化成普罗布考自由基，从而降低血浆氧自由基浓度，阻断脂质过氧化，减少脂质过氧化物（lipid peroxidate，LPO）的产生及其引起的单核细胞的黏附和迁移、内皮细胞损伤、清道夫受体摄取 ox-LDL 成泡沫细胞等，并增加过氧化物酶体增殖物激活受体的表达及活性，清除自由基。

2. 降血脂作用　普罗布考能竞争性抑制 HMG-CoA 还原酶，减少胆固醇的合成，并可抑制脂质 ApoB 的合成，降低血浆 TC 和 LDL-C，同时 HDL-C 和 ApoA 1 也明显下降，对血浆 TG 和 VLDL 一般无影响。普罗布考亦可增加血浆胆固醇酯转移蛋白与 ApoE 的浓度，使 HDL 颗粒中的胆固醇减少，HDL 颗粒变小，并提高 HDL 数量和活性，增加 HDL 的转运效率，使胆固醇逆转运清除加快。与他汀类或胆汁酸结合树脂联用时，可增强调血脂作用。

【临床应用及评价】

本品主要用于 Ⅱ 型，特别是 Ⅱ a 型高脂蛋白血症的治疗。虽然贝特类药物常用于 Ⅲ 型的治疗，但普罗布考在某些 Ⅲ 型患者中也可用来降低高胆固醇浓度。普罗布考主要降低 TC，而对 TG 无明显影响。由于其可降低 HDL，故 LDL 与 HDL 的比值已经很高的患者不应使用。也正是由于它能导致 HDL 显著且持久的降低，因此只作为第二、三线治疗药使用。

【不良反应与防治】

普罗布考一般可被患者接受。最常见的不良反应为胃肠道不适，腹泻的发生率大约为 10%，还有胀气、腹痛、恶心和呕吐；其他少见的反应有头痛、头晕、感觉异常、失眠、耳鸣、皮疹、皮肤瘙痒等。这些副作用一般不影响继续用药，且随服药时间的延长有减轻的趋势，停药后即消失。有报道发生过血管神经性水肿的过敏反应。罕见的严重的不良反应有心电图 QT 间期延长、室性心动过速、血小板减少等，有心肌损害的患者应慎用。

▋（六）多烯脂肪酸类

多烯脂肪酸类（polyenoic fatty acids）又称为多不饱和脂肪酸类（polyunsaturated fatty acids，PUFAs），根据不饱和键在脂肪链中开始出现的位置，分为 n-3（或 ω-3）型和 n-6（或 ω-6）型。

1. n-3 型多烯脂肪酸　包括二十碳五烯酸（eicosapentaenoic acid，EPA）和二十二碳六烯酸（docosahexaenoic acid，DHA）

【体内过程】

EPA 和 DHA 经过环氧化酶和脂氧化酶的代谢作用可生成一系列类二十烷酸，后者是体内很多生化过程的重要调节剂。

【药理作用特点】

EPA 和 DHA 主要来自于海洋生物的油脂，可以产生直接或间接的抗 AS 作用，其机制如下。

（1）调血脂作用：降低 TG 和 VLDL，升高 HDL。EPA 和 DHA 的调血脂作用可能与其增加胆固醇排泄、抑制肝内脂质与脂蛋白合成有关。

（2）非调血脂作用：①参与花生四烯酸的代谢，取代原有代谢产物前列环素（PGI_2）和血栓素（TXA_2），生成 PGI_3 和 TXA_3。PGI_2 有舒张血管、抗血小板聚集和防止血栓形成的作用；TXA_2 则有痉挛血管、促血小板聚集和血栓形成的作用。PGI_3 的作用与 PGI_2 相同，但 TXA_3 却不具有 TXA_2 的作用。综上，EPA 和 DHA 可舒张血管、抗血小板聚集和防止血栓形成。②抑制血小板生长因子的释放，从而抑制平滑肌细胞的增殖和迁移，防止 AS 的发生。③增加红细胞的可塑性，改善微循环。④明显抑制动脉粥样硬化早期白细胞、内皮细胞炎症反应的多种细胞因子的表达。

【临床应用及评价】

用于高脂血症、动脉粥样硬化、冠心病的治疗。

2. n-6 型多烯脂肪酸　主要来自于植物油，包括亚油酸、月见草油等，其共同特点是具有降低 TC、LDL 和升高 HDL 等血脂调节作用，临床用于防治 AS 及相关疾病。

（七）保护动脉内皮药

在 AS 的发病过程中，血管内皮损伤有重要意义。受损的血管内皮通透性改变，从而引起血小板和白细胞黏附，并释放各种活性因子，加剧内皮损伤，最终导致 AS 斑块的形成。因此保护血管内皮免受各种因子损伤是抗 AS 的关键措施之一。

目前临床应用的保护动脉内皮药主要为黏多糖，它是由氨基己糖或其衍生物与糖醛酸构成的二糖单位多次重复而组成的长链，典型药为肝素。肝素具有降低 TC、TG、LDL、VLDL 和升高 HDL 的作用；还可中和多种血管活性物质，发挥保护动脉内皮功能的作用；并可阻止平滑肌细胞的增殖和迁移，阻止血栓形成，从多方面发挥抗 AS 效应。因其抗凝血作用较强且口服无效等原因，无法广泛应用。由此，人们研究出了低分子量肝素和类肝素，使其既有类似肝素的抗动脉粥样硬化作用，又无不利于 AS 的副作用。

（八）高脂蛋白血症治疗时的合并用药

高脂蛋白血症治疗中需要合并用药的指征有：①在使用胆汁酸结合树脂治疗高胆固醇血症的过程中，VLDL 显著升高；②LDL 和 VLDL 同时升高；③使用一种药物治疗不能降低 LDL 和 VLDL 至正常水平；④Lp（a）升高与其他高脂血症同时存在。

药物合用的方式包括以下几种。

1. 吉非贝齐与胆汁酸结合树脂合用　此种联合用药是烟酸无效的家族性混合性高脂血症的有效治疗，但可能促进胆石症的发生。

2. HMG-CoA 还原酶抑制药与胆汁酸结合树脂合用　合用有协同作用，对家族性高胆固醇血症有效；但对于家族性混合性高脂血症，有时不能控制 VLDL。普伐他汀和氟伐他汀应在使用胆汁酸结合树脂前至少 1h 或 2h 给药，以确保其吸收。

3. 烟酸与胆汁酸结合树脂合用　对于 VLDL 和 LDL 同时升高的家族性混合性高脂血症和其他类型的高脂血症者，使用烟酸加用胆汁酸结合树脂能有效控制其 VLDL 水平。此时烟酸的剂量为 1～3g/ 日。

烟酸和考来替泊合用对杂合子高胆固醇血症特别有效，其原因为：①由于树脂的作用，增强 LDL 的分解代谢；②烟酸导致其前体 VLDL 的合成；③烟酸能抑制胆固醇在肝内的合成。此外，烟酸也可提高 HDL 水平、降低 Lp（a）水平。

这两种药的合用作用持续，且除单独使用的不良反应外，并不会产生新的不良反应。由于树脂具有中和酸的作用，因此可缓解烟酸引起的胃部刺激。树脂不与烟酸结合，故可同时使用。

4. 烟酸与 HMG-CoA 还原酶抑制药合用　在治疗家族性高胆固醇血症时，合用药比其中任何一种药单独使用时都更为有效。临床对照研究表明，这种联合用药对家族性混合性高脂血症的治疗最有效，且为实用的治疗方案。

5. 树脂、烟酸和 HMG-CoA 还原酶抑制药三者合用　对于有 LDL 升高的严重高脂血症患者，这种合并用药能使升高的血清胆固醇降回正常范围。其作用持续，并很少有毒性作用，合用时各药的剂量均可低于任何一种药单独使用时的剂量，如烟酸 1 ～ 2g 就可增强与之合用的另外两种药的治疗作用。

（九）抗动脉粥样硬化药的合理应用原则

案例 17-2

　　患者，男，41 岁，动脉粥样硬化 [血清总胆固醇（TC）↑、甘油三酯（TG）↑、低密度脂蛋白胆固醇（LDL-C）↑、高密度脂蛋白胆固醇（HDL-C）↓]，无其他合并疾病。原有用药方案：服用阿托伐他汀每日 40mg。服药前，患者的肝功能正常，服用阿托伐他汀 10 日后，患者的指标有所缓解，却出现了肝功异常 [谷丙转氨酶（GPT）: 72.0U/L ↑；谷氨酰转肽酶（γ-GT）: 106U/L ↑]。基因检测结果：该患者 *SLCO1B1* 基因型为 521CC（突变型纯合子），该多态性可显著降低 OATP1B1（OATP1B1 由 *SLCO1B1* 基因编码）对其底物的摄取能力，使阿托伐他汀的血药浓度升高，引起肝功能下降的严重不良反应。调整给药方案：根据 *SLCO1B1* 基因型调整用药方案，减少剂量至每日 20mg，服用 1 个月后指标控制在正常范围内。

　　问题： 在临床用药时，我们应该如何避免患者出现用药后肝功能异常？

　　用药前明确诊断、用药时注意个体差异性；合理选择药物；定期检测血生化、肝功能等指标；用药期间严禁暴饮暴食，以免诱发心绞痛或心肌梗死；避免过度劳累和情绪激动、注意劳逸结合、保证充分睡眠、戒烟限酒；用药后定期复查。

案例 17-2 解析：

　　为避免用药后出现肝功能异常的不良反应，我们应该在用药前根据患者体质合理选择药物，如可以根据基因检测结果，结合药物特点，个体化指导临床用药。

思　考　题

1. 简述抗心律失常药物的分类、各类特点及代表药。
2. 简述常用的抗高血压药物。
3. 简述 β 受体拮抗药降压作用机制。
4. 简述抗高血压药物的应用原则。
5. 简述常用治疗心力衰竭药物的分类。
6. 简述血管紧张素转换酶抑制药的药理作用及机制。
7. 简述 HMG-CoA 还原酶抑制药发挥作用的途径。
8. 简述抗缺血性心脏病药物的分类及作用原理。

（魏敏杰）

第十八章　休克的临床用药

学习目标

掌握：不同类型休克的治疗手段与药物选用原则。

熟悉：休克主要治疗用药的药理学特点、不良反应与药物相互作用。

了解：休克的病理生理过程与诊断。

第一节　概　　述

休克（shock）是指各种强烈致病因素作用于机体，引起神经 - 体液因子失调及急性微循环障碍，导致重要器官血液灌注不足及广泛细胞缺氧和全身重要脏器功能障碍，可以迅速导致严重的后果，包括患者死亡，需要及时识别和治疗，以挽救患者生命。

一、休克的病因

许多致病因子作用于机体可引起不同临床类型的休克。

（一）失血和失液

1. 失血　大量失血可引起休克，称为失血性休克（hemorrhagic shock）。常见于创伤失血、胃溃疡出血、食管静脉出血，以及异位妊娠、分娩后大出血和弥散性血管内凝血（disseminated intravascular coagulation，DIC）等。

2. 失液　剧烈呕吐或腹泻、肠梗阻、大汗淋漓以及糖尿病时的多尿等均可导致大量的体液丢失，使有效循环血量锐减而引起休克，亦称为虚脱（collapse）。

3. 严重的大面积烧伤　常伴有血浆的大量渗出而丢失，可造成有效循环血量减少，使组织灌流量不足引起烧伤性休克（burn shock）。早期与低血容量和疼痛有关，晚期则常因继发感染而发展为脓毒性休克。

（二）创伤

严重的创伤可因剧烈的疼痛、大量失血和失液、组织坏死而引起休克，称为创伤性休克（traumatic shock）。

（三）感染

细菌、病毒、真菌、立克次体等病原微生物的严重感染可引起休克，属于脓毒症休克（septic shock）。脓毒症休克为脓毒症的一个特殊亚型，指伴有严重的循环、细胞功能代谢异常的脓毒症，表现为在充分液体复苏的情况下仍需要缩血管药物才能维持动脉压在 65mmHg 以上，其血清乳酸水平高于 2mmol/L（18mg/d）。

（四）过敏

某些过敏体质的人可因注射某些药物（如青霉素）、血清制剂或疫苗，甚至进食某些食物或接触某些物品（如花粉）后，发生 I 型超敏反应而引起休克，称为过敏性休克（anaphylactic shock）。

（五）心脏功能障碍

大面积急性心肌梗死、急性心肌炎、心室壁瘤破裂、严重的心律失常（房颤、室颤）等心脏病变，以及肺栓塞、张力性气胸等影响血液流动和心脏射血功能的阻塞性病变，均可导致心排血量急剧减少，有效循环血量严重不足而引起休克，称为心源性休克。

（六）强烈的神经刺激

剧烈疼痛、脊髓损伤或高位脊椎损伤、中枢镇静药过量可抑制交感缩血管功能，有效循环血量相对不足引起休克，称为神经源性休克。

二、休克的病理生理学

每种休克都有不同的病因和由此产生的病理生理学，然而，由于所有休克都会导致组织灌注不足和细胞缺氧，因此它们对细胞代谢的影响是相同的。

休克时的微循环变化分为 3 个时期：缺血性缺氧期（休克早期、休克代偿期）、瘀血性缺氧期（休克进展期、可逆性失代偿期）、微循环衰竭期（休克难治期、DIC 期、不可逆期）。由于机体免疫状态和炎症反应等因素存在个体差异，休克各期的出现并不完全遵循渐进的发展规律，也可能无明显的界限。例如发生感染性休克时，更易诱发 DIC 或多器官功能障碍。

临床上为了利于对休克的诊断和治疗，常将病因与始动环节结合起来进行分类。

休克病因常归纳为：低血容量性、血管扩张/分布、心源性或阻塞性 4 种机制。血管扩张性/分布性休克是最常见的休克综合征，占比近 70%，约 16% 的病例发生心源性休克和低血容量性休克，而阻塞性休克相对较少（约占 2%）。临床患者在表现上可能有不止一种休克综合征的类型，并且患者可以从一种休克类型过渡到另一种休克类型（如心源性休克患者可能随后发展成脓毒症休克，或脓毒症休克患者可能因心肌梗死引起心源性休克）。阻塞性休克由心外阻塞导致血液流入或流出心脏受阻所致，如张力性气胸、心脏压塞或肺栓塞，通常可以将此类休克与心源性休克合并。

1. 低血容量性休克（hypovolemic shock） 是指机体血容量减少所引起的休克。常见病因：失血、失液、烧伤、创伤等。大量体液丢失或血管通透性增加可导致血容量急剧减少，静脉回流不足，心排血量减少和血压下降。这类休克主要包括失血失液性休克、烧伤性休克和创伤性休克。低血容量性休克的典型临床表现为三低一高：即中心静脉压（central venous pressure，CVP）、心排血量（cardiac output，CO）及动脉血压降低，而外周阻力（peripheral resistance，PR）增高。低血容量性、心源性和阻塞性休克都以低 CO 为特征，但低 CO 的发生机制在每种休克状态下都有所不同。低血容量性休克是由静脉回流不足引起的，由于血管内/外液体大量丢失（如创伤、手术或出血），导致心脏前负荷不足，每搏输出量减少。

2. 血管源性休克（vasogenic shock） 是指由于外周血管扩张，血管床容量增加，大量血液留滞在扩张的小血管内，使有效循环血量减少且分布异常，导致组织灌流量减少而引起的休克，又称低阻力性休克（low-resistance shock）或分布性休克（distributive shock）。机体的血管床总量很大，血管全部舒张开放时的容量远远大于血液量。当肝毛细血管全部开放时，就能容纳全身血量。正常时机体毛细血管仅有 20% 开放，80% 呈闭合状态，并不会因血管床容量大于血液量而出现有效循环血量不足的现象。体内微血管的这种开放、闭合交替进行，不会导致组织细胞缺血、缺氧。

脓毒症休克或过敏性休克时，内源性或外源性血管活性物质可使小血管特别是腹腔内脏小血管扩张，血管床容量明显增加，大量血液淤滞在扩张的小血管内，有效循环血量减少而导致微循环障碍。神经源性休克时，严重脑部、脊髓损伤或麻醉以及创伤患者的剧痛等，可抑制交感缩血管功能，使动、静脉血管张力难以维持，引起一过性血管扩张，使静脉血管容量明显增加，有效循环血量明显减少，血压下降。

3. 心源性休克（cardiogenic shock） 是指由于心脏泵血功能障碍，心排血量急剧减少，使有效循环血量和微循环灌流量显著下降所引起的休克。心源性休克是由泵血功能丧失，或心肌收缩力降低（如心肌梗死）、急性瓣膜异常或心律失常（如室性心动过速）导致，其病因可分为心肌源性和非心肌源性两类。心肌源性病因包括大面积心肌梗死、心肌病、严重的心律失常、瓣膜性心脏病及其他严重心脏病的晚期；非心肌源性病因包括压力性或阻塞性的病因，如急性心脏压塞、心脏肿瘤和张力性气胸，或心脏射血受阻，如肺血管栓塞、肺动脉高压等。这些原因最终导致血液回流受阻，心舒张期充盈减少，心排血量急剧下降，致使有效循环血量严重不足，组织血液灌注不能维持。这种由非心肌源性原因引起的心源性休克又被称为阻塞性休克（obstructive shock）。

三、休克临床分期

休克是一个复杂的病理生理过程，病因不同，始动环节不同，初始表现可能有显著差异，但病情发展到一定程度，疾病改变基本相同。根据休克的病理生理改变，将休克分为 3 个临床时期。以感染性休克为例，休克 3 个时期的病理生理学变化及临床表现简述如下。

（一）休克早期（微循环缺血期、代偿期）

1. 微循环特点 少灌少流，灌少于流，组织呈缺血缺氧状态。交感神经兴奋，缩血管体液因子，如血管紧张素Ⅱ、血管升压素、内皮素、白三烯、血栓素 A_2 等释放，全身小血管包括小动脉、微动脉、后微动脉、毛细血管前括约肌和微静脉、小静脉都持续收缩痉挛，尤其是毛细血管前阻力血管收缩更明显，前阻力增加，大量真毛细血管网关闭，微循环内血液流速缓慢，轴流消失，血细胞出现齿轮状运动。血液主要通过直捷通路或动静脉短路回流，组织灌注明显减少。

2. 临床表现 此期患者表现为脸色苍白，四肢湿冷，出冷汗，脉搏加快，脉压减小，尿量减少，烦躁不安。由于血液的重新分配，心、脑灌注量此时仍可维持正常。因此，患者在休克代偿期间意识一般是清楚的，但常显得烦躁不安。该期患者血压可骤降（如大失血），也可略降，甚至因代偿作用可正常或轻度升高，但是脉压会明显缩小，患者脏器血液灌注量明显减少。所以，不能以血压下降与否作为判断早期休克的指标。根据上述症状，结合脉压变小及强烈的致休克病因，即使血压不下降，甚至轻微升高，也可考虑为早期休克。微循环缺血期是机体的代偿期，应尽早去除休克病因，及时补充血容量，恢复有效循环血量，防止休克向失代偿的微循环瘀血期发展。

（二）休克期（微循环瘀血期、失代偿可逆期）

1. 微循环特点 灌而少流，灌大于流，组织呈淤血性缺氧状态，导致二氧化碳和乳酸堆积，血液 pH 值升高，代谢性酸中毒使血管平滑肌对儿茶酚胺的反应性降低；同时，多种扩血管物质，如组胺、腺苷、缓解肽、肠源性内毒素、诱导型一氧化氮合酶增多，导致微血管扩张，血压进行性下降，全身各脏器缺血、缺氧的程度加重。

2. 临床表现 此期患者的临床表现与其微循环变化特点密切相关，主要表现为：①血压和脉压进行性下降，血压常明显下降，脉搏细速，静脉萎陷；②大脑血液灌注明显减少导致中枢神经系统功能障碍，患者意识淡漠，甚至昏迷；③肾血流量严重不足，出现少尿，甚至无尿；④微循环淤血，脱氧血红蛋白增多，皮肤黏膜发绀或出现花斑。

微循环缺血期发展至微循环瘀血期后，休克即由代偿期进入了失代偿期。此时如果治疗方案正确，休克仍是可逆的。否则，休克将进入难治期。

（三）休克晚期（微循环衰竭期、失代偿期）

1. 微循环特点 严重酸中毒、大量一氧化氮和局部代谢产物释放以及血管内皮细胞和血管平滑肌的损伤等，均可使微血管发生麻痹性扩张，毛细血管大量开放，微循环中有微血栓形成，血流停止，出现不灌不流状态，组织几乎完全不能进行物质交换，得不到氧气和营养物质供应，甚至可出现毛细血管无复流现象，即指在补液治疗后，血压虽可一度回升，但微循环灌流量仍无明显改善，毛细血管中淤滞停止的血流也不能恢复流动的现象。

2. 临床表现 本期休克病情危重，患者濒临死亡，其临床表现主要体现在 3 个方面。

（1）循环衰竭：患者出现进行性顽固性低血压，甚至测不到，采用升压药难以恢复；心音低弱，脉搏细弱而频速，中心静脉压下降；浅表静脉塌陷，静脉输液十分困难。

（2）并发 DIC：本阶段常可并发 DIC，出现出血、贫血、皮下瘀斑等典型临床表现。但由于休克的原始病因和机体自身反应性的差异，并非所有休克患者都会发生 DIC。但患者一旦发生 DIC，则会使休克进一步恶化。

（3）重要器官功能障碍：持续严重的低血压及 DIC 引起血液灌流停止，加重了细胞损伤，使心、脑、肺、肝、肾等重要器官功能代谢障碍加重，可出现呼吸困难、少尿或无尿、意识模糊，甚至昏迷等多器官功能不全或多器官功能衰竭的临床表现。

由于引起休克的病因和始动环节不同，休克各期的出现并不完全遵循循序渐进的发展规律，上述典型的三期微循环变化，常见于失血、失液性休克，而其他休克虽有微循环功能障碍，但不一定遵循以上典型的三期变化。如严重过敏性休克的微循环障碍可能从瘀血性缺氧期开始；严重感染引起的休克，更易诱发 DIC 或多器官功能障碍。微循环学说的创立对于阐明休克的发病机制，改善休克的防治，发挥了重要作用。

四、休克临床诊断要点及治疗

休克的及早发现，及时诊断并实施急救，是抢救成功的关键。休克的早期诊断主要依赖于病史的采集与体格检查。休克病因不同，始动环节不同，初始表现可能有显著差异，症状通常是休克的潜在病因所致。

早期识别休克的主要指标：①有诱发休克病因；②存在意识异常，表现为清醒但异常烦躁或出现意识恍惚；③脉搏细数超过 100 次 / 分，甚至无法清楚获得；④四肢湿冷、皮肤苍白、发绀；⑤少尿，甚至无尿；⑥血压异常下降，收缩压低于 80mmHg，脉压差低于 20mmHg，高血压患者收缩压低于日常值的 30%。

休克是临床危重急症。抗休克治疗的目的：恢复氧的供应和代谢所需的物质；控制受累器官功能紊乱所发生的反应；维持有效循环和内环境稳定；保护细胞和亚细胞结构的完整；使休克器官功能恢复正常。治疗中应首先明确病因，针对病因采取综合性急救措施。根据患者情况，选用以下治疗手段。

1. 紧急处理 包括心肺复苏、解除窒息、处理创伤等。

2. 一般处理 改善患者体位、保持呼吸道畅通、维持正常体温、高流量吸氧。

3. 积极消除或控制病因 有效止血、镇痛、抗过敏、解除窒息、处理创伤、控制感染、治疗原发疾病等。

4. 药物治疗 包括补充血容量、纠正酸碱失衡、血管活性药物，糖皮质激素等药物应用，详见本章第二节。

5. 其他治疗措施 防治急性肾衰竭、呼吸衰竭、心力衰竭，以及处理脑水肿等。

休克治疗观察终点的选择：不同类型的休克，临床表现差异大，抢救手段不同。治疗终点也不同。临床上各种类型的休克均有对应的治疗指南和专家共识，规范临床治疗过程。

以低血容量休克为例，动脉血压是治疗观察疗效的常用终点；灌注压是否恢复到适当的水平是治疗有效性的首要标准。患者平均动脉差（mean artery pressure，MAP）< 60mmHg，提示可能有冠状动脉、大脑和肾血流量的压力依赖性降低，并可迅速引起心肌、大脑和肾缺血。因此，MAP 高于 65mmHg 通常是休克维持灌注的目标。在建立血压目标和确定对复苏的充分灌注反应时，必须考虑患者的具体状况。例如，为了限制失血性休克患者的进一步出血，血压目标是收缩压（systolic blood pressure，SBP）为 80 ～ 90mmHg，并采用限制容量补充策略，直到大出血得到控制。如果 MAP 或 SBP 仍低于目标，则使用血管升压药以确保组织灌注。

血压是复苏的一个不敏感参数，因为它受几个血流动力学变量的影响，例如，当 CO 不足时，血压也可能在目标范围内。因此，应该利用额外的复苏目标来确保末端器官灌注和优化供氧（oxygen delivery，DO_2）。通过评估 CO、混合静脉血氧饱和度（mixed venous oxygen saturation，S_VO_2）或中心性静脉血氧饱和度（systemic central venous oxygen saturation，SC_VO_2）可以确保足

够的 DO_2。临床上通过同时评估内脏灌注标志物（如尿生成）和乳酸浓度来确定患者重要器官的灌注充分性，不建议只关注 DO_2 或其替代物的绝对值。在休克治疗的早期阶段使用连续的乳酸浓度检测，因为乳酸清除能力和血液正常化与全身血液组织灌注量的改善相对应。由于血乳酸的测量不需要特别的血流动力学监测，乳酸清除或数值恢复可作为理想的抢救治疗阶段的衡量参数。

案例 18-1

　　患者，男，40 岁，被卡车撞伤全身多处后 30min 送到急诊室，头皮下软组织肿胀、瘀血。血压 78/48mmHg，心率 130 次/分，瞳孔有对光反应，心律整齐，检查无杂音、奔马律和摩擦音，腹部紧张，肠鸣音减弱，皮肤苍白、四肢冷、脉细。

　　问题：如何实施护理治疗？临床常用药物及作用？

　　解析：首先对创伤患者进行初始评估，急救和护理遵循"先救命，后治伤"的原则，抢救程序简称 VIPCO，具体如下：V 为保持呼吸道通畅和充分给氧；I 为输液、输血，扩充血容量及细胞外液；P 为对心泵功能的监测，尽早发现和处理心源性休克；C 为控制出血；O 为急诊手术治疗。

　　常用药物如下。

　　（1）吗啡：适当给予镇痛，避免创伤后剧烈的疼痛加重应激反应。

　　（2）去乙酰毛花苷（西地兰）：改善心率，增强心肌收缩力，维持心功能，可根据情况静脉注射西地兰。

　　（3）去甲肾上腺素：血管活性药物，在液体复苏基础上首选去甲肾上腺素。

　　（4）多巴胺：是最常用的血管活性药，具有兴奋 α 受体和多巴胺受体的作用，其药理作用受剂量的影响，小剂量时，主要兴奋 β 受体和多巴胺受体，表现出增强心肌收缩力，增加心排血量以及扩张肾和胃肠道等内脏器官血管的作用，大剂量时则兴奋 α 受体，使血管收缩，外周阻力增加。治疗休克时宜采取小剂量，发挥其强心和扩张内脏血管的作用。

　　（5）其他：钙通道阻断药、氧自由基清除剂、能量补充剂等。

五、中医理论对休克的认识

　　休克，属于中医"厥证""脱证"范畴。早期轻度休克多属于"厥证"，严重休克则多归于"脱证"。

　　病因可以归纳为以下两个方面。

　　（1）阴血亏耗：久病真阴亏耗，或因失血、大汗、呕吐、过泻、房劳过度等原因而致阴血大伤，脏腑失于濡养；或外感六淫之邪，入里化热，热毒炽盛，耗伤阴液。阳无阴不生，阴损必及阳，致使阴亏阳损。阳气失于温煦而致厥证，严重者阳气无所依附，虚阳外越而致脱证。

　　（2）阳气衰微：久病或暴病伤阳耗气而致阳气大衰，或阴损及阳，阳气虚亏不能温煦而致厥证。若阳气衰微，阳不附阴而脱，则致脱证。另外，饮食不节、情志内伤、体虚劳倦等因素也可引起厥脱之证。

　　病机：厥证的基本病机是气机突然逆乱，升降乖戾，气血阴阳不相顺接所致。病情进一步发展或失治误治，致使元气耗散，阴阳虚损，不能相互维系，终至阴阳离决，则为脱证的基本病机。

　　《类证治裁·脱证》指出："生命以阴阳为枢纽，阴在内，阳之守；阳在外，阴之使。阴阳互根，互抱不脱，素问所谓阴平阳秘，精神乃治也"，并指出脱证："总由阴阳枢纽不固"。可见休克早期以阴阳不固气衰为主，晚期则元气耗竭，亡阴亡阳。本病病位主要在心，可涉及肝、肾、肺、脾脏等。

　　中医根据不同的证型选用药物，具有鲜明的中医药特色，治疗效果明显。目前在临床上广泛应用。2020 年版中国烧伤休克防治专家共识中，提出在休克治疗中，可应用改善心血管功能的中药，如复方丹参注射液、生脉注射液、三七总皂苷注射液等，改善心肌缺血；山莨菪碱可改善微循环，在补充血容量后用药。

第二节　休克的临床治疗

一、休克治疗和用药的原则

目前，休克的治疗用药以稳定血压为主，同时根据不同类型的休克和休克发展的不同阶段，对休克的病因及病理生理变化特点给予针对性的综合治疗，目的是改善患者全身血液灌注和微循环，恢复患者正常的代谢和脏器功能。休克治疗及用药应遵循的原则有以下几方面。

（一）做好休克病因的预防

1. 感染性休克　应积极防治感染和各种容易引起感染性休克的疾病，如败血症、细菌性痢疾、肺炎、流行性脑脊髓膜炎、腹膜炎的发生和发展等。

2. 创伤、失血、烧伤性休克　做好创伤的处理，如及时采取止血、镇痛、保温等措施和用药，同时应及时酌情补液或输血。补充的液体可选择晶体液、胶体液。晶体液主要包括生理盐水、乳酸钠林格液等。胶体分天然胶体和人工合成胶体，天然胶体主要包括白蛋白、血浆和各种血液制品，人工胶体包括羟乙基淀粉类、明胶类等。

3. 过敏性休克　尽量避免接触过敏原；在使用易导致过敏反应的药物（如青、链霉素等）或血清制剂（如破伤风、白喉抗毒素）前，务必做药物过敏试验，反应阳性者禁用；输血前应严格检查供受者血型是否相符等。

（二）积极开展对因和对症治疗

休克治疗应尽早进行。抢救中既要注重对因治疗，如抗感染、止血、抗过敏等，也要注重对症治疗，针对休克病理生理特点进行治疗。针对不同的休克类型及病情发展阶段合理选用药物，维持适宜的血压水平，同时保障良好的末梢循环；注意保持水、电解质及酸碱平衡；保证心、脑、肾等重要脏器的供血并预防弥散性血管内凝血（DIC）和多器官功能障碍综合征（multiple organ dysfunction syndrome，MODS）的发生。具体治疗过程中，可从以下几个方面考虑。

1. 改善微循环、提高组织灌流量

（1）补充血容量：各种休克均存在有效循环血量不足，如失血、脱水、血浆丧失造成血容量绝对减少或血管扩张造成血容量相对不足，并最终导致组织灌流量减少。因此，补充血容量是提高心排血量、改善组织灌流的前提。补液量应当遵循"量需而入"的原则，以达到迅速改善微循环的目的。补液过程中应严密观察患者的颈静脉充盈程度、尿量、血压、脉搏等临床指标，作为监护输液的尺度。有条件时，应当动态地监测患者的中心静脉压，最好还能测定肺动脉楔压，使二者保持在正常范围内。此外，在补充容量的同时，应考虑纠正血液流变学的异常。例如，由于血浆外渗而导致的血液浓缩、白细胞的黏附和阻塞等。失血性休克宜输全血，其他类型的休克在补充晶体液（如生理盐水、林格氏液等）基础上，同时辅以补充适量的胶体溶液（如血浆及其代用品、右旋糖酐等）。对于过敏性休克，治疗时立即停用致敏药物，测量血压，观察呼吸，开放静脉并立即注射肾上腺素。肾上腺皮质激素对抗过敏及升血压有效。

（2）合理应用血管活性药物：在补足血容量的基础上，根据休克的不同类型、发展阶段以及临床表现，合理选用血管活性药物，对于改善微循环、提高组织灌流量具有重要意义。①扩血管药物的应用：α受体拮抗药酚妥拉明（phentolamine）适用于低动力高阻力型休克，如低血容量性休克、心源性休克，因为该药能解除小血管和微血管的痉挛，从而改善微循环的灌流和增加回心血量；而过敏性休克、神经性休克因为血管已经过度扩张，则不宜应用扩血管药物。需要强调的是，扩血管药物必须在血容量充分补充的条件下才能应用，否则，血管扩张将使血压进一步降低，从而减少心、脑的血液供应。②缩血管药物的应用：在血压过低而又不能立即补液时，缩血管药物可暂时提高血压，有助于保证和维持重要器官，如心脏、脑的血液供应，但这些药物有进一步减少微循环灌流量的缺点，故目前不主张在各型休克患者中长期和大量应用。过敏性休克和神经源性休克因血管大量扩张、有效循环血量减少、血压降低，应用缩血管药物的效果良好，应当尽早使用；对于高动力型感染性休克和低阻力型心源性休克，缩血管药也有疗效。③扩血管药与缩血管药的联合应用：联合用药能达到取长补短，增强疗效，降低副作用的目的。例如去甲肾上腺素和 α 受体拮抗药妥拉唑林（tolazoline）联合应用，既可减少去甲肾上腺素的强烈缩血管作用，又可突出其 β 受体的兴奋作用。

2. 纠正酸中毒　休克导致乳酸大量堆积，引起代谢性酸中毒。酸中毒后，血小板和红细胞更加易于黏附、聚集，加重微循环障碍，诱发 DIC 的形成；微循环平滑肌对缩血管物质作用的反应性降低，微循环微小动脉、毛细血管床和微小静脉进一步扩张，有效循环血量进一步降低；ATP 生成减少，细胞能量代谢和功能障碍，生物膜破坏，药物效应减弱；溶酶体破裂并释放出组织蛋白酶和水解酶，可引起细胞自溶死亡，所释放的凝血活酶可诱发并加重 DIC。故在重度休克，单纯换气不能缓解酸中毒时，应给予 5% 碳酸氢钠，以纠正酸中毒，改善代谢，防止细胞损害和提高药物的疗效。

3. 改善细胞代谢，防止细胞损害　超氧化物歧化酶、亚硒酸钠、谷胱甘肽过氧化物酶、维生素 C、辅酶 Q、甘露醇和葡萄糖等都有清除自由基的作用，可防止或减轻组织细胞异常代谢所致的细胞损害。此外，由于交感 - 肾上腺髓质系统的兴奋使胰岛素效应被抑制，适当补充葡萄糖、胰岛素和能量合剂，有助于改善细胞营养和代谢，防止细胞损害。

糖皮质激素可降低机体对内毒素的敏感性，稳定溶酶体膜，对受体有轻度的抑制作用而扩张小动脉，降低周围血管阻力，增加肾小球滤过率，保护心肌，故可用于过敏性休克和感染性休克。其他溶酶体稳定药，如前列腺素（PGI_2、PGE_1）和组织蛋白酶抑制药（如 parachloromercuribenzoate，PCMB）都可抑制溶酶体酶释放、稳定溶酶体膜。在休克状态下，钙离子流入细胞内，引起细胞内钙离子超负荷，进一步引起能量代谢障碍及细胞膜和细胞器损伤，钙通道阻滞药能阻断这一通路，达到治疗目的并对心、脑血管起到保护作用。抗胆碱药物，如阿托品、山莨菪碱等能兴奋呼吸中枢，解除支气管痉挛，解除血管痉挛，降低血液黏稠度，改善微循环，也是临床上治疗休克的常用药物。磷酸二酯酶抑制药具有很强的扩张血管的作用，对感染性休克、低血容量性休克及心源性休克有较好疗效。

其他休克治疗药物还有强心药、抗凝血药、阿片受体拮抗药等。

4. 治疗器官功能衰竭　休克时，如出现器官功能衰竭，则除了采取一般治疗措施外，尚应针对不同的器官衰竭采取不同的治疗措施，如出现心力衰竭时，除停止或减慢补液外，尚应强心、利尿，并适当降低前、后负荷；如出现呼吸衰竭时，则应给氧，改善呼吸功能；如发生急性肾衰竭时，则可考虑采用利尿、透析等措施。

二、治疗休克常用药物

1. 静脉输液和血液制品　静脉输液被用作大多数休克的初始治疗。静脉输液的目的是增加静脉回流，从而增加心搏出量、心输出量、DO_2 和血压。静脉输液通常分为晶体或胶体，各有其优点和缺点。血液制品也可用于补充细胞和血浆损失，增加静脉回流。所有的休克治疗共识都是一致的，即等渗（或近等渗）晶体溶液是休克患者复苏的首选液体，应大量使用（心源性休克患者例外）。

2. 等渗晶体（含钠）溶液　与葡萄糖溶液相比，钠浓度接近正常血清钠值的溶液通常会引起血管内和间质间隙更大的扩张。平衡盐溶液（如乳酸钠林格液）和 0.9% 氯化钠（生理盐水）溶液就是这种晶体溶液的例子。平衡盐溶液、多种电解质注射液（如血浆电解质 A 等）和 0.9% 氯化钠在扩大血浆体积方面有相似的功效，但平衡盐溶液更为安全。如输注 0.9% 氯化钠可能导致高氯代谢性酸中毒，并可能导致急性肾损伤，而平衡盐溶液则不太可能发生这种情况。对危重病和非危重病患者进行的大型对照临床研究表明，平衡盐溶液 30 天内较少出现严重肾不良事件（任何原因导致的死亡、新的肾脏替代治疗或血清肌酸酐水平至少为基线水平的200%）。在对15 802名危重患者的对照研究中显示，与0.9%氯化钠相比，平衡盐溶液具有更少的肾功能障碍和数值上更低的死亡率。

3. 血液制品 对于出血患者，必须立即注意细胞和血浆的损失引起的重要器官的缺血性损伤。常需要输注浓缩红细胞以增加血液的携氧能力，红细胞含有向组织输送氧气的血红蛋白，晶体和胶体溶液都没有此功能。休克晚期患者，以及与手术相关的失血患者和胃肠道出血患者，经常需要补充大量血液成分。

在补足血容量的基础上，可以根据休克的不同类型和不同的发展阶段以及不同的表现，联合应用血管活性药物，以改善微循环、提高组织灌流量。目前，休克治疗临床常用药物详见表18-1。

表 18-1 抗休克药物分类

分类	作用机制	代表性药物
收缩血管药	激动 α、β 受体	肾上腺素
	激动 α 受体	去甲肾上腺素、间羟胺、去氧肾上腺素
扩张血管药	抗胆碱	东莨菪碱、阿托品、山莨菪碱
	阻滞 α 受体	酚妥拉明、酚苄明
	激动 β_2 受体	多培沙明
	直接扩张血管	硝普钠
加强心肌收缩力药	激动 β 受体	多巴胺、多巴酚丁胺、异丙肾上腺素
	抑制 Na^+，K^+-ATP 酶	毛花苷 C、毒毛花苷 K
	抑制磷酸二酯酶Ⅲ	米力农、维司力农
血容量扩充药	渗透性扩容	低分子右旋糖酐、中分子右旋糖酐
糖皮质激素	扩血管、抗炎、稳定细胞膜	地塞米松、氢化可的松、甲泼尼龙
阿片受体拮抗药	拮抗阿片受体	纳洛酮
纠正酸碱平衡药	中和酸性代谢产物	碳酸氢钠、乳酸钠
抗凝血药物	增强抗凝血酶Ⅲ活性	肝素

第三节 休克临床治疗用药

（一）收缩血管的抗休克药

肾上腺素（adrenaline）

【体内过程】

易被碱性消化液破坏，吸收部分很快在肠黏膜及肝中被破坏，因此不宜口服。皮下注射6～15min起效，作用持续时间为1～2h。肌内注射因对骨骼肌血管不产生收缩作用，故吸收较皮下注射快，但作用持续时间较短，约为30min。药物进入机体后大部分被摄取或代谢而失活，经肾排除。

【药理作用特点】

对 α 受体和 β 受体都有激动作用。通过激动 α 受体，收缩小动脉和毛细血管前括约肌，使血压升高并增加冠状动脉灌注，同时使毛细血管通透性降低并可减轻支气管黏膜水肿；通过激动 β 受体，改善心功能，舒张支气管平滑肌，抑制肥大细胞释放过敏介质，迅速缓解过敏性休克患者的心跳微弱、血压下降和呼吸困难等症状。

【临床应用及评价】

主要用于抢救过敏性休克，可缓解过敏性休克患者的心跳微弱、血压下降、呼吸困难等症状；在抢救难治性休克时，如心肺分流术后，对伴心室颤动者特别适合，能提高室颤阈。

【不良反应与防治】

常见烦躁、焦虑、恐惧感、心悸和出汗等，停药后可自行消失。剂量过大可导致搏动性头痛，血压急剧上升，有诱发脑出血的危险性，也能引起心律失常。禁用于高血压、脑动脉硬化、器质性心脏病、糖尿病和甲状腺功能亢进症等。皮下或肌内注射，也可生理盐水稀释后，缓慢静脉注射。如疗效不佳，可溶解于 5% 葡萄糖液中，静脉滴注。若用药剂量过大或静脉注射过快，或皮下、肌内注射时误入血管，可致心律失常或血压骤升，并有脑出血的危险，故使用时应严格掌握剂量，熟悉稀释及注射方法。

【药物相互作用】

与其他拟交感胺类药物合用时，心血管作用加剧，容易出现不良反应。单胺氧化酶抑制药可加强本药的升压作用。与 β 受体拮抗药同用时，可增强 α 受体的激动作用，可能导致血压急剧升高和脑出血、诱发或加重心肌缺血，故应禁止。与地高辛合用可诱发或加重室性期前收缩，应予注意。

（二）扩张血管的抗休克药

酚妥拉明（phentolamine）

【体内过程】

口服效果差，仅为注射给药生物利用度的 20%。口服后 30min 血药浓度达峰值，作用维持 3 ~ 6h；肌内注射 20min 血药浓度达峰值，作用持续 30 ~ 45min；静脉注射 2min 血药浓度达峰值，作用持续 15 ~ 30min，静脉注射 $t_{1/2}$ 约为 19min。大多以无活性代谢产物从尿中排泄。

【药理作用特点】

对 α_1、α_2 受体均有阻断作用，使去甲肾上腺素不能发挥 α 型作用，血管不致产生强烈收缩，但其 β 型作用仍保留，因而能加强心肌收缩作用及增大脉压，可更有效地改善组织供血、供氧，有利于纠正休克。

【临床应用及评价】

临床常与去甲肾上腺素（或间羟胺）合用，用于心排血量低、外周阻力高、已补足血容量的感染性、神经源性和心源性休克的治疗；尚可用于预防和治疗嗜铬细胞瘤所致的高血压，包括手术切除时出现的阵发性高血压、协助诊断嗜铬细胞瘤、治疗左心衰竭等。本药能明显降低肺血管阻力，对肺水肿有较好的疗效。因强烈的扩血管作用，故在用前必须补足血容量；本药与铁剂存在配伍禁忌，与呋塞米合用需稀释后再混合。

【不良反应与防治】

常见的有低血压、腹痛、腹泻、呕吐和诱发溃疡病。静脉给药偶可引起严重的心率加快、心律失常和心绞痛。冠心病、胃十二指肠溃疡患者慎用。低血压、严重动脉硬化、心脏器质性损害、肾功能减退者禁用；胃炎、胃十二指肠溃疡病、冠心病患者慎用。

（三）加强心肌收缩力的药物

多巴胺（dopamine）

【体内过程】

口服无效，静脉滴注后在体内分布广泛，但不易通过血脑屏障。$t_{1/2}$ 为 2min 左右，静脉注射 5min 内起效，持续 5 ~ 10min。在体内迅速经肝代谢，经肾排泄，极小部分为原型药。

【药理作用特点】

心血管作用的特点是：①兴奋心脏 β_1 受体，使心肌收缩力加强、心排血量增加，但较少影响心率和引起心律失常；②大剂量时，可兴奋皮肤、肌肉及脏器血管 α 受体，使血管收缩、血流供应减少；③兴奋心、肾、肠系膜等重要脏器血管的多巴胺受体，使血管扩张、血流供应增加；④对血管的 β_2 受体作用十分微弱；⑤用低剂量静脉滴注时，对正常人血压无明显影响，但对已补足血容量的休克患者，可使血压升高，特别是收缩压有较明显的升高。

【临床应用及评价】

适用于感染性休克、心源性休克、出血性休克等多种休克的治疗。对肾作用的特点是能增加肾血流量、增加肾小球滤过率，并能直接作用于肾小管和干扰醛固酮的合成和释放，产生排钠利尿效果。对心肌收缩力弱及尿量减少的休克患者最为适宜。因休克患者对该药反应的个体差异大，故剂量范围较宽。常加入 5% 葡萄糖注射液中静脉滴注，滴速根据血压、心排血量及尿量反应情况而定。剂量不宜过大，否则由于肾血管 α 受休兴奋，反而可使肾血管收缩、肾血流量减少。治疗时注意补足血容量及纠正酸中毒。

【不良反应与防治】

剂量过大可诱发室性心律失常和心绞痛，偶可引起猝死。

【药物相互作用】

氟哌啶醇和吩噻嗪类药物可阻断心、肾、肠系膜等脏器上的 DA 受体，拮抗该药对这些部位血管的作用，故不能合用。不宜与环丙烷或卤代烃类麻醉药合用，以免心肌应激增加而致心律失常。与间羟胺合用时升压作用快，但可引起后继性血压过度升高，故合用应慎重。与酚妥拉明合用可产生协同的血管舒张作用，适用于伴有心脏后负荷增高的心力衰竭。与普萘洛尔合用时，多巴胺对心肌的兴奋作用减弱。与硝酸酯类药物合用时，可减弱硝酸酯的抗心绞痛及多巴胺的升压效应。

（四）血容量扩充药

对于失血或脱水引起的血容量减少，应估计体液丢失量并等量补入，再根据静脉充盈度调整补入的液体量。常用的血容量扩充药物有右旋糖酐 -40、羟乙基淀粉、人血白蛋白等。

右旋糖酐 -40（dextran-40）

【体内过程】

在体内停留时间短，$t_{1/2}$ 约为 3h，静脉滴注后 1h 经肾排出 50%，24h 排出 70%。

【药理作用特点】

本药为低分子量（40 000）的血容量扩充药，其抗休克药理作用有：①提高血浆胶体渗透压，使血管外液体回流进血管，提高血容量，维持血压；②降低血液黏度，使已经聚集的血小板和血细胞解聚，改善微循环和组织灌流，防止休克晚期的血管内凝血；③抑制凝血因子Ⅱ的激活，防止血栓形成；④渗透性利尿，对肾具有保护作用。本药改善微循环的作用较右旋糖酐 -70 更有效。

【临床应用及评价】

用于失血、创伤、烧伤等各种原因引起的休克，并可早期预防因休克引起的 DIC。用药前须纠正脱水。用药前应做皮试，观察 15min。

【不良反应与防治】

过敏反应：少数患者可出现皮肤瘙痒、荨麻疹、恶心、呕吐、哮喘，重者口唇发绀、虚脱、血压剧降、支气管痉挛，甚至过敏性休克等过敏症状，故用药前应做皮试。出血倾向：本药可引起凝血障碍，使凝血时间延长，该反应与剂量有关。其他反应：偶见发热、寒战、淋巴结肿大、关节炎、肾衰竭、GPT、GOT 升高等。禁用于充血性心力衰竭、出血性疾病、少尿或无尿等疾病；慎用于急性出血、严重脱水、慢性心功能不全、肺水肿等。

（五）糖皮质激素类药物

糖皮质激素类药物用于各类休克的治疗始于 20 世纪 40 年代。临床常用药物有氢化可的松（hydrocortisone）、地塞米松（dexamethasone）、泼尼松（prednisone）、甲泼尼龙（methylprednisolone）

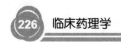

等。本节以氢化可的松为代表进行介绍。

氢化可的松（hydrocortisone）

【体内过程】

口服约 1h 血药浓度达峰值，血中 90% 以上的氢化可的松与血浆蛋白结合。作用可持续 1～1.5d。生物 $t_{1/2}$ 约为 100min。主要经肝代谢，极少量以原型经尿排泄。

【药理作用特点】

兼有较强的糖皮质激素及弱盐皮质激素的特性。对脓毒症休克、低血容量性休克、心源性休克均有对抗作用。作用机制有：①扩张痉挛的血管、兴奋心脏，并加强心肌收缩力；②抑制炎症因子的产生，减轻全身炎症反应综合征及组织损伤，使微循环血流动力学恢复正常，改善休克状态；③与内毒素主要成分脂多糖结合，使其失去毒性，从而提高机体对细菌内毒素的耐受力；④对缺氧细胞有保护作用，抑制血小板聚集，降低血液黏稠度；⑤阻断致热原，并可直接作用于体温中枢，控制体温。

【临床应用及评价】

各类抗休克及危重病例的抢救。本类药物主要用于感染性休克、心源性休克、过敏性休克等各类休克的辅助治疗。在严重的感染性休克治疗中，早期研究显示大剂量糖皮质激素可以明显改善感染性休克患者的预后。但近年来的研究表明，大剂量、短疗程应用外源性糖皮质激素并不改善严重感染或感染性休克患者的预后，甚至可能加速病情的恶化；而小剂量较长时间补充外源性糖皮质激素有助于感染性休克的恢复，可能降低死亡率。故感染性休克患者建议每日氢化可的松剂量不高于 300mg，疗程一般为 5～7 日。治疗休克时，应遵循"早期、足量、短期"的用药原则。用药期间必须伴以相关的其他有效治疗，如感染性休克合用抗生素、过敏性休克合用肾上腺素等。停药时不需严格递减。

【不良反应与防治】

本类药物的不良反应与剂量、疗程、用法及给药途径有关。经静脉迅速给予大剂量时可能发生全身性的过敏反应，表现为面部、鼻黏膜肿胀及荨麻疹、气短、胸闷、喘鸣等；此外，本类药物还可并发或加重感染；其他不良反应还包括肌无力、肌萎缩、胃肠道刺激、胰腺炎、水钠潴留、水肿、青光眼、良性颅内压升高等。以下情况禁用：严重的精神病和癫痫、活动性消化性溃疡、新近胃肠吻合术、骨折、创伤修复期、角膜溃疡、肾上腺皮质功能亢进症、严重高血压、糖尿病、孕妇，以及抗菌药物不能控制的感染，如水痘、麻疹、真菌感染等。

（六）其他抗休克药物

阿托品（atropine）

【体内过程】

单次口服给药 1h 后血药浓度达峰值；肌内注射 2mg，15～20min 即达血药浓度峰值。吸收后广泛分布于全身组织，血浆蛋白结合率 50%。部分药物在肝代谢，约 80% 经尿排出，其中 1/3 为原型。$t_{1/2}$ 为 2～4h。

【药理作用特点】

能兴奋呼吸中枢，解除支气管痉挛；降低迷走神经张力，促进房室传导；解除血管痉挛，改善微循环；降低血液黏稠度；调节机体免疫功能等。适用于低排高阻型休克。

【临床应用及评价】

用于各类休克的治疗，特别是感染性休克，大剂量阿托品尤为适用。用 50% 葡萄糖注射液稀释后于 5～10min 静脉注射 1 次，直到患者四肢温暖，收缩压在 75mmHg 以上时，逐渐减量至停药。

【不良反应与防治】

常见便秘、出汗减少、口鼻咽喉干燥、视物模糊、皮肤潮红、排尿困难、胃肠动力低下等不良反应。禁用于青光眼及前列腺增生患者。休克治疗时阿托品用量要求在短时间内达到阿托品化，此时常伴随出现瞳孔中度散大、面颊潮红、口干、心率加快、轻度不安等症状。

【药物相互作用】

与尿液碱化药，包括含镁或钙的制酸药、碳酸酐酶抑制药、碳酸氢钠、柠檬酸盐等配伍时，阿托品排泄延迟，作用时间和（或）毒性增加。与金刚烷胺、吩噻嗪类药、其他抗胆碱药、扑米酮、普鲁卡因胺、三环类抗抑郁药配伍用，阿托品的不良反应可加剧。与单胺氧化酶抑制药（包括呋喃唑酮、丙卡巴肼等）配伍用时，可加强抗 M 胆碱作用的副作用。与甲氧氯普胺并用时，后者的促进胃肠运动作用可被拮抗。

案例 18-2

患者，女性，45 岁，患原发性高血压。因心悸、胸闷、胸部疼痛、咳嗽、咳白色黏液样痰就诊。入院后给予 5% 葡萄糖溶液 100ml+ 头孢他啶注射液静脉滴注。输液开始 2min 后，患者感到全身皮肤瘙痒，继而出现面色苍白、心悸、头晕、烦躁不安等症状。体检发现，脉搏 124 次 / 分钟，呼吸 30 次 / 分钟，血压 60/30mmHg，心率 118 次 / 分钟。立即停用头孢他啶；采取输氧；肌内注射苯海拉明 20mg、地塞米松 8mg 及皮下注射肾上腺素 1mg 进行治疗。2h 后患者症状缓解，生命体征平稳。

问题： 请问以上临床用药的药理学基础是什么？

解析： 患者表现属典型的头孢他啶过敏反应。输氧可预防和治疗休克时机体缺血、缺氧，改善细胞代谢；苯海拉明和地塞米松具有抗过敏、抗炎、稳定细胞膜、抑制有害因子释放等作用；肾上腺素可以升高血压、强心、改善微循环、解除气管和支气管痉挛。

思 考 题

1. 简述休克的概念，临床常见的休克类型有哪些？
2. 结合休克的病理生理过程，阐述休克常用治疗药物的作用环节与特点。

（汤依群）

第十九章 消化系统疾病的临床用药

学习目标

掌握：抗消化性溃疡的临床用药分类、药理作用及用药原则；胃食管反流病的临床用药；炎症性结肠炎及克罗恩病的临床用药。

熟悉：急慢性胆囊炎、胆石症等胆道疾病的临床用药；胰腺炎的临床用药。

了解：非病毒性肝炎的临床用药和肝硬化及主要并发症的临床用药及原则。

消化系统疾病是临床的常见病、多发病，主要有消化性溃疡、胃食管反流病、炎性肠病、胆道疾病、胰腺和肝脏疾病等。药物治疗仍然是目前临床应用最基本、最有效、最广泛的治疗手段。由于胃肠道是主要的给药途径，肝是体内重要的代谢器官，因此消化道疾病的存在会导致药物在体内的吸收、分布、代谢等药动学环节发生更为复杂的变化。正确选择并合理应用消化系统疾病的药物，对提高药物的治疗效果，减少不良反应的发生尤为重要。近年来，随着生物制剂、基因工程药物的不断发展，消化系统疾病的新药也层出不穷，其药物治疗也在发生着重大的变化。本章主要就上述疾病的临床用药作相关介绍。

第一节 抗消化性溃疡药物

消化性溃疡（peptic ulcer）主要指发生在胃和十二指肠球部的慢性溃疡，即胃溃疡（gastric ulcer）和十二指肠溃疡（duodenal ulcer），溃疡的形成主要与黏膜的损伤因素和黏膜自身防御 - 修复因素之间失平衡有关。其中，幽门螺杆菌（Helicobacter pylori，Hp）感染、非甾体抗炎药（nonsteroidal anti-inflammatory drug，NSAID）的广泛应用是引起消化性溃疡最常见的损伤因素，胃酸和（或）胃蛋白酶引起黏膜自身消化亦是导致溃疡形成的损伤因素。临床治疗目的在于消除病因、解除症状、愈合溃疡、防止复发和避免并发症。自 1910 年 Schwartz 提出"无酸，便无溃疡"的观点以来，抗酸成为消化性溃疡的主要治疗措施。20 世纪 80 年代初期，H_2 受体拮抗药（H_2 receptor antagonist）问世，以及随后质子泵抑制药（proton pump inhibitor，PPI）的临床应用，可称为消化性溃疡治疗史上的第一次革命。而近年来倡导的根除 Hp 则是消化性溃疡治疗史上的第二次革命，但 NSAID 相关性溃疡伴 Hp 感染患者是否使用 Hp 根除治疗目前仍有争议。因此，目前临床上用于治疗消化性溃疡的药物主要是以抗酸药、胃酸分泌抑制药、黏膜保护药及抗幽门螺杆菌药等为主，治疗基本原则是抑制损伤因素和增强自身防御 - 修复因素。

一、常用抗消化性溃疡药物

（一）抗酸药

抗酸药为无机弱碱类物质，口服后直接中和胃酸而达到降低胃酸的目的，有些胶体制剂如氢氧化铝凝胶，能在溃疡面上形成一层保护性薄膜，覆盖于溃疡面和胃肠黏膜，减少胃酸和胃蛋白酶对受损组织的腐蚀与消化作用。此类药物的疗效以水剂最好，粉剂次之，片剂最差，片剂应嚼碎服用。因空腹服用的药物很快自胃排出，故抗酸药应在饭后 1.5h 服用。为对抗夜间胃酸增高，睡前应服 1 次。

抗酸药的特点是作用时间短，服药次数多，容易发生便秘或腹泻等副作用。从临床疗效观察，抗酸药对消化性溃疡的镇痛效果较好，但对胃酸的抑制作用可因增加促胃泌素的分泌而减弱，不利于溃疡的愈合。现已很少单独应用，常制成复方制剂，以增强疗效，降低不良反应，作为溃疡镇痛的辅助治疗。临床常用复方制剂所含的重要抗酸物质有氢氧化铝、三硅酸镁、碳酸钙、氧化镁、铝碳酸镁等，现以铝碳酸镁为例作重点介绍。

铝碳酸镁（hydrotalcite）

【体内过程】

口服后不吸收，直接中和胃酸。服用本品后，体内无各种成分蓄积，以每日 6g 剂量服用 28 日后，血清中铝、镁、钙和其他矿物质含量仍处于正常范围内。

【药理作用特点】

抗酸作用迅速而温和，1.0g 本品 14s 内可使 150ml 人工胃液 pH 上升至 3，大大快于氢氧化铝。抗酸作用持久，在相同条件下本品的作用持续时间是碳酸氢钠的 6 倍。本品可吸附胃蛋白酶，抑制其活性，有利于溃疡面的愈合；结合胆汁酸和吸附溶血磷脂酰胆碱，抑制其活性，防止其对胃黏膜的损伤；增加黏液中的碳酸氢根（HCO_3^-）储存，增强黏膜的抗酸缓冲能力；促进前列腺素 E 生成，促进黏膜修复。

【临床应用及评价】

主要用于胃及十二指肠溃疡、反流性食管炎、胆汁反流、急慢性胃炎等。也可用于胃酸过多引起的胃部不适，如胃灼痛、反酸及腹胀、恶心、呕吐等症状。

【不良反应与防治】

因含有铝、镁两种金属离子，相互抵消了便秘和腹泻的副作用，仅个别患者可能会出现胃肠道不适、消化不良、呕吐、排便次数增多，甚至腹泻等。

【药物相互作用】

与四环素类、喹诺酮类、铁剂、抗凝血药、鹅去氧胆酸、地高辛及 H_2 受体拮抗药等合用时，因含有铝、镁等多价金属离子，可能干扰多种药物的吸收，必须合用时应至少间隔 1 ～ 2h。

（二）抑酸药

胃酸（H^+）是消化性溃疡的始动因子，主要由胃黏膜壁细胞分泌，壁细胞膜上有 3 种受体，即组胺 -2（H_2）受体、乙酰胆碱受体和促胃泌素受体，阻断任一受体都可以抑制胃酸分泌。抗胆碱药物哌仑西平（pirenzepine）和胃泌素受体拮抗药丙谷胺（proglumide）等对溃疡的疗效不理想，现已少用。胃黏膜壁细胞膜上 3 种受体的泌酸作用，最后均需通过唯一通路——质子泵实现，故质子泵抑制药的抑酸作用最强，已成为目前治疗溃疡病的首选药物。

1. H_2 受体拮抗药　代表药物有西咪替丁（cimetidine，甲氰咪胍）、雷尼替丁（ranitidine）、法莫替丁（famotidine）及尼扎替丁（nizatidine）等。

【体内过程】

口服后能被胃肠全部吸收，平均生物利用度在 30% ～ 100%，血药浓度达峰时间在 1 ～ 3.5h，$t_{1/2}$ 为 1.5 ～ 4h 不等，故抑酸作用较快，停药后不良反应亦迅速消失。

【药理作用特点】

胃壁细胞上的 H_2 受体在接受刺激后，会促使细胞内环磷酸腺苷（cyclic adenosine monophosphate，cAMP）水平增高，激活蛋白激酶，继而激活碳酸酐酶，从而使细胞内 H_2CO_3 分解成 H^+ 和 HCO_3^-。H_2 受体拮抗药的化学结构与组胺相似，因而能竞争性阻断组胺与壁细胞表面 H_2 受体结合，抑制胃酸分泌。

【临床应用及评价】

消化性溃疡合并上消化道出血时，多采用静脉滴注 H_2 受体拮抗药方法，待上消化道出血停止后，再改用口服制剂继续治疗。各种 H_2 受体拮抗药的相对抑酸强度及其药动学参数虽有不同，但临床应用标准剂量时，其疗效基本相同。治疗十二指肠溃疡愈合率为 70% ～ 80%，愈合时间大多在 4 周左右；胃溃疡治疗疗程较十二指肠溃疡更长，一般需 6 ～ 8 周。

【不良反应与防治】

不良反应较轻，发生率也较低。其中以西咪替丁较多见。常见的有腹胀、腹泻、口干、一过性转氨酶增高，偶见严重肝炎、肝坏死；有轻度的抗雄激素作用，长期应用或用量较大（1日1.6g以上）可出现男性乳房增大、阳痿、精子计数减少以及女性溢乳等；可通过血脑屏障，具有一定的神经毒性，症状类似抗乙酰胆碱药中毒，毒扁豆碱治疗有效；罕见的有间质性肾炎，粒细胞减少或血小板减少，停药后可恢复。

【药物相互作用】

西咪替丁：抗酸药影响 H_2 受体拮抗药的吸收，可使后者的血药浓度降低，如必须与抗酸药合用，两者口服时间应至少相隔 1h；如与甲氧氯普胺合用，西咪替丁的剂量需适当增加。西咪替丁可抑制肝细胞内细胞色素 P450 的活性并减少肝血流量，降低许多药物在体内的代谢，如华法林、苯妥英钠、氨茶碱、卡马西平、普萘洛尔、维拉帕米、地西泮等，上述药物与西咪替丁合用时作用时间延长，均应减量应用。

雷尼替丁：可延缓胃排空，增加胃内 pH，可减少部分弱碱性药物（如酮康唑）的吸收。对细胞色素 P450 的抑制作用不及西咪替丁的 1/10～1/5，但可减少肝血流量，因而与普萘洛尔、利多卡因等代谢受肝血流量影响较大的药物合用时，可延缓这些药物的作用。

法莫替丁及尼扎替丁：可以通过影响胃排空、改变胃内 pH 而影响其他药物的吸收，对细胞色素 P450 无明显抑制作用。

2. 质子泵抑制药（proton pump inhibitor，PPI） 代表药物有奥美拉唑（omeprazole）、兰索拉唑（lansoprazole）、泮托拉唑（pantoprazole）、雷贝拉唑（rabeprazole）和艾司奥美拉唑（esomeprazole）等。

【体内过程】

为苯并咪唑环类化合物，呈弱碱性，在酸性环境中不稳定，胃液中易降解，宜将其制成肠溶剂，有利于在小肠中被溶解吸收。奥美拉唑口服单次给药的生物利用度约为 35%，反复给药可达 60%。注射 1min 后可分布全身，血浆蛋白结合率约为 95%，$t_{1/2}$ 为 0.5～2h。兰索拉唑、泮托拉唑的生物利用度分别为 85%、77%。质子泵抑制药口服后 T_{max} 均在 1～3h，由肝细胞中的细胞色素 P450 酶系代谢，代谢产物经尿排出体外。

【药理作用特点】

质子泵（proton pump）也称酸泵（acid pump），是一种氢钾 ATP 酶（H^+，K^+-ATP 酶），可将壁细胞内的 H^+ 泵出至胃腔，同时将细胞外的 K^+ 泵入壁细胞内。因此，质子泵是各种原因所致壁细胞泌酸的共同的最终环节。质子泵抑制药到达壁细胞内的酸性环境（分泌小管腔、小管泡腔），代谢成次磺酰胺类化合物后，可抑制 H^+，K^+-ATP 酶，具有强大的抑制胃酸分泌的作用。

质子泵抑制药还具有保护胃黏膜和抗幽门螺杆菌的作用。另外，许多抗生素在体外具有很强的抗 Hp 能力，但其化学性质不耐酸，在 pH 极低的胃液中易被降解，不能充分发挥活性。质子泵抑制药升高胃内 pH，从而使不耐酸的抗生素能发挥其最大的杀菌能力，与抗生素有协同作用。例如，当阿莫西林或克拉霉素和质子泵抑制药合用时，前两者在血浆和胃组织中的浓度均显著升高。

【临床应用及评价】

质子泵抑制药对胃酸分泌的抑制作用强于 H_2 受体拮抗药。奥美拉唑每日 20～40mg（兰索拉唑 30mg 或泮托拉唑 40mg）一次口服，服药 1 周，可抑制 24h 胃酸分泌的 90%，且持续时间长。奥美拉唑、兰索拉唑、泮托拉唑对质子泵的抑制是不可逆的，停药后需要较长时间才能恢复；雷贝拉唑的抑酸作用是可逆的，且起效更快，作用更强，但持续时间较短。艾司奥美拉唑是奥美拉唑的 S 异构体，其肝首过效应小于奥美拉唑，血浆清除率亦低，药物浓度 - 时间曲线下面积比奥美拉唑大 5 倍，具有更强、更持久的抑酸作用。

各种质子泵抑制药对胃、十二指肠溃疡均有很好的疗效，常规剂量下，用药 4～8 周可以达到理想的疗效，溃疡愈合率、症状缓解速度明显优于 H_2 受体拮抗药及其他溃疡治疗药。

【不良反应与防治】

常见的有头痛、腹痛、腹泻、恶心、眩晕，停药后消失。长期应用应注意低胃酸所致的维生素 B_{12} 等营养物质吸收障碍。由于胃酸分泌减少可引起血清胃泌素水平增高，长期服用，应定期检查胃黏膜有无肿瘤样增生。

【药物相互作用】

质子泵抑制药经肝细胞色素 P450 酶系代谢，与经 P450 酶系代谢且治疗指数低的药物（如苯妥英、双香豆素、地西泮等）合用时，可使后者的半衰期延长，代谢减慢。与氯吡格雷联合使用可降低氯吡格雷的药理活性，应避免同时使用 PPI 和氯吡格雷。

（三）黏膜保护药

正常情况下，胃、十二指肠黏膜具有的一系列防御和修复机制，包括黏液 - 碳酸氢盐屏障、胃黏膜屏障、黏膜血流量、前列腺素、表皮生长因子（epidermal growth factor，EGF）等，在胃酸、胃蛋白酶、幽门螺杆菌、胆汁、药物和其他有害物质侵袭时，黏膜保护机制失衡而发生消化性溃疡。胃黏膜保护药主要通过增强黏膜的防御和（或）修复功能，促进溃疡的愈合，因而广泛用于溃疡病的治疗。常用药物有硫糖铝、柠檬酸铋钾、米索前列醇等，现以硫糖铝为例重点介绍。

硫糖铝（sucralfate）

【体内过程】

口服后仅有约 5% 经胃肠道吸收，大部分以原型从粪便排出，仅少量代谢产物经肾排出。该药可与食物及抗酸药结合，因而不宜与食物、抗酸药或其他药物同服。

【药理作用特点】

硫糖铝在酸性环境下可形成不溶性胶体，且能与溃疡处炎症渗出蛋白质结合，在溃疡面形成一层薄膜，阻止胃酸及胃蛋白酶侵袭，促进溃疡愈合；同时，其能吸附胃蛋白酶、促进内源性前列腺素 E 合成、刺激表面上皮分泌碳酸氢盐，并能吸附表皮生长因子浓集于溃疡处，起到胃黏膜保护作用。近年研究表明，硫糖铝还具有抗 Hp（幽门螺杆菌）作用。

【临床应用及评价】

适用于胃及十二指肠溃疡，疗效与 H_2 受体拮抗药相似，治疗 4 周，十二指肠溃疡和胃溃疡的愈合率分别为 59% ～ 85% 和 36% ～ 61%，8 周的愈合率分别为 79% ～ 91% 和 75% ～ 94%。

【不良反应与防治】

硫糖铝不被吸收，故不良反应少。主要副作用为便秘，发生率为 3% ～ 4%，偶见口干、恶心、皮疹等，长期服用可导致低磷血症。治疗剂量的硫糖铝一般不引起铝蓄积中毒，但肾功能不全时慎用。

【药物相互作用】

1. 硫糖铝可降低西咪替丁、雷尼替丁、地高辛、苯妥英钠、华法林、四环素类、氟喹诺酮类（如环丙沙星、诺氟沙星）和脂溶性维生素 A、维生素 D、维生素 E、维生素 K 等的吸收，与这些药物同时服用时，间隔时间宜在 2h 以上。

2. 多酶片的药理作用与本药拮抗，合用时二者疗效均降低，不宜合用。

3. 本药在酸性环境中起保护胃、十二指肠黏膜的作用，故不宜与碱性药物合用。

4. 临床为缓解溃疡疼痛将硫糖铝与抑酸药合用时，后者须在服用本药前 30min 或后 1h 给予。

（四）根除幽门螺杆菌的药物

在明确 Hp 与消化性溃疡发病关系后，抗 Hp 治疗已成为溃疡治疗的重要环节。根除 Hp 使绝大多数消化性溃疡不再是一种慢性复发性疾病而是可以彻底治愈的。由于大多数抗生素在胃低 pH 环境中活性降低且不能穿透黏液层到达细菌，因此 Hp 感染不易清除。至今尚无单一药物能有效根除 Hp，而随着 Hp 耐药率上升，标准三联疗法（PPI+ 克拉霉素 + 阿莫西林或者 PPI+ 克拉霉素 + 甲硝唑）根除率已低于或远低于 80%，推荐铋剂 +PPI+2 种抗菌药物组成的四联疗法。四联疗法延长疗程可在一定程度上提高疗效，推荐疗程为 10 天或 14 天。

青霉素过敏者推荐的方案为：克拉霉素 + 左氧氟沙星；克拉霉素 + 呋喃唑酮；四环素 + 甲硝唑或呋喃唑酮；克拉霉素 + 甲硝唑。需注意的是，青霉素过敏者初次治疗失败后，抗菌药物选择较少，应尽可能提高初次治疗根除率。

【不良反应与防治】

短疗程根除 Hp 治疗的不良反应主要由抗生素所引起。

1. 阿莫西林 可引起腹泻、恶心及呕吐等胃肠道反应及皮疹。

2. 甲硝唑 口腔异味或金属味、恶心、头痛或偶有暂时性白细胞降低等。

3. 呋喃唑酮 头晕、乏力、恶心、呕吐或皮疹等。剂量大时可引起末梢神经炎，葡萄糖 -6- 磷酸脱氢酶（glucose 6-phosphate dehydrogenase, G6PD）缺乏者可引起急性溶血反应。由于呋喃唑酮不良反应的发生率与剂量大小有关，故目前推荐的四联疗法中，使用呋喃唑酮总量仅每日 200mg。

案例 19-1

患者，男，57 岁，因"腹痛、消瘦 1 个月，加重 5 天"入院。入院诊断：1. 胃恶性肿瘤；2. 幽门螺杆菌感染。

问题： 根除幽门螺杆菌感染的标准疗法是什么？

解析： 推荐铋剂 +PPI+2 种抗菌药物组成的四联疗法。四联疗法推荐的疗程为 10 日或 14 日。

二、抗消化性溃疡药物的合理使用

消化性溃疡治疗的目的在于缓解临床症状，促进溃疡愈合，防止复发，避免或减少并发症，提高生活质量。不同的药物药理作用不一样，基于疾病的治疗需要，为了达到更好的治疗效果，使用抗消化性溃疡药物时注意以下几方面。

1. 绝大多数药物治疗是缓解临床症状，减少并发症，可分为预防用药和治疗用药；按剂量可分为间隙治疗、减量治疗和按需治疗；按药品种类，可分为单独用药和联合用药，应根据不同需要选择不同治疗方法。

2. 抑酸治疗是缓解消化性溃疡、愈合溃疡最主要的措施，主要治疗药物是抗酸药和抑酸药。

3. 质子泵抑制剂起效快速，抑酸明显，效果显著，一般为消化性溃疡的首选药物，对于老年人消化性溃疡、难治性溃疡、巨大溃疡及复发性溃疡，建议在抑酸、抗 Hp 治疗的同时，联合应用胃黏膜保护药。

4. 某些慢性疾病，如胃食管反流病（gastroesophageal reflux disease, GERD），药物治疗只是"治标"而不是"治本"，停药后有极高的复发率，需要维持治疗。

5. 对怀疑消化性溃疡合并出血时，尽可能在 24h 内行急诊胃镜，根据出血分级、止血困难程度以及合并使用药物类型，推荐静脉给予 PPI 类药物，剂量由病情决定，并可依据患者病情适当延长 PPI 的疗程，使用 3～5 日后，待病情好转，再转成口服直至溃疡愈合。

6. 严格遵循正确的药品服用方法，注意饭前及饭后服用区别，不多服不漏服。

7. 提高依从性，不可自行停药、加量或减量，定时定量规律服用。

8. 某些药品需要特殊保存条件，如微生态制剂需要避光冷藏等。

9. 若同时服用其他药品，应及时告知医师或药师，避免药物相互作用及不良反应发生。

第二节　其他消化系统疾病治疗药物

一、胃食管反流病的治疗药物

GERD 是指胃、十二指肠内容物反流入食管引起胃烧灼感等症状，并可导致食管炎和咽、喉、气道等食管以外的组织损害。约半数胃食管反流病患者内镜下见食管黏膜糜烂、溃疡等炎症病变，称反流性食管炎（reflux esophagitis，RE）；但相当部分胃食管反流病患者内镜下可无炎性食管炎表现，这类胃食管反流病称为非糜烂性反流疾病（non-erosive reflux disease，NERD）。

GERD 治疗原则为缓解症状、治愈食管炎、预防和治疗重要的并发症、防止复发。治疗方法有保守治疗（即改变生活方式，如减肥、抬高床头、戒烟，避免睡前进食等）、积极的药物治疗和介入或手术治疗等。药物治疗通过增强抗反流屏障的作用，提高食管的清除能力，改善胃排空和幽门括约肌的功能，防止十二指肠反流，抑制酸分泌、减少反流物中酸或胆汁等含量，降低反流物的损害性，保护食管黏膜，促进修复，从而达到解除症状、治疗反流性食管炎、预防并发症和防止复发等目的。

PPI 是 GERD 治疗的首选药物，在食管炎愈合率、愈合速度和反流症状缓解率方面，PPI 均优于 H_2 受体拮抗药。单剂量 PPI 治疗无效可改用双倍剂量，在使用双倍剂量 PPI 时，应分两次分别在早餐前和晚餐前服用。一种 PPI 无效可尝试换用另一种 PPI，疗程至少 8 周。对于长期大剂量 PPI 才能控制症状的患者，可以考虑内镜治疗或外科治疗。

> **案例 19-2**
>
> 　患者，女，65 岁，因腹胀、腹痛、消瘦 1 月余，加重伴饮食差 1 周入院。入院诊断：1. 腹痛；2. 腹胀；3. 胃食管反流。
>
> 　**问题：** 该患者胃食管反流首选的药物是？
>
> 　**解析：** 首选 PPI。大量研究证据表明，PPI 在缓解 GERD 症状方面的疗效优于 H_2 受体拮抗药，是 GERD 诱导缓解和维持治疗的首选药物。

二、炎性肠病的治疗药物

炎性肠病（inflammatory bowel disease，IBD）系由发生在结肠或小肠的慢性非特异性炎症引起，主要包括两种不同的疾病：溃疡性结肠炎（ulcerative colitis，UC）和克罗恩病（Crohn disease，CD）。

（一）溃疡性结肠炎的治疗药物

溃疡性结肠炎病变主要局限于大肠黏膜与黏膜下层，以溃疡为主，多累及直肠和远端结肠，但可向近段扩展至全结肠，呈弥漫性分布，病情轻重不等，呈反复发作的慢性病程，多见于青壮年。病因和发病机制尚未明确，目前认为主要与免疫异常有关。常用治疗药物为氨基水杨酸类、糖皮质激素和免疫抑制药。

1. 氨基水杨酸类　是治疗轻度 UC 的首选药物，没有证据显示不同类型 5- 氨基水杨酸（5-aminosalicylic acid，5-ASA）制剂疗效上有差别。该类药物有柳氮磺吡啶、巴柳氮、奥沙拉秦、美沙拉秦等，现以柳氮磺吡啶为例作重点介绍。

柳氮磺吡啶（salicylazosulfapyridine，SASP）

【体内过程】

口服后小部分在胃肠道吸收，可形成肠肝循环。大部分未被吸收的 SASP 在回肠末端和结肠被细菌分解为 5-ASA 和磺胺吡啶，残留部分自粪便排出。5-ASA 几乎不被吸收，而磺胺吡啶大部分被吸收入血液循环，并代谢为乙酰化产物从尿中排出，且可出现在母乳中，故认为 SASP 的不良反应主要由磺胺吡啶引起。

【药理作用特点】

SASP 对炎性肠病的治疗作用主要在于 5-ASA，而磺胺吡啶主要起载体作用，阻止 5-ASA 在胃和十二指肠吸收，仅在肠道碱性条件下，肠道细菌使重氮键破裂而释出有效成分 5-ASA。5-ASA 滞留在结肠内，与肠上皮接触而发挥抗炎和免疫抑制作用，其机制可能与抑制肠黏膜局部和全身抗炎免疫反应及清除氧自由基等有关。

【临床应用及评价】

SASP 作为治疗轻至中度 UC 的主药沿用至今，也是维持缓解最有效的药物，在重度 UC 中亦作为辅助治疗。SASP 片剂除口服外，将药片研磨后加入生理盐水及激素等对左半结肠病变的患者进行灌肠治疗可收到较好疗效。SASP 栓剂也是有效剂型，药物可深抵直肠、乙状结肠区域发挥作用。

【不良反应与防治】

不良反应较多，常见于用药的前 2～3 个月，可分为两类。一类是剂量相关性的，由于磺胺吡啶在血液中过度积聚所致，有恶心、呕吐、食欲缺乏、头痛、脱发、叶酸吸收不良等，多发生在口服剂量每日超过 4g 时，当剂量减少到每日 2～3g 时可改善；另一类为特异性变态反应，与剂量无关，主要有皮疹、溶血性贫血、支气管痉挛、粒细胞缺乏症、肝炎、纤维性肺泡炎、肺嗜酸性粒细胞增多症等，需要定期复查血常规和肝功能，一旦出现须改用其他药物。

【药物相互作用】

1. 与尿液碱化药合用时可增强磺胺药在尿液中的溶解度，使其排泄增多，不良反应减少。

2. 与抗凝血药、苯妥英钠、口服降血糖药、巴比妥类、甲氨蝶呤等合用时，可竞争这些药物的蛋白结合部位，使其作用延长，毒性增加，需注意调整剂量。

3. 与洋地黄类或叶酸合用时使其吸收减少，血药浓度降低，须随时观察洋地黄类的作用与疗效。

4. 与丙磺舒合用时，会降低肾小管磺胺排泌量，致血中的磺胺浓度上升，作用延长，容易中毒。

2. 糖皮质激素

【药理作用特点】

糖皮质激素可抑制磷脂酶 A2，减少白细胞介素 -1（Interleukin-1，IL-1）、白三烯（leukotriene，LT）及血小板活化因子（platelet activating factor，PAF）等介质生成，从多个步骤减轻炎性肠病的炎症反应，同时缓解毒性症状，近期疗效较好，主要用于 SASP、5-ASA 疗效不佳者（一般 2～4 周）及重症急性发作期或暴发型患者。

【临床应用及评价】

新型糖皮质激素类药物分子量大、局部浓度高，吸收后经肝迅速清除，可达到局部抗炎作用强而全身不良反应少的目的，代表药物为布地奈德和间苯磺酸泼尼松龙。布地奈德与类固醇受体结合能力较泼尼松强 15 倍，抗炎作用强，口服后其前体形式可达回肠各段，吸收后迅速被肝完全代谢，仅 10% 进入血液循环；结肠给药后直接经肝门静脉至肝被清除，从而避免了全身不良反应，而局部活性较全身高，有利于左半结肠病变的局部应用。口服该药的控释剂可选择性在末段回肠和回盲部发挥抗炎作用，不良反应发生率低于 30%。一般口服用量为每日 9mg，疗程可较泼尼松等一般糖皮质激素类制剂长，甚至主张用于维持治疗。

【不良反应与防治】

长期应用易产生副作用，如情绪改变、向心性肥胖、满月脸、高血压等，且不能防止复发，故症状好转后，即应逐渐减量直至停药。

3. 免疫抑制药

【药理作用特点】

可通过干扰嘌呤的生物合成，或降低免疫系统的敏感性而治疗炎性肠病。

【临床应用及评价】

常用药物有硫唑嘌呤、6-巯基嘌呤、甲氨蝶呤和环孢素等，用于水杨酸制剂和糖皮质激素无效的顽固性溃疡性结肠炎的治疗，可减少糖皮质激素的用量，但一般用药3～6个月才显效，限制了其临床应用。

【不良反应与防治】

该类药物不良反应较多，包括恶心、呕吐等胃肠道反应及骨髓抑制引起的白细胞减少，以及皮疹、变态反应性发热和肝功能异常，少数人用药后可发生胰腺炎。长期用药有引起皮肤肿瘤和恶性淋巴瘤的报道。不良反应与剂量和变态反应有关，一般情况下减少剂量或停药后，不良反应可消失。应严密观察患者的血常规、肝功能变化。

4. 英夫利昔单抗（infliximab，IFX） 是一种抗肿瘤坏死因子单克隆抗体，价格昂贵。当激素及上述免疫抑制药治疗无效或激素依赖不能耐受时，可考虑IFX治疗。目前，临床主要用于治疗克罗恩病，溃疡性结肠炎方面的应用较少。

【体内过程】

静脉注射本品3～20mg/kg时，最大血药浓度与剂量呈线性相关，稳态时的表观分布容积与剂量无相关性，显示本品主要分布在血管腔隙内。有关研究表明，本品总清除率未随体重增加而线性增加。

【药理作用特点】

在克罗恩病患者的相关组织和体液中可测出高浓度的肿瘤坏死因子-α（tumor necrosis factor-α，TNF-α）。本品为人-鼠嵌合单克隆抗体，可与TNF-α的可溶形式和跨膜形式以高亲和力结合，迅速形成稳定复合物，抑制TNF-α与受体结合，从而使TNF-α失去生理活性。也可使血清中白介素-6（Interleukin-6，IL-6）和C反应蛋白（C-reactive protein，CRP）的水平降低。

【临床应用及评价】

本品常用于成人及6岁以上儿童克罗恩病、类风湿关节炎、成人溃疡性结肠炎、强直性脊柱炎及银屑病等，尤其是对于接受传统治疗效果不佳的中、重度活动性克罗恩病、不耐受或有医学禁忌的中、重度活动性溃疡性结肠炎成年患者，本品可减轻症状和体征，诱导并维持临床缓解和黏膜愈合，使患者减少或停止使用糖皮质激素。首次给予5mg/kg，然后在首次给药后的第2周和第6周及以后每隔8周各给予1次相同剂量。对于疗效不佳的患者，可考虑将剂量调整至10mg/kg。

【不良反应与防治】

①常见不良反应为上呼吸道感染，包括病毒感染与细菌感染；②在本品的输注过程中，可能出现输液反应，如伴随发热或寒战等非特异性症状、低血压、胸痛、呼吸困难、瘙痒、过敏反应及惊厥等；③在本品停药不足1年期间，可能发生迟发型超敏反应，并随着停药间隔的延长，迟发型超敏反应风险增高；④使用本品治疗期间，可能会出现英夫利昔单抗抗体，影响疗效；⑤治疗期间，可增加感染或原有感染性疾病加重，如结核、脓毒症、肺炎的细菌感染、侵袭性真菌感染、病毒性感染和其他机会性感染；⑥少部分患者使用本品会出现过敏反应，包括咽喉部水肿、重度支气管痉挛及癫痫等。

【药物相互作用】

①不宜与阿那白滞素、阿巴西普及其他TNF-α抑制药联用，以免毒性反应增加；②不宜与托珠单抗联合使用，潜在发生免疫抑制的可能和感染的风险会增高；③不建议与具有相同适应证的其他生物制剂合用，可能会减少抗英夫利昔单抗抗体的产生，使其血药浓度升高；④与细胞色素P450底物药物联用时，应监测后者的疗效或血药浓度，并根据需要调整药品剂量；⑤建议患者不要同时接种活疫苗或使用治疗用感染性制剂。

案例 19-3

　　患者，男性，49岁，因反复腹泻半月余入院。诊断：1. 溃疡性结肠炎；2. 慢性胃炎。入院后先给予美沙拉嗪缓释颗粒 1g，po，qid，治疗 3d，病情无明显好转，体温最高 38.4℃，脉搏 110 次 / 分，Hb 74g/L，ESR 72mm/h，综合评估患者为重度溃疡性结肠炎。

　　问题：患者首选的治疗药物是什么？

　　解析：患者的病变部位为广泛结肠及直肠，局部用药不能到达病变部位，且目前病情属于重度活动期，首选静脉使用甲泼尼龙进行治疗，属于最佳治疗方案，待病情基本得到控制后，可改为口服激素维持治疗。

（二）克罗恩病的药物治疗

　　克罗恩病以非干酪性肉芽肿性炎症为特征，病变部位多在末段回肠，其次为结肠，亦可累及消化道其他部位，呈局限性或节段性分布，病程多迁延，呈发作、缓解交替出现，重症者迁延不愈，常伴有各种并发症，预后不良。尽管克罗恩病与溃疡性结肠炎的临床表现有所不同，但在病因和发病机制上有许多相似之处，因而治疗多采用同类药物。药物治疗方案的选择与应用如下。

　　1. 不同部位克罗恩病的分级治疗方案　结肠型克罗恩病首选氨基水杨酸类药物，无效者换用或加用糖皮质激素；小肠型或回肠型克罗恩病首选糖皮质激素，可同时用氨基水杨酸类制剂，无效者可试用硫唑嘌呤和甲硝唑，若仍无效，可手术治疗。

　　2. 不同严重程度克罗恩病治疗方案的选择　轻度病例可用氨基水杨酸类药物和甲硝唑；中度病例口服糖皮质激素 7 ~ 28d；无效者换用硫唑嘌呤或 6- 巯基嘌呤，若仍无疗效，可改为甲氨蝶呤等药物；重度病例则应静脉使用糖皮质激素和（或）环孢素，给予胃肠外营养，必要时考虑手术治疗。

　　3. 生物制剂　当激素及上述免疫抑制药治疗无效或激素依赖不能耐受时，可考虑 IFX 治疗；重度活动性克罗恩病患者，可在激素治疗无效时使用，也可一开始就使用。

案例 19-4

　　患者，女，53岁，以"腹痛、便血 1 年余，再发并加重 1 月余"为主诉，初诊为"1. 克罗恩病；2. 原发性胆管炎"。外院给予英夫利昔治疗，但抗英夫利昔抗体升高中和药效，导致英夫利昔浓度较低。

　　问题：该患者目前可选择的方案有哪些？

　　解析：

　　1. 加大英夫利昔剂量，缩短给药间隔时间，定期检测英夫利昔单抗谷浓度，但会加重患者经济负担，且疗效不确切。

　　2. 更换生物制剂，如维得利珠单抗用于对 TNF 抑制药或免疫调节药无应答、应答不充分、不耐受或对皮质类固醇应答不充分、不耐受、依赖的中至重度活动性克罗恩病，乌司奴单抗用于治疗成年患者的中度至重度活动性克罗恩病。

三、肝脏疾病的治疗药物

（一）非病毒性肝炎的治疗药物

　　非病毒性肝炎是指非病毒引起的肝炎，常见的有酒精性、药物性、自身免疫性、胆汁淤积型、脂肪肝、中毒性、寄生虫性肝炎等，这类肝炎不需要抗病毒治疗，但原因、病情不同，治疗方法有所不同，效果也不同。治疗原则如下。

　　1. 病因治疗　病因明确者应首先消除致病因素，如酒精性肝炎和脂肪肝戒除烟酒、药物性肝炎及时撤除致病药物，患者肝功能多可恢复。另有 1/3 患者致病原因未明。

2. 营养治疗 早期给予低脂、低胆固醇饮食，长期胆汁淤积者可补充维生素 K、维生素 A、维生素 D 及 ATP、辅酶 A，以及高糖、高蛋白饮食，维持热量。

3. 症状治疗

（1）黄疸：应用糖皮质激素，有效率为 60% 左右；应用苯巴比妥，有效率可达 70% 左右，尤其对药物性肝内胆汁淤积和肝炎后残留黄疸疗效更好。应用胰高血糖素 - 胰岛素疗法，可使胆汁流量增加，治疗期间应及时检查血糖、尿糖及电解质。

（2）瘙痒：重者用肥皂水及 2% 硫酸镁液洗涤，口服消胆胺 6 ～ 10g/ 日，还可给予地西泮、东莨菪碱、苯巴比妥等镇静药。

4. 药物治疗 主要有保护肝细胞、调节免疫、抗脂肪肝，以及使用大环内酯类抗生素等。另外，根据中医的辨证疗法，可选用清热解毒、通腑利胆、凉血活血及温阳利湿等中药。

案例 19-5

患者，男，40 岁，因发现巩膜、皮肤黄染 10 余天入院。入院后诊断：1. 酒精性肝炎；2. 胆囊结石合并慢性胆囊炎。给予泼尼松及对症支持治疗，1 周后血常规示白细胞 18.22×10^9/L，中性粒细胞百分比 81.8%。肝功能提示 TBIL 215.6μmol/L，DBIL 107.7μmol/L，IBIL 107.9μmol/L，GOT 109.9U/L，GPT 82.9U/L，ALP 148.7U/L，GGT 218.3U/L，TBA 28.3μmol/L。泼尼松龙逐渐减量并于 4 周后停用。1 个月后复查血常规完全恢复正常，肝功能提示 TBIL 56.4μmol/L，DBIL 27.4μmol/L，IBIL 29μmol/L，GOT 44.8U/L，GPT 28.7U/L，ALP 152.9U/L，GGT 228.6U/L，TBA 32.1μmol/L。

问题： 如何评价患者应用糖皮质激素治疗酒精性肝炎的效果？

解析：

1. 糖皮质激素可抑制炎症和免疫反应，抑制多种转录因子的活性，直接抑制乙醛加合物的形成以及所带来的新抗原的作用。

2. 糖皮质激素还可降低血液循环中的 IL-8、TNF-α 水平，抑制胶原基质的产生，抑制肝纤维化的进程。

3. 患者在应用糖皮质激素治疗 1 周后血胆红素水平较治疗第 1 天降低达 40% 以上，复查状态良好。

（二）保肝药物

又称为护肝药，主要为保护肝细胞的药物，通过促进细胞再生、降酶、利胆、解毒、抗炎、抗病毒等作用，预防和治疗肝脏疾病，减轻肝负担，解除对肝的毒性与损害，有利于肝组织与肝功能恢复。常用药物有：联苯双酯、甘草酸二铵、促肝细胞生长素、谷胱甘肽、多烯磷脂酰胆碱、双环醇、门冬氨酸钾镁、三磷酸腺苷二钠等。现以还原性谷胱甘肽为例重点介绍。

谷胱甘肽（glutathione）

【体内过程】

可外用、口服及注射用。小鼠肌内注射后约 5h 达血浓峰位，$t_{1/2}$ 约 24h。本品以 $2g/m^2$ 的剂量静脉输液 15min 后，很快分布于各器官内，尤其是肝、肾、皮肤和脾内分布较多，在输液终点平均血浆达峰浓度为 444mmol/L，平均消除半衰期为 10min，清除率为 850ml/（min·m²），输液后 90min 主要以原型和半胱氨酸随尿排出。

【药理作用特点】

为含巯基的三肽化合物，由谷氨酸、半胱氨酸和甘氨酸组成，广泛分布于机体各器官内，对维持细胞生物功能有重要作用。①作为辅酶，参与体内三羧酸循环及糖代谢，促进机体产生高能量；②可激活体内多种酶（如巯基酶），从而促进糖类、脂肪及蛋白质代谢，调节细胞的代谢过程；

③通过转甲基及转丙氨基反应，可保护肝的合成、解毒、灭活激素等功能，并可促进胆酸代谢，有利于消化道吸收脂肪及脂溶性维生素（维生素 A、维生素 D、维生素 E、维生素 K）；④通过巯基与体内的自由基结合，加速自由基的排泄，有助于减轻化疗、放疗的不良反应，而对疗效无影响；⑤对于贫血、中毒或组织炎症造成的全身或局部低氧血症患者，可减轻组织损伤，促进修复；⑥可改善角膜损伤，防止白内障进展；⑦对部分外源性毒性物质具有减毒作用。

【临床应用及评价】

①对各种原因引起的肝损伤具有保护作用；②用作放疗、化疗（包括顺铂、环磷酰胺、柔红霉素、多柔比星等，尤其大剂量化疗时）的辅助用药；③用于低氧血症，如急性贫血、成人呼吸窘迫综合征、败血症；④用于有机磷、胺基或硝基化合物中毒的辅助治疗；⑤用于解除药物毒性，如抗结核药、抗抑郁药、对乙酰氨基酚等。

【不良反应与防治】

主要有皮肤及其附件损害反应，如皮疹、瘙痒、出汗增加、荨麻疹、潮红等；用药部位损害，如注射部位疼痛、静脉炎等；呼吸系统损害，如呼吸困难、急促、咳嗽、哮喘等；偶见胃肠损害，如恶心、呕吐、腹痛；少见神经系统及全身性损害，如头晕、头痛、发热、寒战、过敏反应，甚至过敏性休克等。用药前应询问患者药物过敏史，用药过程中避免同一部位反复注射，药液现配现用，如有任何不适，立即停止使用。

【药物相互作用】

本品不得与维生素 B_{12}、维生素 K_3、泛酸钙、乳清酸、抗组胺药、四环素或磺胺药等合用。

（三）糖皮质激素

常用的有泼尼松、泼尼松龙等。对肝有多种作用，包括促进肝蛋白质合成、刺激肝内糖原异生、增强肝糖原沉积、增加脂肪分解、促进胆汁分泌、使血清胆红素下降、有退黄利胆的作用。还具有抗炎、免疫抑制及稳定肝细胞溶酶体膜的作用，因而在自身免疫性慢性活动性肝炎中有治疗意义。主要用于有自身免疫标记的慢性活动性肝炎患者，以及急性重症肝炎、急性淤胆型肝炎的辅助治疗。

（四）抗脂肪肝药物

脂肪肝是由多种疾病和病因引起的肝脂肪性病变，当肝对脂肪合成的能力增加和（或）转运入血的能力下降时，脂类物质（主要为甘油三酯）在肝内蓄积过多，超过肝重量的 5%，或组织学上 50% 以上的肝实质脂肪化时，即为脂肪肝。除了注意饮食和运动、祛除病因和治疗原发病外，目前尚无治疗脂肪肝的特效药，包括熊脱氧胆酸、甲硫氨酸等药物的治疗效果，均有待临床进一步验证。

调血脂药包括胆汁酸结合树脂类（如消胆胺）、烟酸及其衍生物类（如烟酸、阿昔莫司）、他汀类（如洛伐他汀、辛伐他汀）和苯氧酸类（如吉非贝齐、苯扎贝特）。可通过不同途径降低血浆血脂水平，使肝内的脂肪沉积得到改善。适用于脂肪肝伴有高脂血症的治疗。

（五）肝硬化的治疗药物

肝硬化是慢性肝炎和肝纤维化发展的结果，此时的药物治疗除保肝护肝与抗纤维化外，主要是治疗其并发症，乱用药物反而会加重肝负担，不仅对肝恢复不利，还会加速肝硬化的发展以及并发症的出现。一般治疗原则如下。

1. 注意休息和饮食调节 肝硬化患者应多注意休息，尤其对于肝硬化失代偿期的腹水患者，更应该卧床休息。饮食应以高蛋白、高热量的食物为主，多吃含大量维生素的蔬菜、水果，避免进食高脂肪和高糖食物。优质高蛋白饮食，可以减轻体内蛋白质分解，促进肝蛋白质的合成，维持蛋白质代谢平衡。合理饮食及营养，有利于恢复肝细胞功能，稳定病情。如肝硬化患者的肝功能显著减退或有肝性脑病先兆时，应严格限制蛋白质食物。

2. 改善肝功能　肝硬化患者的转氨酶及胆红素异常增多提示肝细胞损害，应按照肝炎的治疗原则给予中西药结合治疗中期肝硬化。中期肝硬化患者应合理应用维生素B、维生素C族、茵栀黄、黄芪、丹参、冬虫夏草、灵芝及猪苓等多糖等药物。

3. 抗肝纤维化治疗　应用黄芪、丹参、促肝细胞生长素等药物治疗肝纤维化和早期肝硬化，取得较好效果。

4. 积极防治并发症　中期肝硬化失代偿期并发症较多，可导致严重后果。对于食管胃底静脉曲张、腹水、肝性脑病、并发感染等并发症，应根据患者的具体情况，选择行之有效的方法预防和治疗。

5. 肝移植　曾一度被认为是治疗肝硬化的最佳方法，但肝硬化患者多，肝源紧缺，加之肝移植之后，需要长期服用抗排斥药物，无法减轻痛苦，且据世界卫生组织统计，移植肝只能延长患者3年左右的生命，并不能完全根治。

（六）门静脉高压症的治疗药物

确诊的肝硬化患者中约80%以上有门静脉高压症的临床表现，食管静脉曲张可高达50%以上，无食管静脉曲张患者随病程进展亦有发生静脉曲张的危险性。食管静脉曲张破裂出血是门静脉高压症十分严重的并发症，其死亡率极高，而再出血率及再出血病死率亦高。治疗药物主要为血管活性药物，通过调节过多的内脏循环血液，降低肝门静脉和曲张静脉的压力，从而降低曲张静脉的血管壁张力，达到对食管静脉曲张出血治疗和对再出血预防的目的。

1. 血管收缩药　通过降低内脏动脉血流，从而降低肝门静脉压力，常用药物有特利加压素、奥曲肽、β受体拮抗药等。现以奥曲肽为重点介绍。

奥曲肽（octreotide）

【体内过程】

皮下注射后吸收迅速且完全，30min内血药浓度达峰值，皮下注射给药的消除 $t_{1/2}$ 为100min，静脉注射后消除呈双相，$t_{1/2}$ 分别为10min和90min。大部分奥曲肽经粪便排出，约32%在尿中以原型排出。

【药理作用特点】

是人工合成的八肽，具有与天然生长抑素（somatostatin，SS）相同的生物活性，生物半衰期较SS长30倍。本品具有多种生理活性，如抑制生长激素、促甲状腺激素、胃肠道和胰内分泌激素的病理性分泌过多，对胰酶、胰高血糖素和胰岛素的分泌也有抑制作用。能抑制胃酸、胃蛋白酶和胃泌素的分泌，改善胃黏膜的血流供应，保护胃黏膜，促进胃黏膜的修复；降低胃运动和胆囊排空，抑制胆囊素、胰酶泌素的分泌，减少胰腺分泌，直接保护胰腺实质细胞膜；可抑制胃肠蠕动，减少内脏血流量和降低肝门静脉压力，减少肠道过度分泌，增强肠道对水和 Na^+ 的吸收，缓解腹泻。

【临床应用及评价】

①门静脉高压引起的食管静脉曲张破裂出血；②应激性溃疡及消化道出血；③重型胰腺炎及内镜逆行胰胆管造影术（endoscopic retrograde cholangio pancreatography，ERCP）术后急性胰腺炎并发症；④缓解由胃、肠及胰内分泌系统肿瘤引起的症状；⑤胃肠道瘘管；⑥突眼性甲状腺肿和肢端肥大症。

【不良反应与防治】

主要不良反应是注射部位疼痛或针刺感，一般可于15min后缓解。消化道不良反应有食欲缺乏、恶心、呕吐、腹泻等，偶见高血糖、胆结石、肝功能异常等。

【药物相互作用】

本品可减少环孢素的吸收，延缓对西咪替丁的吸收。

β受体拮抗药：普萘洛尔为代表，新型非选择性药物有纳多洛尔、甲吲洛尔、索他洛尔等。

β₁ 选择性药物为阿替洛尔、美托洛尔，但作用弱于普萘洛尔。目前，对于非选择性 β 受体拮抗药是否应用于较小食管静脉曲张者具有争议，仅在出血风险较大的轻度食管静脉曲张患者中推荐使用非选择性 β 受体拮抗药。

2. 血管扩张药 通过降低肝内和（或）肝外阻力而降低肝门静脉压力，减少肝门静脉血流。药物有有机硝酸酯类、钙通道阻滞药、α 受体拮抗药、5- 羟色胺（5-hydroxy tryptamine，5-HT）受体拮抗药等。

（1）有机硝酸酯类：常用药物有硝酸甘油、硝酸异山梨酯、5- 单硝酸异山梨酯等。但此类药物不良反应较多，因此不推荐单独使用硝酸酯或联合使用非选择性 β 受体拮抗药。

（2）钙通道阻滞药：常用的有维拉帕米、硝苯地平、氟桂利嗪。

（3）α 受体阻断药：常用药物有酚妥拉明、哌唑嗪、酚苄明。

3. 联合用药 肝硬化门静脉高压，机制复杂，单一用药降压作用较小，且易出现副作用。联合用药常能增强降压作用，且能减少不良反应的发生。常用联合用药方案有：①缩血管药 + 扩血管药，如加压素 + 硝酸甘油或硝普钠、酚妥拉明；②硝酸酯类 + 胃肠促动药，如硝酸甘油 + 甲氧氯普胺；③硝酸酯类 + 利尿药，如单硝酸异山梨酯 + 螺内酯。

（七）肝性脑病的治疗药物

肝性脑病（肝性昏迷）是急性肝衰竭时常见的一组严重的临床综合征，也是肝硬化的主要并发症之一。肝性脑病的发病机制尚未完全阐明，一般认为是多种因素综合作用的结果。药物治疗主要包括：①降血氨药，如乳果糖；②肠道非吸收抗生素，可减少肠道中产氨细菌的数量，如万古霉素、甲硝唑等，但对其长期使用的风险和细菌的耐药性存在很大质疑；③纠正氨基酸失衡，补充支链氨基酸，对轻微型肝性脑病患者有改善作用，可以安全地用于肝性脑病患者营养的补充，如谷氨酸，但支链氨基酸在治疗肝性脑病方面的确切疗效尚需深入研究；④其他改善症状的药物，如左旋多巴，用于治疗伴有共济失调的肝性脑病患者，可进入中枢转化成多巴胺及去甲肾上腺素，后者拮抗伪递质的作用，恢复脑功能而易于苏醒，但对肝功能无改善作用。

四、胆道疾病的治疗药物

胆道疾病多数需外科手术治疗，但对胆系结石、慢性胆囊炎等疾病可试以药物溶石或利胆消炎治疗。这类药物主要是通过促进胆汁分泌、降低胆汁中胆固醇饱和度，或是增强胆囊收缩、舒张奥迪括约肌等而发挥作用。

（一）急性胆囊炎的治疗药物

急性胆囊炎是指由于胆囊管阻塞、细菌感染或反流入胆囊的胰液的化学刺激引起的胆囊急性炎症性疾病，临床上以发热、右上腹痛、压痛、呕吐伴有白细胞增多为常见表现，是外科急腹症之一，也是胆囊结石常见的并发症。初次发作或无明显急症手术适应证者，以药物治疗为主。经内科保守治疗后有 80% ～ 90% 可消除炎症，病情好转或痊愈，10% ～ 20% 患者需手术治疗。

1. 解痉、镇痛 可给予 33% 硫酸镁 10 ～ 30ml 口服，或单用解痉药物阿托品 0.5mg，或山莨菪碱 10mg 肌内注射，以解除奥狄括约肌痉挛。如疼痛剧烈可给予哌替啶、可待因等镇痛药，但必须排除胆囊穿孔等外科情况，以免掩盖病情。不宜单独使用吗啡，因其能使胆总管括约肌痉挛，增加胆道内压力，进一步加重病情。

2. 抗菌治疗 有白细胞增高、发热，或出现并发症时应及时控制感染。抗生素的选择必须考虑下列因素：①胆道感染的细菌种类；②细菌对抗生素的敏感性；③胆汁中抗生素药动学参数；④抗生素的不良反应；⑤药物经济学。

研究表明，在我国引起胆道系统感染的致病菌中，革兰氏阴性菌约占 2/3，前 3 位依次为大肠埃希菌、铜绿假单胞菌、肺炎克雷伯菌。轻度急性胆囊炎，如需抗菌药物治疗，应使用单一抗菌药物，首选第一代或二代头孢菌素（如头孢替安等）或氟喹诺酮类药物；中度急性胆囊炎，首

选含 β- 内酰胺酶抑制药的复合制剂、第二代头孢菌素或者氧头孢烯类药物；重度急性胆囊炎常为多重耐药菌感染，首选含 β- 内酰胺酶抑制药的复合制剂、第三代及四代头孢菌素、单环类药物，如果首选药物无效，可改用碳青霉烯类药物。

（二）慢性胆囊炎的药物治疗

慢性胆囊炎是由急性胆囊炎演变而来，或是胆固醇代谢紊乱等引起，90% ～ 95% 的患者伴有胆囊结石、上腹部不适和消化不良等症状。慢性胆囊炎若有多次发作，尤其伴有结石者，应行胆囊切除术。非手术治疗主张给予低脂、低热量饮食，消炎利胆，必要时进行溶石治疗。

利胆药系指对肝细胞有直接作用，可促进胆汁生成与分泌，增加胆汁排出量，并能刺激十二指肠黏膜，反射性引起胆囊收缩，松弛胆总管括约肌，促进胆囊排空，消除胆汁淤积和胆道炎症的药物，如亮菌甲素、腺苷蛋氨酸、熊去氧胆酸、茴三硫、苯丙醇、羟甲烟胺、羟甲香豆素、托尼萘酸、阿嗪米特等。

（三）胆石症的治疗药物

胆石症（cholelithiasis）是指胆道系统（包括胆囊和胆管）任何部位发生结石而引起的疾病。口服药物消除或溶解胆结石的方法，已成为临床治疗的重要手段。目前常用的溶胆石药物有鹅去氧胆酸和熊脱氧胆酸等，统称为胆酸疗法。胆酸疗法可将过饱和的胆汁转变为不饱和的胆汁，增加胆固醇的转运能力，并溶解结石表面的胆固醇，使胆石趋于溶解。鹅去氧胆酸和熊脱氧胆酸主要用于单纯或以胆固醇为主的结石，对胆石直径小于 1cm、胆囊收缩功能良好的老年患者尤为适用。

熊脱氧胆酸（ursodeoxycholic acid，UDCA）

【体内过程】

口服后通过被动扩散而迅速吸收，经肝时被摄取 50% ～ 60%，仅少量药物进入体循环，血药浓度很低，1h 和 3h 出现两个血药浓度峰值，$t_{1/2}$ 为 3.5 ～ 5.8 日。UDCA 的作用并不取决于血药浓度，而与胆汁中的药物浓度有关，当给药剂量超过 10 ～ 12mg/（kg·d）时，UDCA 在胆汁中达稳态浓度。UDCA 在肝内与甘氨酸或牛磺酸迅速结合，从胆汁中排入小肠，一部分水解为游离型参加肠肝循环，另一部分转化为石胆酸被硫酸化，从而降低其潜在的肝毒性。

【药理作用与机制】

可促进胆汁分泌，长期服用可使胆汁中 UDCA 含量增加，并提高磷脂含量，增加胆固醇在胆汁中的溶解度，防止胆固醇结石的形成。此外，UDCA 还具有拮抗疏水性胆酸的细胞毒作用以及免疫调节作用等。

【临床应用及评价】

适用于不宜手术治疗的胆固醇性胆结石，而且结石位于胆囊内，直径在 1cm 以下，未发生钙化呈浮动性，且胆囊收缩功能良好者。熊脱氧胆酸效果优于鹅去氧胆酸，溶石率一般为每月 1mm，起效快，治疗时间短，耐受性好。溶石成功率与结石大小密切相关，直径小于 5mm 者为 70%，5 ～ 10mm 者为 50%。本品不能溶解胆色素结石、混合结石及不透过 X 线的结石。溶石后每年复发率为 10% 左右，故溶石后可继续用 UDCA 每日 300mg 预防结石复发。本品耐受性和安全性较好，是溶解胆结石以及治疗原发性胆汁性肝硬化的首选药物，并在慢性肝脏疾病的治疗中有广阔的应用前景。

【不良反应与防治】

发生率较低，一般不引起腹泻，其他偶见便秘、过敏、瘙痒、头痛、头晕、胃痛、胰腺炎及心动过缓等。

【药物相互作用】

①考来烯胺、硫糖铝和抗酸药可以在肠中与 UDCA 结合，从而阻碍吸收，影响疗效，故不宜

同时服用；②UDCA 可增加环孢素在小肠的吸收，同时服用时，需调整环孢素的用量；③合用可影响脂质代谢的药物时，可增加胆汁分泌、促进胆结石形成，可能抵消本品的作用；④与尼群地平合用时，可降低后者的血药峰浓度和浓度 - 时间曲线下面积（area under the curve，AUC），必须合用时应密切监测，可能需增加尼群地平的剂量。

五、胰腺炎的治疗药物

胰腺炎是临床消化系统常见的疾病之一，分为急性胰腺炎（acute pancreatitis，AP）和慢性胰腺炎（chronic pancreatitis，CP）。AP 的病因复杂，临床主要表现为突发腹痛及血淀粉酶增高，多数患者为轻症急性胰腺炎（mild acute pancreatitis，MAP），具有一定自限性，经对症处理预后较好，但部分病例可出现器官衰竭或局部并发症（如胰腺出血坏死、假性囊肿等）的重症急性胰腺炎（severe acute pancreatitis，SAP），出现休克、高热、黄疸、肠麻痹、皮下出现瘀血、瘀斑等，严重者可危及患者生命。CP 为胰腺慢性、复发性炎症，是以胰腺结构和（或）功能的进行性损害最终导致胰腺内、外分泌功能丧失为特点的病变。主要的治疗途径有抑制胰腺外分泌、抑制胰酶活性、改善微循环以及抗菌治疗等，常用药物有奥曲肽、生长抑素、抑肽酶、加贝酯、乌司他丁、前列地尔等，现以生长抑素为例重点介绍。

生长抑素（somatostatin）

【体内过程】

以 75μg/h 的速度静脉滴注本品，15min 可达血药峰浓度 1250ng/L，健康人、肝脏疾病患者和慢性肾衰竭患者的 $t_{1/2}$ 分别为 1.1～3min、1.2～4.8min、2.6～4.9min。在肝中通过肽链内切酶和氨基肽酶裂解分子中的 N- 末端和环化部分，被迅速代谢。

【药理作用特点】

为人工合成的环状氨基酸十四肽，与天然的生长抑素效应相同，可抑制生长激素的释放，抑制胃酸、胃蛋白酶、胃泌素、胰腺内分泌（胰岛素和胰高血糖素）和外分泌（胰酶）在基础或应激状态下的分泌，降低酶的活性，对胰腺细胞有保护作用，并可影响胃肠道的吸收、运动和营养功能。

【临床应用及评价】

①用于严重急性上消化道出血，如胃出血、十二指肠出血、食管静脉曲张破裂出血等；②预防胰腺术后及 ERCP 术后的并发症；③急性胰腺炎及胰腺、胆囊和肠道瘘管的辅助性治疗；④治疗类风湿关节炎引起的严重疼痛；⑤糖尿病酮症酸中毒应用胰岛素时的辅助治疗。

【不良反应与防治】

①偶有暂时性的面红、眩晕、恶心、呕吐，缓慢注射或调整滴注速度，可减少这些反应的发生；②少见直立性低血压，卧位注射有助于避免；③对生长抑素过敏者、妊娠期和哺乳期妇女禁用；④使用本品期间，每隔 3～4 小时检测血糖 1 次。

【药物相互作用】

①本品可延长环己烯巴比妥导致的睡眠时间，加剧戊烯四唑的作用，故不宜与此类药物或产生相同作用的药物合用；②本品与其他药物的相互作用未知，建议单独使用。

抗菌药物的应用

由于肠道菌群易位等原因，急性胰腺炎有 40%～70% 会继发感染，故如何预防和治疗感染，在急性胰腺炎的治疗中有举足轻重的作用。抗菌药物的选择应符合脂溶性强、有效通过血胰屏障以及以革兰阴性菌和厌氧菌为主要抗菌谱的三大条件，哌拉西林、美洛西林、亚胺培南、第三代头孢菌素、第四代喹诺酮类、甲硝唑等可有效通过血胰屏障。一般认为，对于 SAP、胆源性 MAP 应使用抗菌药物治疗，而对于非胆源性 MAP 不主张常规应用抗菌药物。

思　考　题

1. 治疗消化性溃疡的药物分类及代表药有哪些?

2. 目前用于治疗胃食管反流病的药物有哪几类，疗效如何?

3. 非病毒性肝炎的药物治疗原则是什么? 常用的保肝药物有哪些?

（刘昭前　李湘平）

第二十章 呼吸系统疾病的临床用药

学习目标

掌握：呼吸系统疾病药物的分类、药理作用特点及临床应用。

熟悉：抗炎平喘药、镇咳祛痰药及呼吸兴奋药物的作用机制。

了解：常见呼吸系统疾病药物的用药原则和不良反应。

第一节 概 述

呼吸系统疾病是严重危害人民健康的常见病、多发病，包括上呼吸道感染、慢性阻塞性肺疾病（简称慢阻肺）、支气管哮喘（简称哮喘）、肺炎等。由于大气污染、吸烟、人群结构老龄化等多种因素，呼吸系统疾病的流行病学和疾病谱正在发生改变。据 2017 年全球流行病学数据，慢性呼吸系统疾病（不包括肺癌）已成为全球第三大死亡原因，带来较大疾病负担。2021 年我国将慢性呼吸疾病防治纳入到国家"十四五"规划和 2035 年远景目标纲要。

呼吸系统疾病的致病因素多样，可能是多种因素共同作用的结果，主要临床症状有咳嗽、咳痰、喘息和呼吸困难等，不仅给患者带来痛苦，严重的甚至危及生命。呼吸系统疾病的治疗有药物治疗、免疫治疗、调整生活方式等。药物治疗时除应用对因治疗药物如抗菌药物外，还需应用对症治疗的药物来缓解急性症状。常用治疗药物包括平喘药、镇咳药、祛痰药和呼吸兴奋药、抗感染药物及抗肿瘤药物等。

第二节 平 喘 药

平喘药（antiasthmatic drugs）是用于缓解或消除喘息症状的药物。喘息是哮喘和喘息性支气管炎的主要症状，表现为气道狭窄、发作性或持续性的呼吸困难，其发生机制包括：①支气管平滑肌痉挛；②支气管黏膜炎症、水肿和气道分泌物增加；③气道高反应性，即对各种收缩因素（如冷空气、致敏原等）的敏感性增高。常用药物主要为支气管扩张药和抗炎平喘药，部分平喘药物也可用于慢阻肺的治疗。

案例 20-1

患者，男，56 岁，1 日前，受凉后咳嗽、咳痰，并伴咽痛、打喷嚏、流涕，发热，体温最高 38.8℃，伴寒战，夜间胸闷、喘憋明显，并感呼吸困难，急诊入院治疗。该患者有支气管哮喘病史 7 年，入院诊断为支气管哮喘急性发作。入院查体：体温 38.0℃，双肺呼吸音粗，可闻及广泛哮鸣音，左肺为重，未闻及湿啰音。辅助检查：白细胞计数 13.45×10^9/L，中性粒细胞比率 78.5%，淋巴细胞比率 14.8%；X 线胸片未见明显实质性改变；肺功能：阻塞性通气功能障碍。立即给予复方异丙托溴铵溶液＋布地奈德混悬液高压雾化。

问题：常用的平喘药有哪些？评价该患者哮喘急性发作药物治疗的合理性。

一、支气管扩张药

本类药物包括 β 肾上腺素受体激动药、M 胆碱受体拮抗药及茶碱类药物等。支气管痉挛致气道狭窄是哮喘的主要发病机制之一。支气管平滑肌的收缩与舒张是影响气道张力的主要因素，受交感和迷走神经双重调节和激动。

（一）β肾上腺素受体激动药

β肾上腺素受体激动药分为选择性 β₂ 和非选择性 β 受体激动药。人类气道内 β 受体根据选择性生理学效应的不同，分为 β₁ 和 β₂ 两种亚型，以 β₂ 受体为主，广泛分布于气道各种效应细胞的细胞膜上。β 受体激动药可松弛气道平滑肌，缓解哮喘发作时气道的收缩状态，从而减轻喘息症状。目前临床一线治疗药物多为 β₂ 受体激动药与吸入糖皮质激素的复方制剂。

选择性 β₂ 肾上腺素受体激动药　β₂ 肾上腺素受体激动药在平喘治疗中应用最为广泛，按作用持续时间，可分为短效 β₂ 受体激动药（short-acting β₂ agonist，SABA）（作用维持 4～6h）和长效 β₂ 受体激动药（long-acting β₂ agonist，LABA）（作用维持 12h 及以上）两类；根据起效时间又可分为速效（数分钟起效）和缓慢起效（半小时起效）两种。短效 β₂ 受体激动药包括沙丁胺醇、特布他林、克仑特罗等；长效 β₂ 受体激动药包括福莫特罗、沙美特罗、茚达特罗、维兰特罗等。

沙丁胺醇（salbutamol，羟甲叔丁肾上腺素）

【体内过程】

口服后 65%～84% 被吸收，T_{max} 为 1～3h。静脉注射半衰期为 4～6h。气雾吸入后，10%～20% 的药物到达气道下部，与血浆蛋白结合率为 10%。经肝生物转化生成无活性的代谢物，以原型或以酚磺酸盐形式主要通过尿液排泄，无论何种给药方式，给药量的绝大部分都在 72h 内排泄。

【药理作用特点】

吸入后 1～5min 起效，1h 左右作用达血药浓度峰值；口服后 30min 内起效；药效持续 4～6h。松弛支气管平滑肌时，还可抑制细胞（尤其是肥大细胞）过敏反应的介质释放。在扩张支气管、改善呼吸功能时，不易引起 PaO_2 下降。其支气管舒张作用与异丙肾上腺素相近，但作用时间更长。

【临床应用及评价】

以气雾吸入给药为主，吸入后可迅速缓解哮喘急性症状。口服起效较慢，一般用于频发性或慢性哮喘的症状控制和预防发作。静脉注射或静脉滴注的平喘作用持续时间短，骨骼肌震颤和代谢紊乱等不良反应较多见，仅用于病情紧急需要即刻缓解气道痉挛者。

【不良反应与防治】

①骨骼肌震颤，交感神经功能亢进者尤易发生，可随着用药时间延长而逐渐减轻或消失。②心脏反应：治疗剂量少见，如超过治疗量数倍至数十倍，可见窦性心动过速、心肌缺血。③代谢紊乱：可引起血乳酸和丙酮酸升高，并出现酮体。糖尿病患者尤应注意。由于兴奋骨骼肌细胞膜上 Na^+、K^+-ATP 酶，可使 K^+ 进入细胞内引起低血钾。

【药物相互作用】

①不宜和非选择性 β 受体拮抗药合用；②口服剂型避免与单胺氧化酶抑制药及三环类药物合用；③口服剂型与茶碱类药物合用时，可降低茶碱的血药浓度，增强对支气管平滑肌的松弛作用，引发心悸等不良反应。

特布他林（terbutaline）

【体内过程】

皮下注射与气雾吸入给药的生物利用度为 95%，T_{max} 为 15～30min，作用维持 1.5～4h。口服生物利用度约 10%，T_{max} 为 1～4h，$t_{1/2}$ 为 3～4h。V_d 约为 0.5L/kg，血浆蛋白结合率约为 20%，65% 以原型经肾排泄。

【药理作用特点】

选择性兴奋 β₂ 受体，扩张支气管，可增加由于阻塞性肺病降低的黏液纤毛清洁功能，从而加速黏液分泌物的清除。

【临床应用及评价】

作用及应用同沙丁胺醇，能迅速控制症状。心脏不良反应较少见，大剂量或注射给药因扩张血管，反射性兴奋心脏，可引起心悸等不良反应。与黄嘌呤衍生物、类固醇、利尿药合用及缺氧可能加重低钾血症，对高危患者应监测血钾水平。

克仑特罗（clenbuterol）

为强效选择性 β_2 受体激动药，气道扩张作用约为沙丁胺醇的 100 倍。吸入约 5min 起效，作用维持 2 ~ 4h。口服后 10 ~ 20min 起效，作用维持 6h 以上。直肠给药后 10 ~ 30min 起效，作用维持时间可达 24h。哮喘患者每次口服 40μg、3 次 / 日，与特布他林每次 5mg、3 次 / 日的疗效相仿，效价较后者强约 170 倍。还可明显增强纤毛运动，溶解黏液促进痰液排出。不良反应少见，偶见短暂头昏、轻度肌震颤、心悸等，但比沙丁胺醇轻。

丙卡特罗（procaterol）

丙卡特罗对支气管平滑肌 β_2 受体具有较高选择性，从而发挥舒张支气管的作用，也具有一定的促进呼吸道纤毛运动作用。口服后 30min 内起效，2h 达最大效应；吸入后 5min 内开始起效，约 1.5h 达到最强作用，作用可持续 6 ~ 8h。适用于轻、中度支气管哮喘的治疗。不良反应包括心血管系统反应，如心律失常、心悸等，血钾降低、肌肉震颤、咽喉不适等。用药时需监测血清钾浓度，若出现过敏反应，应减量或停药，并采取适当治疗措施。

福莫特罗（formoterol）

【体内过程】

吸入后吸收迅速，15min 后达血药峰浓度，肺内沉积率为可达设定剂量的 21% ~ 37%。在较高的肺沉积情况下，全身利用率达 46%；口服 T_{max} 为 30 ~ 60min。血浆蛋白结合率为 50%，大部分经过肝代谢并通过肾消除。

【药理作用特点】

选择性激动 β_2 受体，舒张支气管平滑肌，缓解支气管痉挛，作用强而持久。支气管扩张作用与剂量相关，吸入用药后 1 ~ 3min 起效，口服后 30min 起效，单剂量可维持 12h。此外，尚有明显的抗炎作用和抑制肥大细胞释放组胺等过敏介质的作用。

【临床应用及评价】

用于慢性阻塞性肺疾病、喘息性支气管炎等气道阻塞性疾病的维持治疗和预防发作，含吸入激素的复方制剂可适用于哮喘急性发作缓解或维持治疗，有效率为 70% ~ 100%。长期应用未发现有耐受性产生。对夜间哮喘患者疗效更佳，临睡前吸入本品，作用维持时间与缓释茶碱相似，更易被患者接受。还能有效地预防运动性哮喘的发作。

【不良反应与防治】

常见不良反应包括头痛、心悸、震颤等，随剂量增大可致心率加快和血压降低，但在治疗量时很轻微。不应高于推荐剂量使用该药品。

【药物相互作用】

与其他拟交感神经药物合用会加重其不良反应。β_2 受体拮抗药（含滴眼药），尤其是非选择性拮抗药，可部分或完全抑制激动药的作用。与黄嘌呤衍生物、类固醇药物，或非保钾利尿药合用可能会增强潜在的低血钾效应。与三环类抗抑郁药、单胺氧化酶抑制药等药物合用可能会延长 QT 间期，增加室性心律失常的危险。

沙美特罗（salmeterol）

【体内过程】

单次吸入本品后 5 ~ 15min，血浆蛋白结合率为 94% ~ 98%，稳态时 V_d 为 7.26L。体内代谢的主要方式是羟化。口服 1mg 后 168h 累积排出量的 23% 由尿排出，57% 由粪便排出，大部分药量在 72h 内排出。

【药理作用特点】

为长效选择性 β_2 受体激动药，体外选择指数高达 50 000。除舒张支气管作用外，还能抑制组胺诱导的血浆外渗、炎症细胞浸润以及抗原引起的肺组织组胺和白三烯释放。每日 2 次吸入本品 50μg，其疗效与吸入 4 次沙丁胺醇 200μg 或特布他林 500μg 相当。吸入后 13 ～ 17min 起效，3 ～ 4h 达血药浓度高峰，作用可维持 12h 以上。

【临床应用及评价】

可单用，常与吸入糖皮质激素联合组成复方吸入制剂（如沙美特罗氟替卡松）。适用于可逆性阻塞性气道疾病（包括哮喘）及慢性阻塞性肺疾病的维持治疗等，平喘疗效优于沙丁胺醇、特布他林及茶碱类药物。对夜间哮喘的疗效更好。

【不良反应与防治】

常见不良反应包括心动过速、心悸、阵发性气道痉挛、头痛、震颤，偶发速发型超敏反应（如皮疹、荨麻疹等）。如出现矛盾性支气管痉挛时，应立即停用药物，使用短效支气管扩张药，并开始替代治疗。使用联合糖皮质激素的复方制剂时，应注意每次吸入药物后仔细漱口，定期进行眼科检查及监测骨密度。

【药物相互作用】

谨慎联合使用 β 肾上腺素受体激动药和排钾利尿药，避免低钾血症。

茚达特罗（indacaterol）

为长效选择性 β_2 受体激动药，单剂或多剂量吸入给药后，约 15min 达峰浓度，吸入单剂药物的绝对生物利用度平均为 43% ～ 45%，全身暴露量的 75% 来自肺部吸收，12 ～ 14 日达到稳态。羟基衍生物是血清中最主要的代谢产物。茚达特罗的清除率为 23.2L/h，主要经粪便、尿液进行排泄，有效作用 $t_{1/2}$ 为 40 ～ 52h。吸入后 5min 内起效，作用可维持 24h。与沙美特罗相比，可显著改善中、重度慢阻肺患者的临床指标，安全性和耐受性良好。常以马来酸盐形式应用，也可与长效胆碱能受体拮抗药（如格隆溴铵）联合使用，适用于成人慢阻肺患者的维持治疗。指南推荐茚达特罗 - 格隆溴铵可作为慢阻肺急性加重高风险患者的首选治疗药物。推荐剂量常见不良反应包括鼻咽炎、上呼吸道感染、头痛及肌肉痉挛等，大多数为轻、中度，且可随治疗继续而降低。可能出现速发型超敏反应，如有呼吸或吞咽困难，以及舌、唇和颜面肿胀、荨麻疹等，应立即停用，并选择替代治疗。心血管不良事件发生率与安慰剂相似，未发现与茚达特罗相关的安全性问题。CYP 3A4 和 P- 糖蛋白（P-gp）可抑制茚达特罗清除，使茚达特罗的全身暴露量增加达 2 倍，用药过程中需加强监测。

维兰特罗（vilanterol）

维兰特罗是一种新型经口吸入的长效 β_2 受体激动药，较沙美特罗起效更快、作用时间更持久。对 β_2 受体的亲和力较 β_1 受体和 β_3 受体高 1000 倍，具有高度选择性。目前国内上市的药品为与吸入激素或长效抗胆碱能受体拮抗药组成的复方制剂，包括糠酸氟替卡松维兰特罗、乌镁溴铵维兰特罗及前述 3 个成分的复方粉雾吸入剂，适用于慢阻肺的长期维持治疗。吸入给药后 5 ～ 10min 达血药峰浓度，每日 1 次吸入给药即可。有效性和安全性良好，与其他长效 β_2 受体激动药的不良反应与相互作用相似。此外，该药是细胞色素 P450 3A4 的底物，与 P450 3A4 强效抑制药合用时需谨慎，可能会增加心血管不良反应。

2. 非选择性 β 肾上腺素受体激动药　本类药物对 β_1 和 β_2 受体的选择性低，有些药物还有 α 受体激动作用。由于作用选择性低，不良反应多见，临床上一般不作首选，只在必要时用于控制哮喘急性发作。老年人和心脏病、高血压患者禁用。

异丙肾上腺素（isoprenaline）

口服易吸收，但有明显的首过效应，易在肠黏膜与硫酸基结合而失效。气雾吸入后 T_{max} 为 10min；静脉注射后 50% ～ 66% 以原型从尿排出，尿中主要代谢产物为 3- 氧 - 甲基异丙肾上腺素。对 β_1 和 β_2 受体均有明显激动作用，气雾吸入或注射给药都可增高第 1 秒用力呼气容积和中期呼气流速，降低功能残气量和气道阻力，但同时亦有明显的心脏兴奋作用。主要用于控制哮喘急性发作。常用气雾吸入给药，吸入后 2 ～ 5min 可起效，作用可维持 0.5 ～ 2h。哮喘患者气雾吸入每次 20μg 即可产生最大疗效，与每次吸入 160μg 相比，两者无显著差异。吸入量过大或频繁吸入可诱发心悸和心动过速，甚至诱发心律失常和心绞痛，心力衰竭患者可致心搏骤停。由于心脏不良反应多见，本品已逐渐被选择性 β_2 受体激动剂取代。长期反复使用可产生耐受性和对 β 受体激动药的交叉耐受性，停药 1 ～ 2 周后可恢复。

肾上腺素（epinephrine）

对 α 与 β 肾上腺素受体都有强大的激动作用，通过激动呼吸道平滑肌与肥大细胞上 β_2 受体，使支气管扩张，改善通气功能，并能抑制过敏性介质的释放，从而产生明显的平喘效应。由于对 β 受体激动作用无选择性，肾上腺素通过激动心肌受体，使心脏兴奋性增高，心率加快，心肌氧耗量增多，可致心律失常。只用于控制哮喘急性发作，皮下注射 0.25 ～ 0.5mg 后 3 ～ 5min 显效，可迅速缓解症状，作用短暂，仅维持 1h，必要时 0.5 ～ 1h 后可重复注射 1 次。不良反应多见，除兴奋心脏外，尚有不安、头痛、面色苍白、手指震颤等反应。因作用持续时间短暂、易产生心血管系统不良反应、多次使用易耐受等缺点，已不作为平喘常用药物。

（二）M 胆碱受体拮抗药

M 胆碱受体拮抗药可阻断胆碱能神经反射，抑制由其诱发的气道平滑肌收缩反应，明显改善通气功能，但对炎症介质引起的收缩反应无效。该类药物松弛支气管平滑肌的作用较 β 受体激动药弱，持续时间与之相同或略长，对慢性哮喘患者两药有协同效果。由于慢阻肺患者往往副交感神经亢进，而 β 受体数量减少，因此对抗胆碱药更为敏感。对于合并慢阻肺的慢性哮喘，特别是高龄患者，联用 M 胆碱受体拮抗药是有益的。目前常用的 M 胆碱受体拮抗药有异丙托溴铵、噻托溴铵、乌美溴铵、格隆溴铵等。

异丙托溴铵（ipratropium bromide，异丙阿托品）

【体内过程】

本品为阿托品的异丙基衍化物，为季铵盐，口服难吸收，主要采用气雾吸入给药。吸入后，10% ～ 30% 沉积在肺内，数分钟内进入血液循环。吸入给药的生物利用度为 7% ～ 28%，终末消除半衰期约为 1.6h。

【药理作用特点】

对支气管平滑肌 M 受体有较高选择性。对气道平滑肌有较强的直接松弛作用，扩张气管，解除支气管痉挛，对气道黏膜分泌、纤毛的黏液清除和心血管系统的作用不明显。

【临床应用及评价】

用于慢阻肺引起的支气管痉挛的维持治疗，包括慢性支气管炎和肺气肿，尤其适用于因骨骼肌震颤或心动过速而不能耐受 β 受体激动药的患者。可与 β_2 受体激动药联合用于慢阻肺的急性发作期。起效较慢，气雾吸入后约 15min 起效，30 ～ 60min 作用达峰值，维持 4 ～ 6h。对慢阻肺患者的疗效优于 β 受体激动药及茶碱类，与后两类药物合用可获相加作用。对非过敏性哮喘、老年哮喘或精神性哮喘的疗效较佳；对运动性哮喘的疗效不及 β 受体激动药。

【不良反应与防治】

不良反应少见，少数患者有口干、口苦感，恶心、头痛等。对青光眼、前列腺增生患者慎用。

【药物相互作用】

与其他药物间的相互作用少见，当雾化吸入异丙托溴铵和 β 受体激动药合用时，有闭角型青光眼病史的患者可能有增加急性青光眼发作的风险。

噻托溴铵（tiotropium bromide）

【体内过程】

噻托溴铵在吸入后 5～7min 达到最高血药浓度。在稳态时，慢阻肺患者吸入 18μg 的干粉后 5min 测得的血药浓度峰值为 12.9pg/ml，其后以多室模型的方式迅速下降，稳态的血药谷浓度为 1.71pg/ml，$t_{1/2}$ 为 27～45h。

【药理作用特点】

噻托溴铵为长效 M 胆碱受体拮抗药物，对 5 种胆碱受体（M_1～M_5）具有相似的亲和性。通过竞争性和可逆性地抑制平滑肌上的 M_3 受体，可引起支气管平滑肌松弛。起效较慢，吸入后约 30min 起效，具有剂量依赖性，可持续 24h 以上。

【临床应用及评价】

软雾给药方式较干粉吸入给药肺部沉积率更高，单次吸入 5μg 与干粉剂量 18μg 效果相当。适用于慢阻肺的长期维持治疗，包括慢性支气管炎和肺气肿，以及伴随呼吸困难的维持治疗及急性发作的预防；推荐用于慢阻肺分级为 C/D 患者。可明显改善患者的 FEV_1，缓解喘息和胸闷等呼吸困难症状，改善患者生活质量。

【不良反应与防治】

长期使用噻托溴铵偶可发生口干、鼻咽炎、排尿困难、尿潴留、青光眼等症状。可使闭角型青光眼、尿潴留加重，慎用于青光眼、前列腺增生患者。禁用于对该类药物或水乳糖过敏的患者。一旦发生矛盾性支气管痉挛，应立即停药，并考虑其他治疗。

【药物相互作用】

与其他抗胆碱药合并使用可产生叠加效应，应避免与其他含有抗胆碱药的制剂合并使用。

乌美溴铵（umeclidinium bromide）

乌美溴铵是长效 M 胆碱受体拮抗药，对 M_1～M_5 受体具有相似的亲和力，可抑制支气管平滑肌分布的 M_3 受体而扩张气道。吸入给药后约 15min 达到 C_{max}，约 30min 起效，消除 $t_{1/2}$ 为 19h。可单独吸入，也可与 β_2 受体激动药组成复方制剂，适用于慢阻肺患者的维持治疗，不适用于支气管痉挛急性发作。最常见的不良反应为鼻咽炎和上呼吸道感染，可能会出现速发型超敏反应，或矛盾性支气管痉挛，应立即终止用药，必要时启用替代治疗。严重乳蛋白过敏患者禁用，重度心律失常、尿潴留或青光眼患者慎用。

格隆溴铵（glycopyrronium bromide）

格隆溴铵是一种长效 M 胆碱受体拮抗药，作用特点与乌美溴铵类似，吸入后产生的支气管扩张主要为局部特异性作用。吸入该药后约 5min 可达到 C_{max}，重复给药 2～3 日可达到稳态，暴露程度约高出首剂量的 2.3 倍，消除 $t_{1/2}$ 为 11.8h。常与 β_2 受体激动药组成复方制剂，适用于慢阻肺，包括慢性支气管炎和（或）肺气肿患者的维持治疗，以缓解症状；不适用于缓解急性支气管痉挛或哮喘。高剂量用药后可出现恶心、呕吐、视物模糊、顽固便秘或排尿困难等不良反应。应避免与其他抗胆碱药合用，以免增加不良反应。

（三）茶碱类

茶碱为甲基黄嘌呤类的衍生物，临床应用的制剂有 3 类：①茶碱与不同盐或碱基形成的复盐，有氨茶碱、茶碱甘氨酸钠等，水溶性明显增强，但并不增加生物利用度和药理作用；②以不同基团取代的衍生物，有多索茶碱、羟丙茶碱等，对胃肠道刺激较小，但药理作用弱于茶碱；③缓释剂，口服血药浓度波动小，每日给药 2 次既能维持有效血药浓度，又可有效避免茶碱的中毒反应，适用于慢性哮喘，尤其是夜间发作的哮喘患者。

茶碱（theophylline）

【体内过程】

口服吸收迅速、完全，生物利用度为 96%，2～3h 达最大效应。血浆蛋白结合率约为 60%，V_d 为 0.5L/kg，分布于末梢组织中，几乎不分布于脂肪组织，因此肥胖患者不必按实际体重而可按理想体重来设计给药。约 90% 在肝代谢，清除率个体差异大，并易受多种因素影响。茶碱以原型从尿中排泄大约只占 10%，但新生儿用药量的约 50% 以原型从尿中排泄。可通过胎盘屏障，使胎儿血清浓度达危险水平，妊娠患者慎用。

【药理作用特点】

茶碱血浆浓度在 10～20μg/ml 时，对呼吸道平滑肌有直接松弛作用。近年来发现其血浆浓度在 5～10μg/ml 时具有抗炎和免疫作用。此外，茶碱类药物还可增强呼吸深度，改善心肌收缩力，改善心室功能，具有呼吸兴奋和强心作用。

【临床应用及评价】

主要用于慢性喘息的治疗及发作预防。此外，茶碱类药物还被用于治疗其他呼吸系统疾病，如早产儿窒息及睡眠呼吸暂停综合征、心源性哮喘。由于茶碱治疗指数小，其血药浓度与临床疗效及毒性密切相关，且血药浓度的个体差异大，因此必须进行血药浓度监测（therapeutic drug monitoring，TDM），有助于选择最佳用量。

【不良反应与防治】

浓度高于 20μg/ml 时易发生不良反应，包括消化系统、神经系统、心血管系统症状等。严重者（血药浓度 > 35μg/ml）可有谵妄、精神失常、发热、惊厥、昏迷等症状，甚至因呼吸、心搏停止而致死。一旦发生不良反应，应立即停药，并进行对症治疗。严格掌握茶碱剂量、及时进行 TDM 并调整茶碱用量是避免茶碱中毒反应的主要措施。

【药物相互作用】

茶碱类药物主要经肝药酶代谢。苯巴比妥、西咪替丁、卡马西平等药物可干扰茶碱在肝的代谢，增加其血药浓度，增加不良事件发生风险。故合用时应注意调整茶碱剂量，并监测其血药浓度。

氨茶碱（aminophylline）

氨茶碱为茶碱与乙二胺的复盐，水溶性较茶碱大 20 倍。本品碱性较强，局部刺激性大，口服后易引起胃肠道刺激症状，宜餐后服用；应从小剂量开始，逐渐增加为好。肌内注射可致局部红肿疼痛，故很少使用。哮喘急性发作或哮喘持续状态时，β_2 受体激动药吸入或注射为首选，可考虑氨茶碱静脉滴注。该药也适用于心源性水肿和心源性哮喘的辅助治疗。

多索茶碱（doxofylline）

多索茶碱对磷酸二酯酶有强大抑制作用，对痉挛支气管的松弛作用是氨茶碱的 10～15 倍，有一定的镇咳作用。中枢神经和心血管系统不良反应轻微。适用于哮喘和其他伴支气管痉挛的呼吸道疾病。

二、抗炎平喘药

气道炎症和气道高反应性是哮喘发病的重要机制。抗炎平喘药可抑制由嗜酸性粒细胞、淋巴细胞及肥大细胞参与的慢性气道炎症，抑制气道对烟尘、冷空气、过度运动、气道感染、精神负荷等刺激的反应性亢进。抗炎平喘药主要包括糖皮质激素类、抗白三烯类和抗过敏类，其中糖皮质激素类因抗炎作用强大、兼有抗过敏作用而疗效显著。

（一）糖皮质激素类

糖皮质激素（glucocorticoid，GC）是目前治疗支气管哮喘最有效的抗炎药物，也是哮喘持续状态或急性发作的重要抢救药，包括全身用糖皮质激素和吸入用糖皮质激素（inhaled glucocorticoids，ICS）。全身用糖皮质激素不良反应多而严重，主要用于急性发作病情较重的哮喘、慢阻肺或重度持续哮喘吸入大剂量激素治疗无效的患者。ICS是长期治疗持续性哮喘的首选药物，常用药物包括丙酸倍氯米松、布地奈德、丙酸氟替卡松等。

布地奈德（budesonide）

【体内过程】

混悬液和气雾剂吸入给药后的全身绝对生物利用度不同。气雾剂可达39%，半衰期为2～3h，分布容积为3L/kg，血浆蛋白结合率为85%～90%。布地奈德主要经肝代谢清除，代谢产物经尿液和粪便排出。静脉给药后约60%的放射标记剂量经尿液排出。吸入给药后10%～20%沉积于肺部，部分药物沉积于咽部或经胃肠吸收，残余药物约90%经肝首过代谢失活。

【药理作用特点】

具有良好的抗炎和抗过敏作用，能缓解即刻及迟发过敏反应所引起的支气管阻塞。在气道高反应性患者，布地奈德具有降低气道对组胺和乙酰胆碱的反应，可有效预防运动性哮喘的发作。

【临床应用及评价】

布地奈德为不含卤素的GC，在肝内代谢灭活较倍氯米松快，全身不良反应比倍氯米松小。用于控制和预防哮喘发作，对糖皮质激素依赖型哮喘患者，本品是较理想的口服激素替代药物。与福莫特罗组成复方制剂，可用于哮喘急性发作缓解的治疗。

【不良反应及防治】

长期反复用药仍可引起不良反应，以局部反应多见。主要局部反应包括声音嘶哑、口咽部念珠菌病等。减少每日吸入次数、加用储雾器、用药后及时漱口及采用不含载体粉的干粉吸入器等均可减少局部不良反应。

倍氯米松（beclomethasone）

倍氯米松为地塞米松的衍生物，脂溶性较强，局部抗炎作用较地塞米松强数百倍，全身不良反应轻微。局部吸入能控制大多数反复发作的哮喘病例，但因起效较慢，不能用于急性发作的抢救，也不宜用于哮喘持续状态。对依赖GC的慢性哮喘患者，可部分或完全代替GC的全身给药，既可改善症状，又可减少长期全身应用GC对肾上腺皮质功能的损害。

氟替卡松（fluticasone）

氟替卡松作用与倍氯米松相似，脂溶性高于倍氯米松，故在气道内浓度高、存留时间长、起效快、局部抗炎活性高。很少单独应用，常与β_2受体激动药合用，雾化吸入用于慢性持续性哮喘或慢阻肺的维持治疗。

（二）白三烯受体拮抗药（leukotriene receptor antagonists）

由花生四烯酸经5-脂氧酶代谢途径生成的半胱氨酰白三烯（CysLTs）是强效的炎症介质，与哮喘和过敏性鼻炎的病理生理过程相关，可介导一系列气道反应。CysLTs包括白三烯C_4（LTC_4）、白三烯D_4（LTD_4）和白三烯E_4（LTE_4）等，通过激动气道$CysLT_1$受体可引起各种效应，其支气管收缩作用比组胺强约1000倍；还可增强黏膜血管通透性和黏膜水肿、促进气道分泌等。白三烯受体拮抗药已逐渐成为减轻气道炎症和高反应性、预防和治疗哮喘、减少激素用量的重要治疗手段。

孟鲁司特（montelukast）

【体内过程】

口服吸收迅速而完全，平均口服生物利用度为64%。普通饮食对口服生物利用度和C_{max}无影响。99% 以上的孟鲁司特钠与血浆蛋白结合。几乎被完全代谢，细胞色素 P450 3A4 和 2C9 与其代谢相关。孟鲁司特及其代谢物几乎全经胆汁排泄。

【药理作用特点】

对 $CysLT_1$ 受体有高度的亲和性和选择性，能有效抑制 LTC_4、LTD_4 和 LTE_4 与 $CysLT_1$ 受体结合所产生的生理效应而无任何受体激动活性。

【临床应用及评价】

用于减轻 CysLTs 介导的支气管炎症和痉挛，可有效预防哮喘尤其是阿司匹林哮喘的发作，也可用于哮喘的长期治疗，对哮喘急性发作无效。

【不良反应与防治】

一般耐受性良好，不良反应轻微，通常不需要终止治疗。常见不良反应包括上呼吸道感染、头痛、咽炎等；长期应用的严重不良反应包括神经系统病变，如精神异常（包括但不限于激动、睡眠障碍、抑郁等）、血小板减少症等，长期应用时应权衡利弊。

【药物相互作用】

虽然孟鲁司特是 CYP2C8、2C9 和 3A4 的底物，但研究表明其与多种药物的相互作用无临床意义，无需调整给药剂量。

扎鲁司特（zafirlukast）

为长效口服白三烯受体拮抗药，对白三烯 C_4、白三烯 D_4、白三烯 E_4 具有高选择性。用于慢性轻至中度哮喘的预防和长期治疗，可减轻哮喘症状、改善肺功能，也用于激素抵抗型哮喘。严重哮喘时加用本品可减少激素用量。耐受性良好，偶见头痛或胃肠道反应，通常症状较轻微，停药后可恢复正常。与华法林合用时，可导致凝血酶原时间延长约 35%，需密切监测。

▌（三）抗过敏平喘药

本类药物是指一类具有炎症细胞膜保护作用或炎症介质阻断作用的药物，包括炎症细胞膜稳定药（色甘酸钠）、组胺受体拮抗药（如酮替芬）。由于该类药物的平喘作用起效较慢，不适用于喘息急性发作期的治疗，临床上主要用于预防哮喘的发作。

色甘酸钠（sodium cromoglicate）

【体内过程】

口服仅吸收 1%。主要用其微粒粉末或气雾剂吸入给药，8%～10% 进入肺内，经支气管和肺泡吸收。15min 可达血药峰浓度，血浆蛋白结合率为 60%～75%，$t_{1/2}$ 为 45～100min，以原型从尿和胆汁排出。

【药理作用特点】

本品对由抗原诱发的早期与晚期哮喘反应均有抑制作用，长期应用可降低气道高反应性，还可抑制呼吸道感觉神经末梢与呼吸道神经源性炎症，抑制二氧化硫、缓激肽、冷空气、运动等引起的支气管痉挛。

【临床应用及评价】

主要用于过敏性支气管哮喘的预防性治疗，能防止变态反应和运动引起的速发和迟发相哮喘反应。对激素依赖的患者，本品可使之减量或完全停用；对变态反应作用不明显的慢性哮喘也有效。本品起效慢，连续用药数日后才能见效，应在发病季节之前 2～3 周提前用药。

【不良反应与防治】

粉末刺激气道黏膜可产生呛咳、恶心、胸闷反应，甚至诱发哮喘，与少量异丙肾上腺素合用可以预防。

酮替芬（ketotifen）

本品为口服强效过敏介质阻滞药，作用与色甘酸钠相似，能抑制肥大细胞和嗜碱性粒细胞释放Ⅰ型变态反应的化学介质，可抑制抗原诱发的人白细胞组胺、过敏性迟缓反应物质的释放。具有很强的抗组胺作用，还能预防和逆转 β_2 受体的下调，加强 β_2 受体激动药的作用。主要用于预防哮喘发作，用药后使发作次数减少，症状明显减轻，对运动和阿司匹林诱发的哮喘也有效，对正在发作的急性哮喘无效。不良反应主要包括嗜睡、乏力。GPT、GOT、碱性磷酸酶升高等肝功能影响。孕妇慎用，用药期间不宜驾驶车辆、操作机械及高空作业。

曲尼司特（tranilast）

该药为过敏介质阻滞药，可抑制变应原及其他刺激引起的肥大细胞和过敏介质释放，具有稳定肥大细胞和嗜碱性粒细胞的细胞膜作用，阻止其脱颗粒，从而抑制组胺和 5- 羟色胺过敏性反应物质的释放。主要用于治疗和预防支气管哮喘及过敏性鼻炎。于易发季节前半个月开始使用，能起到预防作用。可与其他平喘药联合使用，规律连续服用，可长期控制哮喘的发作；不适用于已经发作的症状。主要不良反应包括恶心、呕吐、胃部不适，时有头晕、头痛等，可采取减量、停药等适当措施减缓。

（四）其他抗炎平喘药

基于分子生物学技术进展，从大鼠的一些单克隆抗体中筛选出一种 IgE 抗体，其作用靶点是IgE 与其在肥大细胞和其他炎症细胞上的受体（Fcε-R1 和 Fcε-R2 受体）结合的部位。奥马珠单抗是一种重组人源化单克隆抗 IgE 抗体，是第一个被作为治疗哮喘的"生物制剂"。

奥马珠单抗（omalizumab）

【体内过程】

皮下注射给药的生物利用度约为 62%，平均给药后 7 ~ 8 日达到血药峰浓度。血清消除半衰期平均为 26 日，清除率平均为 $2.4\pm1.1\text{ml}/(\text{kg}\cdot\text{d})$。该药与 IgE 的复合物经肝的网状内皮系统清除，部分以原型经胆汁排泄，几乎无其他组织特异性地摄取奥马珠单抗。

【药理作用特点】

奥马珠单抗可抑制 IgE 与肥大细胞和嗜碱性粒细胞表面高亲和力的 IgE 受体相结合，可限制过敏反应介质的释放，把变态反应阻断在极早期阶段。

【临床应用及评价】

适用于成人、儿童及青少年（6 岁以上）患者，用于经 ICS 和长效 β_2 肾上腺素受体激动药治疗后，仍不能有效控制症状的中至重度持续性过敏性哮喘。重复使用奥马珠单抗可减轻哮喘的严重程度，尤其是对那些因明确环境抗原诱发因素引起的哮喘。能有效降低患者对糖皮质激素类药物的依赖性，降低哮喘急性加重次数。该药不适用于急性哮喘加重、急性支气管痉挛。

【不良反应与防治】

12 岁及以上成人中最常见的不良反应包括头痛和注射部位不良反应；6 ~ 12 岁儿童患者中最常见的不良反应为头痛、发热和上腹痛。这些不良反应多为轻度和中度。尽管该药已经人源化，但治疗期间仍可能出现Ⅰ型局部或全身变态反应，可发生于首次给药后，也可在规律治疗 1 年后发生。因此，给药后需密切观察患者，并做好处理严重变态反应的准备，并告知患者变态反应的常见症状和体征，提醒出现相关症状应立即就医。

【药物相互作用】

该药物的代谢、清除不涉及细胞色素 P450 酶、外排转运体和蛋白结合机制，因此药物相互作用可能性很小。

案例 20-1 解析：

常用的平喘药包括支气管扩张药和抗炎平喘药，前者主要包括 β_2 受体激动药、M 胆碱受体拮抗药及茶碱类平喘药，后者主要包括糖皮质激素类（尤其是吸入性糖皮质激素）、抗白三烯类药物及抗过敏平喘药。

> 　该患者支气管哮喘病史 7 年，对于此次急性发作，给予的缓解药物为复方异丙托溴铵（含异丙托溴铵和沙丁胺醇）和布地奈德混悬液雾化吸入，此为适宜的急性发作缓解方案。对于 12 岁及以上成人，GINA 指南推荐可使用低剂量 ICS- 福莫特罗作为缓解药物，相比短效 SABA 可更多降低急性发作风险；但当哮喘急性发作而患者自主吸力不足时，选择 SABA 联合 ICS 雾化将更加适宜。这些药物起效时间短，一般在给药后 1 ~ 5min 即可起效。

第三节　镇　咳　药

　　咳嗽是呼吸系统疾病的主要症状之一。剧烈而频繁的咳嗽不仅给患者带来痛苦，还可由于咳嗽时胸膜腔内压明显升高，引起多种并发症。引起咳嗽的原因很多，应根据病因合理使用镇咳药。对于剧烈无痰的咳嗽，在对因治疗的同时，宜应用镇咳药，可减轻患者痛苦，避免咳嗽并发症；若咳嗽伴有咳痰困难则不宜简单应用镇咳药，应先使用祛痰药，必要时再联合使用镇咳药，以免积痰引起继发感染和堵塞呼吸道。镇咳药（antitussives）是能够抑制咳嗽反射的药物。目前常用的镇咳药，根据作用机制分为中枢性镇咳药和外周性镇咳药两大类。

一、中枢性镇咳药

　　本类药物通过直接抑制延髓咳嗽中枢而产生镇咳作用，镇咳作用强，疗效可靠，但因容易成瘾，应用受到限制。近年来合成了不少不易成瘾的中枢性镇咳药，临床应用较多。

可待因（codeine，甲基吗啡）

【体内过程】

　　口服后自胃肠道吸收快而完全，服药后约 20min 起效，生物利用度为 40% ~ 70%，$t_{1/2}$ 为 2.5 ~ 4h，T_{max} 为 0.75 ~ 1h，V_d 为 3 ~ 4L/kg，作用持续时间为 4 ~ 6h。约 10% 在肝去甲基化代谢成吗啡，主要以可待因、吗啡、N- 去甲可待因的形式从尿中排泄。

【临床应用及评价】

　　可直接抑制延髓咳嗽中枢，镇咳作用迅速而强大，是临床上最有效的镇咳药之一。镇痛作用为吗啡的 1/7，镇咳作用为吗啡的 1/10，兼有镇静作用。主要用于各种原因引起的频繁剧烈干咳，对胸膜炎干咳伴胸痛者尤为适用。该药能抑制支气管腺体的分泌，使痰液黏稠度增高，难以咳出，故不宜用于多痰黏稠的患者，以免造成气管阻塞。对支气管平滑肌有轻度收缩作用，呼吸不畅的患者慎用。反复应用可产生成瘾性。

【不良反应与防治】

　　偶有恶心、呕吐、便秘及眩晕；较多见的不良反应包括幻想或心理变态及呼吸微弱、缓慢或不规则，以及心率异常等；长期应用可引起依赖性，常用量引起依赖性的可能较其他吗啡类药物弱；典型症状包括食欲缺乏、腹泻、牙痛、睡眠障碍、多汗、乏力或原因不明的发热等；大剂量（> 60mg）能明显抑制呼吸中枢，并可发生烦躁不安等中枢兴奋症状；小儿过量可引起惊厥，可以纳洛酮对抗。

【药物相互作用】

　　服药期间饮酒可严重削弱患者安全驾驶能力，与解热镇痛药有协同作用；与抗胆碱药合用时，可加重尿潴留或便秘的不良反应；与美沙酮或其他吗啡类药物合用时，可加重中枢呼吸抑制作用，与肌松药合用时，其呼吸抑制作用更为显著。

福尔可定（pholcodine）

　　中枢镇咳作用与可待因相似，还有镇静和镇痛作用，但依赖性较可待因小。适用于剧烈干咳和中度疼痛的镇痛。可用于新生儿和儿童患者，不易引起便秘和消化功能紊乱。禁用于多痰患者和妊娠期妇女。在体内主要通过 N- 去甲基化、乙酰化作用代谢为去甲福尔可定等，代谢产物或原型药物经肾排出。服药期间需避免饮酒或饮用含有酒精的饮料。用药过量可出现恶心、嗜睡、乏力、呼吸抑制，治疗包括催吐、洗胃，严重者可用盐酸纳洛酮解救。

右美沙芬（dextromethorphan）

【体内过程】

口服后 15 ～ 30min 起效，作用持续 3 ～ 6h。皮下或肌内注射后吸收迅速，平均起效时间为 30min。该药在肝代谢，原型药物和脱甲基代谢物等经肾排泄。

【药理作用特点】

镇咳作用与可待因相似或较强，起效快，不具镇痛或催眠作用，治疗量对呼吸中枢无抑制，亦无依赖性和耐受性。此外，右美沙芬与吗啡合用还可增强镇痛效应，且可预防吗啡依赖性及耐药性的发生；还有阿托品样抗胆碱作用及解除肌肉痉挛的作用。

【临床应用及评价】

右美沙芬是目前临床上应用最为广泛的镇咳药物。主要用于干咳，包括上呼吸道感染、急性或慢性支气管炎等疾病引起的咳嗽；亦可用于吸入刺激物引起的刺激性干咳，常以复方抗感冒药形式与抗组胺药联合应用。

【不良反应与防治】

右美沙芬安全范围广，偶有头晕、轻度嗜睡、便秘、恶心、呕吐等。孕妇、哮喘、肝脏疾病及痰多患者慎用，青光眼患者、妊娠 3 个月内妇女及有精神病史者禁用。

【药物相互作用】

该药不可与单胺氧化酶抑制药及抗抑郁药联合使用，需停药 2 周后才可使用；与胺碘酮、非甾体抗炎药、细胞色素 CYP2D6 抑制药（如氟哌啶醇）合用时需调整以上药物剂量或停用以上药物。

喷托维林（pentoxyverine）

喷托维林镇咳作用约为可待因的 1/3，咳嗽中枢具有直接抑制作用，兼有轻度阿托品样作用和局部麻醉作用。吸收后可轻度抑制支气管内感受器及传入神经末梢，松弛痉挛的支气管平滑肌，减轻气道阻力，因此兼具外周性镇咳作用，无成瘾性。用于各种原因引起的干咳、阵咳。对于小儿百日咳效果尤好。禁用于多痰患者。服药期间不得驾驶车辆、操作机械、从事高空作业等。喷托维林因具阿托品样作用，偶有口干、恶心、轻度头痛、头晕、腹胀和便秘等不良反应，故青光眼、前列腺增生者及心功能不全伴咳嗽患者慎用。

二、外周性镇咳药

此类药物通过抑制咳嗽反射弧中的感受器、传入神经或传出神经任一环节而发挥镇咳作用，有些药物兼有中枢和外周两种抑制作用。

苯丙哌林（benproperine）

本品为非麻醉性镇咳药，既可抑制咳嗽中枢，又可阻断由肺 - 胸膜感受器刺激而产生的肺迷走神经冲动，还兼罂粟碱样平滑肌解痉作用。镇咳作用较可待因强 2 ～ 4 倍，且毒性小，无呼吸抑制作用，不引起便秘。用于多种原因引起的咳嗽，对刺激性干咳疗效较好。口服后 15 ～ 20min 起效，维持 4 ～ 7h。用药后可出现一过性口咽发麻，尚有乏力、头晕、上腹不适、皮疹等不良反应，如出现皮疹，应及时停药。服药时需整片吞服，以免引起口腔麻木。

那可丁（narcotine）

该药为阿片所含的异喹啉类生物碱，主要通过抑制肺牵张反射、解除支气管平滑肌痉挛而产生镇咳作用。镇咳作用与可待因相似，但无呼吸抑制、成瘾性等缺点，无镇痛、镇静作用，适用于阵发性咳嗽。不良反应可见轻微的恶心、头痛、嗜睡等。大剂量可兴奋呼吸，引起支气管痉挛，

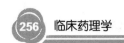

不宜与其他中枢兴奋药合用。

第四节 祛 痰 药

祛痰药（expectorants）是一类能使痰液黏稠度降低，或能加速呼吸道黏膜纤毛运动，使痰液易于咳出的药物。本类药物可促进呼吸道积痰排除，减少对呼吸道黏膜的刺激，还可间接起到镇咳、平喘的作用，利于防止继发感染。按其作用机制可分为黏痰溶解药、黏液调节药、刺激性祛痰药3类。

溴己新（bromhexine）

溴己新为黏痰溶解药，可直接作用于支气管腺体，促使黏液分泌细胞的溶酶体酶释放，从而使黏液中的黏多糖解聚，并抑制黏液腺及杯状细胞合成酸性黏多糖，降低痰液的黏稠度；还能引起呼吸道分泌黏性低的小分子黏蛋白，使痰液变稀，易于咳出；还可激动呼吸道胆碱受体，使呼吸道腺体分泌增加。用药后能迅速改善因黏痰广泛阻塞支气管所引起的气急症状，主要用于慢性支气管炎、哮喘、支气管扩张等有黏痰不易咳出的患者。口服后约1h起效，维持6～8h，连用3～5日后达到最佳效应。少数患者用药后可引起上腹部不适、恶心等，偶见血清转氨酶升高。胃溃疡患者应慎用。

氨溴索（ambroxol）

【体内过程】
口服吸收迅速且完全，口服后1～2.5h达药峰浓度。组织分布迅速而广泛，最高浓度见于肺部，主要在肝中通过葡糖醛酸化和裂解为二溴菊酯酸及次要代谢物进行代谢，肾清除率约占总清除率的83%，半衰期约为10h。

【药理作用特点】
本品为黏痰溶解药，是溴己新的活性代谢物，可显著增加呼吸道黏膜浆液腺的分泌，减少黏液腺分泌，降低痰液黏度；促进肺表面活性物质的分泌，增加支气管纤毛运动，使痰液易于咳出；并有一定的镇咳和改善通气功能作用，长期服用能显著减少慢性支气管炎的急性发作。口服后1h内起效，持续3～6h。

【临床应用及评价】
适用于痰液黏稠而不易咳出者。静脉注射可降低新生儿自发性呼吸窘迫症的病死率。

【不良反应与防治】
不良反应少见。可有上腹部不适、食欲缺乏、腹泻，偶见皮疹。

乙酰半胱氨酸（acetylcysteine）

【体内过程】
口服给药后吸收良好，2～3h达药峰浓度，在肺组织中分布良好。蛋白结合率为66%～97%。在肝中代谢成半胱氨酸和二硫化物，进一步代谢成谷胱甘肽和其他代谢物，经肾和粪便排泄。

【药理作用特点】
黏痰溶解药。分子中的巯基能使痰液中黏多糖蛋白中的二硫键裂解，从而使糖蛋白分解，黏痰液化；还可分解核糖核酸酶，使脓性痰中的DNA断裂，从而将痰液中的脓性成分及其他黏液和黏液分泌物从黏稠变为稀薄，从而发挥强烈的黏痰溶解作用。

【临床应用及评价】
适用于浓稠痰液过多的呼吸系统疾病，其作用最适pH为7～9。口服给药或雾化吸入，对黏性痰阻塞病例疗效较好，对气管插管引起痰栓塞特别有效。本品有特殊臭味，可引起恶心、呕吐，偶可发生腹泻、口腔炎等，极少出现支气管痉挛等过敏反应。

【药物相互作用】

应避免与强力镇咳药合并使用。活性炭制剂可能会降低乙酰半胱氨酸的疗效，不宜与金属、橡胶、氧化剂接触。可减弱部分抗生素活性，如青霉素、四环素、头孢菌素等，建议给药时间至少间隔 2h。

羧甲司坦（carbocisteine）

羧甲司坦为黏液调节药，主要作用于支气管腺体的分泌，使低黏度的唾液黏蛋白分泌增加，高黏度的盐藻黏蛋白产生减少，使痰液黏稠度降低而易于咳出。该药口服起效快，服用后 3～4h 肺部组织浓度达到峰值。在肝内脱乙酰代谢成半胱氨酸，约 86% 的代谢物由尿液排出。适用于治疗慢性支气管炎、支气管哮喘等疾病引起的痰液黏稠、咳痰困难患者。偶有恶心、胃部不适、腹泻、轻度头痛、皮疹等。消化性溃疡活动期间禁用。避免与中枢性镇咳药同时使用，以免稀释的痰液堵塞气道。

厄多司坦（erdosteine）

厄多司坦是一种黏液调节药，为前体药物，通过肝生物转化成含有游离巯基的活性代谢物，进而使支气管分泌物的黏蛋白二硫键断裂，减低痰液黏度，从而有利于痰液排出；还具有增强黏膜纤毛运动功能等作用。口服吸收迅速，约 1.4h 达血浆药峰浓度，消除半衰期为 2.5h，代谢物主要经肾排泄，极少量经粪便排泄。适用于急性和慢性支气管炎等所致的痰液黏稠，特别是慢阻肺等疾病期间因痰液黏稠所致的气道阻塞。用药后偶见轻微的头痛和胃肠道反应，如恶心、呕吐、上腹隐痛等。能明显提高抗菌药物在痰液中的浓度，从而增加抗菌活性及局部作用。避免同服强力镇咳药及使支气管分泌物减少的药物。

氯化铵（ammonium chloride）

为刺激性祛痰药，口服后可刺激迷走神经末梢，产生轻度恶心而反射性引起气管、支气管腺体分泌增加，使痰液稀释，利于痰液清除。该药被吸收后进入血液和细胞外液使尿液酸化。口服后可完全被吸收，在体内几乎全部转化降解，极少量经粪便排出。适用于黏痰浓稠不易咳出者，也可用于代谢性碱中毒酸化尿液。用药后可见恶心、偶见呕吐等胃肠道不适。过量或长期使用可造成酸中毒和低钾血症。与碱性药物、磺胺嘧啶、呋喃妥因等有配伍禁忌。

第五节　呼吸兴奋药

呼吸兴奋药（respiratory stimulants）对延髓呼吸中枢有直接或间接兴奋作用，可使呼吸加深，改善呼吸功能，增加肺泡通气量，提高动脉血 PaO_2 分压和降低血 $PaCO_2$。主要用于治疗特发性肺泡低通气综合征、睡眠呼吸暂停综合征、中枢抑制药中毒，以及预防氧疗时由于解除缺氧刺激而发生的呼吸抑制及肺泡低通气现象。

多数呼吸兴奋药对中枢神经作用部位的选择性不高，安全范围小。剂量过大、滴注过快会引起一系列中枢神经系统兴奋症状，甚至可能引起惊厥。

对急性呼吸衰竭，该类药物的使用尚存有争议，临床主要采用通气、吸氧、输液等综合措施。对慢性呼吸衰竭以及缺氧、CO_2 潴留引起的肺性脑病，合理使用呼吸兴奋药有一定的价值。对深度中枢抑制的患者，大多数呼吸兴奋药在不产生惊厥的剂量下往往无效，而且由于药物作用时间都很短，需要反复用药才能长时间维持患者呼吸，因而很难避免惊厥的发生。所以除严格掌握剂量外，这类药物的应用宜限于短时就能纠正的呼吸衰竭患者，且切忌剂量过大、给药速度过快。

尼可刹米（nikethamide）

该药对呼吸中枢有较强的兴奋作用，可选择性兴奋延髓呼吸中枢，还可通过刺激颈动脉体化学感受器反射性地兴奋呼吸中枢，并能提高呼吸中枢对二氧化碳的敏感性。主要用于解救中枢性呼吸循环衰竭、麻醉药和其他中枢抑制药中毒，剂量过大可兴奋脊髓引起惊厥。该药作用时间短暂，应视病情间隔给药。

洛贝林（lobeline）

该药通过刺激颈动脉窦与主动脉体化学感受器，反射性地兴奋呼吸中枢而使呼吸加快，但对呼吸中枢无直接兴奋作用。呼吸兴奋作用较弱且短暂，一般为 20min。主要适用于各种原因引起的中枢性呼吸抑制，如新生儿窒息、一氧化碳或阿片中毒等，也用于白喉、肺炎等传染病引起的呼吸衰竭。剂量较大时可引起心动过速、传导阻滞、呼吸抑制，甚至惊厥。

二甲弗林（dimefline）

对呼吸中枢兴奋作用比尼克刹米强 100 倍，用药后可见肺换气量明显增加，PCO_2 下降。作用较快，维持 2 ～ 3h。常用于麻醉、催眠药物引起的呼吸抑制及各种疾病引起的中枢性呼吸衰竭，以及手术、外伤等引起的虚脱和休克。安全范围较窄，剂量掌握不当易致抽搐或惊厥。

多沙普仑（doxapram）

小剂量通过颈动脉体化学感受器反射性兴奋呼吸中枢，大剂量则直接兴奋呼吸中枢，但对大脑皮层似无影响。静脉注射后起效仅需 20 ～ 40s，1 ～ 2min 效应最显著，持续 5 ～ 12min。注射后迅速代谢，代谢产物经肾排泄，半衰期约 3h。临床主要适用于呼吸衰竭，疗效优于其他呼吸兴奋药。药物过量时易出现中毒症状，如心动过速、心律失常、焦虑、震颤、惊厥等，应视病情给予相应的对症治疗和支持疗法。避免与拟肾上腺素合用。

思 考 题

1. 简述沙丁胺醇的药理作用特点及临床应用。
2. 简述吸入糖皮质激素的作用特点及不良反应防治方法。
3. 祛痰药的分类有哪些？每类药物的代表药及作用特点是什么？
4. 举例说明镇咳药物的分类及作用特点。

（伍三兰）

第二十一章　血液系统疾病的临床用药

学习要求

　　掌握：治疗贫血药、止血药和抗凝血药物的分类及代表药物。

　　熟悉：常见治疗贫血药、止血药和抗凝血药物的药理作用特点、临床应用、不良反应及药物相互作用。

　　了解：其他血液系统疾病治疗药物的临床合理应用。

第一节　治疗贫血的药物

一、缺铁性贫血的治疗药物

　　缺铁性贫血（iron deficiency anemia，IDA）是最常见的贫血，也是世界范围内导致贫血的首要病因。据 2016 年世界卫生组织的统计数据显示，全球有 12.4 亿以上人口患 IDA，IDA 已成为全球第 5 位高患病率疾病，也是第 4 大导致疾病经济负担的原因。儿童和妊娠妇女发病率较高。铁吸收障碍和铁丢失增多亦可导致 IDA。药物治疗首选口服铁剂，如果口服铁剂不能耐受或吸收障碍，可以选用注射铁剂。

铁　剂

　　铁剂分为二价和三价铁制剂，有口服和注射两种剂型。口服制剂包括硫酸亚铁（ferrous sulfate）、富马酸亚铁（ferrous fumarate）、柠檬酸铁铵（ferric ammonium citrate）、葡萄糖酸亚铁（ferrous gluconate）、琥珀酸亚铁（ferrous succinate）、多糖铁复合物（poly-saccharide iron complex）等；注射剂包括蔗糖铁（iron sucrose）、右旋糖酐铁（iron dextran）和山梨醇铁（iron sorbitex）等。

【体内过程】

　　铁的吸收主要在十二指肠完成，空腹时较进食后提高约 1/3，Fe^{2+} 的吸收较好。Fe^{2+} 进入血液后经铜蓝蛋白氧化为 Fe^{3+}，与血浆中的转铁蛋白结合，转运到贮铁组织，再与去铁蛋白结合成铁蛋白储存。口服铁剂 $t_{1/2}$ 约为 6h。铁的排泄以肠道、皮肤等含铁细胞的脱落为主要途径，少量经尿液、胆汁、汗、乳汁排泄。

【药理作用特点】

　　铁是人体必需的微量元素，参与血红蛋白的合成，铁与原卟啉合成血红素，4 个血红素和 1 个珠蛋白的四条多肽链结合而成血红蛋白。铁缺乏会影响血红蛋白合成，引起血液携氧能力降低，造成全身组织缺氧性损伤。同时，铁还与线粒体的电子传递、儿茶酚胺的代谢、DNA 的合成以及机体内各种生物效应酶的功能息息相关。

【临床应用及评价】

　　铁剂可用于各种原因引起的慢性失血所致的 IDA，也可用于营养不良、妊娠、儿童发育期等引起的 IDA，使患者的血红蛋白和贮铁量恢复正常。对于无症状的 IDA 人群，可口服铁剂进行预防。铁剂治疗应持续至血红蛋白恢复正常后 2～3 个月，以补足机体铁储备，防止复发。

【不良反应与防治】

　　口服铁剂最常见的不良反应是胃肠道刺激，呈恶心、呕吐、上腹部不适等症状，多与剂量相关，减少剂量和餐后服用可减轻症状。铁与肠道内硫化氢结合，生成硫化铁，可使粪便呈黑褐色，并减少硫化氢对肠壁的刺激，从而导致便秘。注射铁剂可能引起继发性铁质沉着，引起荨麻疹、

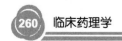

发热等过敏反应，甚至死亡。

【药物相互作用】

①促进作用：铁剂与维生素 C 同服可防止铁氧化而有利于铁吸收；②抑制作用：组胺 H_2 受体拮抗药以及质子泵抑制药，可抑制胃酸分泌，从而降低铁盐的溶解度，不利于铁的吸收。铁剂与容易形成铁盐沉淀的药物合用会导致铁吸收减少。抑制骨髓造血功能的药物（如氯霉素），会干扰红细胞成熟，不宜与铁剂合用。

二、巨幼细胞贫血的治疗药物

巨幼细胞贫血（megaloblastic anemia）是由红细胞 DNA 合成障碍所引起的贫血，其主要病因是叶酸和（或）维生素 B_{12} 缺乏，亦可由遗传或获得性 DNA 合成障碍所致。DNA 合成受阻可使骨髓中幼红细胞分裂减慢，细胞体积增大，形成巨幼红细胞。发病后，主要表现为贫血、胃肠道和神经系统症状。巨幼细胞贫血的治疗多采用叶酸和维生素 B_{12} 合用，其中以叶酸治疗为主，辅以维生素 B_{12}。

叶酸（folic acid）

叶酸，又称蝶酰谷氨酸，属于 B 族维生素。叶酸在动植物中分布广泛，但动物不能自主合成叶酸，需要从食物中摄取。

【体内过程】

口服叶酸主要在空肠近端经肠黏膜主动吸收，贫血患者的吸收速度比正常人更快，1h 后血液中药物浓度达到峰值，$t_{1/2}$ 为 0.7h。叶酸进入体内后，在二氢叶酸还原酶的作用下被还原成四氢叶酸，并大部分以 N5- 甲基四氢叶酸形式储存于肝。

【药理作用特点】

叶酸吸收后被还原成四氢叶酸，作为一碳单位移位酶的辅酶，参与多种物质的合成。机体缺乏叶酸会导致 DNA 合成受阻，但 RNA 合成不受影响，结果就会导致在骨髓中生成体积较大而细胞核发育幼稚的血细胞，其中以红细胞最为明显。

【临床应用及评价】

本品可用于治疗叶酸缺乏所致的巨幼细胞贫血。以叶酸治疗为主，维生素 B_{12} 为辅。叶酸还可单用或与维生素 B_{12} 联合用于高同型半胱氨酸血症、再生障碍性贫血和白细胞减少症的辅助治疗。

【不良反应与防治】

静脉注射本品易发生不良反应，慎用。长期服用叶酸者可能出现恶心、食欲缺乏、胀气、味觉失常等反应，甚至可能出现血清维生素 B_{12} 水平下降。

【药物相互作用】

叶酸能对抗苯妥英钠、苯巴比妥等抗惊厥药的作用。甲氨蝶呤、甲氧苄啶等药物属于二氢叶酸还原酶抑制药，可影响体内叶酸的代谢。

维生素 B_{12}（vitamin B_{12}）

维生素 B_{12} 又称钴胺素，是一类含钴的水溶性 B 族维生素。由于钴原子所带基团不同，维生素 B_{12} 具有多种形式，其中药用的维生素 B_{12} 为性质稳定的氰钴胺素和羟钴胺素。

【体内过程】

口服维生素 B_{12} 经小肠黏膜吸收进入血液，8 ~ 12h 后血中药物浓度达峰值。60% ~ 70% 的维生素 B_{12} 以腺苷钴胺形式在肝内储存，其余则主要经胆汁从肠道排出，可形成肠肝循环。注射维生素 B_{12} 则大部分以原型经肾排出。

【药理作用特点】

维生素 B_{12} 参与核酸和蛋白质合成，是细胞分裂和维持神经组织髓鞘完整所必需的营养物质。维生素 B_{12} 可在体内转化为甲基钴胺和辅酶 B_{12} 参与叶酸代谢，缺乏时可阻碍四氢叶酸的循环利用，从而导致巨幼细胞贫血。同时，维生素 B_{12} 也参与三羧酸循环，如缺乏可造成神经损害。

【临床应用及评价】

主要用于治疗巨幼细胞贫血等恶性贫血，在治疗巨幼细胞贫血时常与叶酸合用。也可用于治疗神经系统疾病（如神经炎、神经萎缩）、肝脏疾病（如肝炎、肝硬化）、日光性皮炎、再生障碍性贫血、白细胞减少症、粒细胞减少症等。在治疗维生素 B_{12} 缺乏引起的恶性贫血时，应以维生素 B_{12} 为主，叶酸为辅。

【不良反应与防治】

偶见肺水肿、充血性心力衰竭、皮疹、腹泻、高尿酸血症（痛风患者慎用），少见过敏性休克。

【药物相互作用】

氯霉素可对抗维生素 B_{12} 的药理作用，不宜合用。维生素 C 可破坏维生素 B_{12} 结构，维生素 B_{12} 缺乏者不宜大量摄入维生素 C。消胆胺可结合维生素 B_{12} 影响其吸收，对氨基水杨酸类、氨基糖苷类抗生素、苯巴比妥等抗惊厥药，会减少维生素 B_{12} 从肠道的吸收。

三、其他抗贫血的治疗药物

重组人促红素（recombinant human erythropoietin）

静脉给予重组人促红素的 $t_{1/2}$ 为 $4 \sim 12h$，分布容积相当于 $1 \sim 2$ 倍血浆容积，与静脉注射相比，皮下注射重组人促红素的生物利用度为 $23\% \sim 42\%$。重组人促红素是一种糖蛋白激素，它通过刺激干细胞前体来促进红细胞生成，作为一种有丝分裂刺激因子和分化激素起作用。本品用于治疗慢性肾衰竭所致贫血和接受化疗的非髓性恶性肿瘤成人患者的症状性贫血。偶见头痛、低热、乏力、肌痛、关节痛、瘙痒、血栓、癫痫发作等不良反应。用药期间应严格监测血细胞比容、血压及血清铁含量。

罗沙司他（roxadustat）

【药理作用特点】

本品是小分子低氧诱导因子脯氨酰羟化酶抑制剂类药物。低氧诱导因子不仅能使红细胞生成素表达增加，也能使红细胞生成素受体以及促进铁吸收和循环的蛋白质表达增加。罗沙司他通过模拟脯氨酰羟化酶的底物之一酮戊二酸来抑制脯氨酰羟化酶，影响脯氨酰羟化酶维持低氧诱导因子生成和降解速率的平衡，从而达到纠正贫血的目的。

【临床应用及评价】

用于治疗慢性肾病所导致的贫血。治疗期间应根据血红蛋白水平进行剂量调整，使血红蛋白水平维持在 $100 \sim 120g/L$。在开始治疗或调整剂量后，应每 2 周检测 1 次血红蛋白水平，直至其达到目标范围，并保持稳定，随后可每 4 周进行 1 次检测。

【不良反应与防治】

常见的不良反应有头痛、背痛、疲劳和腹泻等。

抗淋巴细胞球蛋白（anti-lymphocyte globulin，ALG）

本品能抑制经抗原识别后的淋巴细胞激活过程，特异性地破坏淋巴细胞。本品与环孢素合用于治疗再生障碍性贫血。静脉滴注可引起短期高热、寒战，偶伴关节痛、低血压、心率增快、呼吸困难等；注射局部会导致疼痛及末梢血栓性静脉炎。本品可致过敏，故过敏者禁用。接受本品治疗的患者，发生细菌、病毒、寄生虫和霉菌感染的风险增加。

四、治疗贫血药物的合理应用

▶（一）IDA 的合理用药

1. 确定导致 IDA 的病因 治疗原发病。

2. 口服铁剂治疗 ①确诊 IDA 后，首选口服铁剂治疗。常用的铁剂包括：硫酸亚铁、富马酸亚铁、葡萄糖酸亚铁。治疗 2 ～ 4 周后复查血红蛋白以评估疗效。②口服铁剂同时口服维生素 C，可有效促进铁吸收，提升治疗效果。

3. 静脉注射治疗 口服不耐受或治疗效果不佳时，可以静脉注射铁剂。常用药物为蔗糖铁。注射铁剂的禁忌证包括注射铁过敏史、妊娠早期、急慢性感染和慢性肝病。

4. 红细胞输注治疗 适用于急性或贫血症状严重影响生理功能的患者。

5. 随访 IDA 治疗结束后，每年应至少检查 3 次血红蛋白和全血细胞计数，若结果正常，则无需进一步治疗，若不正常则应进行治疗。

（二）巨幼细胞贫血的合理用药

巨幼细胞贫血可以通过血液中叶酸及维生素 B_{12} 水平和骨髓形态来进行诊断。确诊后，应首先治疗基础疾病或进行营养支持以去除病因，并在此基础上合用叶酸与维生素 B_{12}。

具体用法用量：①叶酸口服，每次 5 ～ 10mg，每日 1 ～ 3 次。②维生素 B_{12} 口服，每次 0.5mg，每日 1 次。口服不耐受者可改为 0.5mg 肌内或静脉注射，每周 3 次，直至贫血纠正。根据伴随的神经系统症状轻重不一，可能需要延长治疗时间。

对于巨幼细胞贫血患者，建议同时使用叶酸和维生素 B_{12}。单独使用维生素 B_{12} 可能掩盖叶酸缺乏的症状，而维生素 B_{12} 缺乏患者单用叶酸则会加重缺乏症状。若治疗效果不佳，需考虑是否同时存在缺铁现象。对于严重的巨幼细胞贫血患者，补充治疗后可能会出现低钾血症，需密切关注血钾浓度，尤其是老年患者和心血管疾病患者应特别注意及时补充钾盐。妊娠期妇女对叶酸的需求量从每日 50μg 增长至每日 400μg，容易因叶酸缺乏引起巨幼细胞贫血，可以通过每日口服 0.4 ～ 0.8mg 叶酸来预防；同时需要增加日常新鲜绿叶蔬菜、豆类或动物蛋白的食用。

第二节　止血药和抗凝血药

一、止血药

止血药也称促凝血药，是使止血功能恢复正常及使出血停止的药物。临床上常用于治疗遗传或获得性缺陷引起的出血性疾病，如血友病、维生素 K 缺乏症、严重的肝脏疾病导致的止血功能异常。治疗时首先应正确判断出血的原因，根据病因应用药物。按照作用机制，止血药分为：促进凝血功能的药物，如维生素 K 类；抗纤维蛋白溶解药，如氨甲苯酸、氨基己酸等；凝血因子制剂，如凝血因子Ⅷ、凝血酶原复合物、凝血酶冻干粉等。

（一）促进凝血功能的药物

维生素 K（vitamin K）

维生素 K 参与凝血因子Ⅱ、Ⅶ、Ⅸ、Ⅹ的合成，因此又称为凝血维生素。脂溶性的维生素 K_1 和维生素 K_2 是天然存在的，其中维生素 K_1 主要存在于绿色植物中，维生素 K_2 主要来自于肠道细菌的合成。水溶性的维生素 K_3 和维生素 K_4 均为人工合成。

【体内过程】

本品肌内注射 1 ～ 2h 起效，3 ～ 6h 止血效果明显。12 ～ 14h 后凝血酶原时间恢复正常。维生素 K 在肝内代谢，经过胆汁及肾排泄。

【药理作用特点】

维生素 K 可使凝血酶原及Ⅶ因子、Ⅸ因子和Ⅹ因子的前体物质羧化后转变成凝血酶及相应因子，维生素 K 缺乏可导致以上凝血因子合成障碍或合成异常，临床上可表现为出血和凝血酶原时间延长。

【临床应用及评价】

常用于各种原因引起的维生素 K 依赖性凝血因子过低导致的凝血障碍和中度梗阻性黄疸等出血性疾病。

【不良反应与防治】

偶见过敏反应。肌内注射可引起局部红肿和疼痛。静脉注射过快（超过 5mg/min）可引起面部潮红、出汗、低血压等。新生儿应用本品后可能出现高胆红素血症、黄疸和溶血性贫血。

【药物相互作用】

维生素 K 与口服抗凝血药（双香豆素类）合用呈相互拮抗作用，使后者的抗凝血作用减弱。磺胺类药物与维生素 K 类合用可能导致低凝血酶原血症。

（二）抗纤维蛋白溶解药物

氨基己酸（aminocaproic acid）

【体内过程】

在成年人中，氨基己酸的口服吸收是一个零级过程。氨基己酸在血中以游离状态存在，不与血浆蛋白结合，并迅速进入红细胞及其他组织细胞。在体内维持时间短，需持续给药，给药 12h 后，有 40% ～ 60% 以原型迅速从尿中排泄。

【药理作用特点】

纤维蛋白酶原通过其分子结构中的赖氨酸结合部位特异性地与纤维蛋白结合，然后在激活物作用下变为纤溶酶，该酶能使纤维蛋白降解。氨基己酸的化学结构与赖氨酸相似，能定性阻抑纤溶酶原与纤维蛋白结合，防止其激活，从而抑制纤维蛋白溶解，高浓度则直接抑制纤溶酶活力，达到止血效果。

【临床应用及评价】

适用于预防及治疗纤维蛋白溶解亢进引起的各种出血。对一般慢性渗血效果显著，对凝血功能异常引起的出血疗效差；对严重出血、伤口大量出血及癌肿出血等无止血作用。

【不良反应与防治】

随着剂量增大不良反应增多、症状加重，常见的不良反应为恶心、呕吐和腹泻等。本品从尿排泄快，尿中药物浓度高，能抑制尿激酶的纤溶作用，可形成血凝块阻塞尿路，泌尿科术后有血尿的患者应慎用。有血栓形成倾向或有栓塞性血管病史者禁用或慎用。

【药物相互作用】

氨基己酸与其他的抗纤维蛋白溶解药物和凝血酶原复合物合用会增加血栓形成的风险。氨基己酸可拮抗尿激酶、链激酶的作用。与雌激素或避孕药合用可增加血栓形成的风险。

氨甲苯酸（aminomethylbenzoic acid，止血芳酸，对羧基苄胺，抗血纤溶芳酸）

本品口服后胃肠道吸收率约为 69%，体内分布浓度依次为肾＞肝＞心＞脾＞肺＞血液。服药后 2 ～ 3h 血药浓度达峰值。静脉注射后有效血药浓度可维持 3 ～ 5h。大部分药物以原型经肾排泄。氨甲苯酸的作用机制与氨基己酸相似，能竞争性阻抑纤溶酶原吸附在纤维蛋白上，保护纤维蛋白不被纤溶酶降解而达到止血作用。主要用于因原发性纤维蛋白溶解过度所引起的出血，包括急性和慢性、局限性或全身性的纤溶亢进性出血，常见的有白血病、严重肝脏疾病等引起的出血。氨甲苯酸与氨基己酸相比，抗纤溶活性强 4 ～ 5 倍，但副作用低于氨基己酸，偶有头昏、头痛、瞳部不适。应用时要监护血栓形成并发症，对于有血栓形成倾向者（如急性心肌梗死）慎用。

氨甲环酸（tranexamic acid，止血环酸，凝血酸）

【体内过程】

口服氨甲环酸后的吸收量占摄入量的 30% ～ 50%，血药浓度达峰时间为 3h，半衰期为 2h，血浆蛋白结合率约为3%，主要通过肾排泄。

【药理作用及机制】

氨甲环酸作用机制与氨甲苯酸相似，但作用比氨甲苯酸更强。氨甲环酸能直接抑制纤溶酶的作用，止血作用更显著。

【临床应用及评价】

可用于局部纤溶亢进所致的出血，如肺出血、鼻出血；也可用于全身纤溶亢进所致的出血，如白血病、再生障碍性贫血、紫癜等。

【不良反应与防治】

常见不良反应有恶心、呕吐、腹泻，过敏性皮炎，惊厥、头晕和低血压、视觉障碍等。

【药物相互作用】

与雌激素和避孕药合用会增加血栓形成的风险，禁止同时使用。

（三）凝血因子制剂

常见的凝血因子制剂有人凝血因子Ⅷ、重组人凝血因子Ⅷ、重组人凝血因子Ⅸ、凝血酶、凝血酶原复合物、人纤维蛋白原。凝血因子制剂是从人类或者哺乳动物的血浆中分离、提取并经过处理或由重组DNA技术生产得到。制剂中含有维持人体凝血功能平衡所需的凝血因子，可用于治疗凝血因子缺乏而导致的出血。本类药物易发生过敏反应，大量使用时可能引起血栓形成。

二、抗凝血药

当血管受损时，以血小板为主的血液各成分在破损内皮区域黏附聚集，形成血栓。随后纤维蛋白溶解系统会被激活，恢复血液流动。正常生理过程中，抗凝与促凝系统保持平衡，防止血栓与溶血发生。当此系统的平衡被改变，血栓由形成部位脱落，随血流移动过程中，部分或全部堵塞某血管，引起相应组织和器官缺血、缺氧、坏死、淤血及水肿的过程，即病理性血栓形成。本节药物通过作用在凝血过程的不同环节，促进体内抗凝血系统恢复平衡。本类药物包括抗凝血药、纤维蛋白溶解药及抗血小板药。

1. 抗凝血药　抗凝血药可影响纤维蛋白的生成，从而降低机体的凝血功能，防止血栓的形成，阻止已形成的血栓进一步发展。临床上用于治疗和预防凝血功能障碍。抗凝血药可分为直接抗凝血药和间接抗凝血药。直接抗凝血药的代表药物有：肝素、低分子肝素、肝素类似物（达那肝素、硫酸皮肤素、戊聚硫钠、硫类肝素钠、舒洛地希）、直接凝血酶抑制药（水蛭素、阿加曲班、比伐芦定、达比加群酯）。间接抗凝血药的代表药物有：香豆素类（华法林、醋硝香豆素、双香豆素）和茚满二酮类（苯茚二酮）。

2. 纤维蛋白溶解药　激活体内纤溶系统，生成纤溶酶，降解血栓中的纤维蛋白原，使之成为可溶的降解产物。本类药物可溶解已形成的血栓，用于治疗血栓性疾病。代表药物有：尿激酶、替奈普酶、阿替普酶、纤溶酶等。

3. 抗血小板药　当血管壁损伤时，血小板与损伤的血管内皮接触，可导致黏附、聚集和释放反应，触发血栓形成。抗血小板药作用机制广泛，可分为：环氧化酶抑制药，如阿司匹林；二磷酸腺苷受体拮抗药，如氯吡格雷、噻氯匹定、替格瑞洛；磷酸二酯酶抑制药，如双嘧达莫、西洛他唑；血小板糖蛋白Ⅱb/Ⅲa受体拮抗药，如阿昔单抗、依替巴肽、替罗非班等。此外，凝血酶抑制药具有抗血小板和抗凝活性。前列腺素类也具有抗血小板聚集作用。

（一）抗凝血药物

肝素（heparin）

又名普通肝素，主要是从猪、牛、羊的肠黏膜或者猪、牛肺中提取精制而来的一类由葡糖胺、葡糖醛酸和艾杜糖醛酸交替连接而成的黏多糖硫酸酯。

【体内过程】

肝素不能通过胃肠道吸收，常采用深部皮下注射或静脉注射给药。本品静脉注射后均匀分布于血浆，并迅速发挥最大抗凝作用，血浆蛋白结合率约为80%，主要通过肾以代谢的形式或原型清除。

【药理作用特点】

肝素在体外和体内均能发挥抗凝血的作用。肝素主要通过与抗凝血酶Ⅲ（antithrombin Ⅲ，AT-Ⅲ）结合，增强AT-Ⅲ对Ⅱa、Ⅸa、Ⅹa、Ⅺa和Ⅻa凝血因子的作用，从而发挥其抗凝血作用。肝素激活AT-Ⅲ后能迅速解离，并且可被循环利用。

【临床应用及评价】

常用于预防血栓形成，如术中及术后深部静脉血栓、肺栓塞。可用于治疗各种原因引起的弥散性血管内凝血。

【不良反应与防治】

肝素使用过量可出现出血，使用时应注意使用剂量并监测凝血功能，如果发生出血，应立即停药，必要时使用鱼精蛋白中和，严重者可输注新鲜血液。肝素可引起血小板减少，使用过程中应定期监测血小板计数，有肝素诱导的血小板减少症病史以及严重肝功能不全者应禁用。长期使用可导致骨质疏松。

【药物相互作用】

肝素与非甾体抗炎药、双香豆素类药物以及纤维蛋白溶解药物合用会增加出血风险。肝素与纠正酸中毒的药物，如碳酸氢钠、乳酸钠等合用会增强肝素的作用。

低分子肝素（low molecular weight heparin）

低分子肝素为低分子量的硫酸氨基葡聚糖，多从普通肝素中分离而得到。

【体内过程】

低分子肝素由于其分子量比较小，组分比普通肝素更均一，生物利用度约为90%，$t_{1/2}$ 为 $4 \sim 5h$。

【药理作用特点】

低分子肝素的作用机制与普通肝素相同，但低分子肝素对凝血因子Ⅹa的抑制作用比普通肝素强，对Ⅱa及其他因子的抑制作用较弱。

【临床应用及评价】

主要用于预防静脉血栓栓塞。可用于治疗已经形成的深静脉血栓、不稳定型心绞痛及非ST段抬高心肌梗死。

【不良反应与防治】

出血为低分子肝素最常见的不良反应，但低分子肝素引起出血、血小板减少症和骨质疏松的发生率低于普通肝素。

【药物相互作用】

参见普通肝素。

香豆素类抗凝血药（coumarin anticoagulants）

香豆素类抗凝血药包括华法林（warfarin）、双香豆素（dicoumarol）、硝酸香豆素（acenocoumarol）等，临床最常用的香豆素类抗凝药物为华法林。

【体内过程】

华法林口服后基本上被完全吸收，其血药浓度在4h内达到峰值，血浆蛋白结合率约为99%。华法林主要经肝代谢，其代谢受到基因多态性的影响，其中包括CYP2C9、VKORC1以及CYP4F2等基因。华法林主要经过肾排泄。

【药理作用特点】

华法林的结构与维生素K相似，可竞争性抑制维生素K依赖的凝血因子Ⅱ、Ⅶ、Ⅸ、Ⅹ的活化，具有抗凝作用，但是华法林对于已经羧化的凝血因子无影响，因此华法林在体外没有抗凝作用。

【临床应用及评价】

常用于预防及治疗深静脉血栓或肺栓塞；预防心肌梗死后血栓栓塞并发症（卒中或体循环栓塞）；预防房颤、人工心脏瓣膜置换术后血栓形成等。

【不良反应与防治】

出血为华法林最常见的不良反应，使用期间应密切监测凝血酶原时间，一旦出现严重出血应立即停药，严重者注射维生素K或输注新鲜血浆。华法林有胚胎毒性，孕妇禁用。

【药物相互作用】

血浆蛋白结合率高的药物，如保泰松、奎尼丁与华法林合用会增强华法林的作用；肝药酶诱导药，如利福平与华法林合用会减弱华法林的作用；肝药酶抑制药，如西咪替丁与华法林合用会增强华法林的作用；阿司匹林、氯吡格雷等抗血小板药物与华法林合用会增加出血风险。

达比加群酯（dabigatran etexilate）

【体内过程】

达比加群酯口服易吸收，生物利用度约为 6.5%，给药后 0.5 ~ 2h 血药浓度达峰值。血浆蛋白结合率约为 65%，$t_{1/2}$ 为 12 ~ 14h。达比加群酯在体内主要经过肝代谢，经过尿液及粪便排泄。

【药理作用特点】

达比加群酯为强效的竞争性可逆性直接凝血酶抑制药，可抑制游离凝血酶及与纤维蛋白结合的凝血酶，还可抑制凝血酶诱导的血小板聚集。

【临床应用及评价】

本品可用于预防成人非瓣膜性房颤患者的卒中和全身性栓塞。

【不良反应与防治】

常见的不良反应包括出血，如胃肠道出血、血尿，有出血障碍、血小板减少症的患者慎用。不推荐用于 18 岁以下的儿童或者青少年。若使用过程中发生严重出血，当需要快速逆转达比加群酯的抗凝效应时，可使用特定逆转药物（依达赛珠单抗）。

【药物相互作用】

达比加群酯为 P- 糖蛋白的底物，因此，与强效 P- 糖蛋白抑制药，如胺碘酮合用会增强其作用。

利伐沙班（rivaroxaban）

【体内过程】

利伐沙班口服易吸收，生物利用度为 80% ~ 100%，血浆蛋白结合率为 90%。主要经过肝药酶 CYP3A4、CYP3A5 和 CYP2J2 代谢，经由肾和粪便排出。

【药理作用特点】

利伐沙班是一种高选择性的剂量依赖性的 Ⅹa 因子抑制药。通过抑制 Ⅹa 因子从而抑制内源性和外源性凝血级联反应，抑制凝血酶的形成和血栓的形成。

【临床应用及评价】

用于预防和治疗成人深静脉血栓形成和肺栓塞。

【不良反应与防治】

主要的不良反应是出血，还可引起肝损害，表现为氨基转移酶升高。使用过程中应定期监测肝功能，出血风险高者慎用。

【药物相互作用】

与肝药酶 CYP3A4 的诱导药，如苯妥英合用可降低利伐沙班的疗效。

（二）抗血小板药物

血小板的黏附、聚集和释放是血栓形成的重要环节。可调节血小板功能的物质有三大类：①血小板以外来源的物质，如儿茶酚胺、胶原、凝血酶和前列环素（PGI_2）等能作用于血小板膜上的受体；②由血小板产生的物质如腺苷二磷酸（ADP）、前列腺素 D_2（PGD_2）、前列腺素 E2（PGE_2）和 5-羟色胺（5-HT）等也作用于血小板膜表面受体；③由血小板产生的作用于血小板内部的物质，如 PG 内环氧化物、血栓素 A_2（TXA_2）、环磷酸腺苷（cAMP）和类环化核苷酸（cGMP）等。根据调节血小板功能的环节，抗血小板药主要包括影响血小板代谢酶的药，如环加氧酶抑制药（阿司匹林）、TXA_2 合成酶抑制药（奥扎格雷）、腺苷酸环化酶活化药（PGI_2）和磷酸二酯酶抑制药（双嘧达莫）等；ADP 拮抗药，如替格瑞洛和氯吡格雷等；血小板糖蛋白 Ⅱb/Ⅲa 受体拮抗药，如阿昔单抗、替罗非班等。

阿司匹林（aspirin）

【体内过程】

阿司匹林口服后在胃及小肠上部吸收，后迅速在肝降解为主要代谢产物水杨酸，主要从肾排泄。

【药理作用特点】

阿司匹林通过不可逆地抑制血小板的环氧合酶，抑制 TXA_2 的生成，从而抑制血小板聚集。

【临床应用及评价】

常用于降低疑似急性心肌梗死患者的发病风险，也可用于降低有心血管危险因素者心肌梗死发作的风险，还可用于预防动脉外科手术或介入手术后血栓形成。

【不良反应与防治】

口服后可引起消化道不适，表现为消化不良、腹部疼痛，急性胃肠道溃疡患者禁用。对阿司匹林或其他水杨酸盐过敏的患者禁用。

【药物相互作用】

与抗凝药物合用可增加出血风险；与碳酸氢钠合用会减弱阿司匹林的作用。

双嘧达莫（dipyridamole）

【体内过程】

口服吸收迅速，平均达峰浓度时间约为 75min，血浆半衰期为 2～3h，血浆蛋白结合率高。

【药理作用及机制】

具有抗血栓形成以及扩张冠状动脉的双重作用。作用机制可能为：①抑制血小板、上皮细胞和红细胞摄取腺苷；②抑制磷酸二酯酶，使血小板内 cAMP 增多；③抑制 TXA_2 形成；④增强内源性 PGI_2。

【临床应用及评价】

主要用于血栓栓塞性疾病及缺血性心脏病。

【不良反应与防治】

常见不良反应为头痛、头晕、腹泻、呕吐、出血等。过敏者禁用，心肌梗死的低血压患者禁用。

【药物相互作用】

与抗凝血药、抗血小板药物合用会增加出血的风险。

氯吡格雷（clopidogrel）

【体内过程】

口服后吸收迅速，血浆蛋白结合率约为 98%，在肝代谢，主要代谢酶包括 CYP3A4、CYP2B6、CYP2C19。随尿液和粪便排出体外。

【药理作用特点】

氯吡格雷是一种血小板聚集抑制药，必须经生物转化后才能抑制血小板的聚集。氯吡格雷可选择性不可逆地抑制 ADP 与血小板受体的结合及继发的 ADP 介导的糖蛋白 II b/ III a 复合物的活化，从而抑制血小板聚集。氯吡格雷还能阻断其他激动药通过释放 ADP 引起的血小板聚集。

【临床应用及评价】

与阿司匹林合用于非 ST 段抬高型和 ST 段抬高型急性冠脉综合征患者；用于动脉粥样硬化患者血栓形成事件的二级预防。

【不良反应与防治】

最常见的不良反应为消化道出血、中性粒细胞减少、腹痛、便秘、胃炎、皮疹。偶见血小板减少性紫癜。

【药物相互作用】

奥美拉唑可降低本药的药效。

替格瑞洛（ticagrelor）

【体内过程】

替格瑞洛口服生物利用度约为 36%，血浆蛋白结合率约为 99%，主要经由肝 CYP3A4 代谢，少部分由 CYP3A5 代谢，主要随粪便和尿液排出。

【药理作用及机制】

替格瑞洛可逆地非竞争性与 P2Y12 受体结合，能阻断 ADP 介导的糖蛋白 II b/ III a 受体激活，从而抑制血小板聚集。

【临床应用及评价】

与阿司匹林合用于急性冠脉综合征患者或有心肌梗死病史且伴有至少一种动脉粥样硬化血栓形成事件高危因素的患者。替格瑞洛的作用比氯吡格雷强，出血风险比氯吡格雷高。

【不良反应与防治】

常见不良反应为出血、呼吸困难、缓慢性心律失常、尿酸和肌酐水平升高等。

【药物相互作用】

替格瑞洛主要为 CYP3A4 的底物和 CYP3A4 的弱抑制药，因此应避免与 CYP3A4 的强诱导药或抑制药合用。

替罗非班（tirofiban）

本品的血浆蛋白结合率为 65%，药物在体内很少代谢，$t_{1/2}$ 约为 2h，主要以原型经肾和胆汁排泄。替罗非班是血小板受体糖蛋白 II b/ III a 高选择性拮抗药，它能够与该受体结合，从而竞争性阻断纤维蛋白原及血管性血友病因子与血小板受体的结合，阻止血小板聚集、黏附等活化反应，有效地抑制血小板介导的血栓形成。用于急性冠状动脉综合征、不稳定型心绞痛、急性心肌梗死等。常见不良反应为出血，其他不良反应包括血小板减少、发热、头痛等。

▌（三）纤维蛋白溶解药物

尿激酶（urokinase）

静脉给予尿激酶后可经肝快速清除，$t_{1/2} \leqslant 20min$。少量药物经胆汁和尿液排出。本品可作用于内源性纤维蛋白溶解系统，能催化纤溶酶原裂解成纤溶酶，后者不仅能降解纤维蛋白凝块，亦能降解血液循环中的纤维蛋白原，从而发挥溶栓作用。本品主要用于血栓栓塞性疾病的溶栓治疗。临床最常见的不良反应是出血。本品不宜与影响血小板功能的药物合用，如阿司匹林、吲哚美辛、保泰松等。

阿替普酶（alteplase）

本品可从血液循环中迅速清除，$t_{1/2}$ 短，用药 10min 后体内剩余药量为总药量的 20%，需持续静脉给药。本品可用于急性心肌梗死和肺栓塞的溶栓治疗。对血栓纤维蛋白有选择性，对全身性纤溶活性影响小，无抗原性，安全性高于链激酶和尿激酶。可导致凝血功能障碍、注射部位出血，偶见心律失常、体温升高。

替奈普酶（tenecteplase）

替奈普酶的 $t_{1/2}$ 比阿替普酶长，因此可单次快速静脉注射，主要经过肝清除。可通过其赖氨酸残基与纤维蛋白结合，激活与纤维蛋白结合的纤溶酶原转变为纤溶酶。与阿替普酶相比，替奈普酶对纤维蛋白的特异性更高，主要用于急性心肌梗死患者的溶栓治疗。药物治疗期间应关注出血不良反应。每日最大剂量不能超过 150mg，否则会增加颅内出血的风险。凝血酶原时间超过 15s 时，禁止与口服抗凝血药同时使用。

三、抗凝血药和止血药的合理应用

（一）心房颤动的抗栓治疗

心房颤动是一种常见的心律失常，是指规则有序的心房电活动丧失，代之以快速无序的颤动波，是严重的心房电活动紊乱。其常见的临床症状包括心悸、胸闷、运动耐量下降。心房颤动患者最严重的并发症是脑卒中等血栓性疾病的发生。此类患者应对其进行血栓栓塞风险评估，使用 CHA2DS2-VASc 评分表，若得分≥ 2 分，则具备抗凝适应证；同时使用 HAS-BLED 评分表进行出血风险评估，得分 0 ～ 2 分者属于低出血风险患者，得分≥ 3 分者提示出血风险较高，需对其进行更为谨慎的获益与风险评估，制订个体化的抗凝方案。

随机对照研究表明，华法林可使心房颤动患者卒中发生率降低 64%。新型口服抗凝血药为心房颤动患者的血栓预防提供了更安全有效的选择，包括直接凝血酶抑制药达比加群酯、X a 因子抑制药利伐沙班等。不推荐抗血小板药物用于心房颤动患者的血栓栓塞的预防。

（二）人工心脏瓣膜置换术后的抗栓治疗

心脏瓣膜病是指心脏二尖瓣、三尖瓣、主动脉瓣或肺动脉瓣因风湿、退行性改变、感染等原因出现病变，影响血流动力学，从而造成心脏结构和功能异常，最终导致心力衰竭的病变。当心脏瓣膜病变严重而不能进行修补手术恢复或改善瓣膜功能时，则须采用人工心脏瓣膜置换原有瓣膜。因为置换的瓣膜容易激活凝血功能，形成血栓，因此，人工心脏瓣膜置换术后均需服用抗凝药物。人工心脏瓣膜置换术后的患者，建议使用华法林，不建议使用新型口服抗凝药物或者抗血小板药物。

（三）冠状动脉粥样硬化性心脏病的抗栓治疗

冠状动脉粥样硬化性心脏病，简称冠心病，是指冠状动脉发生粥样硬化而引起的管腔狭窄或闭塞，导致心肌缺血、缺氧而引起的心脏病。临床常表现为活动后胸闷、气促，在停止活动后症状可逐渐消失。主要的手术治疗方式包括经皮冠状动脉介入治疗（percutaneous coronary intervention，PCI）和冠状动脉旁路移植术（coronary artery bypass graft，CABG）。对于已经确诊但未行手术治疗的冠心病患者，指南推荐使用阿司匹林或者氯吡格雷长期口服抗血小板治疗，以降低心血管事件的发生风险。对于行 PCI 或者 CABG 术后的患者，仍有可能发生血栓形成而导致缺血性事件，因此指南推荐使用阿司匹林联合氯吡格雷或者替格瑞洛进行双联抗血小板治疗，根据具体情况，双联抗血小板治疗的周期为 3 个月至 1 年。双联抗血小板治疗的消化道出血发生率比使用一种抗血小板药物高 2 ～ 3 倍，经过评估后属于高出血风险的患者，可预防性使用质子泵抑制药或者 H_2 受体拮抗药。

案例 21-1

　　患者，女，60 岁，身高 158cm，体重 65kg。患者以"反复活动后胸闷、气促两年，加重 7 天"来医院就诊。患者胸闷、气促多发于活动后，休息后可缓解。既往有高血压、糖尿病、胃溃疡病史。行冠状动脉造影检查，最终诊断为"冠心病"，遂行 PCI 治疗。

　　问题：患者术后需要服用何种药物预防血栓形成？患者有胃溃疡病史，是否需要预防消化道出血？药物应该如何选择？

　　解析：凡是行 PCI 术后的患者，均需使用阿司匹林＋氯吡格雷 / 替格瑞洛预防支架内血栓形成。患者有胃溃疡病史，替格瑞洛的出血风险高于氯吡格雷，因此推荐患者使用阿司匹林＋氯吡格雷预防支架内血栓形成。使用阿司匹林＋氯吡格雷进行双联抗血小板治疗后，患者仍需预防消化道出血，因为奥美拉唑、西咪替丁两种药物会影响氯吡格雷的药效，因此推荐使用雷贝拉唑、泮托拉唑、雷尼替丁等药物预防消化道出血。

案例 21-2

　　患者，女，78 岁，身高 160cm，体重 55kg。因"活动耐力降低 1 年，加重 1 个月"来医院就诊。既往体健，否认高血压、糖尿病史。行心脏彩超检查，发现二尖瓣重度狭窄，诊断为"心脏瓣膜病"，在体外循环下行二尖瓣生物瓣置换术。

　　问题：患者术后是否需要进行抗凝治疗？此时患者可选用的抗凝药物是什么及抗凝周期为多久？

　　解析：患者进行了人工心脏瓣膜置换手术，所选用的瓣膜为生物瓣，术后需使用抗凝药物预防血栓形成。进行了人工心脏瓣膜置换术后的患者，不能使用新型口服抗凝药物或抗血小板药物，必须使用华法林抗凝。一般情况下，生物瓣膜置换术后的患者服用华法林抗凝的周期为 3 ～ 6 个月。

第三节　其他血液系统疾病治疗药物

一、促进白细胞增生的药物

1. 生物制品

重组人粒细胞集落刺激因子
（recombinant human granulocyte colony-stimulating factor，rhG-CSF）

　　本品吸收后主要分布在肾、骨髓和血浆中，以氨基酸代谢途径被降解，皮下注射时，$t_{1/2}$ 为 3.5h，主要由尿排泄。本品是调节骨髓中粒系造血的主要细胞因子之一，可与靶细胞膜受体结合而起作用。主要刺激粒系造血祖细胞，促进其增殖和分化，也可使多能造血干细胞进入细胞周期；还可驱使中性粒细胞释放至血流，使外周的中性粒细胞数量增多，并提高其功能、吞噬活性等。本品可用于各种原因导致的中性粒细胞减少。严重不良反应包括休克、间质性肺炎、急性呼吸窘迫综合征、幼稚细胞增加等。

重组人粒细胞 - 巨噬细胞集落刺激因子
（recombinant human granulocyte-macrophage colony-stimulating factor，rhGM-CSF）

　　皮下注射本品后 3 ～ 4h 血药浓度达到峰值。静脉注射本品的清除 $t_{1/2}$ 为 1 ～ 2h，皮下注射则为 2 ～ 3h。本品可作用于造血祖细胞，促进其增殖和分化，其重要作用是刺激粒细胞、单核巨噬细胞成熟，促进成熟细胞向外周血释放，并能促进巨噬细胞及嗜酸性粒细胞的多种功能。本品主要用于预防和治疗肿瘤放疗或化疗后引起的白细胞减少症。最常见的不良反应为发热、寒战、恶心、呼吸困难、腹泻，一般的常规对症处理即可使之缓解。与化疗药物合用可影响本品的疗效，因此应于停用化疗药 1～3 天后再开始用本品。

2. 其他促进白细胞增生的药物

维生素 B₄

维生素 B_4 是生物体内辅酶与核酸的组成成分，在体内参与 RNA 和 DNA 合成。本品为升白细胞药，一般在用药 2～4 周后白细胞数目可增加。

氨 肽 素

氨肽素能促进血细胞增殖分化、成熟和释放，增加白细胞和血小板数量。一般用药 1～2 周后即可见效，大部分患者于服药后 6～8 周疗效最显著。与抗体、补体、白介素、干扰素等多种免疫物质有协同作用，又能产生免疫调节作用。

二、特发性血小板减少性紫癜的治疗药物

地塞米松（dexamethasone）

【体内过程】

本品血浆蛋白结合率低，肌内注射地塞米松磷酸钠或醋酸地塞米松后，分别于 1h、8h 血药浓度达峰值。

【药理作用特点】

本品的抗炎作用及控制皮肤过敏的作用比泼尼松更显著，而对水钠潴留和促进排钾作用较轻微，对垂体 - 肾上腺皮质轴的抑制作用较强。

【临床应用及评价】

用于治疗过敏性与自身免疫性炎症性疾病，多用于结缔组织病、活动性风湿病、类风湿关节炎、红斑狼疮、严重支气管哮喘、严重皮炎、溃疡性结肠炎、急性白血病等，也用于某些严重感染及中毒、恶性淋巴瘤的综合治疗。片剂还可用于某些肾上腺皮质疾病的诊断。

【不良反应与防治】

大量服用易引起糖尿病及类库欣综合征。

泼尼松（prednisone）

【体内过程】

本品生物学上无活性，须在肝中转变为泼尼松龙而发挥药理作用，$t_{1/2}$ 为 60min。

【药理作用特点】

本品具有抗炎、抗过敏、抗风湿和免疫抑制作用，能降低毛细血管壁和细胞膜的通透性，减少炎性渗出；还能促进蛋白质转变为糖，减少葡萄糖的利用，从而使血糖及肝糖原都增加，导致血糖升高；与抗菌药物合用有退热、抗炎、抗休克及促进症状缓解的作用；其水钠潴留及排钾作用比可的松小，抗炎及抗过敏作用较强，不良反应较少。

【临床应用及评价】

用于治疗结缔组织病、系统性红斑狼疮、严重的支气管哮喘、血管炎等过敏性疾病，以及急性白血病、恶性淋巴瘤等。

【不良反应与防治】

本品对下丘脑 - 垂体 - 肾上腺轴抑制作用较强，大剂量易引起糖尿病、消化性溃疡和类库欣综合征症状。

静脉用免疫球蛋白

本品含有 IgG 抗体，经静脉输注后，能迅速提高受者血液中的 IgG 水平，增强机体的抗感染

能力和免疫调节功能。本品可用于治疗原发性和继发性免疫球蛋白缺乏症、自身免疫病，如原发性血小板减少性紫癜、川崎病等。不良反应少，极少数患者在输注时会出现一过性头痛、心悸、恶心等不良反应，因此，在输注时要定期观察患者的一般情况和生命特征。本品应单独输注，不得与其他药物混合输注。

案例 21-3

患者，男，42 岁，因"上腹痛、食欲缺乏、牙龈出血 10 余日"于 2021 年 12 月 17 日收治入院。患者在 8 月于当地医院确诊为"免疫性血小板减少症、上消化道溃疡"。实验室检查：白细胞 $7.8×10^9$/L，血红蛋白 86g/L，血小板 $30×10^9$/L。

问题：患者应该采取什么治疗措施？

解析：该疾病的治疗目标，是将血小板计数提高至正常水平以预防出血。患者有上消化道溃疡且牙龈出血 10 余日，可以采取的治疗措施包括：输注血小板、静脉用免疫球蛋白（1g/kg，如果血小板计数仍＜$50×10^9$/L，第 2 日重复给药）、糖皮质激素（如甲泼尼龙，一次 1g，每日 1 次，治疗 3；或地塞米松，一次 40mg，每日 1 次，治疗 4 日）。

思　考　题

1. 试比较肝素与香豆素类的异同。
2. 试述华法林的作用会受哪些药物的影响及其原因。
3. 试述铁剂、叶酸和维生素 B_{12} 的作用和用途。

（刘昭前）

第二十二章　内分泌与代谢性疾病的临床用药

学习目标

掌握：抗甲状腺药物的分类；左甲状腺素、丙硫氧嘧啶、甲巯咪唑的适应证与临床应用；胰岛素类药物的适应证与临床应用；口服降血糖药的分类、适应证与临床应用。

熟悉：甲亢的药物治疗方案与合理使用；骨质疏松治疗药物的分类与常用药品；抗痛风常用药品的药理作用、作用机制与作用特点。

了解：治疗甲亢药物的合理应用；糖尿病的用药注意事项与患者教育；骨质疏松的合理用药原则。

第一节　甲状腺疾病治疗药物

一、概　　述

甲状腺激素（thyroid hormones）是维持机体正常代谢、促进生长发育所必需的激素，包括四碘甲状腺原氨酸（thyroxine，T_4）和三碘甲状腺原氨酸（triiodothyronine，T_3）。正常人 T_3 和 T_4 的每日释放量分别为 15～30μg 及 70～90μg，分泌过少或过多均可引起疾病。甲状腺功能亢进症（hyperthyroidism）简称"甲亢"，是由多种原因导致的以血液中甲状腺激素过多引发代谢紊乱为特征的一种综合征。甲亢多见于中青年女性，临床表现主要由血液循环中甲状腺激素过多引起，其症状为易激动、烦躁失眠、心悸、乏力、怕热、多汗、消瘦、食欲亢进、排便次数增多或腹泻，女性月经稀少。体检大多数患者有程度不等的甲状腺肿大，为弥漫性，质地中等，无压痛。部分患者有突眼症。甲状腺功能检查血 T_3、T_4、游离 T_3（FT_3）、游离 T_4（FT_4）增高，促甲状腺激素（thyroid stimulating hormone，TSH）降低。甲状腺摄 I 功能试验 ^{131}I 摄取率增高，摄取高峰前移。B 超检查提示甲状腺弥漫性肿大，血供增多，部分患者甲状腺内可发现结节。

2012 年 12 月 2 日，国家卫生部通过了中国医师协会提出的关于设立"甲亢关爱日"的倡议，将每年的 3 月 20 日定为"全国甲亢关爱日"。2013 年 3 月 20 日，首个全国"甲亢关爱日"的主题为"为甲亢患者撑起夏季健康保护伞"。据统计，目前，以甲亢为代表的多种甲状腺疾病悄悄吞噬着千万国人的健康，已成为仅次于糖尿病的第二大内分泌疾病。因此，全国"甲亢关爱日"的成立对于广大甲亢患者以及全社会具有重大影响和意义。尊重生命，关爱健康，消除疾病歧视，减轻患者痛苦是我们共同的责任。

二、常用治疗甲亢药物的药理学特点

甲亢药物治疗的适应证有：①病情较轻、甲状腺肿大不严重者；②年龄在 20 岁以下、孕妇、年迈体弱或合并严重的心、肝、肾等疾病而不宜手术者；③手术后复发且不宜用放射碘治疗者；④放射碘治疗后的辅助治疗。目前常用的抗甲状腺药物有硫脲类（thioureas）、碘化物（iodide）、放射性碘（radioiodine）和肾上腺素受体拮抗药等。

（一）硫脲类

硫脲类药物是治疗甲亢的基本药物，分为两类：①硫氧嘧啶类（thiouracils），包括甲硫氧嘧

啶（methylthiouracil，MTU）和丙硫氧嘧啶（propylthiouracil，PTU）；②咪唑类（imidazoles），包括甲巯咪唑（thiamazole，MMI）和卡比马唑（carbimazole）。

【体内过程】

咪唑类口服吸收缓慢，约 8h 血药浓度达峰值，甲巯咪唑的血浆 $t_{1/2}$ 约为 6h，在甲状腺组织的药物浓度持续 16～24h。卡比马唑为甲巯咪唑的衍生物，故作用缓慢，疗效维持时间较长，半衰期约为 9h。硫脲类药物能透过胎盘屏障和进入乳汁，丙硫氧嘧啶血浆蛋白结合率较高，通过胎盘屏障的量相对较少。

【药理作用特点】

通过抑制甲状腺过氧化物酶，阻止氧化、酪氨酸碘化和碘化酪氨酸缩合，阻碍甲状腺激素的生物合成。硫脲类药能改善机体的免疫功能，抑制甲状腺刺激性抗体的产生，提高甲亢的长期缓解率。丙硫氧嘧啶能抑制外周组织中的 T_4 脱碘转化为 T_3，迅速降低血清中活性较强的 T_3 水平，因此可作为重症甲亢、甲亢危象的首选药。

【临床应用及评价】

1. 甲亢的内科治疗　适用于病情轻、甲状腺中度肿大的甲亢患者。年龄在 20 岁以下、妊娠甲亢、年老体弱或合并严重心、肝、肾疾病等不能耐受手术者均可采用硫脲类药物治疗。开始治疗时给予较大剂量以最大限度地抑制甲状腺激素合成，1～3 个月后，基础代谢率接近正常时，药量即可递减至维持量，疗程为 1～2 年，遇有感染或其他应激时应酌加剂量。内科治疗可使 40%～70% 的患者获得痊愈，疗程过短则易复发。

2. 甲亢手术治疗的术前准备　对于需要进行甲状腺次全切除术的甲亢患者，为了减少麻醉和手术后的并发症，防止术后发生甲状腺危象，在手术前应先服用硫脲类药物，使甲状腺功能恢复或接近正常。使用硫脲类后 TSH 分泌增多，使腺体增生，组织脆而充血，不利于手术进行，因此须在手术前 2 周左右加服大量碘剂，使腺体质地变韧、体积缩小，充血减轻。

3. 甲状腺危象的辅助治疗　甲亢患者遇有感染、外伤、手术或精神刺激等应激时，甲状腺激素可突然大量释放入血，引起高热、虚脱、心律失常、心力衰竭、肺水肿和水、电解质紊乱等急性综合征，严重时可致死亡，称为甲状腺危象。对此，除消除诱因、对症治疗外，主要是服用大剂量碘剂以阻止甲状腺激素的释放，同时立即应用丙硫氧嘧啶抑制甲状腺激素的合成，剂量约为一般常规治疗量的两倍，疗程不超过 7 天。

【不良反应与防治】

硫脲类的不良反应发生率为 3%～12%，丙硫氧嘧啶和甲巯咪唑较少发生，甲硫氧嘧啶不良反应较多而严重，目前临床已很少应用。常见消化道反应，但过敏反应最常见。粒细胞缺乏症为严重不良反应，一般发生在治疗后的 2～3 个月，多见于老年人，故应定期检查血常规。咪唑类药物会影响胎儿头皮发育，嘧啶类药物会影响肝，造成肝损伤。长期应用硫脲类药物后可诱发甲状腺功能减退，及时发现并停药常可恢复。

【药物相互作用】

可增强抗凝血药的抗凝作用。摄入高碘食物或药物可使甲亢病情加重，使硫脲类药物的需要量增加或用药时间延长，故在服用本类药物前不宜服用碘剂。磺胺类、对氨基水杨酸、保泰松、巴比妥类、酚妥拉明、妥拉唑林、磺酰脲类等都有抑制甲状腺功能和致甲状腺肿大的作用，与本类药物合用时需注意。

案例 22-1

患者，女，32 岁，临床诊断：孕 5W+；甲状腺功能亢进、呕吐。处方用药：

甲巯咪唑　5mg×30 片　10mg　tid　po

维生素 B　10mg×100 片　10mg　tid　po

> **问题**：此处方是否合理？
>
> **解析**：此处方属于用药不适宜处方。选择药物治疗的妊娠期甲状腺功能亢进患者，甲巯咪唑（MMI）和丙硫氧嘧啶（PTU）对母亲和胎儿都存在风险：因 MMI 致胎儿畸形的风险更高，可能会导致胎儿皮肤发育不全及"甲巯咪唑致胚胎病"（包括鼻后孔和食管的闭锁、颜面畸形）等先天性畸形，故妊娠早期优先选用小剂量 PTU，所以建议甲状腺功能亢进患者计划妊娠前停用 MMI（前 3 个月尽可能停止服药），改换 PTU，并密切观察；妊娠中晚期推荐首选 MMI，因 PTU 存在严重肝损伤的风险，包括肝衰竭和死亡。建议改用丙硫氧嘧啶治疗。

（二）碘及碘化物（Iodine and iodide）

常用药物：碘化钾（potassium iodide）、碘化钠（sodium iodide）和复方碘溶液（aqueous iodine solution，含碘 5%、碘化钾 10%，又名卢戈液）。

【体内过程】

碘和碘化物在胃肠道吸收快而完全，在血液中以无机形式存在，约 30% 被甲状腺摄取，其余主要经肾排出，少量随乳汁和粪便排泄，极少量通过皮肤和呼吸排出。碘可以通过胎盘屏障进入胎儿体内，影响胎儿甲状腺的功能。

【药理作用特点】

不同剂量的碘化物对甲状腺功能可产生不同的作用。小剂量的碘可作为合成甲状腺激素的原料，防治缺碘引起的单纯性甲状腺肿。大剂量的碘可通过以下机制产生抗甲状腺激素作用：①抑制谷胱甘肽还原酶，阻止 T_3、T_4 的水解与释放；②拮抗 TSH，抑制甲状腺激素的释放和甲状腺组织增生；③短暂抑制过氧化物酶，阻碍酪氨酸碘化和碘化酪氨酸的缩合，从而抑制甲状腺激素合成。

【临床应用及评价】

1. 防治单纯性甲状腺肿　缺碘地区在食盐中按 1 ∶ 100 000 ～ 1 ∶ 10 000 的比例加入碘化钾或碘化钠，可取得显著疗效。预防剂量应视缺碘情况决定，一般每日用 100mg 即可。

2. 大剂量碘仅用于以下情况　①甲状腺功能亢进症的手术前准备：一般在术前两周给予复方碘溶液；②甲状腺危象的治疗：可将碘化物加到 10% 葡萄糖溶液中静脉滴注，也可服用复方碘溶液，可迅速缓解症状，但须在两周内逐渐停服，并同时配合服用硫脲类药物。

碘化物抑制甲状腺激素合成的作用快而强，但作用消失也快，若长期用药，甲状腺的摄碘功能受到抑制，其抑制激素合成的效应丧失，甲亢症状会复发，因此碘化物不可单独用于甲亢的内科治疗。

【不良反应与防治】

消化道反应较少见。过敏反应在服药后立即或数小时后发生，主要表现为血管神经性水肿、上呼吸道黏膜刺激症状，严重者出现喉部水肿，也可出现荨麻疹和发热。一般停药后可消退，加服食盐并增加饮水量可促进碘排泄，必要时进行抗过敏治疗。慢性碘中毒表现为口腔及咽喉烧灼感、唾液分泌增多、口腔金属味、牙和牙龈痛、眼刺激症状等，也可出现高钾血症。长期服用碘化物可诱发甲亢、甲状腺功能减退和甲状腺肿。碘还可通过胎盘屏障和进入乳汁，导致新生儿甲状腺肿。

有口腔疾病、急性支气管炎、肺水肿、高钾血症、甲亢、肾功能减退者慎用，孕妇及乳母慎用。对碘过敏者、活动性肺结核患者禁用。

【药物相互作用】

与抗甲状腺激素药或锂盐合用时，可能导致甲状腺功能减退和甲状腺肿大；与保钾利尿药或 ACEI 合用时易引起高钾血症；与 ^{131}I 合用时可减少甲状腺组织对碘的摄取。

（三）放射性碘（radioiodine）^{131}I

【体内过程】

^{131}I 的物理半衰期约为 8 天，其放射能在用药后 1 个月可消除 90%，56 天消除 99% 以上。

【药理作用特点】

甲状腺细胞对碘化物具有特殊的亲和力，口服 ^{131}I 吸收后可被甲状腺大量摄取，衰变后释放出 β 射线（占 99%）和 γ 射线（占 1%）。β 射线在组织内的射程为 0.5 ～ 2mm，其辐射损伤作用仅局限于甲状腺局部，使部分甲状腺组织遭到破坏，从而降低甲状腺的功能。γ 射线可在体外测得，用于测定甲状腺的摄碘功能。

【临床应用及评价】

1. 甲状腺功能亢进症的治疗　对药物过敏、药物治疗效果不佳、复发、甲亢合并心脏病、甲亢合并白细胞和（或）血小板减少或再生障碍性贫血、老年甲亢、甲亢合并糖尿病的患者可选用 ^{131}I 治疗。

2. 甲状腺摄碘功能试验　试验前两周停用一切可能影响碘摄取和利用的药物和食物，试验当日空腹服小剂量 ^{131}I，服药后 1、3 及 24h（或 2、4、24h）分别测定甲状腺的放射性，计算摄碘率。甲状腺功能亢进时，3h 摄碘率超过 30% ～ 50%，24h 超过 45% ～ 50%，摄碘高峰前移。甲状腺功能减退时，摄碘率降低，最高不超过 15%，高峰在 24h 以后。

【不良反应与防治】

甲状腺功能减退症为 ^{131}I 治疗甲亢后的主要并发症，故应严格掌握剂量和密切观察有无不良反应，一旦发生可用 L-T$_4$（左甲状腺素）补充治疗。^{131}I 过量的紧急处理包括：①立即口服过氯酸钾（200 ～ 300mg，每日 3 次），以阻止甲状腺摄碘，并使甲状腺内的 ^{131}I 释放入血；②给予利尿药，并多饮水，加速 ^{131}I 随尿排泄。妊娠和哺乳期妇女禁用。

（四）β 受体拮抗药（β-receptor blocker）

β 受体拮抗药是甲亢和甲状腺危象的辅助治疗药物，通过阻断 β 受体改善甲亢所致的心率加快、焦虑、震颤等交感神经兴奋症状，并在外周组织抑制 5′- 脱碘酶，阻止 T$_4$ 转化为 T$_3$。用于甲状腺功能亢进症、甲亢术前准备及甲状腺危象的辅助治疗。本类药物不干扰硫脲类药物的抗甲状腺激素作用，与硫脲类合用疗效迅速而显著，目前使用最广泛的是普萘洛尔（propranolol）。哮喘和慢性阻塞性肺疾病禁用，甲亢妊娠女性患者慎用，心脏传导阻滞和充血性心力衰竭禁用，但是严重心动过速导致的心力衰竭可以使用。

三、治疗甲亢药物的合理应用

（一）药物的选择

毒性弥漫性甲状腺肿（Graves 病）的抗甲状腺药物治疗应选用甲巯咪唑，除了在妊娠前 3 个月、甲状腺危象、甲巯咪唑治疗不理想且拒绝行放射碘或手术治疗的患者应考虑使用丙硫氧嘧啶。

（二）剂量的选择

抗甲状腺药物的治疗剂量可分为控制、减量和维持 3 个阶段：

1. 控制阶段　酌情给予丙硫氧嘧啶 100 ～ 150mg，每日 3 次，或甲巯咪唑 10 ～ 15mg，每日 3 次。一般 1 ～ 2 周后起效，经过 4 ～ 8 周可使甲亢症状缓解，血 T$_3$、T$_4$ 水平恢复正常。

2. 减量阶段　患者服药后每 2 ～ 3 周减量 1 次，每次减丙硫氧嘧啶 50 ～ 100mg，甲巯咪唑 5 ～ 10mg；经过 2 ～ 3 个月，当患者病情控制良好，每日丙硫氧嘧啶用量为 25 ～ 100mg，甲巯咪唑为 2.5 ～ 10mg 时，即可转入维持阶段。

3. 维持阶段　甲亢患者的维持治疗至少要持续 1.5 ～ 2 年。须注意的是，在用药的任何阶段，当患者遭受感染或精神受创时，需加大药量，待病情稳定后再逐渐减量。

（三）药物监护

1. 监测血清 FT_4、T_3、TSH 水平　开始治疗后 4 周需监测血清 FT_4、T_3、TSH 水平，并根据结果调整剂量。在最小治疗剂量后甲状腺功能恢复正常时，可 4～8 周监测 1 次；在甲状腺功能完全正常后，评估生化和临床情况的间隔可延长至 2～3 个月，但在治疗后数月内血清 TSH 都有可能处于抑制水平。

2. 监测血常规　抗甲状腺药物常见的副作用主要有患者的白细胞减少，故患者在用药期间需及时复查血常规。

3. 监测肝功能　甲巯咪唑和丙硫氧嘧啶均有肝毒性，典型的 MMI 肝毒性可引起胆汁淤积症，肝细胞疾病极为罕见，PTU 引起血清转氨酶升高的发生率高于 MMI，且可导致致命性的爆发性肝坏死，需进行肝移植，有时 PTU 诱导的肝毒性是急性的、难以临床鉴别及进展迅速，会导致肝衰竭，甚至死亡，因此日常监测肝功能也并不能完全预防严重的肝毒性。

四、甲减治疗药物及合理应用

甲状腺功能减退症是由于甲状腺激素合成、分泌或生物效应不足或缺少，所致的以甲状腺功能减退为主要特征的疾病。发病始于胎儿及新生儿期，表现为生长和发育迟缓、智力障碍，称为克汀病。成人发病表现为全身性代谢减低，细胞间黏多糖沉积，称为黏液性水肿。甲状腺功能减退症者要进行甲状腺替代治疗。

左甲状腺素钠（levothyroxine sodium）是左甲状腺素的钠盐，替代治疗开始时应首选左甲状腺素钠。

【体内过程】

口服吸收不完全，吸收率不定，特别是与食物同服时。左甲状腺素钠吸收入血后，绝大部分与血浆蛋白结合，只有约 0.03% 以游离形式存在，约 80% 与甲状腺素结合球蛋白结合，少量与甲状腺素结合前白蛋白或白蛋白结合。部分甲状腺素在肝中代谢，代谢物由胆汁排泄。甲状腺功能正常时，左甲状腺素钠的 $t_{1/2}$ 为 6～7 天，甲状腺功能减退时为 9～10 天，甲状腺功能亢进时为 3～4 天。

【药理作用特点】

诱导新生蛋白质包括特殊酶系的合成，调节蛋白质、碳水化合物和脂肪三大物质，以及水、盐和维生素的代谢。甲状腺激素诱导细胞膜 Na^+-K^+ 泵的合成并增强其活力，可使能量代谢增强。

【临床应用及评价】

主要用于防治黏液性水肿、克汀病及其他甲状腺功能减退症（如基础代谢率过低的肥胖病及习惯性流产等），有时也用于粉刺、肢体动脉痉挛症（雷诺病）和便秘的治疗。由于本品能抑制垂体促甲状腺素的释放，故可用于治疗甲状腺癌，对乳腺癌、卵巢癌也有一定的疗效。

【不良反应与防治】

过量可引起毒性反应，如心悸、多汗、激动、震颤、消瘦、体温升高、中枢兴奋失眠，重者可引起呕吐、腹泻、发热、心动过速且不规则、心绞痛、肌肉震动甚至痉挛、心衰等。一旦发生需立即停药 1 周，再从小剂量开始用药。糖尿病、冠心病患者忌用。

【药物相互作用】

①与抗凝血药，如双香豆素合用时，后者的抗凝作用增强，可能引起出血，应根据凝血酶原时间调整抗凝血药剂量；②与三环类抗抑郁药合用时，两类药的作用及不良反应均有所增强，应注意调整剂量；③服用雌激素或避孕药者，因血液中甲状腺素结合球蛋白水平增加，合用时甲状腺激素剂量应适当增加；④考来烯胺（colestyramine）或考来替泊（cholestipol）可以减弱甲状腺激素的作用，两类药合用时，应间隔 4～5h 服用，并定期测定甲状腺功能；⑤β 肾上腺素受体拮抗药可减少外周组织 T_4 向 T_3 的转化，合用时应注意；⑥可增加强心苷的毒性；⑦氯贝特（clofibrate）

可以增加左甲状腺素钠的作用。

第二节　糖尿病治疗药物

一、概　述

糖尿病是一组由多病因引起的以慢性高血糖为特征的代谢性疾病，是由于胰岛素分泌和（或）利用缺陷所引起。长期碳水化合物、脂肪、蛋白质代谢紊乱，可引起多系统损害，导致眼、肾、神经、心脏、血管等组织器官出现慢性进行性病变、功能减退及衰竭。病情严重或应激时，可发生急性严重代谢紊乱，如糖尿病酮症酸中毒、高血糖高渗状态。

糖尿病的病因和发病机制极为复杂，至今未完全阐明。不同类型其病因不尽相同，即使在同一类型中也存在异质性。总的来说，遗传因素及环境因素共同参与其发病。

（一）分类

我国目前采用 WHO 1999 年的病因学分型体系，将糖尿病分为以下四大类。

1. 1 型糖尿病　胰岛 B 细胞破坏，导致胰岛素绝对缺乏。又分为免疫介导性和特发性（无自身免疫证据）。

2. 2 型糖尿病　以胰岛素抵抗为主伴胰岛素进行性分泌不足和以胰岛素进行性分泌不足为主伴胰岛素抵抗。

3. 由于其他原因导致的特定类型糖尿病　病因学相对明确，如胰腺炎、库欣综合征、糖皮质激素、巨细胞病毒感染等引起的一些高血糖状态。

4. 妊娠糖尿病　妊娠期间首次发生或发现的糖尿病或糖耐量降低，不包括孕前已诊断糖尿病的患者。

（二）临床表现

1. 症状　糖尿病的典型症状就是俗称的"三多一少"，即多尿、多饮、多食、体重下降，常伴有软弱、乏力、皮肤瘙痒的症状。多数患者起病隐匿，症状相对较轻，50% 以上无任何症状，不少患者因慢性并发症、伴发病或仅于健康检查时发现。

2. 并发症　糖尿病并发症可分为急性并发症和慢性并发症两类。

（1）急性并发症：①糖尿病酮症酸中毒和高渗性非酮症糖尿病昏迷。简称高渗性昏迷，是糖尿病的急性并发症，一些患者可以此为首发症状。②感染。糖尿病患者常发生疖、痈等皮肤化脓性感染，可反复发生，有时可引起败血症和脓毒血症。皮肤真菌感染，如足癣也常见，真菌性阴道炎和巴氏腺炎是女性糖尿病常见的并发症。此外，肺结核、尿路感染也常见于糖尿病患者。

（2）慢性并发症：①大血管病变。与非糖尿病人群比较，糖尿病人群中动脉粥样硬化的患病率较高，发病年龄较轻，病情进展也较快。②微血管病变。微血管病变主要表现在视网膜、肾、神经、心肌组织，其中尤以糖尿病肾病和视网膜病变最为重要。③神经病变。临床上先出现肢端感觉异常，分布如袜子或手套状，伴麻木、针刺、灼热，或如踏棉垫感；随后有肢痛，呈隐痛、刺痛或烧灼样痛，夜间及寒冷季节加重；后期可有运动神经受累，出现肌张力减弱、肌力减弱，以至肌萎缩和瘫痪。④眼的其他改变。除视网膜病变外，糖尿病还可以引起黄斑病、白内障、青光眼、屈光改变、虹膜睫状体病变等。⑤糖尿病足。糖尿病患者因神经末梢病变、下肢动脉供血不足以及细菌感染等多种因素，引起足部疼痛、皮肤深度溃疡、肢端坏疽等病变，统称糖尿病足。

（三）诊断标准

典型糖尿病症状（三多一少）加上两次空腹血糖 ≥ 7.0mmol/L（空腹指至少 8h 以上无任何能量摄入）或加上 75 克口服葡萄糖耐量试验期间 2h 血糖值（2hPG）≥ 11.1mmol/L 或加上糖化血红蛋白（HbA1c）≥ 6.5% 或加上随机血糖 ≥ 11.1mmol/L。

二、常用治疗糖尿病药物

糖尿病治疗的五项原则是糖尿病患者教育、饮食控制、体育运动、降血糖药物、血糖监测。临床常用的降血糖药物有胰岛素（insulin）及胰岛素类似物（insulin analogue）和口服降血糖药（oral antidiabetic drug，OAD）。

（一）胰岛素及胰岛素类似物

胰岛素是由胰腺内的胰岛 B 细胞受内源性或外源性物质，如葡萄糖、乳糖、核糖、精氨酸、胰高血糖素等的刺激而分泌的一种蛋白质激素。胰岛素是机体内唯一降低血糖的激素，同时促进糖原、脂肪、蛋白质合成。

1965 年中国科学家在世界上首次合成具有生物学活性的结晶牛胰岛素，使糖尿病的广泛治疗成为可能。结晶牛胰岛素的人工全合成，充分体现了团队协作的集成优势，展示了老一辈科学家们严谨求实、无私奉献、锐意创新的科学精神和艰苦奋斗、追求卓越、敢为人先的民族气概。今天，我们在自主创新的前进道路上，要继续发扬"胰岛素"精神。

根据胰岛素的来源以及化学结构的不同可以分为动物胰岛素、人胰岛素和胰岛素类似物。按作用起效快慢和维持的时间，又可以分为超短效、短效、中效、长效和预混胰岛素。目前胰岛素的给药途径仍以皮下注射为主，胰岛素吸入剂的生物利用度仅 10% 左右，未能替代注射给药。

【体内过程】

普通胰岛素制剂必须注射给药，皮下注射吸收快。主要在肝、肾灭活，代谢物及 10% 以原型由肾排出。

1. 超短效胰岛素 赖脯胰岛素（insulin lispro）、门冬胰岛素（insulin aspart）、谷赖胰岛素（insulin glulisine），达峰时间为 30 ～ 60min，作用持续时间约 3h。

2. 短效胰岛素 中性胰岛素（neutral insulin）、生物合成人胰岛素（biosynthetic human insulin），达峰时间为 2 ～ 4h，作用持续 6 ～ 8h。

3. 中效胰岛素 低精蛋白锌胰岛素（isophane insulin）、低精蛋白锌重组人胰岛素（recombinant human insulin isophane），达峰时间为 6 ～ 12h，作用持续时间 12 ～ 24h。

4. 长效胰岛素 精蛋白锌胰岛素（protamine zinc insulin）、甘精胰岛素（insulin glargine）、地特胰岛素（insulin detemir），达峰时间为 16 ～ 18h，作用持续 24 ～ 36h。

5. 预混胰岛素 为了适应进一步的需要，进口胰岛素又将其中的短效制剂和中效制剂进行不同比例的混合，产生作用时间介于两者之间的预混胰岛素，包括诺和锐 30（30% 短效人胰岛素和 70% 中效人胰岛素的混合制剂）、诺和锐 50（50% 短效人胰岛素和 50% 中效人胰岛素的混合制剂）。达峰时间为 1 ～ 4h，作用持续 14 ～ 24h。

超短效胰岛素与短效胰岛素主要用于控制餐后血糖；中长效胰岛素主要用于提高胰岛素基础水平，控制夜间及早餐前血糖；预混胰岛素则全面控制空腹及餐后血糖。所有中、长效制剂均为混悬剂，不可静脉注射。

【药理作用特点】

胰岛素作用于靶细胞膜的胰岛素受体，导致对细胞内其他活性蛋白的连续磷酸化反应，最终产生生物效应。胰岛素对代谢过程具有广泛的影响：抑制肝糖原的产生和输出；促进糖原合成及糖氧化利用；抑制脂肪分解，抑制肝糖异生；抑制蛋白质的分解；促进 K^+ 进入细胞，降低血钾浓度。

【临床应用及评价】

1. 糖尿病 适应于口服降血糖药物控制不佳者、对口服药有禁忌证者、1 型糖尿病和 2 型糖尿病胰岛功能差者、2 型糖尿病遇严重应激者（如较大手术、较严重感染、心肌梗死、脑血管意外等）、出现并发症者（血管病变或者酮症酸中毒、高渗综合征、妊娠糖尿病等）。

2. 细胞内缺钾 胰岛素促进葡萄糖进入细胞时，可将 K^+ 带入细胞内。葡萄糖、胰岛素及氯化钾合用可纠正细胞内缺钾，以防治心肌梗死时的心律失常。

【不良反应与防治】

最常见和严重的副作用为低血糖，治疗时务必进行血糖监测。此外还可见过敏反应（全身 / 局部反应）、注射部位皮下脂肪萎缩或肥厚（改用高纯度胰岛素制剂可减少该反应）、胰岛素性水肿、屈光不正等。

【药物相互作用】

抗凝血药、水杨酸盐、磺胺类药、甲氨蝶呤可与胰岛素竞争和血浆蛋白的结合，从而使血液中游离胰岛素水平增高；口服降血糖药与胰岛素有协同降血糖作用；蛋白同化激素、乙醇、氯霉素、单胺氧化酶抑制药可增强胰岛素作用；肾上腺糖皮质激素、促肾上腺皮质激素、胰升糖素、雌激素、口服避孕药、甲状腺激素、肾上腺素、噻嗪类利尿药、苯乙丙胺、苯妥英钠可升高血糖，联合用药时应调整这些药物或胰岛素的剂量；口服避孕药、噻嗪类利尿药、烟酸衍生物可降低胰岛素作用；β 受体拮抗药可阻止肾上腺素升高血糖的反应，干扰机体调节血糖功能，与胰岛素同用可增加低血糖的危险，而且可掩盖低血糖的症状，延长低血糖时间，合用时应注意调整胰岛素剂量；氯喹、奎尼丁、奎宁可延缓胰岛素的降解，使血中胰岛素浓度升高从而加强其降血糖作用；钙通道阻滞药、可乐定、丹那唑、二氮嗪、生长激素、肝素、H_2 受体拮抗药、大麻、吗啡、尼古丁、磺吡酮可影响糖代谢，使血糖升高，如合用这些药物，胰岛素用量需适当加大；血管紧张素转换酶抑制药、溴隐亭、氯贝丁酯、酮康唑、锂制剂、甲苯咪唑、吡多辛、茶碱可通过不同方式直接或间接降低血糖，若与这些药物合用，胰岛素宜适当减量；烟草可通过释放儿茶酚胺而拮抗胰岛素的降血糖作用。

案例 22-2

患者，男，45 岁，临床诊断为 2 型糖尿病合并酮症；肺部感染。处方用药：

二甲双胍片　　0.5g×20 片　0.5g　bid　po

格列齐特缓释片　60mg×30 片　60mg　qd　po

问题：此处方是否合理？

解析：此处方属于不适宜处方。2 型糖尿病合并急性并发症时，严格控制血糖为首要措施，胰岛素治疗为首选，不宜应用口服降血糖药。建议选用胰岛素治疗。

（二）口服降血糖药

常用的口服降血糖药可分为：延缓肠道碳水化合物吸收的 α- 糖苷酶抑制药；抑制肝糖原生成为主的二甲双胍（metformin）；促进尿糖排泄的钠 - 葡萄糖协同转运蛋白 2（sodium-dependent glucose transporters 2，SGLT-2）抑制药；增加胰岛素敏感性的噻唑烷二酮类；促进胰岛素分泌的磺脲类、格列奈类、二肽基肽酶 4（dipeptidyl peptidase-4，DPP-4）抑制药等。以上各类可单用或联合应用（两种或三种），并可与胰岛素合用，联合用药时各制剂均应减少剂量。对每一患者药物的恰当选择，取决于病情（血糖高低、空腹或餐后高血糖、胰岛功能、肝肾功能、并发症、肥胖与消瘦）、药物特点、患者对药物的反应、年龄、价格等因素。

1. 双胍类（biguanide）　双胍类药物可单用或联合其他药物，目前临床上使用的主要是二甲双胍（metformin）。

【体内过程】

主要由小肠吸收，生物利用度为 50% ～ 60%。二甲双胍结构稳定，不与血浆蛋白结合，以原型随尿液排出，清除迅速，血浆半衰期为 1.7 ～ 4.5h，12h 内 90% 可被清除。

【药理作用特点】

本品可降低 2 型糖尿病患者空腹及餐后高血糖，HbAlc 可下降 1% ～ 2%，本品降血糖的机制可能是：①增加周围组织对胰岛素的敏感性，增加胰岛素介导的葡萄糖利用；②增加非胰岛素依赖的组织对葡萄糖的利用，如脑、血细胞、肾髓质、肠道、皮肤等；③抑制肝糖原异生作用，降低肝糖原输出；④抑制肠壁细胞摄取葡萄糖；⑤抑制胆固醇的生物合成和储存，降低血甘油三酯、总胆固醇水平。与胰岛素作用不同，本品无促进脂肪合成作用，对正常人无明显降血糖作用，对2型糖尿病单独应用时一般不引起低血糖。

【临床应用及评价】

本品是肥胖或超重的2型糖尿病患者的一线药物；磺脲类继发性失效的2型糖尿病患者可改用或加用此药；1型糖尿病用胰岛素治疗血糖不稳定者，辅用二甲双胍，可能有助于稳定血糖，减少胰岛素用量；糖耐量受损的患者服用双胍类可延缓疾病进展成为糖尿病。

【不良反应与防治】

最常见的为消化道副作用，主要为恶心、呕吐、食欲缺乏、腹部不适、腹泻等，采用餐中或餐后服药或从小剂量开始可减轻不良反应。单独应用极少引起低血糖，与胰岛素或促胰岛素分泌药联合使用时可增加低血糖发生的危险性。罕见的严重不良反应是诱发乳酸酸中毒。用药期间应避免饮酒（可能引起低血糖，并增加乳酸中毒的风险）。至少每年进行1次血液学检测（降低维生素 B_{12} 吸收，可导致贫血）。

肾功能不全者禁用。心衰、休克、大手术过程中禁用。

【药物相互作用】

①经肾小管排泌的阳离子药物（如氨氯吡咪、地高辛、吗啡、普鲁卡因胺、奎尼丁、奎宁、雷尼替丁、氨苯蝶啶、甲氧苄氨嘧啶和万古霉素）理论上可与二甲双胍竞争肾小管转运系统，发生相互作用，因此建议密切监测、调整本品或相互作用药物的剂量。②如同时服用某些可引起血糖升高的药物，如噻嗪类药物或其他利尿药、糖皮质激素、吩噻嗪、甲状腺素制剂、雌激素、口服避孕药、苯妥英、烟碱酸、拟交感神经药、钙离子通道阻滞药和异烟肼等时要密切监测血糖，且在这些药物停用后，密切注意低血糖的发生。③除氯磺丙脲外，患者从其他的口服降血糖药转为用本品治疗时，通常不需要转换期。服用氯磺丙脲的患者在换用本品的最初两周要密切注意，因为氯磺丙脲在体内有长滞留，易导致药物过量，发生低血糖。④二甲双胍可增加华法林的抗凝作用。⑤树脂类药物与本品同服，可减少二甲双胍吸收。

2. 磺脲类（sulfonylureas，SUs）　磺脲类降血糖药属于促胰岛素分泌的药物，是最早应用的口服降血糖药之一，现已发展到第三代，仍是临床上2型糖尿病的一线用药。第一代的磺脲类降血糖药主要有甲苯磺丁脲、氯磺丙脲等，因副作用较大，目前临床已很少应用；第二代的磺脲类降血糖药主要包括格列本脲、格列吡嗪、格列齐特、格列喹酮等，目前临床应用较多；第三代的磺脲类降血糖药有格列美脲。

【药理作用特点】

磺脲类属于促胰岛素分泌药，主要药理作用是刺激胰岛 B 细胞分泌胰岛素，增加体内的胰岛素水平。

【临床应用与评价】

磺脲类适用于尚存在30%以上有功能的胰岛 B 细胞的2型糖尿病，尤其是体重正常或轻度消瘦的患者，应首选磺脲类降血糖药。对老年人和肾功能不全者建议用短效磺脲类药物。不适用于1型糖尿病、有急性或严重并发症的2型糖尿病、孕妇、哺乳期妇女、大手术围术期、儿童糖尿病、全胰腺切除术后以及对磺脲类过敏或有严重不良反应等。

【不良反应与防治】

磺脲类药物如果使用不当可以导致低血糖，特别是在老年患者和肝、肾功能不全者，并有可能在停药后低血糖仍反复发作。用药期间避免饮酒（可引起低血糖，也可引起双硫仑样反应）。当出现头痛、兴奋、失眠、震颤、不安、视觉紊乱和大量出汗时，及时进食糖果。有肾功能轻度不全的患者，宜选择格列喹酮。

【药物相互作用】

①加强磺脲类药物降糖作用：大量饮酒，特别是空腹大量饮酒；非甾体类抗炎药，如大量阿

司匹林；抗菌药物，如异烟肼、青霉素；β受体拮抗药；抗高血压药，如美托洛尔、利血平；其他药物，如氨茶碱、别嘌醇。②减弱磺脲类药物降糖作用：升糖激素，如肾上腺皮质激素、甲状腺激素，以及麻黄素与新福林等拟肾上腺素药物；雌激素，如口服避孕药；某些噻嗪类利尿药、硝苯地平等钙通道阻滞药、呋塞米以及抗癫痫药，如苯巴比妥、苯妥英钠等。

格列本脲（glibenclamide）

格列本脲（优降糖）是最早应用于临床的第二代磺脲类药物，是目前降糖效果最强、作用持续时间最长的一种磺脲类降血糖药。一般口服后 20～30min 起效，高峰在 2～6h，其半衰期为 10～16h，作用持续时间长达 24h。格列本脲主要在肝中代谢，其代谢产物的 50% 经胆道排出，50% 经肾排出。格列本脲最常见、最严重的副作用是低血糖，严重时足以致死。

格列美脲（glimepiride）

格列美脲属于第三代磺脲类药物，口服吸收快速，服用后血药浓度 2～3h 达峰值，降糖作用持续 24h 以上，属于长效制剂，每日服用 1 次即可。本品 60% 经肾排泄，40% 经胆道排泄，由于本药是通过双通道排泄，故可用于轻度肾功能不全的糖尿病患者。低血糖发生率低而且程度较轻；与其他磺脲类药物相比，格列美脲增加体重的作用不明显，对心血管系统的影响很小。此外，该药还具有胰外降糖作用，不会导致高胰岛素血症，在与胰岛素合用时，可减少胰岛素用量。总之，格列美脲具有降糖作用迅速、持久、高效、安全、患者用药依从性高等优点。

3. α- 葡萄糖苷酶抑制药（alpha-glucosidase inhibitors） 目前在临床上应用的 α- 葡萄糖苷酶抑制药类降血糖药主要有阿卡波糖（acarbose）、伏格列波糖（voglibose）、米格列醇（miglitol）等。

【药理作用特点】

抑制小肠上皮细胞表面的 α- 葡萄糖苷酶，延缓碳水化合物的吸收，而不抑制蛋白质和脂肪的吸收。药物与酶的结合时间是 4～6h，此后酶的活性可恢复。

【临床应用及评价】

目前已成为重要的口服降血糖药之一，可单独或与其他降血糖药合用，用于控制餐后高血糖，并作为糖耐量异常的干预用药。适用于通过饮食和运动治疗控制不佳的 2 型糖尿病患者、单用二甲双胍或磺脲类药物控制不佳的 2 型糖尿病患者、单用胰岛素控制不佳的 2 型糖尿病患者以及 1 型糖尿病患者，配合胰岛素治疗。阿卡波糖和伏格列波糖可在餐前即刻整片吞服或与前几口食物一起咀嚼服用，饮食成分中应有一定量的糖类，即不食主食则不服药。

【不良反应与防治】

不良反应较少，主要表现为腹胀、腹痛、腹泻、恶心、呕吐，也可出现胃肠痉挛性疼痛、顽固性便秘等。从小剂量开始，逐渐加量是减少不良反应的有效方法。不宜用于糖尿病酮症酸中毒、消化性溃疡或部分性小肠梗阻及有小肠梗阻倾向的患者，也不宜用于孕妇、哺乳期妇女和儿童。若出现低血糖，需给予葡萄糖或蜂蜜。使用本类药物前应检测肝、肾功能，有肝、肾功能损害者不宜使用。

【药物相互作用】

α- 葡萄糖苷酶抑制药可与其他作用机制的口服降血糖药或胰岛素联合应用，通过机制互补起到更佳的降糖效果。α- 葡萄糖苷酶抑制药可降低地高辛的血药浓度，若合用需要调整地高辛的剂量。

4. 噻唑烷二酮类（thiazolidinediones） 又称格列酮类，包括罗格列酮（rosiglitazone）、吡格列酮（piolitazone）、曲格列酮（troglitazone）等。格列酮类属于胰岛素的增敏药，能减少外周组织和肝胰岛素的抵抗，使胰岛素充分发挥作用，更好地降低血糖；可以减少肝糖原的输出，降低空腹血糖；另外，它可降低甘油三酯的水平，治疗脂肪肝。此类药物可单独或联合其他降血糖药物治疗单独饮食和运动不能控制的 2 型糖尿病患者，尤其适用于胰岛素抵抗明显者。服药时间与进食无关。噻唑烷二酮类常见的不良反应是体重增加和水肿，该类药单独使用时不导致低血糖，但与胰岛素或促胰岛素分泌药联合使用时可增加发生低血糖的风险。用药期间应定期检查心电图

（噻唑烷二酮类与骨折和心力衰竭风险增加相关）。严重的心功能不全、膀胱癌的患者不能使用，骨质疏松骨折恢复期也不能使用吡格列酮。

5. 格列奈类（glinides）　格列奈类为非磺脲类的胰岛素促泌药，我国上市的主要有瑞格列奈（repaglinide）、那格列奈（nateglinide）、米格列奈（mitiglinide）。通过与胰岛 B 细胞膜上的磺酰脲受体结合，刺激胰腺在进餐后更快、更多地分泌胰岛素，有效控制餐后高血糖，可将糖化血红蛋白降低 0.5% ～ 1.5%。此类药物作用迅速且短暂，不进餐不服药。可以单独使用，也可以与其他的药物联合应用。因可引起低血糖，服药期间需避免饮酒。

案例 22-3

患者，女，57 岁。临床诊断为：2 型糖尿病；糖尿病周围神经病变；高甘油三酯血症。

处方用药：

　　瑞格列奈片　　1mg　tid　po

　　甘精胰岛素　　10U　qn　ih

　　吉非贝齐胶囊　0.6mg　tid　po

问题： 此处方是否合理？

解析： 此处方未考虑药物的相互作用。瑞格列奈的代谢受 CYP2C8 和 CYP3A4 的影响。吉非贝齐是一种 CYP2C8 抑制药，与瑞格列奈同服，可使健康志愿者血液中瑞格列奈药 - 时曲线下面积（AUC）增加 8.1 倍，血药浓度峰值（C_{max}）增加 2.4 倍，生物半衰期从 1.3h 延长到 3.7h。服药 7h 后，瑞格列奈血浆浓度增加了 28.6 倍，降糖作用增强及作用时间延长。因此，瑞格列奈与吉非贝齐应禁止同时使用。此外，治疗方案中使用的胰岛素进一步增加了低血糖风险。建议将瑞格列奈改为 DPP-4 抑制药或 α- 葡萄糖苷酶抑制药，联合基础胰岛素治疗。

---

6. DPP-4 抑制药（DPP-4 inhibitors）　DPP-4 抑制药即二肽基肽酶 4 抑制药，是一类目前临床常用治疗 2 型糖尿病的药物。临床常用的 DPP-4 抑制药主要包括沙格列汀（saxagliptin）、阿格列汀（alogliptin）、西格列汀（sitagliptin）、利格列汀（linagliptin）、维格列汀（vildagliptin）等。该类药物能够抑制胰高血糖素样肽 -1（glucagon-like peptide-1，GLP-1）和葡萄糖依赖性促胰岛素分泌多肽（glucose-dependent insulinotropic peptide，GIP）的灭活，提高内源性 GLP-1 和 GIP 的水平，促进胰岛 B 细胞释放胰岛素，同时抑制胰岛 A 细胞分泌胰高血糖素，从而提高胰岛素水平，降低血糖，且不易诱发低血糖和增加体重。DPP-4 抑制药能够和临床常用的口服降血糖药物以及胰岛素联合使用，主要适用于饮食和运动控制无效的 2 型糖尿病患者。DPP-4 可引起急性胰腺炎，若出现持续性的剧烈的腹痛须立即就医；可引起关节痛，且可能是重度或致残性的，若出现持续性关节痛须立即就医。肝、肾功能不全患者使用利格列汀时不需要调整剂量。

7. SGLT-2 抑制药（SGLT-2 inhibitors）　钠 - 葡萄糖协同转运蛋白 2（sodium-dependent glucose transporters 2，SGLT-2）抑制药，代表药物有达格列净、恩格列净、卡格列净和艾托格列净。SGLT-2 抑制药是近年来受到高度重视的新型口服降血糖药，具有高选择性和特异性，可抑制肾对葡萄糖的重吸收，降低肾糖阈，从而促进尿糖排出，降低血糖水平。SGLT-2 单药治疗能降低糖化血红蛋白 0.5% ～ 1.2%，而且 SGLT-2 抑制药还可减轻体重、降压、保护心脏和肾。

SGLT-2 抑制药最常见的副作用是引起泌尿系统和生殖系统感染。SGLT-2 使尿液含有高水平葡萄糖，导致尿路和生殖器感染风险增加，若出现尿路感染和生殖道感染，需及时对症治疗。SGLT-2 可增加下肢截肢的风险，主要累及足趾，因此需定期检查足部，如果发现足部有任何伤口、变色或疼痛，应立即就医。

8. GLP-1 受体激动药（GLP-1 receptor agonists）　GLP-1 受体激动药是新型降血糖药物，是一类既降血糖，又减少体重的促胰岛素分泌药物。目前国内上市 GLP-1 受体激动药为短效类的，如艾塞那肽、贝拉鲁肽、利拉鲁肽；长效类的，如洛塞那肽、艾塞那肽微球、索马鲁肽、阿必鲁肽、度拉糖肽等，这些药物均需要皮下注射。

GLP-1 受体激动药通过激动 GLP-1 受体，以血糖浓度依赖的方式增加胰岛素分泌、抑制胰高糖素分泌，延缓胃排空，通过中枢性的食欲抑制减少进食，有效降低血糖、显著降低体重和改善体重指数。GLP-1 受体激动药的 4 个主要特点：降血糖作用强、减肥、低血糖发生率低、心血管获益多。部分 GLP-1 受体激动药还有降血压、保护肾的作用。GLP-1 受体激动药可作为单药或多种口服降血糖药及基础胰岛素治疗控制血糖效果不佳时的联合治疗药物。

最常见的不良反应为胃肠道反应，包括恶心、呕吐、腹泻、腹痛、消化不良、食欲缺乏等，胃肠道反应呈剂量依赖性，为减少不良反应，可从小剂量起始，逐渐加量。在选择这类药物前需要查胰腺彩超、胰功能、甲状腺彩超、降钙素等。GLP-1 受体激动药不能用于 1 型糖尿病患者或糖尿病酮症酸中毒者、有甲状腺髓癌既往史或家族史患者、2 型多发性内分泌肿瘤综合征患者、胰腺炎病史者；不能用于炎性肠病和糖尿病性胃轻瘫患者、妊娠和哺乳期妇女、儿童患者。

三、治疗糖尿病药物的合理应用

（一）根据糖尿病的不同类型选药

1 型糖尿病患者需终身接受胰岛素治疗。2 型糖尿病患者一般选用口服药治疗，但在下列情况需要胰岛素治疗：饮食、运动及口服降血糖药效果不好时；出现严重、慢性并发症；处于急性应急状态（如严重感染、大型创伤及手术等）；妊娠期。

（二）根据高血糖类型选药

如空腹血糖不高，只是餐后血糖高，则首选 α- 葡萄糖苷酶抑制药；如空腹血糖和餐后血糖均高，治疗开始即可联合两种作用机制不同的口服药物，如"磺脲类 + 双胍类"或者"磺脲类 + 胰岛素增敏药"；另外，对于初治空腹血糖 > 13.9mmol/L，随机血糖 > 16.7mmol/L 的患者，可给予短期胰岛素强化治疗，消除葡萄糖毒性作用后再改用口服药。

（三）注意用药剂量，预防低血糖

胰岛素和大多数口服降血糖药均有引起低血糖反应的危险，严重者可出现低血糖昏迷，甚至死亡，使用时应根据病情选用剂量，并且从小剂量开始。轻度低血糖可饮用糖水缓解，严重时必须静脉注射葡萄糖液抢救。

（四）注意药物的不良反应

磺脲类药物的常见不良反应为胃酸分泌增加、恶心、腹痛、腹泻，偶见粒细胞减少及胆汁淤积性黄疸，且相对其他口服降血糖药更易发生低血糖反应；二甲双胍主要不良反应为胃肠道反应和乳酸酸中毒；α- 葡萄糖苷酶抑制药的主要不良反应为腹胀和肠鸣；胰岛素增敏药主要不良反应是肝毒性。

（五）老年糖尿病患者用药注意

老年人往往肝、肾功能下降，因此，应尽量选用对肝、肾无毒性或毒性较小的药物，如瑞格列奈、格列喹酮。二甲双胍在患者有肝、肾功能不全及心衰、缺氧的情况下，容易导致乳酸酸中毒，因此，有上述情况的老年人应禁用。老年人不宜选用长效、强效的促胰岛素分泌药（如格列本脲），以防严重的低血糖反应，尽可能选用半衰期短、排泄快的短效药物。早期宜联合用药。

（六）安全性监测

用药期间要定期监测血糖，每周至少监测 2 次空腹或餐后 2 小时血糖；糖化血红蛋白用药之初每 3 个月监测 1 次，达标后每 6 个月监测 1 次；至少每周检测 1 次血压；血脂正常者每年检测血脂 1 次，血脂异常者 3 ～ 12 个月检测 1 次；肾功能检查，每年至少 1 次尿白蛋白 / 肌酐比值和

GFR 评价；进行眼科检查，无视网膜病变者至少每 1～2 年检查 1 次；足部检查，所有糖尿病患者每年进行全面的足部检查 1 次。

第三节 骨质疏松症治疗药物

骨质疏松症（osteoporosis，OP）是一种全身性的骨骼疾病，以骨量降低、骨组织细微结构破坏、骨的力学功能减弱、骨脆性增加、易发生骨折为特征。引发骨质疏松症的原因有很多，根据病因可将骨质疏松症分为 3 类：①原发性骨质疏松症，包括绝经期后骨质疏松症、老年性骨质疏松症；②继发性骨质疏松症，由于某些疾病或药物所引起的骨质疏松，如长期大剂量使用糖皮质激素、先天或后天的营养素（主要是构成骨骼的矿物质和有机质）缺乏、糖尿病、慢性肾衰竭、慢性肝脏疾病、甲状腺功能亢进、恶性肿瘤（如多发性骨髓瘤）、库欣综合征等诱发的骨质疏松症；③特发性骨质疏松症，常见于青少年和成人，多伴有家族遗传史。骨质疏松症的发病机制主要是骨形成与骨吸收不平衡，骨重建失衡造成骨丢失。

疼痛是原发性骨质疏松症最常见的症状，以腰背痛多见，为疼痛患者中的 70%～80%。一般骨量丢失 12% 以上时即可出现骨痛；身长缩短、驼背多在疼痛后出现；骨折是退行性骨质疏松症最常见和最严重的并发症；胸、腰椎压缩性骨折，脊椎后弯，胸廓畸形，可使肺活量和最大换气量显著减少，患者往往可出现胸闷、气短、呼吸困难等症状。

一、骨质疏松症的常用药物

防治骨质疏松症的药物可分为两类：骨营养补充剂和抗骨质疏松症药物。骨营养补充剂包括钙剂（如碳酸钙）、维生素 D 及其活性代谢物（如骨化三醇、阿法骨化醇），具有一定促进骨矿化、抑制骨吸收和促进骨形成的作用。抗骨质疏松症药物又包括抑制骨吸收药、促进骨形成药以及其他机制类药物。①抑制骨吸收药：包括双膦酸盐类、雌激素类、选择性雌激素受体调节药、降钙素等；②促进骨形成药：包括氟制剂、甲状旁腺激素、生长激素、骨生长因子等；③其他机制类药物：活性维生素 D 及其类似物、维生素 K_2 类、锶盐。

■（一）骨营养补充剂

1. 钙剂（calcium） 常用钙剂包括碳酸钙（calcium carbonate）和柠檬酸钙（calcium citrate）。

【药理作用特点】

钙剂可促进骨骼和牙齿的钙化。由于钙剂的吸收需维生素 D 的帮助，故口服钙剂往往需同时给予维生素 D。

【临床应用及评价】

可用于各种原因引起的急、慢性低钙血症，如手足搐搦症、肠绞痛等；预防和治疗各种骨质疏松症、肾性骨病；预防和治疗各种原因引起的佝偻病、骨软化症；甲状旁腺功能减退和假性甲状旁腺功能减退；治疗过敏性疾病，如荨麻疹、血管神经性血肿、血清病等；作为镁中度的抗毒药。

【不良反应与防治】

口服钙剂对胃肠道有刺激性，胃肠外给药时必须静脉注射，静脉注射时若渗漏在血管外，可引起剧烈疼痛，甚至组织坏死。静脉注射时可有全身发热感，宜缓慢推注，以免兴奋心脏引起心律失常，甚至心搏骤停于收缩期。

【药物相互作用】

钙剂与强心苷有协同作用，使后者的强心与毒性作用均增加，故在应用强心苷期间和停药 2 周内禁止静脉注射钙剂；与镁离子有拮抗作用。

2. 维生素 D（vitamin D）

【体内过程】

维生素 D 经吸收进入人体血液，与特异的维生素 D 结合 α- 球蛋白相结合，迅速进入肝，经

25- 羟化酶的作用形成 25- 羟维生素 D（25-OHD），再经血到肾，由于 1-α 羟化酶的作用，转化成生物活性很强的 1，25-（OH)$_2$D。

【药理作用特点】

促进机体对钙、磷的吸收；促进生长和骨骼钙化，促进牙齿健全；通过肠壁增加磷的吸收，并通过肾小管增加磷的再吸收；防止氨基酸通过肾损失。

【临床应用及评价】

使用维生素 D 并配合阳光照射可促进钙吸收，对骨质沉积有一定的促进作用。除此以外，也可用于钙减少性疾病患者，如佝偻病等。需要注意的是，维生素 D 不可滥用，如果体内钙正常，则无需使用维生素 D，如果确定有钙缺乏，才可在医师指导下使用。不推荐使用活性维生素 D 纠正维生素 D 缺乏，不建议单次较大剂量补充普通维生素 D。

【不良反应与防治】

长期摄入过多的维生素 D，将引起高血钙和高尿钙，特征为食欲缺乏、过度口渴、恶心、呕吐、烦躁、体弱、便秘与腹泻交替出现，严重者将因肾钙化、心脏和大动脉钙化而死亡。

【药物相互作用】

骨化三醇和阿法骨化醇禁与维生素 D 合用，以避免发生高钙血症。

（二）抑制骨吸收药

1. 双膦酸盐类（bisphosphonates） 双膦酸盐类是目前临床上应用最广泛的抗骨质疏松药物。目前临床最常用的口服双膦酸盐类是阿仑膦酸钠（alendronate sodium）和利塞膦酸钠（risedronate sodium），静脉双膦酸盐类主要有唑来膦酸（zoledronic acid）。

【体内过程】

口服后 6 ~ 10h 药物量的 20% ~ 60% 浓集于骨骼，其余药物以原型从尿中排泄，少量从胆汁排出。吸收进入体内后通常在 24 ~ 48h 就可以检测到其抑制骨吸收的作用，骨形成的降低出现较晚，约历时 3 个月骨吸收和骨形成之间又达到一个新的平衡。此类药物被包埋于骨组织中，其 P-C-P 键又不易分解，因此药物在骨骼中的存留时间很长。

【药理作用特点】

对磷酸钙有很高的亲和性，与骨骼表面的羟基磷灰石结合，抑制破骨细胞前体向骨骼表面游走和聚集，以及抑制成熟破骨细胞介导的骨吸收，从而抑制羟基磷灰石结晶及前体物质的形成、生长和溶解过程，达到抑制骨吸收和增加骨量的效果。

【临床应用及评价】

主要用于骨质疏松症，以及由多发性骨髓瘤、乳腺癌、前列腺癌及肺癌等恶性肿瘤骨转移引起的骨代谢异常所致的高钙血症，减少骨病、骨痛和骨折的发生率，并能减轻高钙血症并发的恶心、呕吐、多尿症、口渴及中枢神经症状，改善患者的生活质量，也可用于防治佩吉特病（paget disease，畸形性骨炎）。不同双膦酸盐抑制骨吸收的效力差别很大，因此临床上使用剂量及用法有所不同。对低、中度骨折风险者（如年轻的绝经后妇女，骨密度水平较低但无骨折史）首选口服药物治疗；对口服不能耐受、禁忌、依从性欠佳及高骨折风险者（如多发椎体骨折或髋部骨折的老年患者、骨密度极低的患者）可考虑使用注射制剂（如唑来膦酸等）。

【不良反应与防治】

①胃肠道反应；②一过性流感样症状：首次口服或静脉输注双膦酸盐可出现一过性流感样不良反应，若 3d 内不能缓解，可用非甾体抗炎药对症治疗；③肾毒性：肌酐清除率＜ 35ml/min 的患者禁用；④下颌骨坏死：对患有严重口腔疾病或需要接受牙科手术的患者，不建议使用该类药物；⑤非典型股骨骨折：一旦出现大腿或者腹股沟部位的疼痛，应进行双股骨 X 线摄片检查，一旦确诊应立即停用双膦酸盐类药物；⑥严重肌肉骨骼痛、食管癌和肾衰竭等。

【药物相互作用】

①氯屈膦酸二钠等双膦酸盐类与牛奶、抗酸药或含二价阳离子药合用时，会显著降低其生物利用度；②与非甾体抗炎药同时使用，有引起肾功能不全的报道，故禁止与萘普生合用；③由于有增加低钙血症的风险，本品与氨基糖苷类抗菌药物同时使用时应谨慎。

2. 降钙素类（calcitonin） 国内常用的制剂有降钙素（miacalcin，鲑鱼降钙素）和依降钙素（carbocalcitonin，益钙宁）。降钙素有肠道外给药和鼻内给药两种方式，胃肠外给药的作用时间可持续达 20 个月。

【药理作用特点】

降钙素是一种钙调节激素，能抑制破骨细胞的生物活性、减少破骨细胞数量，减少骨量丢失。降钙素类药物还能明显缓解骨痛，对骨质疏松症及其骨折引起的骨痛有效。

【临床应用及评价】

（1）骨质疏松症：主要用于晚期绝经后骨质疏松症以及老年性骨质疏松症，也用于其他继发性骨质疏松症（如使用皮质激素治疗后或缺乏活动所致）。依降钙素（鳗鱼降钙素衍生物）用于骨质疏松症引起的骨痛。

（2）高钙血症和高钙危象：主要用于继发于乳腺癌、肺癌、骨髓瘤和其他恶性肿瘤骨转移所致的高钙血症，也用于其他原因所致的高钙血症（如甲状旁腺功能亢进、缺乏活动或维生素 D 中毒、神经性营养不良综合征等）。

（3）佩吉特病：特别适用于伴有骨痛、神经并发症、骨转换增加、骨病变进行性蔓延、不完全或反复骨折的病例。

【不良反应与防治】

常见恶心、呕吐、头晕和面部潮红，这些反应与剂量有关。偶见多尿、寒战，必要时可暂时性减少药物剂量。罕见局部或全身性过敏反应。对降钙素过敏者禁用。孕妇及哺乳期妇女禁用。

【药物相互作用】

①与含铝、镁、铁的制剂合用可影响降钙素的吸收；②与维生素 D 同用可抵消降钙素对高钙血症的疗效；③与氨基糖苷类抗菌药物合用可诱发低血钙症；④对骨质疏松症进行治疗期间需要补充钙剂以防继发性甲状旁腺功能亢进，但给药时宜间隔 4h；⑤与双膦酸盐类合用可能出现严重低钙血症。

3. 选择性雌激素受体调节药（selective estrogen receptor modulator，SERM） SERM 是一种类似于雌激素的非雌激素药物，属于非甾类化合物。雷洛昔芬（raloxifene）是第二代 SERM，其商品名为易维特（Evista），1997 年被美国食品药品监督管理局批准用于治疗绝经后妇女的骨质疏松症，1999 年 10 月又被批准用于骨质疏松症的治疗。

【体内过程】

口服吸收约 60%。经肝首过效应即被葡糖醛酸化，且不再进一步代谢，口服生物利用度为 5%～39%。经肝快速代谢，本品几乎全部随粪便排出，半衰期约为 27h。

【药理作用特点】

雷洛昔芬能减少骨的重吸收并可使骨转换生化指标降至绝经前范围，降低椎体骨折的发生率，保持骨量和增加骨密度；还可影响脂代谢，降低总胆固醇和 LDL- 胆固醇水平，但不增加甘油三酯水平，对 HDL 水平也没有影响。

【临床应用及评价】

用于绝经后妇女骨质疏松的预防及治疗，对雌激素依赖性患者更为适合。只用于绝经后妇女，不适用于男性患者。

【不良反应与防治】

可见血小板数量轻度减少。偶见恶心、呕吐、腹痛、消化不良、皮疹、血压升高、头痛、氨基转移酶轻度增加。雷洛昔芬可增加静脉血栓栓塞事件的危险性。可能妊娠的妇女绝对禁用。正在或既往患有静脉血栓栓塞性疾病者、包括深静脉血栓、肺栓塞和视网膜静脉血栓者、对本品过敏者、肝功能减退（包括胆汁淤积）、严重肾功能减退者、子宫内膜癌患者及难以解释的子宫出血者禁用。

【药物相互作用】

与华法林合用可轻度缩短凝血酶原时间。对已经接受香豆素类抗凝血药物的患者，本品可能改变凝血酶原时间。雷洛昔芬不能与左甲状腺素合用。

（三）促进骨形成药

甲状旁腺激素类似物：如特立帕肽（teriparatide）。

特立帕肽是一种人工合成的多肽激素，为人甲状旁腺激素（PTH）的 1-34 氨基酸片段，该片段是内源性甲状旁腺激素 PTH 具有生物活性的 N- 末端区域。

【体内过程】

皮下注射后 0.5h 达血药浓度峰值，3 个月起效（骨矿物质密度），生物利用度为 95%。肌内注射单次给药后持续时间为 6h。肝代谢，肾排泄。

【药理作用特点】

间断小剂量使用能刺激成骨细胞活性，促进骨形成，增加骨密度，降低椎体和非椎体骨折的发生风险。

【临床应用及评价】

用于原发性骨质疏松及性腺功能减退性骨质疏松、绝经后骨质疏松。双膦酸盐治疗后骨折风险高的患者可选用本品。特立帕肽疗程不应超过 2 年。停药后应序贯使用抗骨吸收药物治疗，以维持或增加骨密度，持续降低骨折风险。

【不良反应与防治】

常见的不良反应为恶心、肢体疼痛、头痛和眩晕。皮下注射给药时可能造成直立性低血压，患者初次用药应采取坐卧位给药。本药不推荐使用 2 年以上。

【药物相互作用】

接受洋地黄治疗的患者慎用本品。

（四）其他机制类药物

1. 雷奈酸锶（strontium ranelate）

【药理作用特点】

合成锶盐，基础实验和临床研究均证实雷奈酸锶可同时作用于成骨细胞和破骨细胞，具有抑制骨吸收和促进骨形成的双重作用。

【临床应用与评价】

雷奈酸锶仅用于无法使用其他药物治疗的严重骨质疏松症患者。用药期间如患者出现心脏或循环系统问题，如发生了缺血性心脏病、外周血管病或脑血管疾病，或高血压未得到控制，应停用雷奈酸锶。

【不良反应与防治】

总体安全性良好，常见的不良反应主要有恶心、腹泻、头痛、皮炎和湿疹。多在治疗初期发生，一过性，程度较轻。罕见的不良反应为药疹伴嗜酸性粒细胞增多和系统症状（drug rash with eosinophilia and systemic symptoms，DRESS）。具有高静脉血栓风险的患者，包括既往有静脉血栓病史的患者，以及有药物过敏史者慎用雷奈酸锶。

2. 地舒单抗（denosumab） 2020 年 6 月普罗力（Prolia®，通用名：地舒单抗）获得国家药品监督管理局批准，用于骨折高风险的绝经后妇女的骨质疏松症治疗，可显著降低椎体、非椎体及髋部骨折的风险。作为中国目前首个且唯一获批用于骨质疏松治疗的抗破骨细胞分化因子（RANKL）单抗药物，普罗力通过与 RANKL 结合，可抑制破骨细胞生成，从而减少骨吸收，改善骨量。地舒单抗每 6 个月皮下注射给药 1 次，剂量为 60mg。注意在地舒单抗治疗前必须纠正原先存在的低钙血症。

二、骨质疏松症的合理用药原则

（一）骨折后抗骨质疏松症药物的应用

骨质疏松性骨折后应重视积极给予抗骨质疏松症药物治疗，包括骨吸收抑制药或骨形成促进药等。

（二）抗骨质疏松症药物联合和序贯治疗

骨质疏松症如同其他慢性疾病一样，不仅要长期、个体化治疗，也需药物联合或序贯治疗。

1. 同时联合方案　钙剂及维生素 D 作为基础治疗药物，可以与骨吸收抑制药或骨形成促进药联合使用。不建议联合使用作用机制相同的药物。为防止快速骨丢失，个别情况可考虑两种骨吸收抑制药短期联合使用，如绝经后妇女短期使用小剂量雌 / 孕激素替代降钙素、双膦酸盐短期联合使用。

2. 序贯联合方案　以下情况要考虑药物序贯治疗：某些骨吸收抑制药治疗失效、疗程过长或存在不良反应时；骨形成促进药（PTH 类似物）的推荐疗程仅为 18 ～ 24 个月，此类药物停药后应序贯治疗。推荐在使用甲状旁腺激素类似物等骨形成促进药后序贯使用骨吸收抑制药，以维持骨形成促进药所取得的疗效。

第四节　痛风的临床用药

案例 22-4

　　患者，男，40 岁，两年来因全身关节疼痛伴低热反复就诊，均被诊断为风湿性关节炎。经抗风湿和激素治疗后，疼痛现象稍有好转。两个月前，因疼痛加剧，经抗风湿治疗效果不明显前来就诊。查体：体温 37.5℃，双足第一跖趾关节肿胀，左侧较明显，局部皮肤有脱屑和瘙痒现象，双侧耳郭触及绿豆大的结节数个，白细胞 $9.5×10^9$/L（参考值 4 ～ $10×10^9$/L）。

　　问题： 患者可能的诊断是什么？应选用何药治疗？

一、概　　述

早在公元前 5 世纪，希波克拉底就有关于痛风（gout）临床表现的记载。痛风一词源自拉丁文 Guta（一滴），意指一滴有害液体造成关节伤害，痛像一阵风，来得快，去得也快，故名痛风。古代痛风多好发于帝王将相，但随着生活水平的提高，痛风 / 高尿酸血症（hyperuricemia，HUA）的患病率逐年增加。

痛风与嘌呤代谢紊乱和（或）尿酸排泄减少所致的高尿酸血症直接相关，属代谢性风湿病范畴。HUA 是痛风发生的基础。尿酸生成增加和（或）排泄减少均可导致 HUA 的发生。

国际上 HUA 定义为：正常嘌呤饮食状态下，非同日两次空腹血尿酸水平：男性＞ 420μmol/L，女性＞ 360μmol/L。当血尿酸水平超过关节单钠尿酸盐饱和度而析出沉积于外周关节及周围组织时，称为痛风。

二、临床表现

痛风是一种常见且复杂的关节炎类型，各个年龄段均可能罹患本病，男性发病率高于女性。痛风患者经常会在夜晚出现突发性的关节疼，发病急，关节部位出现疼痛、水肿、红肿和炎症，疼痛感慢慢减轻直至消失，持续几天或几周不等。痛风患者常出现痛风石，可见于患者耳郭、关节周围、肌腱、软组织等周围皮下。在身体的各个部位尤其是四肢形成的痛风石，不仅严重影响肢体外形，甚至会导致关节畸形、功能障碍、神经压迫、皮肤破溃、窦道经久不愈，须接受手术治疗。痛风可并发肾脏疾病，严重者可出现关节破坏、肾功能损害，常伴发高脂血症、高血压、糖尿病、动脉硬化及冠心病等。

为方便起见，国内学者制订了一个比较简便的诊断标准：①典型急性关节炎发作，可自行中止而进入无症状间歇期，同时证实有高尿酸血症；②关节腔积液中或白细胞内发现有尿酸盐结晶；③痛风结节中有尿酸盐结晶发现。凡具有上述 3 项中之一项者即可确诊。

痛风在临床上分为无症状期、急性关节炎期、间歇期和慢性关节炎期。

三、痛风的临床用药

抗痛风药是一类通过抑制尿酸的合成、抑制尿酸在肾小管的重吸收或促进尿酸排泄而产生治疗作用的药物。

尿酸的生成和体内的酶息息相关，与尿酸相关的酶大致可分为两类：①促进尿酸合成的酶，主要为黄嘌呤氧化酶（XOD）和腺苷转氨酶（ADA）。一旦促进尿酸合成的酶过多，体内就会大量产生尿酸，使得尿酸水平变高。②抑制尿酸合成的酶，主要是次黄嘌呤 - 鸟嘌呤核苷转移酶，能够减少尿酸生成。一旦缺少这样的酶，体内的尿酸就会更加无节制的增长，从而导致尿酸水平过高。高尿酸血症如长期存在，尿酸将以尿酸盐的形式沉积在关节、皮下组织及肾等部位，引起关节炎、皮下痛风结石、肾结石或痛风性肾病等一系列临床表现。

为推进社会各界对痛风和高尿酸血症的了解，2016 年第四届海峡两岸医药卫生交流协会痛风学专业组在本届年会上经过众多专家讨论，正式提出倡议，将每年 4 月 20 日定为全民关注痛风日，希望通过一系列的活动，普及相关知识，提高大家对于痛风和高尿酸血症的重视程度。无论是痛风急性发作期，还是单纯的高尿酸血症或痛风间歇发作期的患者，无论有无关节疼痛，都应当及时到医院就诊。

（一）痛风的治疗原则

1. 合理控制饮食 痛风患者应适当地限制高蛋白、高热能食物的摄入，控制脂肪的摄入，坚持低嘌呤饮食，戒烟戒酒。

2. 摄入充足水分 提倡和鼓励患者多饮水，保持每天尿量在 2000ml 以上。

3. 科学的生活方式 按时起居，劳逸适度，避免过度疲劳、紧张与激动；适应季节气候变化，避免湿冷与感冒；鞋袜要舒适，避免关节损伤。

4. 适当的体育活动 在避免过度劳累与损伤的前提下，适当参加体育活动，如太极拳、散步、慢跑、舞蹈、体操等，以保持体形，增强体质。

5. 有效的药物治疗 在医师的指导下，坚持服药以控制痛风急性及反复发作，维持血尿酸在正常范围内，防止损害肾与关节。

6. 定期的健康检查 坚持中老年人定期健康检查制度，以便及时发现无症状性高尿酸血症患者。对无症状性高尿酸血症及痛风间歇期患者，更应加强定期检查，以便及时掌握病情进展和科学评价治疗效果。

7. 进行痛风知识的教育 有效的健康教育对患者掌握发病知识、控制发病诱因起着积极作用，教育可以从心理护理、饮食护理、指导正确的健康生活方式，以及合理用药等方面进行。

（二）痛风的药物治疗

目前，抗痛风药品种不多，按其作用机制一般可分为 3 类。

1. 抗痛风发作药 这类药有秋水仙碱（colchicine）、环氧化酶 -2（COX-2）抑制药如依托考昔（etoricoxib）、塞来昔布（celecoxib）和糖皮质激素（glucocorticoid），均为抗炎药，用于急性痛风性关节炎期。

2. 促尿酸排泄药　如丙磺舒（probenecid）、苯溴马隆（benzbromarone），通过抑制肾小管对尿酸的重吸收而降低血尿酸水平，用于间歇期和慢性痛风性关节炎期。

3. 尿酸合成阻断药　如别嘌醇（alloprinol）、非布司他（febuxostat），为黄嘌呤氧化酶抑制药，通过抑制尿酸合成而降低血尿酸水平，用于间歇期和慢性痛风性关节炎期。

■（三）常用的抗痛风药

见表 22-1。

表 22-1　常用的抗痛风药

药物名称	临床应用	不良反应	药物相互作用
秋水仙碱	急性期首选，终止急性发作	紫癜、血小板减少、腹泻、腹痛、末梢神经炎、肌肉抽搐	使中枢神经抑制药和拟交感神经的作用增强、引起可逆性维生素 B12 吸收不良、降低抗高血压药疗效；CYP3A4 抑制药或 P-gp 抑制药可增加秋水仙碱的血药浓度
依托考昔	急性发作首选	血小板减少症、过敏反应、焦虑失眠、味觉障碍、嗜睡、心悸、恶心、呕吐等	增加华法林抗凝活性；降低利尿药、血管紧张素转换酶抑制药和血管紧张素Ⅱ拮抗药的降压效应；升高锂盐的血浆水平；增加阿司匹林引起胃肠道溃疡或其他并发症的发生率
丙磺舒	间歇期（无肾结石、尿液中尿酸低、肾功能正常）、轻度肾功能不全者每日剂量不超过 2g	呼吸困难；发热；皮肤瘙痒；皮疹等过敏反应；溶血性贫血；肝细胞坏死等	抑制肾小管对青霉素、吲哚美辛、萘普生及氨苯砜的排出；水杨酸盐、阿司匹林可抑制本品的排尿酸作用；增加利福平、肝素、甲氨蝶呤的毒性；增加磺胺类、口服降血糖药的疗效
苯溴马隆	间歇期、慢性发作肾功能正常或轻度受损者；已有尿酸结石形成或尿液中尿酸 > 900mg/24h 者不宜使用	消化道不适、肾结石、肾绞痛、粒细胞减少、结膜炎等	增强口服抗凝血药的作用；本品的促尿酸排泄作用可因水杨酸盐、吡嗪酰胺等拮抗而减弱
别嘌呤	间歇期、慢性发作	皮疹、胃肠道反应、白细胞减少或血小板减少或贫血、肝酶升高、周围神经炎等	乙醇、氯噻酮、依他尼酸、呋塞米、美托拉宗、吡嗪酰胺、噻嗪类利尿药均可降低本品疗效；可加强抗凝血药，如双香豆素、茚满二酮衍生物的疗效；可加重硫唑嘌呤或 6-巯基嘌呤的毒性
非布司他	间歇期、慢性期	胃肠道反应、贫血、特发性血小板减少性紫癜、心绞痛等	抑制黄嘌呤氧化酶，提高其他通过此酶代谢的药物（如硫唑嘌呤、6-巯基嘌呤）的浓度，合用可能导致中毒

案例 22-4 解析：

　　首先，从患者的症状分析，患者有特征症状：①双足第一跖趾关节肿胀，左侧较明显；②局部皮肤有脱屑和瘙痒现象；③双侧耳郭触及绿豆大的结节数个。从这 3 点可以初步判断患者可能患有痛风，需要做进一步的实验室检查以确诊。一旦确诊，患者处于急性期，为终止急性发作应选用秋水仙碱或对乙酰氨基酚。

思 考 题

1. 甲亢患者如何做术前准备？
2. 如何评价二甲双胍的降糖作用？
3. 瑞格列奈为什么不能与吉非贝齐联用，请说明原因。
4. 简述痛风的治疗原则。
5. 简述骨质疏松症的合理用药原则。

（王文雅　吴少瑜）

第二十三章　利尿药和脱水药的临床应用

学习目标

掌握：常用利尿药和脱水药的药理作用特点、临床应用、不良反应。

熟悉：利尿药和脱水药应用的注意事项。

了解：尿液生成过程。

水肿是指过多的液体在组织间隙或体腔中积聚。根据发病原因可分为心源性水肿、肾性水肿、肝性水肿、静脉阻塞性水肿、淋巴性水肿等。利尿药（diuretics）是一类主要作用于肾，促进水和电解质从体内排出，增加尿量，消除水肿的药物，临床上主要用于治疗各种原因引起的水肿性疾病，也可用于如高血压、高血钙、肾结石等某些非水肿性疾病。按照作用部位、作用机制和效能的差异，利尿药可分为：①高效能利尿药，主要抑制髓袢升支粗段的 Na^+-K^+-$2Cl^-$ 同向转运体，产生强大的利尿作用；②中效能利尿药，主要抑制远曲小管近端 Na^+-Cl^- 共转运体产生中等强度的利尿作用；③低效能利尿药，主要作用于远曲小管和集合管，利尿作用弱于以上两类药物，包括醛固酮受体拮抗药、Na^+ 通道阻滞药及碳酸酐酶抑制药；④渗透性利尿药，又称脱水药，通过提高血浆和肾小管渗透压产生组织脱水和利尿作用。

第一节　概　　述

尿液的生成是通过肾小球滤过、肾小管和集合管的重吸收及分泌而实现的。利尿药通过作用于肾单位和集合管的不同部位（图 23-1）而产生利尿作用。

一、肾小球滤过

血液流经肾小球时，除血细胞和大分子量的蛋白质外，其他成分均可经肾小球滤过而形成原尿。正常人每日原尿量可达 180L，但排出的终尿仅为 1～2L，即约99%的原尿在肾小管被重吸收。有些药物，如强心苷、氨茶碱、多巴胺等，可通过加强心肌收缩力、扩张肾血管、增加肾血流量和肾小球滤过率，使原尿生成增加，但由于肾存在肾小球-肾小管平衡的调节机制，终尿量并不会明显增多，利尿作用很弱。因此，目前常用的利尿药是直接作用于肾小管而非肾小球，通过减少对水、电解质的重吸收而发挥作用（图 23-1）。

二、肾小管重吸收

1. 近曲小管　原尿中的 85% $NaHCO_3$、40% $NaCl$、葡萄糖、氨基酸和其他所有可滤过的有机溶质通过近曲小管特定的转运系统被重吸收，60% 的水被动重吸收以维持近曲小管液体渗透压的稳定。其中，与利尿作用关系最密切的是 $NaHCO_3$ 和 $NaCl$。

$NaHCO_3$ 重吸收是通过近曲小管上皮细胞顶质膜（管腔面）的 Na^+-H^+ 交换子完成的，该转运系统可促进管腔内的 Na^+ 进入细胞，交换细胞内的 H^+。基侧质膜的 Na^+，K^+-ATP 酶将重吸收的 Na^+ 泵入间质。被分泌到管腔里的 H^+ 与 HCO_3^- 结合形成 H_2CO_3，随后在碳酸酐酶的作用下脱水成为 CO_2 和 H_2O。CO_2 以简单扩散的方式迅速进入细胞再水化成为 H_2CO_3，后又解离为 H^+ 和 HCO_3^-，H^+ 用于 Na^+-H^+ 交换，而 HCO_3^- 则通过基底膜转运蛋白被转运到细胞外。所以碳酸氢盐在近曲小管的重吸收依赖于碳酸酐酶的催化，而乙酰唑胺可通过抑制该酶活性产生较弱的利尿作用。

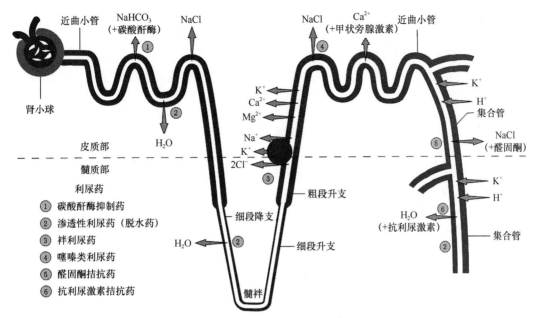

图 23-1　肾小管转运系统和利尿药的作用部位

在近曲小管远端，HCO_3^- 和有机溶质被小管液带走，此时小管液中主要含有 NaCl。Na^+ 被持续重吸收，但 H^+ 交换子驱动的 H^+ 的分泌不再继续与 HCO_3^- 结合，游离 H^+ 导致管腔 pH 降低，激活 Cl^--碱交换子，最终净吸收 NaCl。至今还没有利尿药作用于这一过程。由于近曲小管对水高度通透，所以管腔液的渗透压和 Na^+ 浓度在整个近曲小管液中保持恒定。

近曲小管存在有机阴离子和有机阳离子输送系统，可主动分泌有机酸和碱，维持体内酸碱平衡。血液中的有机酸类物质，如尿酸、非甾体抗炎药、利尿药和抗生素等可经有机阴离子分泌系统分泌至管腔；有机阳离子分泌系统主要分泌肌酐、胆碱等。大多数利尿药必须经过有机酸分泌系统进入肾小管后才能到达作用部位，而血液中一些内源性和外源性的有机化合物也经上述系统分泌排泄，如尿酸、肌酐、胆酸、肾上腺素、去甲肾上腺素、组胺、吗啡、普鲁卡因胺、吲哚美辛等。因此，上述物质与利尿药会相互竞争肾小管的分泌通道，干扰利尿药到达其作用部位并影响其在肾的排泄。

2. 髓袢降支细段　此段只吸收水。由于此段髓质高渗，水被渗透压驱动而重吸收。近曲小管和髓袢降支细段上皮细胞顶质膜存在水通道蛋白或称水孔蛋白（aquaporin，AQP），是特异通透水分子的孔道，其在细胞膜两侧渗透压差的作用下高度选择性通透水。

3. 髓袢升支粗段髓质和皮质部　原尿中约 35% 的 Na^+ 在此段被重吸收。髓袢升支粗段对 NaCl 的重吸收依赖于管腔膜上的 Na^+-K^+-$2Cl^-$ 共转运子（Na^+-K^+-$2Cl^-$ cotransporter）。进入细胞内的 Na^+ 由基侧质膜上的 Na^+，K^+-ATP 酶主动转运至细胞间质，细胞内蓄积的 K^+ 扩散返回管腔，形成 K^+ 的再循环，造成管腔内正电位，驱动 Mg^{2+} 和 Ca^{2+} 的重吸收。因此抑制髓袢升支粗段的利尿药，不仅增加 NaCl 的排出，也增加 Ca^{2+}、Mg^{2+} 的排出。

髓袢升支粗段不通透水，不仅稀释了管腔液，而且重吸收的 Na^+ 与尿素可维持髓质的高渗，对尿液的稀释和浓缩具有重要意义。尿液流经集合管时，在抗利尿激素（antidiuretic hormone，ADH）调节下，大量的水被再吸收，尿液浓缩。高效能利尿药主要作用于此段的 Na^+-K^+-$2Cl^-$ 共转运子，抑制 NaCl 重吸收，降低了肾的稀释与浓缩功能，因此排出大量接近于等渗的尿液，产生强大的利尿作用。

4. 远曲小管　滤液中约 10% 的 NaCl 通过 Na^+-Cl^- 共同转运子（Na^+-Cl^- cotransporter）在远曲小管被重吸收，并且由于此段相对不通透水，NaCl 的重吸收进一步稀释了小管液。中效能利尿药通过阻断 Na^+-Cl^- 共同转运子而产生作用。另外，Ca^{2+} 通过顶质膜上的 Ca^{2+} 通道和基侧质膜上的 Na^+-Ca^{2+} 交换子（Na^+-Ca^{2+} exchanger）被主动重吸收，这一过程受甲状旁腺激素（parathyroid hormone，PTH）调控。

5. 集合管 原尿中 2% ~ 5% 的 NaCl 在集合管重吸收，虽然这只是一小部分，但此段在 Na^+ 和 K^+ 排出中的作用非常重要，同时盐皮质激素在集合管内发挥着显著作用。

集合管中 NaCl 的重吸收机制与其他节段不同。主细胞顶质膜通过不同的通道转运 Na^+ 和排出 K^+，进入主细胞内的 Na^+ 通过基侧质膜的 Na^+，K^+-ATP 酶转运进入血液循环。由于 Na^+ 进入细胞的驱动力超过 K^+ 的分泌而形成了管腔负电位，由此驱动 Cl^- 通过旁细胞途径吸收入血，并推动 K^+ 经顶端膜的钾通道转运出细胞。因此，集合管管腔 Na^+ 的浓度与 K^+ 的分泌密切相关。作用于集合管上游的利尿药如果增加 Na^+ 的排出，则也增加了 K^+ 的分泌；而且如果 Na^+ 的排出是通过与离子结合的方式，如与 HCO_3^- 结合，则 Cl^- 不易被重吸收，管腔负电位增加，可进一步促进 K^+ 的分泌。

醛固酮（aldosterone）通过对基因转录的影响，增加顶质膜 Na^+ 通道和 K^+ 通道及 Na^+，K^+-ATP 酶的活性，促进 Na^+ 的重吸收及 K^+ 的分泌。低效能利尿药螺内酯和氨苯蝶啶等可作用于此部位拮抗醛固酮的作用，造成排 Na^+ 留 K^+ 而利尿，故又称为保钾利尿药。

集合管也是决定最终尿液浓度的部位。ADH 通过调控主细胞表达的水通道 AQP2 向细胞膜的转移过程，增加集合管对水的通透性，使尿液浓缩。无 ADH 时，此段不通透水。

第二节　常用利尿药与脱水药

一、高效能利尿药

高效能利尿药又称袢利尿药（loop diuretics），主要作用于髓袢升支粗段，抑制 Na^+-K^+-$2Cl^-$ 共转运子，产生迅速、高效的利尿作用，且不易导致酸中毒，是目前最强效的利尿药。常用药物有呋塞米（furosemide，速尿）、依他尼酸（ethaclynic acid，利尿酸）、布美他尼（bumetanide）和托拉塞米（torasemide）等。本类药物中除依他尼酸外，均为磺胺的衍生物。

【体内过程】

本类药物吸收快，呋塞米口服 30min 内起效，作用维持 2 ~ 3h。托拉塞米口服吸收更快，与静脉给药相差无几，可维持 4 ~ 6h。袢利尿药主要经肾小管有机酸转运系统主动分泌到管腔，随尿液以原型排除。$t_{1/2}$ 受肾功能影响，肾功能不全时可明显延长。吲哚美辛和丙磺舒与袢利尿药可竞争近曲小管有机酸分泌途径，若同时使用会影响袢利尿药的排泄和作用。

【药理作用特点】

主要抑制髓袢升支粗段管腔膜上的 Na^+-K^+-$2Cl^-$ 共转运子，抑制 NaCl 的重吸收，降低肾的稀释与浓缩功能，排出大量接近于等渗的尿液。因 Na^+-K^+-$2Cl^-$ 共转运被抑制，K^+ 重吸收减少，管腔正电位降低，使 Ca^{2+}、Mg^{2+} 的重吸收减少，排出增加，长期应用本类药物可引起低血镁。由于 Ca^{2+} 在小管液流经远曲小管时可被主动重吸收，故较少发生低血钙。由于流入远曲小管和集合管的 Na^+ 增加，促使 Na^+-K^+ 交换增加。另外，由于强大的利尿作用使血容量降低而促进肾素（renin）释放，醛固酮分泌增加，进一步促进 Na^+-K^+ 交换，K^+ 外排增多。此类药物排出的 Cl^- 超过 Na^+，可引起低氯性碱血症。

袢利尿药可以促进肾前列腺素的合成，非甾体抗炎药通过抑制环氧酶而减少前列腺素的合成，因此可干扰本类药物的作用，特别是对于肾病综合征和肝硬化的患者，这种干扰作用更为明显。

袢利尿药还可通过对血管的调节作用影响血流动力学。对心力衰竭的患者，呋塞米和依他尼酸在其利尿作用发生前就能有效扩张血管，降低左室充盈压，减轻肺淤血。呋塞米还能增加肾血流量，改变肾皮质内血流分布。上述作用可能与此类药物促进前列腺素合成有关。

【临床应用及评价】

主要用于肺水肿和其他严重水肿以及急性高血钙等。

1. 水肿性疾病 静脉注射呋塞米能迅速扩张容量血管，使回心血量减少，在利尿作用发生之前即可缓解急性肺水肿，是急性肺水肿迅速、有效的治疗手段之一。由于利尿使血液浓缩，血浆渗透压增高，也有利于消除脑水肿，对脑水肿合并心衰者尤为适用。此外，还可用于其他利尿药无效的严重水肿，包括心、肝、肾性等各类水肿。

2. 急、慢性肾衰竭　急性肾衰竭时，袢利尿药可增加尿量和 K^+ 的排出，冲洗肾小管，减少肾小管的萎缩和坏死，但不能延缓肾衰竭的进程。大剂量呋塞米可以治疗慢性肾衰竭，增加尿量，在其他药物无效时，仍然能产生作用。由于其可扩张肾血管，增加肾血流量和肾小球滤过率，对肾衰竭也有一定益处。

3. 高钙血症　本类药可以明显减少 Ca^{2+} 的重吸收，降低血钙。在给予袢利尿药的同时，静脉输入生理盐水可以显著增加 Ca^{2+} 的排泄，利于迅速控制高钙血症。

4. 加速某些毒物的排泄　本类药物结合输液，可使尿量增加，用于某些经肾排泄的药物中毒的抢救，如长效巴比妥类、水杨酸类，以及溴化物、氟化物和碘化物等阴离子过量中毒。

【不良反应与防治】

1. 水与电解质紊乱　常因过度利尿引起，表现为低血容量、低血钾、低血钠、低血镁、低氯性碱血症等，其中低血钾最为常见。低血钾可增强强心苷类药物的心脏毒性；肝硬化患者则可能诱发肝性脑病，故应注意及时补充钾盐或加服保钾利尿药。由于 Na^+，K^+-ATP 酶的激活需要 Mg^{2+}，当低血钾和低血镁同时存在时，如不纠正低血镁，即使补充 K^+ 也不易纠正低钾血症。

2. 耳毒性　表现为耳鸣、听力减退、暂时或永久性耳聋，呈剂量依赖性，快速静脉滴注时常见，其发生机制可能与药物引起内耳淋巴液电解质成分改变有关。依他尼酸最易引起，且可能发生永久性耳聋。布美他尼的耳毒性最小，听力有缺陷及急性肾衰者宜选用该药。

3. 高尿酸血症　与利尿后血容量降低、细胞外液容积减少、尿酸的重吸收增加有关；也与本类药和尿酸竞争有机酸分泌途径，使尿酸排出减少有关。长期用药时多数患者可出现高尿酸血症，但临床痛风的发生率较低。

4. 其他　可引起代谢紊乱，如高血糖（但很少导致糖尿病）和高密度脂蛋白降低；还可引起恶心、呕吐，大剂量尚可出现胃肠道出血；对磺胺过敏者使用呋塞米、布美他尼和托拉塞米可发生交叉过敏反应，停药后可以迅速恢复；依他尼酸较少引起过敏反应。

【药物相互作用】

肾上腺皮质激素、促肾上腺皮质激素及雌激素能降低呋塞米的利尿作用并增加电解质紊乱的可能性，引发低钾血症。本类药物与氨基糖苷类抗生素、第一、二代头孢菌素和两性霉素合用可增强耳毒性；与多巴胺合用利尿作用增强；与非甾类抗炎药（如吲哚美辛）、苯妥英钠或青霉胺合用可减弱其利尿作用。

二、中效能利尿药

主要作用于髓袢升支粗段皮质部和远曲小管近端，抑制管腔膜上的 Na^+-Cl^- 共同转运子，促进 Na^+、Cl^- 和水的排出。该类药物包括噻嗪类及类噻嗪类，均含有磺胺结构。本类药物虽然起效快慢和作用维持时间有所差异，但作用机制和效能几乎相同，临床应用也很相似。噻嗪类药物包括氯噻嗪（chlorothiazide）、氢氯噻嗪（hydrochlorothiazide）、氢氟噻嗪（hydroflumethiazido）、苄氟噻嗪（bendroflumethiazide）等，类噻嗪类包括氯噻酮（chlortalidone）、美托拉宗（metolazone）、喹乙宗（quinethazone）、吲达帕胺（indapamide）等。

【体内过程】

本类药脂溶性较高，口服吸收迅速而完全，1～2h 起效，4～6h 血药浓度达高峰。氯噻酮吸收缓慢，作用时间较长。所有的噻嗪类均以有机酸的形式从肾小管分泌，因而与尿酸的分泌产生竞争使其分泌速率降低。吲达帕胺主要经过胆汁排泄，但仍有足够的活性形式经过肾清除，在远曲小管发挥利尿作用。

【药理作用特点】

1. 利尿作用　作用于远曲小管近端 Na^+-Cl^- 共同转运子，抑制 NaCl 和水的重吸收，利尿作用温和而持久。尿中除排出 Na^+、Cl^- 外，K^+ 的排泄也增多，长期服用可引起低血钾。对碳酸酐酶有一定的抑制作用，故略增加 HCO_3^- 的排泄。此外，还可增加 Ca^{2+} 的重吸收，减少尿 Ca^{2+} 含量，在高尿钙引起的肾结石治疗中起重要作用，但很少引起高钙血症。

2. 抗利尿作用 其抗利尿作用的详细机制尚不清楚。但因排 Na^+ 使血浆渗透压降低而减轻口渴感，故能明显减少尿崩症患者的尿量及口渴症状。

3. 降压作用 噻嗪类利尿药是临床常用的基础抗高血压药。降压机制与其利尿降低血容量以及轻度扩张血管的作用有关。

【临床应用及评价】

1. 水肿 可用于各种原因引起的水肿。对轻、中度心源性水肿疗效较好，是慢性心功能不全的主要治疗药物之一。对肾性水肿的疗效与肾功能损害程度有关，受损较轻者效果较好；肝性水肿在应用时要注意防止低血钾诱发肝性脑病。

2. 高血压 是治疗高血压的基础药物之一，多与其他抗高血压药合用。

3. 尿崩症 可用于对 ADH 无反应的肾性尿崩症及 ADH 分泌缺乏的中枢性尿崩症。

4. 肾结石 可增加远曲小管中 Ca^{2+} 的重吸收从而降低尿钙浓度，用于特发性高钙血症所致的肾结石。过量的 NaCl 会抵消本类药物降低尿钙的作用，故应限制食盐的摄入。

【不良反应与防治】

1. 电解质紊乱 如低血钾、低血钠、低血镁、低氯血症、代谢性碱血症等。最新的研究显示与低血钾相比，更多应用此类药物的患者可能会出现明显的低钠血症，其发生可能是由于低血容量诱发 ADH 升高、肾稀释功能下降及口渴明显共同所致。很多病例无症状或症状较轻，但急性发作者可能出现癫痫发作或昏迷，可通过减少药物剂量或限制水的摄入来预防。

2. 高尿酸血症 主要是药物减少细胞外液容量，降低近曲小管对尿酸的排泄速率所致，痛风患者慎用。

3. 代谢变化 可导致高血糖、高脂血症。噻嗪类药物可抑制胰岛素的分泌、减少组织对葡萄糖的利用，使糖尿病患者及糖耐量中度异常的患者血糖升高，并且低血钾会加重这一效应。纠正低血钾后，可部分翻转此类药物引起的高血糖效应。此外，还可升高胆固醇和低密度脂蛋白。糖尿病、高脂血症患者慎用。

4. 过敏反应 本类药物与磺胺类有交叉过敏反应，可见皮疹、皮炎（包括光敏性皮炎）等，偶见严重的过敏反应，如溶血性贫血、血小板减少症和急性坏死性胰腺炎等。

5. 其他 可出现乏力、疲劳及感觉异常。据报道，有时会出现勃起功能障碍，可能是由于血容量减少所致。

【药物相互作用】

与肾上腺皮质激素、促肾上腺皮质激素及雌激素合用可增加电解质紊乱发生率，尤其是低钾血症，并降低利尿效应；非甾类抗炎药可减弱本类药物的利尿作用；与强心苷类合用应慎防因低血钾引发的心脏毒性；可使降血糖药的降糖作用减弱；与锂盐合用，可减少锂盐的肾排泄，从而增加锂的毒性。

三、低效能利尿药

包括保钾利尿药和碳酸酐酶抑制药。保钾利尿药主要作用于远曲小管和集合管，通过拮抗醛固酮的保钠排钾作用（如螺内酯、依普利酮），或阻滞管腔膜上的 Na^+ 通道（如阿米洛利、氨苯蝶啶），抑制 Na^+-K^+ 交换，发挥排钠保钾的弱效利尿作用。碳酸酐酶抑制药主要作用于近曲小管，阻止近曲小管和其他部位对碳酸氢钠的重吸收，从而产生弱效利尿作用。

■（一）保钾利尿药

螺内酯（spironolactone）

又称安体舒通（antisterone），是人工合成的甾体类化合物，是醛固酮的竞争性拮抗药。口服吸收较好，大部分在肝内代谢，代谢产物为坎利酮（canrenone），仍具有活性。

【药理作用特点】

醛固酮从肾上腺皮质释放后，进入远曲小管细胞，与胞质内盐皮质激素受体结合成醛固酮 -受体复合物后转位进入细胞核，诱导特异 DNA 的转录、翻译，产生醛固酮诱导蛋白，进而调控 Na^+、K^+ 转运。螺内酯及坎利酮可与醛固酮竞争其受体，从而拮抗醛固酮的作用，使 Na^+-K^+ 交换和 Na^+-H^+ 交换受阻，产生保钾排钠的利尿作用。

【临床应用及评价】

螺内酯的利尿作用弱，起效缓慢而持久，服药后 1 天起效，2 ～ 4 天达最大效应，其利尿作用与体内醛固酮浓度有关，对切除肾上腺的动物无效。

1. 治疗与醛固酮升高有关的顽固性水肿 对于肝硬化和肾病综合征水肿患者较为有效。

2. 心力衰竭 对于醛固酮水平较高的充血性心力衰竭，螺内酯不仅通过利尿减轻水肿，降低心脏前负荷，而且可有效控制长期应用血管紧张素转换酶抑制药后出现的醛固酮脱逸现象，抑制心肌纤维化，逆转心室重构。

【不良反应与防治】

长期服用可引起高血钾，尤其是单独用药及肾功能不良时，因此在用药期间需密切监测血钾水平。肾功能不全者禁用。此外，螺内酯还有抗雄激素样作用，长期服用可导致男性乳房发育和性功能障碍，女性出现多毛、月经失调等，停药可恢复。

【药物相互作用】

与噻嗪类利尿药合用时，可增强利尿效应并预防低钾血症；与其他保钾利尿药、血管紧张素转换酶抑制药、环孢素等合用时，可增加发生高钾血症的风险。非甾体抗炎药、肾上腺皮质激素、雌激素、甘珀酸钠及甘草类制剂可降低本药的利尿作用。

依普利酮（eplerenone）

依普利酮是选择性醛固酮受体拮抗药，对肾上腺糖皮质激素、孕激素和雄激素受体无明显影响，几乎无螺内酯的性激素相关副作用。目前该药主要用于治疗高血压和心力衰竭。

氨苯蝶啶（triamterene）和阿米洛利（amiloride）

这两种药物并非竞争性拮抗醛固酮，而是作用于远曲小管末端和集合管，阻滞管腔膜上的 Na^+ 通道，减少 Na^+ 的重吸收，减低肾小管管腔内驱动 K^+ 分泌的负电位，减少 K^+ 的分泌，抑制 Na^+-K^+ 交换，产生排 Na^+、利尿、保 K^+ 的作用，对肾上腺切除的动物仍有效。常与排钾利尿药，如噻嗪类利尿药合用，可增强利尿效应并减少钾的丢失，用于治疗充血性心力衰竭、肝硬化和慢性肾炎等引起的顽固性水肿或腹水。

不良反应较少，长期服用可致高钾血症。严重肝、肾功能不全，以及有高钾血症倾向者禁用。氨苯蝶啶可在尿液中沉淀引起肾结石，并且有报道其与吲哚美辛合用可引起急性肾衰竭。

（二）碳酸酐酶抑制药

碳酸酐酶抑制药是现代利尿药发展的先驱，是磺胺类的衍生物，随着新的利尿药不断涌现，加之其利尿作用较弱，现已很少作为利尿药使用，但此类药物仍有一些特殊的用途。碳酸酐酶抑制药的代表药物是乙酰唑胺。

乙酰唑胺（acetazolamide）

口服易吸收，与蛋白结合率高，24h 内给药量的 90% ～ 100% 以原型经肾排泄。因此，肾功能不全时必须减量。

Na^+ 在近曲小管可与 HCO_3^- 结合排出，乙酰唑胺通过抑制碳酸酐酶的活性而抑制 HCO_3^- 的重吸收，Na^+ 重吸收减少，水的重吸收亦减少，但集合管 Na^+ 重吸收会大大增加，使 K^+ 的分泌相应增多，因而碳酸酐酶抑制药主要造成尿中 HCO_3^-、K^+ 和水的排出增多。此外，还可抑制肾以外部

位碳酸酐酶依赖的 HCO_3^- 转运，如眼睫状体向房水中分泌 HCO_3^- 以及脉络丛向脑脊液分泌 HCO_3^-，从而减少眼房水和脑脊液的生成量以及降低 pH 值。

【临床应用及评价】

1. 治疗青光眼　减少房水生成，降低眼内压，对多种类型青光眼有效，是乙酰唑胺最常见的适应证。多佐胺（dorzolamide）和布林佐胺（brinzolamide）是两个新的具有局部活性作用的碳酸酐酶抑制药，有降低眼压的作用，但没有肾和全身效应。

2. 急性高山病　登山者在急速登上 3000m 以上时会出现无力、头晕、头疼和失眠的症状。一般较轻，几天后可自然缓解，但严重时会出现肺水肿或脑水肿而危及生命。乙酰唑胺可减少脑脊液的生成、降低脑脊液及脑组织的 pH 值，减轻症状，改善机体功能，在开始攀登前 24 小时口服该药可起到预防作用。

3. 碱化尿液　尿酸和胱氨酸相对难溶解，在酸性尿液中易形成结石。乙酰唑胺可碱化尿液，促进尿酸、胱氨酸和弱酸性物质（如阿司匹林）的排泄。只在使用初期有效，长时间服用乙酰唑胺要注意补充碳酸氢盐。

4. 纠正代谢性碱中毒　持续性代谢性碱中毒多数是因为体内 K^+ 和血容量减少或是体内盐皮质激素水平过高所致，一般可通过纠正这些原发病得到治疗。严重心力衰竭患者，在使用过多利尿药造成代谢性碱中毒时，使用乙酰唑胺可纠正碱中毒且其微弱的利尿作用也对心衰有益。此外，乙酰唑胺还可迅速纠正呼吸性酸中毒继发的代谢性碱中毒。

5. 其他　可用于辅助治疗癫痫、伴有低钾血症的周期性瘫痪以及严重高磷酸盐血症等。

【不良反应与防治】

严重不良反应少见。

1. 高氯血症性代谢性酸中毒　长期用药后，体内储存的 HCO_3^- 减少可导致高氯性酸中毒，进而引起其他肾小管阶段对 Na^+ 重吸收增加。因此，其利尿作用在用药几天后会显著降低，仅能维持 $2 \sim 3d$，但与利尿效应不同，只要碳酸酐酶抑制药存在，酸中毒就会持续存在。

2. 过敏反应　对磺胺类药物过敏的患者易对本药产生过敏反应。

3. 尿结石　其减少 HCO_3^- 的作用会导致磷酸盐尿和高钙尿症。长期用药也会引起肾排泄可溶性物质的能力下降，而且钙盐在碱性 pH 下相对难溶，易形成肾结石。

4. 失钾　同时补充 KCl 可以纠正。

5. 其他　较大剂量可引起倦怠和感觉异常；肾衰竭患者使用该类药物可引起蓄积造成中枢神经系统毒性。

四、渗透性利尿药

渗透性利尿药（osmotic diuretics）又称脱水药，包括甘露醇、山梨醇、高渗葡萄糖等。该类药一般具备如下特点：①静脉注射后不易通过毛细血管进入组织；②易经肾小球滤过；③不易被肾小管再吸收。

甘露醇（mannitol）

为己六醇结构，口服不吸收，临床主要用 20% 的高渗溶液静脉注射或静脉滴注。静脉注射后分布于细胞外液，在体内不代谢，经肾小球滤过排泄，$t_{1/2}$ 约为 1.5h。

【药理作用特点】

1. 脱水作用　静脉注射后不易从毛细血管进入组织，能迅速提高血浆渗透压，使组织脱水，可降低颅内压和眼内压。口服则造成渗透性腹泻，可用于从胃肠道消除毒性物质。

2. 利尿作用　静脉注射后，血浆渗透压升高，血液黏滞度降低，并通过稀释血液而增加循环血容量及肾小球滤过率。经肾小球滤过后，不被肾小管重吸收致小管液渗透压增高，使水的重吸收减少而产生利尿作用。一般在 $10 \sim 20min$ 起效，$2 \sim 3h$ 达高峰，持续 $6 \sim 8h$。另外，由于排尿速率的增加，减少了尿液与肾小管上皮细胞接触的时间，使几乎所有电解质的重吸收减少。

【临床应用及评价】

1. 治疗脑水肿、降低颅内压 甘露醇是目前降低颅内压安全、有效的首选药物，可用于脑外伤、脑膜炎及脑组织缺氧等引起的脑水肿。

2. 降低眼内压，治疗青光眼 用于青光眼急性发作和患者术前应用以降低眼内压。

3. 预防急性肾衰竭 在少尿时，若及时应用甘露醇，通过脱水作用，可减轻肾间质水肿；同时渗透性利尿效应可维持足够的尿量，稀释肾小管内有害物质，保护肾小管免于坏死；另外，还能改善急性肾衰竭早期的血流动力学变化，对肾衰竭伴有低血压者效果较好。

【不良反应】

少见，注射过快时可引起一过性头痛、眩晕、畏寒和视物模糊；大剂量快速静脉滴注可导致尿量减少，甚至急性肾衰竭；因可增加循环血量而增加心脏负荷，慢性心功能不全者禁用；另外，活动性颅内出血者禁用。

山梨醇（sorbitol）

是甘露醇的同分异构体，药理作用、临床应用与甘露醇相似，进入人体内部分在肝内转化为果糖，故作用较弱。常用其 25% 的高渗溶液。

第三节 利尿药与脱水药的合理应用

案例 23-1

患者，男，68 岁，因"反复活动后气促 4 年，加重伴双下肢水肿月余"入院。患者于 4 年前开始出现活动后胸闷、气促，无法爬楼梯。近 1 个月，心悸症状加重，伴乏力、气促、静息时可出现，不能行走，夜间不能平卧，尿量减少，颜面及双下肢水肿。既往有高血压病史 15 年，曾间断服用过硝苯地平、普萘洛尔和氢氯噻嗪等药物。体检：神清，半卧位，口唇发绀、颈静脉充盈，血压 170/95mmHg，心率 114 次/分，呼吸 26 次/分，双下肺可闻及湿啰音，肝肋下 3 指，无触痛，肝颈静脉回流征（+），双下肢凹陷性水肿（+++）。X 线胸片显示心影增大，肺纹理紊乱，少量胸腔积液。诊断：高血压、心功能不全。入院后，给予美托洛尔、卡托普利、呋塞米和螺内酯治疗后，症状明显改善，下肢水肿减轻。

问题： 在本案例中，为什么要给予呋塞米和螺内酯？

一、水肿治疗中利尿药的选择

根据水肿的发病机制和临床症状不同，利尿药的选择也应有所不同。合理应用利尿药不仅能够消除水肿，还可以避免因利尿所致的电解质、酸碱平衡紊乱。

1. 心源性水肿 各种原因所致的心脏病，当心力衰竭导致心输出量下降时，肾素-血管紧张素-醛固酮系统功能增强，水钠潴留引起水肿。利尿药能降低水钠潴留，减少有效循环血量，减轻心脏负荷，减轻肺水肿和外周性水肿。轻、中度心源性水肿，常用中效利尿药氢氯噻嗪，从小剂量开始，逐渐增量。重度水肿应选用高效利尿药，目前临床上呋塞米最为常用，但应注意补钾或加服保钾利尿药，以防止低血钾的发生。长期应用中、高效利尿药，可使体内醛固酮水平升高，影响利尿效果，此时应用螺内酯，能明显增强利尿作用。

2. 肾源性水肿 肾源性水肿可分为肾炎性水肿和肾病性水肿。急性肾炎性水肿一般不需使用利尿药，慢性肾炎性水肿与血浆蛋白丢失过多导致血浆渗透压降低有关，应以补充白蛋白及限食氯化钠为主。重度水肿可加服氢氯噻嗪并补充钾盐，无效时改用高效利尿药。肾病性水肿主要见于肾病综合征患者，明显的低蛋白血症、肾性排钠障碍和醛固酮增高是引起水肿的主要原因。在严格限制水和盐摄入基础上，应合理应用利尿药，各类利尿药均可选用，但往往需要较大剂量。对顽固性水肿患者，高效利尿药有时需增加至正常剂量的 2～3 倍。

3. 肝性水肿 肝硬化时，肝合成蛋白质能力降低，血浆胶体渗透压下降及肝对醛固酮灭活能力下降而形成水肿及腹水。开始时不宜应用高效利尿药，以免引起严重的电解质紊乱，加速肝衰竭及诱发肝性脑病。因此，治疗肝硬化腹水时利尿药首选醛固酮受体拮抗药螺内酯，疗效不佳或出现高钾血症时，可合用高效利尿药呋塞米。

4. 急性肺水肿 在采取综合治疗措施的同时，静脉注射呋塞米等高效利尿药通过利尿作用可明显降低血容量，减轻心脏负荷，迅速消除水肿。对急性肺水肿伴有心源性休克的患者禁用上述药物。

5. 脑水肿 脱水是目前临床上治疗急性脑水肿的主要手段，甘露醇是首选药物。必要时可合用袢利尿药，如呋塞米或托拉塞米，可迅速降低颅内压，消除脑水肿。

二、水肿治疗中应用利尿药的注意事项

1. 根据水肿发生的原因或欲达到的治疗目的，选择不同种类的利尿药。在剂量上，除治疗急症以外，一般应从最小有效剂量开始，逐渐增加以获得满意疗效。另外，利尿药以间歇用药为好，使机体在利尿后有一个恢复过程，保持重复用药的效果。

2. 用药期间，应严密监测利尿药使用的效果，随时调整方案。在水肿的临床治疗中，患者依从性及钠盐摄入可影响利尿药的效果。作为药学工作者，针对我国人群食盐摄入量普遍较高、钠摄取过多的特点，应充分利用自身的专业知识，加强对水肿患者用药依从性和限盐饮食的科普宣教。此外，药物的选择或剂量不当、严重电解质紊乱、药物相互作用、继发性醛固酮增多、低蛋白血症等也是影响利尿药疗效的重要因素，通过调整给药剂量、改变给药途径、联合用药、纠正电解质紊乱以及改善全身状况等方式可以提高疗效。

3. 注意利尿药的联合应用，尤其是对顽固性水肿患者，利尿药之间或利尿药与其他药物恰当地联合应用，可增强利尿作用，并防止不良反应的发生。①排钾与保钾利尿药合用：噻嗪类、高效利尿药与保钾利尿药合用，不仅可以产生协同利尿作用，还可以避免引起血钾异常。②排钠利尿药与脱水药物合用：大多数利尿药为排钠利尿药，大剂量可引起低钠血症，使利尿作用减弱。此时若联合应用脱水药物，如甘露醇、山梨醇等，排水多于排钠，可恢复并增强利尿药的作用。③排氯利尿药与供氯药合用：呋塞米、依他尼酸等高效利尿药排氯作用均高于排钠作用，连续应用可导致低氯性碱血症，使药物的利尿作用丧失。若合并应用氯化铵、氯化钙等供氯药物，既可防止低氯性碱中毒，又可增加肾小管的氯，增强利尿药的作用。

> **案例 23-1 解析：**
> 　　该患者是因高血压导致慢性充血性心力衰竭引发的心源性水肿。肝颈静脉回流征（＋）提示右心衰竭，双下肢凹陷性水肿（＋＋＋）为重度水肿的表现。呋塞米能有效扩张血管，降低左室充盈压，减轻肺淤血；通过高效的利尿作用，降低水钠潴留，可减少有效循环血量，减轻心脏负荷，改善患者的临床症状。心力衰竭时，患者血液中醛固酮浓度明显升高，潴留水钠，还可刺激心脏和大血管的重构。螺内酯通过拮抗醛固酮，增强呋塞米的利尿作用并防止低血钾的发生，还可以抑制心肌纤维化，逆转心室重构。

思　考　题

1. 临床上用于治疗水肿的药物的分类及其作用机制是什么？
2. 简述呋塞米用于治疗急性肺水肿的药理学基础。
3. 噻嗪类利尿药有哪些临床应用？

（张爱霞）

第二十四章 抗菌药物的临床应用

学习要求

掌握：抗菌药物的作用机制及常见的不良反应；抗菌药物 PK/PD 的临床意义。

熟悉：抗菌药物在临床中合理应用的基本原则以及药物耐药性的防控措施。

了解：抗菌药物耐药性的发生机制。

第一节 概　　述

抗菌药物是指对细菌有抑制或杀灭作用，可用于预防和治疗细菌性感染的药物。抗菌药物的出现让许多曾经无法治疗的传染性疾病获得了有效控制，挽救了患者生命，而由于抗菌药物滥用引发的，如药源性疾病、脏器损害、耐药性等不良反应逐年增多，已成为现代社会不容忽视的社会问题。因此，针对患者情况，合理科学地选用抗菌药物成为临床用药的关键。

一、抗菌药物分类及作用机制

根据药物来源，抗菌药物分为抗生素及合成抗菌药物两类。抗生素是指由微生物合成的能抑制或杀灭其他微生物的化学物质；合成抗菌药物是由人工全合成的药物。根据抗菌药物的抗菌谱，抗菌药物又可分为抗革兰氏阳性菌（G^+）抗革兰氏阴性菌（G^-）、广谱抗菌、抗结核药、抗寄生虫和抗真菌药等。还可以根据药物的结构和 PK/PD 特征等分类。

抗菌药物主要通过干扰病原微生物特异性的生化代谢过程，影响其结构和功能，最终失去正常生长繁殖能力，从而达到抑制或杀灭的作用。具体包括以下途径。

1. 干扰细胞壁的合成　所有细菌（支原体除外）都有细胞壁，细胞壁可以维持细菌细胞外形的完整，保护细胞不易因渗透压变化而被破坏，主要由肽聚糖、脂蛋白、脂多糖和类脂质组成。抗菌药物，如 β- 内酰胺类抗生素、糖肽类及磷霉素等，通过干扰肽聚糖合成而影响细胞壁的合成，使细胞壁屏障保护作用消失，细胞体肿胀、变形、破裂，进而死亡。

2. 改变细胞膜通透性　细菌的细胞膜具有选择性屏障作用，相较于水溶性物质来说，脂溶性物质更易透过细胞膜，且能将各种营养物质聚集于细胞内，防止外漏。多肽类抗菌药物，如多黏菌素和两性霉素 B 等，通过破坏细胞膜，改变膜通透性；咪唑类抗真菌药可抑制细胞膜生成；达托霉素等则通过降低细胞膜电位，使膜通透性增加，导致细菌死亡。

3. 抑制细菌蛋白质的合成　细菌的核糖体亚基结构、蛋白质合成过程的调控等与真核生物有所区别，抗菌药物是通过选择性阻断差异靶点，而抑制病原微生物蛋白质的合成。如氨基糖苷类抗生素通过阻止 30S 亚基和 70S 亚基合成始动复合物，在蛋白质合成的起始阶段阻断蛋白质合成；四环素类抗生素通过与 30S 亚基结合，阻碍肽链形成；氯霉素类和林可霉素可抑制肽酰基转移酶；大环内酯类抗生素抑制移位酶，从而抑制肽链伸展；氨基糖苷类抗生素还可通过阻止终止因子与 A 位结合，使核糖体循环受阻，在蛋白质合成的终止阶段阻断蛋白质的合成。

4. 抑制细菌核酸的合成　多种抗菌药物可影响脱氧核糖核酸（DNA）和核糖核酸（RNA）的合成、转录等。如喹诺酮类抗生素可抑制细菌 DNA 回旋酶，从而抑制细菌 DNA 的复制，产生杀菌作用；利福平可以特异性地抑制细菌 DNA 依赖的 RNA 多聚酶，阻碍 mRNA 合成，从而杀死细菌。

5. 抑制细菌代谢途径　叶酸是核苷酸和氨基酸合成的原料，是细菌生长繁殖必需品，正常细菌不能利用环境中的叶酸，必须在细菌体内合成。磺胺类药物和甲氧苄啶可在不同环节抑制细菌叶酸合成及代谢，使细菌体内核苷酸合成受阻，细菌不能正常生长繁殖。

6. 与细菌靶位蛋白质结合，干扰细菌生命活动　一些抗菌药物可与靶位蛋白质结合，改变其功能或数量，从而干扰细菌正常的新陈代谢，产生抗菌作用。如 β- 内酰胺类抗生素与青霉素结合蛋白（penicillin binding protein，PBP）结合，使细胞壁肽聚糖正常合成受阻而杀菌。

二、抗菌药物的不良反应

抗菌药物常见的不良反应主要包括变态反应、毒性反应和二重感染，其中二重感染是抗菌药物，特别是广谱抗菌药物特有的不良反应类型。

变态反应，即过敏反应，是最常见的不良反应，几乎所有的抗菌药物都可能引起过敏反应；常表现为皮疹、药物热、光敏性（或光毒性）和过敏性休克等。不同抗菌药物的过敏反应不同，如青霉素，常见荨麻疹和麻疹样皮疹；药物热通常在使用抗菌药物后出现，β- 内酰胺类、万古霉素使用后，最为常见；青霉素类、头孢菌素类、庆大霉素、氯霉素等抗菌药物在使用过程中若患者皮肤直接暴露于日光下可能引发不同程度的日光灼伤；过敏性休克是抗菌药物最危险的变态反应类型，多由青霉素类药物及链霉素引起。

抗菌药物的毒性反应主要表现在对肾、肝、血液系统、神经系统、胃肠道及给药部位的损害，严重程度大多随剂量增大或疗程延长而增加。β- 内酰胺类、氨基糖苷类、糖肽类、多黏菌素、两性霉素 B 和磺胺类药物易导致肾毒性；部分 β- 内酰胺类、喹诺酮类、四环素类、红霉素酯化物及抗结核药物可能会引起肝损害；含 N- 硫甲基四氮唑的头孢菌素类药物（如头孢哌酮、头孢曲松等）可引起血液系统毒性；而青霉素、亚胺培南、四环素等可引发神经毒性。

抗菌药物应用过程中出现的新感染称为二重感染，常见于长期使用广谱抗菌药物的患者，婴儿、老年人、有严重原发病（如恶性肿瘤、糖尿病、肝硬化）及进行腹部手术的患者也易发生。除此之外，使用肾上腺激素和抗代谢药，患者免疫功能受损，未被抑制的体内细菌及外来细菌乘虚而入引起的感染，也称为二重感染。

第二节　抗菌药物的临床药动学与药效学

与其他药物治疗不同，抗菌药物的作用靶点是体内生存的致病菌。抗菌药物进入人体的药动学过程，与杀灭病原微生物的药效学，是两个独立的过程，药物、人体和致病菌均为确定抗菌药物给药方案的决定性因素。因此，抗菌药物的临床药动学 / 药效学（pharmacokinetic/pharmacodynamic，PK/PD）研究，对指导临床抗菌药物合理应用十分重要。中国医药教育协会感染疾病专业委员会（IDSC）在大量循证医学信息的基础上，广泛征求多学科专家的建议，制定了抗菌药物药动学药效学理论临床应用的专家共识。

一、抗菌药物的临床药动学

利用药动学模型，结合患者的自身情况，了解抗菌药物进入人体内后在血液、体液和组织中分布的一系列体内过程（即吸收、分布、代谢和排泄），获得药物达到抑菌或杀菌浓度的时间以及疗效维持时间等数据，对制订合理的给药方案、减少不良反应及评估药物相互作用具有重要的意义。

（一）抗菌药物药动学特点

IDSC 颁布的《抗菌药物药代动力学 / 药效学理论临床应用专家共识》2018 年版，对抗菌药物的药动学特点结合临床实际应用进行了全面地系统描述。

1. 吸收　药物从不同给药部位最终进入到血液循环的过程称之为吸收。除直接静脉给药外，药物吸收的快慢和多少与药物的给药途径、理化性质、吸收环境等有关影响药物吸收的因素，包括药物解离度和脂溶性、胃排空时间、肠蠕动功能、血流量及首过效应等有关。吸收过程主要影响药物的生物利用度、达峰时间（T_{max}）和血药峰浓度（C_{max}）等。生物利用度（bioavailability）与患者吸收表面积、血流速率、药物与吸收表面接触时间长短以及药物浓度有关。许多抗菌药物口服或静脉给药时具有类似的药动学特性（如四环素类、甲氧苄啶-磺胺甲噁唑、喹诺酮类、甲硝唑、克林霉素等），在大多数情况下，这些药物的两种给药方式的治疗一样有效，相对于静脉注射，口服给药成本更低，导致的并发症更少。但在以下情况中，应首选静脉注射途径：①危重患者；②细菌性脑膜炎或心内膜炎患者；③恶心、呕吐、胃切除、肠梗阻或可能影响口腔吸收的疾病患者；④口服给药后吸收不良的抗生素。

　　一般来说，静脉注射抗菌药物的吸收效果是 100%，但口服抗菌药物的吸收程度和吸收速率各不相同。口服吸收完全（吸收率可达 80%～90%）的药物包括阿莫西林、头孢氨苄、头孢克洛、头孢丙烯、头孢拉定、氯霉素、克林霉素、多西环素、复方磺胺甲噁唑、甲硝唑、氟喹诺酮类的某些品种（如左氧氟沙星、莫西沙星等），这些药物在患者状态理想的情况下可优先选择口服给药。万古霉素、氨基糖苷类、部分头孢菌素、两性霉素 B 等抗菌药物的口服吸收率非常低，一般仅为给药量的 0.5%，因此在治疗危重感染时宜采用静脉注射或静脉滴注。除此之外，药物联用会影响胃肠道的吸收，如口服喹诺酮类和四环素类等与含 Al^{3+}、Fe^{2+} 和 Ca^{2+} 等阳离子药物合用易形成难溶性螯合物，使上述药物的吸收大大减少。进食可使口服四环素类、利福平和异烟肼等的吸收减少。

　　2. 分布　药物从给药部位进入血液循环后，通过各种生理屏障向组织转运称为分布。药物对组织的穿透力与药物的脂溶性、分子量、分子结构和血清蛋白结合率有关。一般来说，血供丰富的组织（如肝、肾、肺）中药物浓度较高，而血供差的组织（如脑、骨、前列腺）药物浓度较低。抗菌药物在感染部位的浓度决定了抗菌药物的疗效及抗菌活性的持续时间。与分布有关的药动学参数有表观分布容积（apparent volume of distribution，V_d）和蛋白结合率（protein binding，PB）。V_d 反映了药物分布的广泛程度或与组织中大分子的结合程度。亲水性抗菌药物不易通过脂质细胞膜，主要分布于血液与体液中，其 V_d 一般较小，常见的亲水性抗菌药物有 β- 内酰胺类、氨基糖苷类、糖肽类、多黏菌素和氟康唑。亲脂性抗菌药物主要分布于脂肪组织，容易透过细胞膜进入细胞内，常见的亲脂性抗菌药物有喹诺酮类、大环内酯类、林可霉素和替加环素。由于血脑屏障的存在，大多数抗菌药物在脑脊液中浓度低，因为大多数药物不能穿透未发炎的脑膜，然而，当出现脑膜炎时，脑脊液中许多抗生素的浓度会增加，如相比于未发生脑膜炎的人群氨苄西林在脑脊液中的药物浓度为 2%～3%，而对于脑膜炎患者来说，此药物在脑脊液中的浓度可到达 2%～100%。有此类特点的抗菌药物还包括氯霉素、磺胺嘧啶、氟胞嘧啶、甲硝唑等。

　　只有药物的游离型分子才能从血液向组织转运，并在作用部位发挥作用。若药物与血浆 PB 高，起效时间将受到显著影响，常将 PB ＞ 70%、30%～70% 和 ＜ 30% 的抗菌药物分别称为高、中和低 PB 抗菌药物。高 PB 抗菌药物在低蛋白血症时可能会发生显著变化，如头孢曲松、厄他培南、达托霉素及替考拉宁等在低蛋白血症患者中的 V_d 可能增加，游离型药物增加，药物清除也会增加。

　　3. 代谢　药物进入机体后，经酶转化变成代谢产物，这个过程称为代谢。一些抗菌药物具有肝药酶抑制或诱导作用，可干扰其他药物的代谢，产生不良的药物相互作用。如利福平、异烟肼等抗菌药物会对肝药酶产生诱导作用，而大环内酯类和氟喹诺酮类抗菌药物会对肝药酶起到抑制作用。不同的疾病和患者的生理状态会改变抗菌药物的药动学，如肝功能损害可导致代谢减慢，在这类患者中，如果不减少抗菌药物的剂量，可能会引起毒性作用，如氯霉素、克林霉素、红霉素、甲硝唑、替加环素等抗菌药物在使用时需要考虑患者的肝功能而进行剂量调整。药物代谢和排泄过程密切相关。

　　4. 排泄　药物主要通过肾或经肝代谢后以原型或代谢物经尿液或肠道排出体外。大多数抗菌药物主要经肾排泄，部分抗菌药物通过肝、肾双器官排泄。主要经肾排泄的药物包括大多数青霉素类、头孢菌素类、碳青霉烯类、氨基糖苷类。肾脏疾病时因肾小球滤过或肾小管功能受损，可影响抗菌药物的消除，呋喃妥因、四环素和长效磺胺类药物在肾损伤患者中应禁用。同样，肝脏疾病也可减弱对药物的代谢或排泄，主要由肝代谢或主要经肝胆系统排泄的抗菌药物有大环内酯类、氯霉素、多西环素、克林霉素、β-内酰胺类中氨苄西林、阿莫西林等，以及氟喹诺酮类中环丙沙星、培氟沙星等。与代谢和排泄有关的参数主要有消除半衰期（$t_{1/2\beta}$）和清除率。

（二）根据药动学特点选用抗菌药物

在临床使用中，应根据各种抗菌药物的动力学特点，选择合适的药物、合适的药物剂量，尽可能避免药物相互作用和不良反应的发生。具体使用时需要注意以下几点。

1. 大多数抗菌药物在使用常规剂量治疗时可以在血液和血供丰富的组织中达到有效药物浓度，但在血供少或存在生理屏障的组织中，需根据药物分布特点选择在相应组织或体液内浓度较高的药物。

2. 对于轻、中度感染可选择口服吸收好的药物治疗，但对于急重症患者，建议采用非口服给药方式，尽量避免口服给药时因药物吸收影响疗效。

3. 应根据患者的病理生理状态（如肝、肾功能），结合药物的主要代谢和排泄途径，设定并调整药物剂量和用药时间，确保患者用药安全。

4. 注意某些对肝药酶有抑制作用或有诱导作用的抗菌药物，以及某些蛋白结合率高的药物与其他药物合用时可能产生的相互作用。

二、抗菌药物的临床药效学

抗菌药物与致病菌作用产生的生物效应，称为抗菌药物药效学。抗菌药物药效学主要研究药物对病原体的作用，反映药物的抗微生物效应和临床疗效。通过对抗菌药物药效学的研究，可以确定抗菌药物对致病菌的抑制或杀灭效果，相关的指标包括最低抑菌浓度、最低杀菌浓度、最低有效浓度、防耐药突变浓度、异质性耐药、分级抑菌指数及抗菌药物后效应等。

1. 最低抑菌浓度（MIC） 是抗菌药物对病原体抗菌活性的主要定量参数，是指在体外培养基中可抑制细菌生长所需的最低抗菌药物浓度。

2. 最低杀菌浓度（MBC） 是指可杀死 99.9%（$\Delta\log10CFU \geqslant 3$）的病原体所需的最低药物浓度。MBC 与 MIC 值比较接近时说明该药可能为杀菌药。

3. 防耐药突变浓度（MPC） 是指防止耐药突变菌株被选择性富集扩增所需的最低抗菌药物浓度。MPC 值可判断抗菌药物防细菌耐药突变能力。

4. 耐药突变选择窗（MSW） 是指细菌 MPC 与 MIC 之间的浓度范围，在此范围内，耐药突变菌株更易被选择性富集。常以选择指数（selection index，SI）表示，SI ＝ MPC/MIC，SI 越大表示 MSW 越宽，越容易选择出耐药突变株。当治疗药物浓度高于 MPC 时，在保证疗效的同时也能防止耐药突变；药物浓度如果在突变选择窗内，即使抑制了敏感菌生长，临床治疗可能成功，但也可能导致耐药突变。

5. 分级抑菌浓度（fractional inhibitory concentration index，FIC） 由于抗菌药物的抗菌活性、抗菌谱不同，临床治疗细菌感染时常需要联合应用两种或两种以上的抗菌药物。一般 FIC ＜ 0.5 时提示为协同效应，0.5 ≤ FIC ≤ 1 为相加效应，1 ＜ FIC ≤ 2 为无关效应，FIC ＞ 2 提示拮抗效应。

6. 异质性耐药（hetero-resistance） 是细菌耐药的一种特殊类型，是指在体外的常规药物敏感试验中，菌群中大部分亚群敏感，但也会出现小部分耐药亚群，极少数亚群会出现高水平耐药，即异质性耐药。

7. 抗菌药物后效应（post antibiotic effect，PAE） PAE 是抗菌药物药效学的一个重要指标，是指抗菌药物与细菌短暂接触后，细菌受到非致死性损伤，当药物清除后，细菌恢复生长仍然持续受到抑制的效应。PAE 的发生机制可能与作用在靶位的抗菌药物未解离而持续发挥作用，或是在抗菌药物打击下细菌生理功能缓慢恢复有关。PAE 的大小反映抗菌药物作用后细菌恢复再生长延迟相的长短，亦反映抗菌药物作用于细菌后的持续抑制作用，故又称持续效应。PAE 在不同抗菌药物和不同细菌中差异较大，且受抗菌药物浓度和作用时间等的影响。对于革兰氏阳性菌，几乎所有抗菌药物都有一定的 PAE；对于革兰氏阴性菌，干扰蛋白质和核酸合成的抗菌药物都有较长的 PAE，这些药物包括氨基糖苷类、喹诺酮类、四环素类、氯霉素类及利福平等，多数 β- 内酰胺类对革兰氏阴性菌表现为短 PAE 或无 PAE，但碳青霉烯类对革兰氏阴性菌仍有较长的 PAE。

除上述指标外，药效学指标还包括血清杀菌效价（SBA）、剂量依赖性敏感（SDD）、抗菌药物折点和杀菌曲线（time-kill curve）等。具体的指标描述可参见 IDSC 颁布的《抗菌药物药代动力学药效学理论临床应用专家共识》2018 年版。

三、PK/PD 在抗菌药物应用中的临床意义

在临床中使用抗菌药物治疗各种感染性疾病时，需要把抗菌药物 - 机体 - 致病菌 3 个要素结合在一起进行综合考量，其中抗菌药物的药动学与药效学的相互关系影响着治疗方案的制订。药动学反映药物在体内的动态变化过程；药效学主要研究药物对致病菌的作用，反映药物的体外效应。《抗菌药物药代动力学药效学理论临床应用专家共识》2018 年版中解释了抗菌药物 PK/PD 就是将药物浓度与时间和抗菌活性结合起来，用以阐明抗菌药物在特定剂量或给药方案下血液或组织浓度抑菌或杀菌效果的时间过程。因此，基于 PK/PD 原理制订的抗菌治疗方案，可使抗菌药物在人体内达到最大杀菌活性和最佳临床疗效和安全性，并减少细菌耐药性的发生和发展。

（一）PK/PD 的主要参数

在抗菌药物 PK/PD 参数与临床效应的关联研究中，因患者体内抗菌药物的靶浓度难以测定，通常采用 MIC 代替，由此衍生的 PK/PD 主要参数有：C_{max}/MIC、AUC_{24}/MIC（AUIC）、$T >$ MIC。其中 C_{max}/MIC 是抗菌药物血药峰浓度（C_{max}）和最低抑菌浓度（MIC）的比值；AUC_{24}/MIC（AUIC）一般指药 - 时曲线图中，24h AUC 与 MIC 的比值；$T >$ MIC（time above MIC）是指给药后，血药浓度大于 MIC 的持续时间。将该抗菌药物对某特定细菌的 MIC 值叠加到血药浓度 - 时间曲线图上，高于 MIC 所对应的时间，通常用占一个给药区间的百分比表示。

（二）基于 PK/PD 的抗菌药物分类

药物浓度的时间进程与感染部位的抗菌作用和毒性作用密切相关。治疗细菌性感染时，除了根据患者的感染部位、感染严重程度、病原体种类选择恰当的抗菌药物、合理的剂量及疗程外，还应参考不同药物的 PK/PD 特点制订给药方案。

抗菌药物可分为浓度依赖性、时间依赖性、具有时间依赖性且 PAE 较长的抗菌药物。根据抗菌药物 PK/PD 的特点可以选择最佳的抗菌剂量方案。抗菌药物的杀菌作用在很大范围内与药峰浓度或给药剂量相关，因此具有浓度依赖性的抗菌药物（如氨基糖苷类、氟喹诺酮类、硝基咪唑类、两性霉素 B）可以用较低的给药频率和较高的剂量来达到 MIC 以上的浓度。与浓度依赖性抗菌药物不同，时间依赖性抗菌药物的杀菌作用与药物最大浓度无关，而与血药浓度高于病原微生物 MIC 的接触时间有关，此类药物（如 β- 内酰胺类、林可霉素类、大部分大环内酯类）可以采取更频繁地给药，以最大限度地延长在 MIC 以上的时间来达到杀菌的目的。临床中使用此类药物时，对血浆半衰期短的抗菌药物宜小剂量多次给药；或制成长效缓释剂型，使抗菌药物较长时间内不断地释放入血；或适当延长静脉给药时间。相对于一般的时间依赖性抗菌药物，时间依赖性且 PAE 较长的抗菌药物疗效评价参数除时间外还与血药浓度 - 时间曲线图中，24h AUC 与 MIC 的比值有关，此类抗菌药物主要包括糖肽类、碳青霉烯类、阿奇霉素、替加环素等。由于 PAE 存在，使得此类药物即使在血药浓度低于 MIC 水平时仍可持续存在抑菌作用，因此在给药时可以通过增加药剂量或者适当延长给药间隔时间，以此来提高 AUC_{24}/MIC。

（三）常用抗菌药物 PK/PD 特点

1. β- 内酰胺类 是化学结构式中含有典型或非典型 β- 内酰胺环的一大类抗菌药物，包括青霉

素类、头孢菌素类、酶抑制药复方制剂及碳青霉烯类等。此类药物抗菌谱广、活性强、毒性低且品种多，是临床上常用的重要抗菌药物。从 PK/PD 角度看，这类药物多属于典型的时间依赖性抗菌药物，多数无或具有短的 PAE，但碳青霉烯类例外。

β- 内酰胺类药物疗效的相关参数为游离抗菌药物的 $T > \text{MIC}$。不同类别药物的 $T > \text{MIC}$ 靶值不同，头孢菌素类为 $60\% \sim 70\%$，青霉素类为 $40\% \sim 50\%$，碳青霉烯类为 $40\% \sim 50\%$；同一药物对不同病原体的 $T > \text{MIC}$ 靶值也有差异，如治疗葡萄球菌感染所需的靶值通常低于革兰氏阴性杆菌感染，这是由于 β- 内酰胺类药物对葡萄球菌有一定的 PAE。多重耐药（multi-drug resistance，MDR）菌或重症感染时，这类药物可通过增加给药次数、延长滴注时间提高 $T > \text{MIC}$，以达到优化治疗的目的。

2. 大环内酯类 是指分子结构中具有 14 ～ 16 碳内酯环的抗菌药物的总称。第一代是红霉素及其酯类衍生物，第二代有阿奇霉素、克拉霉素等，第三代包括泰利霉素和喹红霉素。大环内酯类药物的 PK/PD 特点属于时间依赖性。因药物不同，PAE 不同。以红霉素为代表的部分大环内酯类药物属于短 PAE，这类药物通常需要每日多次给药；而克拉霉素及阿奇霉素具有长 PAE，克拉霉素对葡萄球菌和链球菌的 PAE 为 4 ～ 6h。

3. 氨基糖苷类 氨基糖苷类抗菌谱广，抗菌活性强，然而由于耳、肾毒性较大，限制了其在临床中的广泛应用。临床上主要品种有庆大霉素、妥布霉素等天然氨基糖苷类和阿米卡星、异帕米星等半合成氨基糖苷类。氨基糖苷类抗菌药物 PK/PD 的特点属于浓度依赖性。氨基糖苷类的 PAE 较长，为 0.5 ～ 7.5h。考虑到这类药物的 PK/PD 特点和耳、肾对氨基糖苷类药物的摄取具有"饱和性"，氨基糖苷类药物推荐的给药方式多为每日剂量一次给予，在获得抗菌作用所需的较高 $C_{\max}$ 的同时又可减少毒性。

日剂量单次给药可降低氨基糖苷类的适应性耐药。氨基糖苷的杀菌作用呈现双相反应，初期呈快速杀菌作用，杀菌活性与药物浓度呈线性关系，这一作用称为"药物的首剂作用"，继以一段缓慢的杀菌过程，与药物浓度无关，甚至低于 MIC，这一现象称为"适应性耐药"。当脱离与药物接触后，细菌的敏感性又可恢复。日剂量单次给药既提供了相对高的药物浓度适应了首剂效应，又减少了细菌与药物的接触时间，降低细菌产生钝化酶而耐药的可能性。氨基糖苷类的日剂量单次给药方案不仅可获得较高的血药峰浓度，还不会增加耳、肾毒性的发生率。

4. 喹诺酮类 喹诺酮是一类全合成的抗菌药物，通过阻断细菌 DNA 复制发挥抗菌作用。这类药物的抗菌谱较广，其中环丙沙星和左氧氟沙星对铜绿假单胞菌有很强的活性，莫西沙星、左氧氟沙星、吉米沙星、奈诺沙星对呼吸道感染常见致病菌如肺炎链球菌、流感嗜血杆菌等有很好的抗菌作用。喹诺酮类属于有一定 PAE 的浓度依赖性抗菌药物。一般对于革兰氏阴性菌，AUC0-24/MIC ≥ 125 或 $C_{\max}$/MIC ≥ 8 时，可获得良好的临床疗效和杀菌效果，并可有效减少细菌产生耐药性。治疗革兰氏阳性菌感染所需的 AUC0-24/MIC 靶值为 30 ～ 40。左氧氟沙星和莫西沙星采用每日剂量一次给药的方式，而环丙沙星由于半衰期短，不良反应有一定浓度依赖性，仍然采用每日剂量分 2 ～ 3 次给药的方式。抗菌谱广，大多数经肾排泄，具有较高的尿药浓度。除诺氟沙星和环丙沙星外，其他氟喹诺酮类药物具有非常高的生物利用度（90% ～ 100%）和良好的组织渗透性等特征，口服吸收好，可以渗透到皮肤、肺、骨骼和前列腺等组织中。

5. 糖肽类 糖肽类主要通过抑制细胞壁合成发挥抗菌作用。我国应用的产品有万古霉素、去甲万古霉素和替考拉宁。主要用于革兰氏阳性菌，尤其是 MRSA 引起的各种感染。本类药物为具有长 PAE 的时间依赖性杀菌药。

（1）万古霉素：血药谷浓度监测是指导剂量调整的最关键与常用的方法。对 MRSA 引起的复杂或重症感染则建议将其血药谷浓度维持在 15 ～ 20mg/L。当万古霉素血药谷浓度过低（＜10mg/L）时易诱发耐药。万古霉素是具有一定 PAE 的时间依赖性抗菌药物，是耐甲氧西林金黄色葡萄球菌（MRSA）感染治疗的首选药物，但万古霉素组织穿透力差，治疗窗窄，肾毒性大，且存在耐万古霉素金黄色葡萄球菌（VRSA）和万古霉素中度耐药金黄色葡萄球菌（VISA），因此其给药剂量和方式对疗效及安全性的影响，已成为临床个体化治疗的关键。万古霉素是具有一定 PAE 的时间依赖性抗菌药物，其 PK/PD 评价参数为 AUC_{24}/MIC，因此给药剂量决定疗效。

（2）替考拉宁：PB 为 90% ～ 95%，PAE 为 0.2 ～ 4.5h，主要以原型从肾排除。

6. 四环素类　是快速抑菌的广谱抗菌药物，通过抑制肽链延长和蛋白质合成发挥抗菌作用。主要品种有四环素、多西环素和米诺环素。米诺环素对包括产超广谱 β- 内酰胺酶（extended-spectrum β-Lactamases，ESBL）肠杆菌科细菌和碳青霉烯类耐药鲍曼不动杆菌在内的 MDR 革兰氏阴性菌具有一定的抗菌活性，对铜绿假单胞菌无抗菌作用。多西环素与米诺环素的抗菌特点类似。四环素类属长 PAE 的时间依赖性药物，PK/PD 参数是 AUC0-24/MIC。米诺环素给药时抑制甲氧西林耐药的金黄色葡萄球菌（methicillin-resistant Staphylococcus aureus，MRSA）的 AUC0-24/MIC 值约为 200。口服米诺环素或静脉滴注多西环素可与其他药物联用治疗 MRSA 和 MDR 菌，特别是鲍曼不动杆菌引起的呼吸道感染。

7. 多黏菌素　属多肽类抗生素，目前用于临床的主要为多黏菌素 B 硫酸盐（polymixin B）、多黏菌素 E（又称黏菌素，colistin）硫酸盐和甲磺酸盐。多黏菌素 B 及多黏菌素 E 具有相似的抗菌谱，对各类临床高度耐药革兰氏阴性菌均具有良好的体外抗菌活性，MDR（多重耐药）、XDR（广泛耐药）铜绿假单胞菌、鲍曼不动杆菌和产碳青霉烯酶的肠杆菌科细菌等对多黏菌素类的耐药率低，但存在异质性耐药现象，可影响体内疗效。本类药物与碳青霉烯类、利福平、替加环素或舒巴坦等联合对 MDR、XDR 鲍曼不动杆菌具有良好的协同杀菌作用，并可降低耐药产生。

8. 甘氨酰环素类（替加环素）　替加环素是首个甘氨酰环素类抗菌药物，是米诺环素的衍生物，为抑菌药。该药对革兰氏阳性菌、革兰氏阴性菌、厌氧菌和非典型病原体均具有抗菌活性，尤其对多耐药革兰氏阴性菌包括产 ESBL 的肠杆菌科细菌和碳青霉烯类耐药的鲍曼不动杆菌具有良好的抗菌活性，对铜绿假单胞菌和变形菌属细菌无抗菌活性。替加环素属于时间依赖性抗菌药物，具有较长的 PAE，对大肠埃希菌体外和体内 PAE 分别为 1.8 ～ 2.9h 和 4.9h，对肺炎链球菌为 8.9h。替加环素的 PB 为 71% ～ 89%。

9. 唑烷酮类　主要有利奈唑胺和特地唑胺，对包括 MRSA、万古霉素耐药肠球菌（vancomycin resistant enterococcus，VRE）和青霉素耐药肺炎链球菌（penicillin resistant Streptococcus pneumoniae，PRSP）在内的革兰氏阳性菌有强大的抗菌活性，其抗菌作用机制的独特之处是与 50S 亚基结合阻断 70S 起始复合物形成。唑烷酮类为时间依赖性且具有长 PAE 特点的药物，其 PK/PD 指数为 AUC0-24/MIC。

（1）利奈唑胺：是第 1 个用于临床的唑烷酮类药物，为长 PAE 的时间依赖性抗菌药物，对肺炎链球菌和金黄色葡萄球菌的 PAE 为 3.6 ～ 3.9h。

（2）特地唑胺（tedizolid）：是继利奈唑胺之后开发的第 2 个唑烷酮类抗菌药物，抗菌谱同利奈唑胺，主要用于治疗某些敏感细菌，如金黄色葡萄球菌（包括 MRSA）、各种链球菌属和球菌属引起的急性细菌性皮肤和皮肤软组织感染。特地唑胺对利奈唑胺耐药菌株仍可能具有抗菌活性，消化系统的不良反应和血小板减少症较利奈唑胺少。特地唑胺与利奈唑胺相同，对肺上皮细胞衬液和肺泡巨噬细胞具有良好的渗透性，可有效用于肺炎的治疗。

10. 达托霉素　是一种新型环脂肽类抗菌药物，对包括 MRSA 和 VRE 在内的绝大多数革兰氏阳性菌具有快速杀菌活性。达托霉素为浓度依赖性抗菌药物，主要经肾排泄，其 PB 为 92.0% ～ 96.4%。达托霉素可被肺表面活性物质灭活，不适用于肺部感染。

案例 24-1

患者，女，20 岁，因 2d 内排尿困难、尿频、尿急到医院急诊科就诊，经尿液培养和分析后，该患者被诊断为由大肠埃希菌引起的尿路感染。

问题：治疗此种致病菌可以考虑选用何种抗菌药物？

解析：可以选用氟喹诺酮类药物环丙沙星和左氧氟沙星进行治疗。

第三节　细菌耐药性

细菌耐药性（bacterial resistance）是细菌产生对抗菌药物不敏感的现象，是细菌为适应环境维持自身生存的一种特殊表现形式，可导致临床药物疗效降低或者治疗失败。抗生素在临床使用中的剂量不当、无效使用，不仅不能有效消灭细菌，反而会有助于细菌产生耐药性。环境中的耐药细菌不仅可以从其母体获得耐药性，其耐药质粒在细菌增殖过程中还能够彼此传递从而导致敏感细菌获得耐药基因产生耐药性，即获得性耐药（acquired resistance），如金黄色葡萄球菌产生 β-内酰胺酶而对 β- 内酰胺类抗生素耐药。除此之外，有些耐药性是由细菌染色体基因决定的，此种耐药性不会改变，如链球菌对氨基糖苷类抗生素天然耐药、肠道阴性杆菌对青霉素 G 天然耐药。铜绿假单胞菌因产生耐药机制复杂导致单一抗生素治疗不理想，多以复合青霉素类、三或四代头孢菌素、三或四代喹诺酮类等药物进行治疗。

常见的耐药性发生机制主要包括：产生灭活酶、抗菌药物作用靶位改变、改变细菌外膜通透性、影响主动排出系统以及多重耐药。

抗菌药物在杀菌方面的良好效果使人类大量使用抗菌药物。超剂量、超周期、大量的使用广谱抗菌药物，使耐药性问题愈演愈烈。抗菌药物的耐药性问题可以从三方面进行有效防控。

1. 减少抗菌药物的使用　为了减少和避免耐药性的产生，在临床使用抗菌药物时应进行严格控制，合理使用抗菌药物。在临床上做到可用可不用的情况下选择不用；尽可能延长现有抗菌药物的生命周期，提高抗菌效果；可用一种抗菌药物控制的感染则不使用多种抗菌药物联合；窄谱抗菌药物可控制的感染不用广谱抗菌药物；严格掌握抗菌药物预防应用、局部使用的适应证，避免滥用；医院内应对耐药菌感染的患者采取相应的消毒隔离措施，防止细菌的院内交叉感染；加强管理，抗菌药物必须凭医师处方方可获得。我国卫生部在 2004 年制订《抗菌药物临床应用指导原则》，提出了抗菌药物临床应用的管理办法，对抗菌药物实行非限制、限制和特殊使用的分级管理制度。

2. 加强抗菌药物耐药性的宣传　利用现代信息化手段教育人们在日常生活中不需要时不要频繁、长时间地使用抗菌药物；社会药房应严格地按照处方销售抗菌药物；正确合理的疫苗接种也可以尽可能地降低感染的发生，从而减少抗菌药物的使用。另外，社会上还应改善公共环境，清洁的空气和水可以大大降低环境中耐药菌滋生，从而降低我们使用抗菌药物的机会，延缓耐药性产生的速度；同时减少医疗和护理过程中的感染，防止超级细菌的出现。

3. 对抗菌药物的使用进行及时监测　在临床使用抗菌药物的过程中需建立常见耐药菌的监测体系，为临床工作人员提供抗生素合理应用的相关教育和培训，减少群众感染细菌的机会，预防各种获得性医院感染，通过相关疫苗注射降低感染发生的概率。尝试建立国家抗微生物药耐药监测系统，用于监测抗菌药物对人肠道细菌的敏感性，并定期向公众报告监测结果，为细菌耐药性的研究提供可靠的数据。

第四节　抗菌药物的合理应用

一、抗菌药物治疗性应用基本原则

我国作为抗菌药物使用大国，目前临床使用主要存在的问题包括：①在无指征或指征不强的情况下使用抗菌药物以及药物更换过频；②未考虑患者的生理、病理状态以及抗菌药物特性直接用药；③围手术期抗菌药物的不合理应用；④抗菌药物之间的联合应用不当，习惯于传统用法；⑤细菌送检率过低；⑥给药方案不合理；⑦抗菌药物配伍禁忌和药物的相互作用等。

进一步规范抗菌药物临床应用，国家卫生和计划生育委员会与国家中医药管理局发布《抗菌药物临床应用指导原则（2015 年版）》，提出了抗生素临床应用的五项原则。

1. 依据临床和实验室数据诊断为细菌性感染者　在使用抗菌药物前需根据患者的症状、体征、实验室检查或放射、超声等影像学结果，若诊断为细菌、真菌感染者才可使用抗菌药物；由结核分枝杆菌、非结核分枝杆菌、支原体、衣原体等病原微生物所致的感染且有指征者应用抗菌药物。缺乏细菌及上述病原微生物感染的临床或实验室证据的患者以及病毒性感染者，不应使用抗菌药物。

2. 依据病原体种类及病原体对抗菌药物敏感性选用抗菌药物　抗菌药物品种的选用，原则上应根据病原体种类及病原体对抗菌药物敏感性，即药物敏感试验（药敏试验）的结果而定。因此有条件的医疗机构，在开始进行抗菌治疗前应对临床诊断为细菌性感染的患者及时留取相应合格标本送病原学检测，尽早明确病原体和药敏结果，并据此调整抗菌药物治疗方案。

3. 依据抗生素经验治疗的应用　对于临床诊断为细菌性感染的患者，在未获知细菌培养及药敏试验结果前，或无法获取培养标本时，可根据患者的感染部位、基础疾病、发病情况、发病场所、既往抗菌药物用药史及其治疗反应等推测可能的病原体，并结合当地易感染细菌以及细菌耐药性监测数据，先给予抗菌药物经验治疗。

4. 依据药物的抗菌作用及其体内过程特点选择　各种抗菌药物的药效学和人体药动学特点不同，因此各有不同的临床适应证。临床医师应根据各种抗菌药物的药学特点，按临床适应证正确选用抗菌药物。

5. 综合患者病情、病原体种类及抗菌药物特点制订抗菌治疗方案　根据病原体、感染部位、感染严重程度和患者的生理、病理情况及抗菌药物药效学和药动学证据为患者制订个性化的抗菌治疗方案，包括抗菌药物的选用品种、剂量、给药次数、给药途径、疗程及联合用药等。

二、抗菌药物预防性应用基本原则

临床上抗菌药物的预防性应用主要包括内科系统非手术预防用药和外科围手术期预防用药，使用时需要充分考虑感染发生的可能性、预防用药的抗菌效果、药物的不良反应、耐药菌的产生、二重感染的发生、患者依从性等。除上述要点外还要考虑患者的经济能力选择合适价格的药品。同时在选用药品时要规范用药品种与给药方案，不应随意使用广谱抗菌药或某些新品种以及耐药后果严重的药物作为预防性用药。

（一）内科预防用药

根据卫生部《抗菌药物临床应用指导原则（2015年版）》，非手术患者抗菌药物预防性用药的基本原则主要包括以下几个方面。

1. 预防用药基本原则主要包括尚无细菌感染征象但暴露于致病菌感染的高危人群。

2. 预防用药适应证和抗菌药物选择应基于循证医学证据。

3. 应针对一种或两种最可能细菌的感染进行预防用药，不宜盲目地选用广谱抗菌药或多药联合预防多种细菌多部位感染；应限于针对某一段特定时间内可能发生的感染，而非任何时间可能发生的感染。

4. 应积极纠正导致感染风险增加的原发疾病或继出状况。

5. 以下情况原则上不应预防性使用抗菌药物：普通感冒、麻疹、水痘等病毒性疾病；昏迷、休克、中毒、心力衰竭、肿瘤、应用肾上腺皮质激素等患者；留置导尿管、留置深静脉导管以及建立人工气道患者。

（二）外科手术预防用药

手术部位感染（surgical site infection，SSI）是指围手术期（个别情况在围手术期以后）发生在切口或手术深部器官或腔隙的感染。根据发生感染的解剖层次，外科手术部位感染可分为3类：切口浅部组织感染、切口深部组织感染和器官/腔隙感染。正确的预防性使用抗菌药物可有效减少手术部位的感染。

外科手术选择预防用抗菌药物需根据预防目的而定，应根据手术切口类别、手术创伤程度、可能的污染细菌种类、手术持续时间、感染发生机会和后果严重程度、抗菌药物预防效果的循证医学证据、对细菌耐药性的影响和经济学评估等因素，综合考虑决定是否需要预防性使用抗菌药物。选择围手术期预防用抗菌药物时需要考虑以下因素：①该手术的常见感染病原体；②抗菌药物的抗菌谱；③抗菌药物的PK/PD特点；④抗菌药物的不良反应。需要强调的是，抗菌药物的预防性应用并不能代替严格的消毒、灭菌技术和精细的无菌操作，也不能代替术中保温和血糖控制等其他预防措施。

围手术期抗菌药物品种的选择应根据手术切口类别、可能的污染菌种类及其对抗菌药物的敏感性、药物能否在手术部位达到有效浓度等因素进行综合考量。针对不同患者选择安全、有效的抗菌药物，如对头孢类抗菌药物过敏者，针对革兰氏阳性菌可用万古霉素、去甲万古霉素、克林霉素等；针对革兰氏阴性杆菌可用氨曲南、磷霉素或氨基糖苷类抗菌药物。同时也应注意不要随意选用广谱抗菌药物作为围手术期预防用药。

三、抗菌药物在特殊人群中的应用

抗菌药物的代谢和排泄主要由肝、肾完成，肝、肾功能减退等情况下，药物代谢过程可发生改变。此外，老年人、婴幼儿、孕妇等患者，由于生理、生化、免疫功能及药物敏感等各方面的特殊性，临床中使用抗菌药物时，上述特殊人群不良反应更容易发生，因此特殊人群在使用抗菌药物治疗不同感染性疾病时，需根据自身情况及药品PK/PD特点个性化用药。

（一）肝肾功能减退患者抗菌药物的应用

很多抗菌药物在体内由肝代谢，一些抗菌药物对肝药酶有诱导或抑制作用。当患者肝功能减退时，抗菌药物的选用及剂量调整需要考虑的因素包括：①肝功能减退对该药物体内过程的影响程度；②肝功能减退时该类药物及其代谢物发生毒性反应的可能性。具体可参见表24-1。

表24-1 肝功能减退患者抗菌药物的应用

应用方案	抗菌药物
按原剂量使用	β-内酰胺类：青霉素G、头孢唑啉、头孢他啶 喹诺酮类：氧氟沙星、左氧氟沙星、诺氟沙星 氨基糖苷类：庆大霉素、妥布霉素、阿米卡星等 糖肽类：万古霉素、去甲万古霉素 多肽类：多黏菌素
严重肝脏疾病需减量使用	β-内酰胺类：哌拉西林、美洛西林、阿洛西林、头孢噻肟、头孢曲松、头孢哌酮 喹诺酮类：环丙沙星、氟罗沙星 四环素类：替加环素 硝基咪唑类：甲硝唑
肝脏疾病时需减量使用	大环内酯类：红霉素 克林霉素类：克林霉素
肝脏疾病时避免使用	大环内酯类：红霉素酯化物 其他：氯霉素、利福平、四环素、磺胺类抗生素

许多抗菌药物主要经肾排出，某些抗菌药物具有肾毒性，对于肾功能减退的感染患者应根据目前肾功能情况以及抗菌药物是否具有肾毒性酌情考虑是否要减少药物剂量或停止使用药物。对于肾功能减退患者的抗菌药物使用见表24-2。

表24-2 肾功能减退患者抗菌药物的应用

应用方案	抗菌药物
按原剂量使用	β-内酰胺类：头孢曲松、头孢哌酮、萘夫西林 四环素类：多西环素、米诺环素 克林霉素类：克林霉素 甘氨酰环素：替加环素 噁唑烷酮类：利奈唑胺 大环内酯类：阿奇霉素 喹诺酮类：莫西沙星

续表

应用方案	抗菌药物
轻/中度肾功能减退可按原剂量使用 重度肾功能减退应减量使用	β-内酰胺类：阿莫西林、氨苄西林、苯唑西林、哌拉西林、美洛西林 大环内酯类：克拉霉素 红霉素类：红霉素 喹诺酮类：环丙沙星 硝基咪唑类：甲硝唑
不同程度肾功能减退均需减量使用	β-内酰胺类：青霉素、羧苄西林、阿洛西林、头孢唑啉、头孢氨苄、头孢拉定、头孢呋辛、头孢他啶、头孢唑肟、头孢吡肟、拉氧头孢、替卡西林/克拉维酸、厄他培南、美罗培南、亚胺培南、氨曲南 喹诺酮类：氧氟沙星、左氧氟沙星、加替沙星 其他：磺胺甲噁唑、甲氧苄啶
避免应用，确有指征应用时需在治疗 药物浓度监测下调整给药剂量	氨基糖苷类：庆大霉素、妥布霉素、阿米卡星、奈替米星等 糖肽类：万古霉素、去甲万古霉素、替考拉宁
避免使用	四环素

（二）老年患者抗菌药物的应用

由于老年人组织、器官呈生理性退行性变，免疫功能也逐渐减退，一旦感染，在应用抗菌药物时需注意以下几点。

1. 老年人肾功能呈生理性减退，按一般常用量接受主要经肾排出的抗菌药物时，可按轻度肾功能减退减量给药。具体用药选择可参见表24-2。

2. 老年患者宜选用毒性低并具杀菌作用的抗菌药物，无用药禁忌者可首选青霉素类、头孢菌素类等β-内酰胺类抗菌药物。氨基糖苷类具有肾、耳毒性，应尽可能避免应用。万古霉素、去甲万古霉素、替考拉宁等药物应在有明确应用指征时慎用，必要时进行血药浓度监测，并据此调整剂量，使给药方案个体化，以达到用药安全、有效的目的。

（三）新生儿/小儿患者抗菌药物的应用

1. 除肝、肾等重要器官尚未完全发育成熟之外，新生儿的生长发育随日龄增加而迅速变化，因此新生儿感染使用抗菌药物时除了考虑患者肝、肾功能情况外还应按日龄及体重调整给药剂量。由于新生儿期肝、肾均未发育成熟，肝药酶的分泌不足或缺乏，肾清除功能较差。因此应避免应用毒性大的抗菌药物，包括经肾排泄的万古霉素、去甲万古霉素、氨基糖苷类等，以及主要经肝代谢的氯霉素。若患者确有应用指征时，须进行血药浓度的严密监测。其他主要经肾排出的β-内酰胺类药物需减量应用，以防止药物在体内蓄积导致严重不良反应，甚至毒性反应。除此之外，在根据肝、肾功能选用合适的抗菌药物时避免使用可能产生严重不良反应的抗菌药物，如可导致中枢性胆红素脑病及溶血性贫血的磺胺类药和呋喃类药应避免使用，可影响新生儿生长发育的四环素类、喹诺酮类须禁用。

2. 小儿患者相对于新生儿来说，其肝、肾功能不全随日龄有显著变化，但其各类器官也仍处于发育阶段，肝、肾代谢水平与成年人相比仍有较大差异，而且一些抗菌药物的毒性反应会对小儿患者产生更大的影响，因此在应用抗菌药物时需注意避免使用毒性较大的抗菌药物。如氨基糖苷类药物有明显耳、肾毒性，小儿患者应避免应用，临床有明确应用指征且又无其他毒性低的抗菌药物可供选用时，方可选用该类药物，并在治疗过程中严密观察不良反应；糖肽类药物有一定肾、耳毒性，小儿患者仅在有明确指征时方可选用；四环素类抗菌药物可导致牙齿黄染及牙釉质发育不良，故不可用于8岁以下小儿；喹诺酮类由于对骨骼发育可能产生不良影响，因此应避免用于18岁以下未成年人。

（四）妊娠期/哺乳期患者抗菌药物的应用

1. 妊娠期患者抗菌药物的应用　美国食品药品监督管理局（FDA）根据动物实验和临床用药经验

对胎儿致畸相关的影响，将药物分为 A、B、C、D、X 5 类，其中 A 类指妊娠初 3 个月用药，经临床对照观察未发现药物对胎儿有损害，亦未发现在随后的妊娠期间对胎儿有损害。需要注意的是，没有抗菌药物在 FDA 分类中归为 A 类，因此妊娠期抗菌药物的应用需考虑药物对母体和胎儿两方面的影响。

（1）药物毒性低：动物中研究无危险性，但人类研究资料不充分，对母体及胎儿可能无明显影响，也无致畸作用的抗菌药物，妊娠期感染时可以选用，包括青霉素类、头孢菌素类等 β- 内酰胺类，以及大环内酯类、甲硝唑、红霉素、磷霉素、达托霉素等。

（2）对母体和胎儿均有毒性作用的抗菌药物：动物研究显示毒性，人体研究资料不充分，但用药时可能患者的受益大于危害。此类抗菌药物应避免在妊娠全过程中使用，确有应用指征者，应充分权衡利弊后使用，使用过程中应密切监测血药浓度以保证用药安全、有效，如万古霉素、去甲万古霉素、氨基糖苷类、克拉霉素等。

（3）已证实对人类有危险性：对胎儿有致畸或明显毒性作用者应避免使用，如四环素类、氯霉素、喹诺酮类、替加环素、利福平等。

2. 哺乳期患者抗菌药物的应用　哺乳期患者接受抗菌药物后，某些药物可自乳汁分泌，通常母乳中药物含量不高（如 β- 内酰胺类和氨基糖苷类），但少数药物在乳汁中分泌量较高，如氟喹诺酮类、四环素类、大环内酯类、氯霉素、磺胺甲噁唑、甲氧苄啶、甲硝唑等。然而无论乳汁中药物浓度如何，所有抗菌药物均存在对婴儿潜在的影响，并可能出现不良反应，具体可产生的不良反应可见"新生儿 / 小儿患者抗菌药物的应用"。因此哺乳期患者应用任何抗菌药物时，均宜暂停哺乳。

（五）免疫功能缺陷者抗菌药物的应用

免疫功能缺陷患者在使用抗菌药物进行治疗时需要注意以下几个方面：①在有感染指征情况下尽早开始经验性治疗。②尽快明确病原体。③选择抗菌药物时需满足：药物为杀菌剂；对致病菌有高度活性；在感染部位可达到有效治疗浓度；对细胞内微生物有效。④药物剂量足。⑤采用连续静脉给药。

四、抗菌药物的联合应用

（一）抗菌药物联合应用的原则

抗菌药物联合应用是以提高疗效、降低不良反应和毒性、延缓或避免耐药性的产生为目的的。一般情况下，根据患者患病程度对于单一药物可有效治疗的感染不需联合用药，但如果患者出现病原体尚未查明的严重感染（包括免疫缺陷者的严重感染）或者患者出现需氧菌及厌氧菌混合感染、两种及两种以上复数菌感染以及多重耐药菌或泛耐药菌感染等情况可以进行联合用药。除此之外，对于毒性较大的抗菌药物，联合用药可以使单个药物剂量适当减小，以减少其毒性反应。

（二）联合抗菌治疗的协同机制

在选取两种及以上的抗菌药物进行治疗时应选用不同作用机制或作用于不同环节的药物进行合用以达到理想杀菌效果。联合用药的协同机制如下。

1. 协同机制　两者的作用机制相同，但作用于不同的环节，如磺胺类抗菌药物与甲氧苄啶的合用，可使细菌的叶酸代谢受到双重阻断，从而使抗菌作用增强、抗菌谱扩大。

2. 细胞壁或细胞膜的渗透性改变　如青霉素类与氨基糖苷类的合用，前者破坏细菌细胞壁，有利于后者进入细胞内作用于靶位从而抑制蛋白质合成，使抗菌治疗获得更好的效果。

3. 酶抑制药的应用　许多细菌产生的 β- 内酰胺酶使青霉素类或头孢菌素类抗生素水解失活，从而对上述药物耐药。目前已有克拉维酸、舒巴坦等酶抑制药，可以与阿莫西林、氨苄西林、头孢哌酮、替卡西林等制成合剂，保护 β- 内酰胺类抗生素免受酶的攻击而使原来的耐药菌转成敏感菌。

（三）分级抑菌浓度（fractional inhibitory concentration，FIC）指数

FIC 作为药效学参数之一，是可以反映两种抗菌药物的联合药敏（两种抗菌药物同时使用时，可出现协同、拮抗、无关和耐药 4 种情况）的指标。当两种药物合用后，FIC 指数为 0.5 ～ 1 时称为相加（累加）作用；FIC 指数为 1 ～ 2 时称为无关作用；而 FIC 指数＞ 2 时为拮抗作用；两种药物合用效果显著大于相加作用时为协同作用。

（四）常见的联合用药组合

抗菌药物联合使用时宜选用具有协同或相加作用的药物联合，联合用药通常采用两种药物联合（个别情况如结核病的治疗可采用 3 种及 3 种以上药物联合）。常见的抗菌药物联用组合包括以下几种。

1. 繁殖期杀菌药 + 静止期杀菌药　可起到抗菌药物间的协同作用，前者破坏细菌细胞壁的完整性，从而利于后者进入菌体内，如青霉素类和氨基糖苷类合用。

2. 静止期杀菌药 + 繁殖期抑菌药　此种联合方式应先用繁殖期抑菌药，再用静止期杀菌药，否则只能起到单一静止期杀菌作用。

3. 繁殖期杀菌药 + 繁殖期抑菌药　一般来说此两类药物联合应用可能产生拮抗作用，但在一些特殊情况下，如流行性脑膜炎单用青霉素疗效不佳时，可加用氯霉素以达到理想的治疗效果。

4. 繁殖期抑菌药 + 静止期抑菌药　其作用也可起到累加的效果。

5. 慢效抑菌药和繁殖期杀菌药　联合使用可能出现无关作用，但在治疗流行性脑膜炎时，可提高疗效。

必须注意联合用药后药物不良反应亦可能增多的情况。在为患者选取最终用药方案时也要将不良反应增多作为首要考虑因素之一。

第五节　常见病原体感染的抗菌治疗

细菌感染是临床中非常常见的疾病，正确、合理、有效地使用抗菌药物治疗不同病原体引发的感染在临床中可以帮助患者更快地治疗疾病、减少药物不良反应以及预防感染性疾病的再次发生。

一、细菌性脑膜炎的抗菌治疗

细菌性脑膜炎（bacterial meningitis，BM）是小儿常见的神经系统感染性疾病之一，治疗不当会影响小儿精神运动发育。社区获得性细菌性脑膜炎最常见的病原体主要有脑膜炎球菌、肺炎链球菌、流感嗜血杆菌；而神经外科手术后医院获得性脑膜炎的病原体主要以铜绿假单胞菌、大肠埃希菌、肺炎克雷伯菌、鲍曼不动杆菌、凝固酶阴性葡萄球菌和金黄色葡萄球菌多见。

在《2016 年最新急性细菌性脑膜炎诊治指南》中将特定人群患社区获得性细菌性脑膜炎的感染病原体特点、社区获得性细菌性脑膜炎的临床特点及诊断，以及进行腰穿的条件等方面都做了详细的证据级别分类，也将指导临床实践的推荐意见进行了分级。药物使用剂量也与脑膜炎症的严重程度有关。此外，抗菌药物血脑屏障的通透性还与药物本身的特性，如脂溶性、分子大小、血清蛋白结合率，pH 等因素有关。除抗菌药物之外，根据患者情况还可以选用地塞米松进行治疗；出现惊厥情况需使用抗惊厥药物等。

二、社区获得性肺炎的抗菌治疗

社区获得性肺炎（community acquired pneumonia，CAP）是指在医院外罹患的感染性肺实质炎症，包括具有明确潜伏期的病原体感染和在入院后平均潜伏期内发病的肺炎。社区获得性肺炎最常见的病原体为肺炎链球菌、肺炎支原体、肺炎衣原体、流感嗜血杆菌、嗜肺军团菌、金黄色葡萄球菌等。对于老年患者，尤其是有慢性基础疾病、卧床及近期曾住院的患者，除上述常见致病菌之外还包括革兰氏阴性杆菌，包括肺炎克雷伯菌、铜绿假单胞菌、卡他莫拉菌及肠杆菌。有

吸入因素的患者，病原体多为厌氧菌或需氧菌与厌氧菌的混合感染。

《2018 年成人社区获得性肺炎基层诊疗指南》中指出，根据患者 CAP 的严重程度，选择治疗场所及转诊。基层医疗机构推荐应用 CURB-65 评分标准来判定。基层医疗机构对于 CAP 治疗需根据病情严重度、治疗场所、年龄、基础疾病、近期抗感染药物使用情况、病原流行病学分布和抗菌药物耐药率等决定初始抗感染药物的使用，剂量需根据患者年龄、脏器功能情况调整。

对于轻症可在门诊治疗的 CAP 患者，年轻而无基础疾病患者推荐使用青霉素类、大环内酯类、多西环素、一代或二代头孢菌素或呼吸喹诺酮类药物，建议口服阿莫西林或阿莫西林 / 克拉维酸治疗。青年无基础疾病患者或考虑支原体、衣原体感染患者可口服多西环素或米诺环素。门诊患者治疗后症状改善不明显或加重时，患者、家属或照顾人员需向医师报告。对于需要住院的 CAP 患者，推荐单用 β- 内酰胺类或联合多西环素、米诺环素、大环内酯类或单用呼吸喹诺酮类进行治疗。

抗感染治疗一般可于热退 2 ～ 3d 且主要呼吸道症状明显改善后停药。通常轻、中度 CAP 患者疗程为 5 ～ 7d，伴有肺外并发症患者可适当延长抗感染疗程。

三、医院获得性肺炎的抗菌治疗

医院获得性肺炎（hospital acquired pneumonia，HAP）是指患者入院时不存在、也不处于感染潜伏期，而在入院 48h 后发生的，由细菌、真菌、支原体、病毒或原虫等病原体引起的各种类型的肺实质炎症。医院获得性肺炎在入院 4 天以内出现感染的病原体主要为肠杆菌科菌属、流感嗜血杆菌、肺炎链球菌及甲氧西林敏感金葡菌（MSSA）等；对于入院 5 天以后发生的感染主要由多重耐药的铜绿假单胞菌及不动杆菌属、产超广谱 β- 内酰胺酶肺炎克雷伯菌、大肠埃希菌及耐甲氧西林金黄色葡萄球菌（MRSA）等引起。入院 4 天内 HAP 患者可选用第三代头孢菌素或阿莫西林克拉维酸、氨苄西林舒巴坦等 β- 内酰胺酶抑制药合剂或氟喹诺酮类，必要时加用氨基糖苷类或厄他培南；入院 5 天以后 HAP 患者宜选用具抗铜绿假单胞菌活性的药物（头孢他啶、头孢吡肟、碳青霉烯类哌拉西林 / 他唑巴坦等）联合氨基糖苷类或氟喹诺酮类。对于可能感染 MRSA 的患者，需加用万古霉素直至排除 MRSA 感染。抗菌治疗疗程取决于病原体、病情严重程度、有无基础疾病等情况，一般为 7 ～ 10 天。对铜绿假单胞菌、不动杆菌属、MRSA 感染用药时间一般为 14 天。具体治疗指南可参见《中国成人医院获得性肺炎与呼吸机相关性肺炎诊断和治疗指南（2018 年版）》。

四、感染性心内膜炎的抗菌治疗

感染性心内膜炎（infective endocarditis，IE）是指由细菌、真菌和其他病原微生物（如病毒、立克次体、衣原体、螺旋体等）所致的心瓣膜、心内膜炎症，有别于由于风湿热、类风湿、系统性红斑狼疮等所致的非感染性心内膜炎，也包括动脉内膜炎，其中以细菌性、真菌性心内膜炎常见。

对于感染性心内膜炎患者来说，抗菌药物的选择需根据患者患病的病原体来源等具体情况而定。

1. 口腔操作过程中预防性应用抗菌药物主要针对口腔内的链球菌属　推荐术前 30 ～ 60min 应用阿莫西林或氨苄西林口服或静脉滴注，也可选用头孢唑啉或头孢曲松静脉滴注，过敏者选用克林霉素口服或静脉滴注。不推荐应用喹诺酮类抗菌药物和氨基糖苷类抗菌药物。

2. 非口腔的侵入操作仅在感染区域进行时需应用抗菌药物治疗　选择抗菌药物时，呼吸道操作需针对葡萄球菌，胃肠道及泌尿生殖道操作需针对肠球菌（可选用氨苄西林、阿莫西林、万古霉素），皮肤及骨骼肌肉操作时需针对葡萄球菌及乙型溶血性链球菌。

3. 心脏或血管手术　早期人工瓣膜感染（术后 1 年）最常见病原微生物为凝固酶阴性葡萄球菌和金黄色葡萄球菌。预防性治疗应该在术前立即开始，如果术程延长，应重复应用至术后 48h 停止。除非急诊手术，否则应在人工瓣膜或其他外源性材料植入术前至少 2 周将潜在的口腔感染灶清除。

4. 不建议高危患者及天然瓣膜疾病患者进行文身或穿刺　即使进行这些操作，也应在严格无菌条件下实施，但不建议预防性应用抗菌药物。

具体诊疗指南可参见《2015 年欧洲心脏病学会关于感染性心内膜炎预防指南》和《2014 年成人感染性心内膜炎预防、诊断和治疗专家共识》。

五、尿路感染的抗菌治疗

尿路感染（urinary tract infection）是临床常见的感染性疾病，多发于女性患者，主要由细菌（极少数由真菌、病毒等）直接侵袭尿路所引起。尿路感染可以分为上尿路感染和下尿路感染。上尿路感染指的是肾盂肾炎；下尿路感染指尿道炎和膀胱炎。《尿路感染诊断与治疗中国专家共识（2015 版）》中对治疗尿路感染的抗菌药物的选用品种、剂量、给药次数、给药途径、疗程等进行了详细描述。

1. 品种选择　对于临床诊断为细菌性感染患者，在未获知病原体药敏试验结果前，可根据患者的感染部位（上尿路还是下尿路）、发病情况、发病场所、既往抗菌药物使用史及其治疗反应等推测可能的病原体，并结合当地细菌耐药性监测数据，先给予经验性治疗；待获知病原学检测及药敏试验结果后，结合先前的治疗反应再调整用药方案。此外，应根据不同药物的代谢动力学特点并结合患者感染部位选择抗菌药物，对于下尿路感染，应选择尿中药物能达到有效浓度的抗菌药物；而对于上尿路感染的患者，因不能除外血流感染，其抗菌药物选择不仅要在尿中有高浓度，血液中也要保证较高浓度。呋喃妥因和磷霉素氨丁三醇等药物在尿液中浓度高，但血药浓度较低，故仅用于治疗下尿路感染；左氧氟沙星、β- 内酰胺类抗菌药物的血药浓度和尿药浓度都很高，因此既可以治疗上尿路感染，又可用于治疗下尿路感染。

2. 给药剂量　在治疗尿路感染时，尤其是严重感染时，抗菌药物剂量宜较大；治疗单纯性下尿路感染时，由于多数药物尿中浓度远高于血药浓度，则可使用较小剂量；同时要考虑根据患者的肝、肾功能调整药物剂量。

3. 给药途径　对于下尿路感染患者，应给予口服治疗（口服不耐受；患者有严重呕吐、腹泻等情况；患者所需药物无口服剂型；患者依从性差等情况不宜使用口服药物），选取口服吸收良好的抗菌药物品种。对于上尿路感染患者，初始治疗多选用静脉用药，待病情稳定后可酌情改为口服用药。

4. 给药次数　为保证药物在体内能发挥最大药效，杀灭感染病灶病原体，应根据 PK/PD 原理、患者病情严重程度和肝、肾功能状况等决定给药次数。

5. 疗程　抗菌药物疗程因感染不同而异，对于急性单纯性下尿路感染，疗程基本少于 7 天；而上尿路感染，如急性肾盂肾炎的疗程一般为 2 周。对于反复发作的尿路感染，可以根据情况进行长期抗菌治疗。

其他对于特殊类型的尿路感染治疗原则可以参见《尿路感染诊断与治疗中国专家共识（2015版）》。

六、腹腔感染的抗菌治疗

腹腔感染（intra-abdominal infection，IAI）是腹部外科的常见病，也是腹部外科手术的常见并发症。中华医学会外科学分会外科感染与重症医学学组、中国医师协会外科医师分会肠瘘外科医师专业委员会发布的《中国腹腔感染诊治指南（2019 版）》对腹腔感染的严重程度、诊断、脏器功能支持、感染源控制、抗感染治疗、微生物检查、营养支持、免疫调理等都做了详细地说明，对抗感染药物的使用时机进行了明确的规范。指南中推荐在条件允许的情况下，一旦腹腔感染所致脓毒症或脓毒症休克的诊断明确，推荐 1h 内开始经验性抗感染治疗；其余腹腔感染患者，起始抗感染治疗越快越好，并且须考虑及时、恰当的处理原发病灶；如果距离前次用药时间＞ 2 个药物半衰期，原发病灶处理术前 1h 内或术中须重复给药。在抗感染药物的选择上，该指南对初始经验性治疗和后续的降阶梯策略都进行了说明。

初始经验性治疗推荐意见如下：①对于轻、中度社区获得性腹腔感染（CA-IAI）患者，推荐经验性抗感染治疗的单一用药选用莫西沙星、头孢哌酮-舒巴坦、厄他培南；联合用药方案选用头孢唑啉、头孢呋辛、头孢曲松、头孢噻肟、环丙沙星、左氧氟沙星联合硝基咪唑类药物。②重度 CA-IAI 患者，推荐经验性抗感染治疗的单一用药选用亚胺培南-西司他丁、美罗培南等碳青霉烯类药物或哌拉西林-他唑巴坦；联合用药方案选用头孢吡肟、头孢他啶等三代头孢菌素联合硝基咪唑类药物。③对于 HA-IAI 患者，推荐经验性抗感染治疗的单一用药选用亚胺培南-西司他丁、美罗培南等碳青霉烯类药物；联合用药方案选用头孢吡肟、头孢他啶等三代头孢菌素联合硝基咪唑类药物。④对于 β-内酰胺类药物过敏的 CA-IAI 患者，可选择莫西沙星或环丙沙星联合硝基咪唑类药物的经验性治疗方案。⑤不推荐替加环素作为腹腔感染的常规经验性治疗方案，但在产生耐药菌或其他抗生素疗效不佳的情况下，可选择含替加环素的联合用药方案。

抗生素降阶梯治疗的主要目的是合理应用广谱抗生素以减少耐药菌株的选择压力。降阶梯策略推荐重度 CA-IAI 和 HA-IAI 患者在微生物及药敏试验结果指导下行降阶梯治疗。现阶段公认的降阶梯治疗定义为：①缩窄抗菌药物治疗谱；②从联合治疗转变为单药治疗或减少治疗用抗生素的种类；③缩短治疗时长或停止抗菌药物治疗。起始经验治疗的降阶梯策略在各大抗菌药物管理指南中均被广泛推荐。

具体诊疗指南可参见《中国腹腔感染诊治指南（2019 版）》。

案例 24-2

患者，男，45 岁，被救护车送到当地医院急诊室。家属反映该患者健康状况一直正常，但 3d 前出现发热和咳嗽症状。在过去的 24h 里，患者开始出现头痛、颈部发僵而且越来越糊涂的现象。该患者有高血压病史，目前服用氢氯噻嗪和赖诺普利。医院急诊对患者进行的检查结果如下：发热（38.7℃），低血压（90/54mmHg），呼吸急促（36 次/分），心动过速（110 次/分）。X 线胸片显示左下肺实变，符合肺炎。患者无药物过敏史，肝、肾功能正常。目前治疗计划是开始使用经验性抗生素并进行腰椎穿刺以排除细菌性脑膜炎。

问题：治疗该患者可以考虑选用何种抗菌药物？

解析：针对要同时治疗肺炎和脑膜炎的患者来说，可以考虑使用第三代头孢菌素（头孢曲松或头孢噻肟）进行静脉注射，此种药物可充分穿透炎性脑膜，并对引起社区获得性肺炎和脑膜炎的常见细菌（肺炎链球菌、脑膜炎球菌、嗜血杆菌）均有活性。如果患者感染了耐药肺炎球菌，在得到细菌培养和药敏试验结果之前，还应考虑使用万古霉素。

思 考 题

1. 简述抗菌药物的常见不良反应。
2. 简述抗菌药物的治疗原则和预防使用的基本原则。
3. 简述 PK/PD 在抗菌药物临床应用中的重要性。
4. 简述抗菌药物常见的联合用药组合。

（汤依群 李涵涵）

第二十五章　抗病毒药物的临床应用

学习目标

掌握：流行性感冒、乙型病毒性肝炎和艾滋病的临床抗病毒药物治疗。

熟悉：抗病毒药物的分类、临床应用及评价、药物相互作用。

了解：抗病毒药物的发展历史。

第一节　概　　述

病毒（virus）是细胞内寄生的微生物，个体微小，结构简单，以 DNA 或 RNA 为遗传物质，利用宿主细胞代谢系统进行增殖、复制。病毒侵入机体并在易感的宿主细胞中增殖的过程称为病毒感染。由病毒感染引起的人类疾病为病毒性疾病，包括许多严重的传染性疾病。病毒性传染病居传染病之首，其发病率和死亡率高、传播快，对人类健康构成了巨大的威胁。

不同病毒感染宿主细胞的过程有所不同，但却有共同的环节，即病毒吸附并穿入宿主细胞，脱去外壳，利用宿主代谢系统进行复制和转录病毒基因组、合成蛋白质，然后病毒颗粒装配成熟并从细胞内释放出来。这也是病毒的一个复制周期。

抗病毒药物（antiviral drugs）指能够减轻病毒导致感染性疾病的小分子或大分子的合成或天然物质。抗病毒药物通过抑制病毒复制周期的一个或多个环节，抑制病毒生存或传播而发挥作用。

1963 年批准上市的第一个抗病毒药物碘苷，开启了抗病毒药物研究的新时代。20 世纪 60 ~ 80 年代为抗病毒药物研究的初始阶段，此阶段主要从抗菌或抗肿瘤活性化合物中筛选而得抗病毒药物。20 世纪 80 ~ 90 年代为抗病毒药物的探索阶段，此阶段的代表药物包括第一个病毒特异性药物阿昔洛韦和第一个基因工程药物干扰素 α。20 世纪 90 年代以来，抗病毒药物进入快速研发阶段。至 2020 年，美国食品药品监督管理局批准的抗病毒药物共 118 个，其中小分子化合物类 103 个、寡核苷酸类 1 个、多肽类 1 个、蛋白质类 13 个。

抗病毒药物按照作用机制或作用靶点不同，可分为阻止吸附、穿入或脱壳的药，如金刚烷胺等；阻碍病毒生物合成的药，如阿昔洛韦等；增强宿主抗病毒能力的物质，如干扰素等。抗病毒药物根据化学结构和性质不同，可分为核苷类似物，如拉米夫定等；非核苷类似物，如奈韦拉平等；生物抗病毒药物，如干扰素 α 等。

第二节　常用抗病毒药物

一、抗流感病毒药物

（一）神经氨酸酶抑制药

奥司他韦（oseltamivir）

【体内过程】

前药奥司他韦磷酸盐口服吸收迅速，很快被肝和肠道酯酶转化为活性代谢物羧基奥司他韦。口服本药的绝对生物利用度约为 80%，蛋白结合率约为 42%，$t_{1/2}$ 为 1 ~ 3h。活性代谢物的血药峰浓度在给药后 2 ~ 3h 到达，其 $t_{1/2}$ 约为 8.2h。本药及活性代谢物均不影响肝细胞色素 P450 同工酶或葡糖醛酰转移酶。吸收的奥司他韦主要通过转化为活性代谢物而消除（＞90%），活性代谢物不再被代谢，而经尿排泄。

【药理作用特点】

进入体内后经代谢，活性代谢物可选择性强效抑制甲型和乙型流感病毒的神经氨酸酶，抑制病毒生长、复制和释放，减少甲型和乙型流感病毒的传播。

【临床应用及评价】

可预防、治疗甲型和乙型流感，是目前治疗流感的最好药物之一，患者应在首次出现症状 48h 内使用。1 岁以下儿童不推荐使用。本药不能预防甲型或乙型流感病程中发生的细菌性并发症。

【不良反应与防治】

常见恶心、呕吐，呈一过性，多在首次服用时发生，与食物同服可减少胃肠道反应；此外还有腹泻、头晕、疲劳、鼻塞、咽痛和咳嗽等，绝大多数不良反应可以耐受。神经精神事件少见，多表现为情绪异常、行为异常、幻觉、谵妄，一般在用药 2 天内发生。

【药物相互作用】

奥司他韦与丙磺舒联合用药时，可使奥司他韦的血药浓度提高 2 倍，但因其安全浓度范围很大，故二者合用时无需调整药物剂量。除非临床需要，在使用减毒活流感疫苗 2 周内不应服用奥司他韦，服用奥司他韦后 48h 内不应使用减毒活流感疫苗。

扎那米韦（zanamivir）

扎那米韦口服吸收率低，约为 5%，故口服无效。干粉吸入滞留在口咽部和下呼吸道的量分别约为 80% 和 15%。吸入用药的吸收率 < 20%。约 90% 代谢物从尿中排出体外。经口吸入和静脉注射的 $t_{1/2}$ 分别为 2.5 ～ 5h 和 1.7h。本药通过高度选择性、竞争性抑制流感病毒神经氨酸酶，抑制病毒从感染细胞的释放，阻止病毒在呼吸道扩散。临床用于成年和 12 岁以上甲型和乙型流感患者的治疗。不良反应有咳嗽、哮喘、肺功能下降，还有头痛、腹泻、恶心、呕吐、眩晕等，发生率低于 2%，多为轻度反应。

（二）核酸内切酶抑制药

玛巴洛沙韦（baloxavir marboxi）

【体内过程】

玛巴洛沙韦口服后主要经芳基乙酰胺脱乙酰酶代谢，在胃肠道、肠上皮和肝中转化为活性代谢物巴洛沙韦。巴洛沙韦随后代谢形成亚砜和一种葡糖苷酸。活性代谢物的血药峰浓度在空腹给药后 4h 到达。与食物同服可影响药物吸收。80% 可通过粪便排出，约 15% 由尿液排出。与正常肝功能健康对照受试者相比，中度肝损伤对巴洛沙韦药动学特征无临床显著性差异。

【药理作用特点】

巴洛沙韦抑制病毒聚合酶酸性蛋白（病毒基因转录所需 RNA 聚合酶复合物中的一种流感病毒特异性酶）的核酸内切酶活性，阻断病毒在体内的复制。巴洛沙韦对神经氨酸酶抑制药耐药病毒株具有抗病毒活性。

【临床应用及评价】

治疗甲型和乙型流感，具有显著的抗流感病毒活性和良好的安全性。与奥司他韦相比，本药仅需服药 1 次，抗病毒疗效更快，不良反应少，不易产生潜在的耐药性。

【不良反应与防治】

不良反应包括腹泻、支气管炎、恶心、鼻咽炎和头痛。使用后可引起速发型超敏反应、荨麻疹和血管神经性水肿，如发生类似的超敏反应，应给予适当治疗。禁用于已知对本药发生超敏反应的患者。妊娠期应避免使用本药。

【药物相互作用】

避免与含有多价阳离子（如钙、铁等）的口服补充剂、抗酸药、多价阳离子泻药合用。伊曲

康唑可使本药的 C_{max} 和 $AUC_{0\text{-}inf}$ 分别增加 1.33 倍和 1.23 倍，丙磺舒可使本药的 C_{max} 和 $AUC_{0\text{-}inf}$ 分别降低 21% 和 25%，本药单次给药可以使瑞舒伐他汀 C_{max} 和 $AUC_{0\text{-}inf}$ 分别降低 18% 和 17%，但这些变化均无临床意义。

（三）M_2 离子通道抑制药

金刚烷胺（amantadine）和金刚乙胺（rimantadine）

【体内过程】

金刚烷胺和金刚乙胺口服生物利用度较高，为 75% 和 90%，血浆蛋白结合率分别为 67% 和 40%，体内不被代谢，90% 以原型经肾排泄。两药 $t_{1/2}$ 约为 24h。金刚乙胺脂溶性较低，不易通过血脑屏障。

【药理作用特点】

两药能特异性地作用于包膜蛋白 M_2 离子通道，抑制甲型流感病毒进入宿主细胞，干扰宿主细胞中甲型流感病毒 RNA 脱壳和病毒核酸到宿主胞质的转移而发挥作用。金刚烷胺还可能影响已进入细胞的病毒的早期复制，作用无宿主特异性。

【临床应用及评价】

主要预防甲型流感，对乙型流感无效；早期应用可减少病毒的排毒量和排毒周期，缩短病程，可防止 50% ～ 90% 接触者发病。金刚烷胺对甲型流感病毒的各种毒株均有效，但因对目前流行的流感病毒株耐药，现已不推荐使用。孕妇和老年人慎用，哺乳期妇女、新生儿和 1 岁以下儿童禁用。有癫痫史、精神错乱等患者应在严密监护下使用。

【不良反应与防治】

头晕、目眩、失眠及注意力分散等，有时老年患者可出现幻觉、癫痫。金刚乙胺的中枢神经系统副作用较少。

【药物相互作用】

抗组胺药和抗胆碱药可增加金刚烷胺引起神经毒性的可能性。金刚烷胺不宜与中枢兴奋药合用，可加强中枢的神经兴奋，严重者可引起惊厥或心律失常。金刚烷胺与乙醇合用，使中枢抑制作用加强；与硫利达嗪合用，可加重帕金森病患者的震颤症状。奎宁或奎尼丁、氢氯噻嗪和氨苯蝶啶等利尿药，可减少金刚烷胺经肾清除。

二、抗疱疹病毒药物

阿昔洛韦（aciclovir，ACV）与伐昔洛韦（valacyclovir）

【体内过程】

ACV 口服生物利用度为 15% ～ 20%，进食对血药浓度影响不明显，可广泛分布至各组织与体液中，脑脊液中的药物浓度为血药浓度的 1/2，血浆蛋白结合率低，主要经肾排泄，$t_{1/2}$ 为 2 ～ 4h。伐昔洛韦为阿昔洛韦二异戊酰胺酯，ACV 为其抗病毒活性成分。伐昔洛韦水溶性好，生物利用度为 65%，口服吸收迅速，在肝内迅速水解成 ACV。两药均不被肝细胞色素 P450 酶所代谢。

【药理作用特点】

药物进入被单纯疱疹病毒（HSV）感染的细胞后，在病毒腺苷激酶和细胞激酶的催化下，转化为三磷酸无环鸟苷，抑制病毒 DNA 聚合酶，通过抑制脱氧核苷三磷酸掺入疱疹病毒 DNA；与增长的 DNA 链结合，引起 DNA 链的延伸中断，通过以上两种方式抑制病毒 DNA 合成。对 HSV Ⅰ型和Ⅱ型作用最强，对带状疱疹病毒（VZV）的作用较弱，对 EB 病毒有一定作用，仅高浓度时抑制巨细胞病毒（CMV）。

【临床应用及评价】

HSV感染的首选药，主要用于 HSV 引起的生殖器感染、皮肤黏膜感染、角膜炎及疱疹病毒脑炎和带状疱疹。对免疫缺陷者或正在接受放疗、化疗的患者，本药可预防 HSV、VZV 感染的发生。与其他药合用可治疗乙型肝炎。

【不良反应与防治】

不良反应较少。最常见的不良反应为胃肠道功能紊乱、头痛和斑疹。静脉注射可引起静脉炎；可逆性肾功能紊乱包括血尿素氮和肌酐水平升高；神经毒性包括震颤和谵妄等；静脉注射过快可造成肾损伤。静脉滴注后 2h，患者应补充足量水分，防止肾小管内药物沉积。伐昔洛韦常见头痛、眩晕、恶心、呕吐、腹泻等，此外还有抑郁、关节痛等。

【药物相互作用】

静脉用药与干扰素或甲氨蝶呤（鞘内）合用时应慎用，因可引起精神异常。静脉用药与肾毒性药物合用可加重肾毒性，与齐多夫定合用可引起肾毒性。与青霉素类、头孢菌素类、丙磺舒合用，可增加本药的血药浓度。

泛昔洛韦（famciclovir）与喷昔洛韦（penciclovir）

泛昔洛韦口服吸收后被代谢为喷昔洛韦，后者在细胞内迅速形成三磷酸盐，可竞争性抑制疱疹病毒 DNA 多聚酶，抑制病毒 DNA 合成。可促进伤口愈合，缩短疱疹性神经痛病程，是目前有效治疗生殖器疱疹的药物之一，临床用于治疗无合并症的带状疱疹。不良反应较小。

喷昔洛韦口服难以吸收，多外用，治疗成人复发性口唇单纯疱疹。

三、抗肝炎病毒药物

根据病原学不同，病毒性肝炎分为甲、乙、丙、丁、戊型。甲型和戊型主要表现为急性感染，多为自限性，一般不采用抗病毒治疗。乙型、丙型和丁型潜伏期较长，多演变为慢性肝炎、肝硬化，是抗肝炎病毒药物主要的治疗对象。

干扰素（interferon，IFN）

干扰素有 α、β、γ 3 种。目前临床使用的是基因工程制得的干扰素。IFN-α 与聚乙二醇（Peg）复合，制备成 Peg 化干扰素（Peg-IFN），可明显延长 IFN 体内停留时间，提高抗病毒效果。

【体内过程】

口服后一般被蛋白酶分解。肌内和皮下注射时，IFN-α 吸收率在 80% 以上，$t_{1/2}$ 为 2h。不能通过血脑屏障及胎盘，仅少量由尿排出。Peg-IFN 包括 Peg-IFNα-2a 和 Peg-IFNα-2b，$t_{1/2}$ 分别为 70～90h 和 36～40h，每周注射 1 次，可达到明显疗效。

【药理作用特点】

IFN 通过阻止病毒的穿入、脱壳、抑制 mRNA 的合成或甲基化、阻止病毒蛋白的翻译或病毒装配和释放等而发挥抗病毒作用。此外，IFN 还可增强 NK 细胞、T 细胞的抗病毒活性，以及激活及促进巨噬细胞的吞噬活力而调节机体免疫功能。

【临床应用及评价】

IFN-α 是国际公认的较好治疗慢性肝炎的抗病毒药物，主要用于治疗慢性病毒性肝炎（乙、丙、丁型），亦可用于尖锐湿疣、生殖器疱疹以及 HIV 患者的卡波西肉瘤。与利巴韦林合用较单用效果更好。此外，IFN 还可治疗某些肿瘤，如毛细胞白血病、慢性髓细胞性白血病等。

【不良反应与防治】

用药初期有流感样综合征，如发热、寒战、头痛、乏力、关节酸痛等，可逐渐减轻，服用解热镇痛药可减轻或解除此类症状，也可发生骨髓暂时性抑制、皮疹、血压低等。长期应用可引起精神激动、抑郁、失眠、嗜睡、甲状腺功能异常、自身免疫病等。

【药物相互作用】

IFNα-2b 可能会改变某些酶的活性，尤其可降低细胞色素酶 P450 的活性，影响西咪替丁、华法林、茶碱、地西泮等药物的代谢。与麻醉药、催眠药和镇静药等具有中枢作用的药物合用时，会产生相互作用。

替诺福韦（tenofovir）

【体内过程】

替诺福韦几乎不经胃肠道吸收。常酯化、成盐，制成前药替诺福韦酯富马酸盐，包括富马酸替诺福韦酯（替诺福韦的前药）、富马酸丙酚替诺福韦（替诺福韦磷酰胺化的前药）。前药具有水溶性，可迅速吸收并被代谢为活性物质替诺福韦，后者被转化为活性代谢产物替诺福韦双膦酸盐。替诺福韦双膦酸盐的细胞内 $t_{1/2}$ 为 10h。本药主要经肾小球滤过和肾小管主动转运系统排泄，70% ～ 80% 以原型经尿液排出。

【药理作用特点】

替诺福韦双膦酸盐可直接竞争性地与天然脱氧核糖底物结合而抑制病毒聚合酶，导致 DNA 链合成中断。抗病毒活性强而持久，靶点选择性高，很少发生耐药性。

【临床应用及评价】

临床单用治疗未使用过任何药物的 HIV-1 患者（首次治疗），联合其他反转录酶抑制药治疗 HIV-1 感染、乙型肝炎患者。

【不良反应与防治】

常见乏力、头痛、恶心、呕吐、胃肠胀气等，其他包括骨质疏松、骨密度下降、严重肾功能不良等。肝功能不全者慎用；避免与肾毒性药物合用。

【药物相互作用】

不能与阿德福韦酯合用；与去羟肌苷合用可增加去羟肌苷的血药浓度；阿扎那韦、洛匹那韦可增加本药的血药浓度。

拉米夫定（lamivudine，LAM）

LAM 口服吸收迅速，生物利用度为 80%，$t_{1/2}$ 平均为 9h，70% 以原型经尿排出。约有 5% 被代谢为无活性的反式亚砜代谢物。LAM 口服吸收后，在外周单核细胞和肝细胞内经磷酸激酶作用，生成 5′- 三磷酸拉米夫定。后者具有抗病毒活性，通过抑制 HIV 和 HBV 反转录酶、HBV 聚合酶，终止 DNA 链延长，抑制 HBV 和 HIV 合成。临床用于成年慢性乙型肝炎患者的治疗，是目前治疗 HBV 感染最有效的药物之一；也用于 HIV 感染的治疗，单用易产生抗药性，与齐多夫定合用有协同作用。本药耐受性良好，常见不良反应有上腹不适、头晕、乏力、口干，偶有皮疹，少数患者有血小板减少、磷酸肌酸激酶增高。长期使用，病毒可变异产生耐药性。与甲氧苄啶、磺胺甲噁唑等具有相同排泄机制的药物合用时，LAM 的血药浓度可增加 40%，无临床意义，但有肾功能损害的患者需注意。与齐多夫定合用时，可增加后者的血药峰浓度。

恩替卡韦（entecavir）

该药为鸟嘌呤核苷类似物，在细胞内被磷酸激酶转化为具有抗病毒活性的三磷酸盐，后者可明显抑制 HBV DNA 聚合酶和反转录酶，具有较强的抗 HBV 能力，且能抑制肝细胞内的 cccDNA。临床用于治疗慢性乙型肝炎患者；可作为抗 HBV 感染的联合用药，对野生型和耐拉米夫定的 HBV 效果好。耐受性好，长期应用，耐药的发生率也较低。最常见不良反应有 GPT 升高、疲乏、眩晕、恶心、腹痛、腹部不适、上腹疼、肝区不适、肌痛等。肾功能不全患者，建议调整给药剂量。停药有时会使肝脏疾病病情加重，应在医师指导下改变治疗方法。服用降低肾功能或竞争性通过肾小球主动分泌的药物时，同时服用本药可增加这两类药物的血药浓度。与拉米夫定、阿德福韦、替诺福韦同时服时，不会引起明显的药物相互作用。

替比夫定（telbivudine，LdT）

一次口服 LdT 600mg，1 ～ 4h（中值为 2h）后 C_{max} 为 3.69±1.25μg/ml，1 次 / 日，连续 5 ～ 7 日后达到稳态血药浓度，食物不影响药物吸收。药物主要以原型经尿液排泄。该药是 D- 胸腺嘧啶核苷的左旋对映体，口服吸收后经细胞激酶的作用转化为三磷酸替比夫定，后者可抑制 HBV DNA 聚合酶活性，并掺入病毒 DNA，导致 DNA 链合成终止，抑制 HBV 复制。用于有病毒复制证据以及有血清转氨酶（GPT 或 GOT）持续升高，或肝组织活动性病变证据的慢性乙型肝炎成人患者。常见不良反应有头晕、头痛、乏力、恶心、皮疹、血肌酸激酶升高，严重不良反应有乳酸酸中毒、横纹肌溶解综合征等。肌酐清除率＜ 50ml/min 的患者及正接受血液透析（血透）治疗的终末期肾病（ESRD）患者需要调整给药间隔。LdT 主要通过被动扩散消除，与其他通过肾排泄消除的药物产生相互作用的可能性很低。同时服用可改变肾功能的药物可能影响 LdT 的血药浓度。

阿德福韦酯（adefovir dipivoxil，ADV）

ADV 单次 10mg 口服生物利用度约为 59%，服后 0.58 ～ 4h（中值为 1.75h）后 C_{max} 为 9.66±30.56ng/ml。阿德福韦通过肾小球滤过和肾小管主动分泌的方式经肾排泄。ADV 在体内迅速水解为阿德福韦，后者在细胞内被磷酸激酶转化为有抗病毒活性的二磷酸盐，通过对天然底物二脱氧三磷酸腺苷的竞争作用，抑制 HBV DNA 聚合酶，并吸收及掺入病毒 DNA，中止 HBV 复制。本药与 LAM 无交叉耐药性。用于 HBeAg 和 HBV DNA 阳性，GPT 增高的慢性乙型肝炎患者，特别是 LAM 耐药的患者。不良反应发生率低，常见乏力、头痛、腹痛、恶心、食欲缺乏等。大剂量时有一定的肾毒性，主要表现为血清肌酐升高和血清磷降低。不能超过推荐剂量使用，患者要定期监测生化指标（含肝功能和肾功能）。

四、抗 HIV 药物

（一）核苷类反转录酶抑制药（nucleoside reverse transcriptase inhibitors，NRTI）

NRTI 是第一类临床用于治疗 HIV 阳性患者的药物，为脱氧核苷的类似物，均需在细胞内经不同激酶逐步转化为活性三磷酸衍生物，可抑制反转录酶，阻碍前病毒 DNA 合成。

齐多夫定（zidovudine，AZT）

【体内过程】

AZT 可口服或静脉注射。口服吸收迅速，生物利用度为 52% ～ 75%，食物可延缓其吸收。血浆蛋白结合率约为 35%，可分布到大多数组织和体液，脑脊液中药物浓度可达血药浓度的 60% ～ 65%。本药在细胞内代谢生成活性型三磷酸齐多夫定，主要在肝与葡糖醛酸结合而失活，主要经肾排泄，$t_{1/2}$ 为 1h。

【药理作用特点】

AZT 经宿主细胞内胸苷激酶和胸苷酸激酶的磷酸化作用，形成活化型齐多夫定三磷酸，后者可竞争性抑制 HIV 病毒的反转录酶，抑制病毒 DNA 的合成、运送和整合至宿主细胞核，抑制病毒复制。有抗 HIV-1 和 HIV-2 活性。

【临床应用及评价】

第一个抗 HIV 感染的药物，治疗 HIV 感染的首选药。可降低 HIV 感染患者的发病率，延长其存活期；显著降低 HIV 的垂直传播率，可用于 HIV 阳性的怀孕妇女及新生儿；治疗 HIV 诱发的痴呆和血栓性血小板减少症。为增强疗效、防止或延缓耐药性产生，临床上须与其他抗 HIV 药合用。

【不良反应及防治】

常见头痛、恶心、呕吐和肌痛；部分患者（25%）出现骨髓抑制，如白细胞减少、血小板减少和贫血等，必要时输血、减少用药量或停止治疗；中性粒细胞计数或血红蛋白水平异常低下者禁用。大剂量出现焦虑、精神错乱和震颤。肝功能不全患者服药后更易发生毒性反应，严重肝功能减退患者应减量。使用本药时应定期检查血常规和心电图。

【药物相互作用】

不可与司他夫定合用；不能与对乙酰氨基酚、阿司匹林、西咪替丁、保泰松、吗啡、磺胺药、阿昔洛韦、丙磺舒等合用。美沙酮、氟康唑、丙戊酸、苯妥英钠等可增加本药血药浓度；氟胞嘧啶、抗癌药物可增强本药对骨髓的抑制，避免与这些药物合用。

恩曲他滨（emtricitabine，FTC）

FTC 口服吸收良好、迅速，分布广泛，给药 1～2h 血药浓度达峰值，生物利用度为 93%。主要以原型经肾排泄，也可经肾小球滤过和肾小管主动分泌，$t_{1/2}$ 为 8～10h。可空腹服用或与食物同服。本药对 HIV-1 和 HBV 有良好的抑制作用。抗 HIV-1 机制为：通过体内多步磷酸化，形成活性三磷酸酯，竞争性地抑制 HIV-1 反转录酶；同时与天然 5- 磷酸胞嘧啶竞争，掺入到病毒 DNA 的合成过程，导致 DNA 链合成中断。与其他抗反转录病毒药合用，可治疗成人 HIV-1 感染；用于慢性乙型肝炎的治疗。不良反应包括轻、中度头痛、腹泻、恶心和皮疹。

（二）非核苷类反转录酶抑制药（non-nucleoside reverse transcriptase inhibitors，NNRTI）

NNRTI 抑制 HIV-1 作用很强，但对 HIV-2 无抑制活性。这类药物易产生耐药性，只需一个核苷酸变异，即可产生耐药，且对其他 NNRTI 产生交叉耐药。

奈韦拉平（nevirapine，NVP）

【体内过程】

NVP 口服吸收率＞90%，体内分布广泛，大部分经肝代谢为无活性的代谢产物，经粪便和尿液排泄。可诱导 P450 酶。单次和多次给药的 $t_{1/2}$ 分别为 45h 和 25～30h。

【药理作用特点】

可直接结合反转录酶并破坏催化位点，抑制反转录酶活性，特异性地抑制 HIV-1 的复制。药物本身具有抗病毒活性，无须在细胞内激活，也不与三磷酸核苷竞争病毒的反转录酶。对 HIV-2 病毒的反转录酶及真核细胞 DNA 聚合酶无抑制作用。

【临床应用及评价】

NVP 常与其他抗反转录病毒药物联合，用于治疗 HIV-1 成人和儿童感染者，也可单独用于预防 HIV-1 垂直传播。本药因诱导产生耐药株的速度很快，具有交叉耐药性，因此不应单独使用。

【不良反应及防治】

最常见不良反应为皮疹和肝功能异常，严重的肝毒性罕见。须加强监测，一旦出现肝不良反应或严重皮肤反应，应终生停用本药。其他常见的不良反应有发热、恶心、头痛和嗜睡。应用本药治疗最初 8 周，需对患者进行严密的监测，及时发现潜在的严重和威胁生命的不良反应。另外，必须严格遵守剂量要求。

【药物相互作用】

NVP 是肝细胞色素 P450 代谢酶的诱导药，可以降低主要由 CYP3A、CYP2B 代谢的药物的血药浓度。NVP、AZT 和双脱氧肌苷三药合用治疗 HIV-1 成年患者后，52% 患者的血浆 HIV-1 RNA 低于每毫升 400 个拷贝。与利福平合用时，可使本药血药浓度降低；禁止与酮康唑合用；与美沙酮合用时，需增加美沙酮的剂量。

依非韦伦（efavirenz，EPV）

EPV 的药理作用与 NVP 相同，可与其他抗 HIV-1 药物联用治疗 HIV-1 感染。本药耐受性良好，最常见的不良反应为皮疹、神经系统症状和消化道症状。

（三）蛋白酶抑制药（protease inhibitors，PI）

HIV-1 蛋白酶为 HIV 复制的关键酶，它可将病毒 *gag* 及 *pol* 基因编码的多蛋白水解成功能蛋白及结构蛋白，促成病毒的成熟。蛋白酶活性被抑制，可使病毒 gag-pol 多蛋白前体不能裂解为功能蛋白，而形成无感染活性的病毒颗粒，因而抑制病毒复制。PI 与 NRTI 联合用药，治疗效果非常显著，但 PI 不良反应较大（脂肪代谢障碍、高脂血症等），患者依从性较差（因服药量大

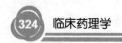

及服药次数多）。

利托那韦（ritonavir，RTV）

RTV 与其他抗 HIV 药物合用，可用于治疗 HIV 感染。用药后可减少获得性免疫缺陷综合征（AIDS，艾滋病）相关并发症状的发生、降低病死率。常见不良反应为全身乏力、不适等全身症状，以及消化道症状、神经系统症状和皮疹等过敏表现。

洛匹那韦（lopinavir）/ 利托那韦（ritonavir）

本药是洛匹那韦和利托那韦的复方制剂，利托那韦可抑制细胞色素 CYP3A 酶，从而增加洛匹那韦的血药浓度。洛匹那韦和利托那韦均可抑制病毒 gag-pol 多聚蛋白前体裂解为功能蛋白，形成无感染活性的病毒颗粒。可与其他抗反转录病毒药合用治疗 HIV 感染。常见不良反应为腹泻、恶心、血脂异常，也可出现头痛、转氨酶升高。

（四）整合酶抑制药

整合酶抑制药是 HIV 整合酶的链转移抑制药。HIV-1 前病毒 DNA 整合进入宿主细胞染色体 DNA 是 HIV 复制的关键和重要步骤之一，整合酶催化 DNA 链转移进入宿主细胞基因组，是 HIV 抗病毒治疗的天然靶标。

拉替拉韦（raltegravir，RAL）

【体内过程】

RAL 口服吸收迅速，$t_{1/2}$ 约为 9h。口服后约 51% 和 32% 经粪便和尿液排泄。

【药理作用特点】

抑制 HIV 整合酶，可防治感染早期 HIV 基因组共价插入或整合到宿主细胞基因组中，整合失败的 HIV 基因组无法引导生成新的感染性病毒颗粒，可预防病毒感染传播。RAL 对包括 DNA 聚合酶 α、β 和 γ 在内的人体磷酸转移酶无明显抑制作用。

【临床应用及评价】

与其他抗反转录病毒药物联合使用，可用于治疗 HIV-1 感染，与其他活性药物联合使用时产生治疗应答的可能性更大。本药是第一个被 FDA 批准控制 HIV 感染的整合酶抑制药类药物。长期疗效较好，但抗耐药性较低。患者服用不方便，需 2 次 / 日。

【不良反应及防治】

常见腹泻、恶心、头痛、发热等，少见腹痛、乏力及肝、肾损害等。

【药物相互作用】

本药主要通过尿苷二磷酸葡萄糖苷转移酶 1A1（UGT1A1）介导的葡糖醛酸化途径代谢清除，与 UGT1A1 强诱导药（如利福平）联用时，可降低本药血药浓度；与 UGT1A1 强抑制药（如阿扎那韦）联用时，可升高本药血药浓度，但升高幅度不大，无需调整剂量。不推荐同时服用本药和含铝和（或）含镁的抗酸药，因后者可降低本药的吸收。

多替拉韦（dolutegravir，DTG）

DTG 口服吸收迅速，血浆蛋白结合率约为 99.3%。主要经 UGT1A1 代谢，少量通过 CYP3A 代谢，$t_{1/2}$ 约为 14h。通过与整合酶活性位点结合，抑制 HIV 整合酶而发挥作用。临床与其他抗反转录病毒药物联合使用，可用于成人和年满 12 岁儿童 HIV-1 感染者。能够快速降低病毒载量，无需合并使用用考比司他，交叉耐药性较少。不良反应常见失眠、头痛、头晕、异常做梦、抑郁等精神和神经系统症状，以及恶心、腹泻、呕吐、皮疹、瘙痒、疲乏等。少见超敏反应（包括皮疹、全身症状）和器官功能损伤（包括肝损伤）、降低肾小管分泌肌酐。由于通过 UGT1A1 代谢灭活，因此与其他药物的相互作用较多，临床可通过调整剂量来降低药物间的相互作用。禁止与抗心律失常药多非利特、吡西卡尼合用。

（五）融合抑制药

恩夫韦肽（enfuvirtide）

【体内过程】

恩夫韦肽皮下注射给药 90mg 后生物利用度为 84%，血浆蛋白结合率为 92%，主要与白蛋白结合，少量与 α- 酸性蛋白结合。$t_{1/2}$ 约为 3.8h。本药为多肽药物，代谢产物为结构中的氨基酸，在体内会被再利用。

【药理作用特点】

本药为 HIV-1 跨膜融合蛋白 gp41 内高度保守序列衍生而来的一种合成肽类物质，对不同辅助受体的 HIV-1 亚型株有很强的抑制活性，它能与 HIV-1 病毒转膜糖蛋白 gp41 亚单位的 HR1 结合，阻止病毒膜和宿主靶细胞膜融合，阻断病毒入侵宿主细胞。对 HIV-2 复制无影响。

【临床应用及评价】

用于 HIV-1 感染，推荐用于抢救治疗。皮下注射给药 32 周可明显降低患者 HIV-RNA 病毒载量，增加 CD_4 细胞数量。对用其他抗 HIV 药治疗 24 周后的患者，再联用恩夫韦肽，可获得更为明显的效果。

【不良反应及防治】

不良反应有失眠、焦虑、周围神经病变、疲乏，也可产生抑郁，以及食欲缺乏、胰腺炎、腹泻、恶心等。有报道本药可引起嗜酸性粒细胞增多；中性粒细胞、血小板减少；肾功能不全及肾衰竭。皮肤注射部位反应发生率高达 98%，包括疼痛、红斑、硬结、结节、囊肿等，宜选择上臂、大腿前面、腹部等部位轮流注射，已发生注射反应部位不可再次注射。

（六）进入抑制药

马拉维若（maraviroc）

马拉维若口服吸收迅速但有差异性，最大吸收时间是口服后 1 ~ 4h。极易进入脑脊液，脑脊液内药物浓度超过血药浓度的 4 倍。大多数药物（≥ 75%）通过粪便排泄，大约 20% 经尿排出。根据患者肾功能和合并使用 CYP3A 诱导药或抑制药而选择本药使用剂量。本药可特异性和选择性地结合宿主蛋白 CCR5，阻断了 HIV-1 gp120 与 CCR5 结合，从而抑制 HIV-1 进入 CD_4 细胞。对 CXCR4 双或混合趋向性的 HIV-1 无效。与其他抗反转录病毒药物联合使用，可用于治疗成人 CCR5 趋向性的 HIV-1 感染。不良反应有咳嗽、肌肉疼痛、腹泻、睡眠障碍，有增加心肌梗死的可能。严重肾功能障碍患者慎用。

五、其他抗病毒药物

利巴韦林（ribavirin）

利巴韦林口服吸收迅速，生物利用度约为 45%，少量可经气溶吸入。呼吸道分泌物中的药物浓度大多高于血药浓度。药物能进入红细胞内，且蓄积量大。长期用药后脑脊液内药物浓度可达同期血药浓度的 67%。本药可透过胎盘，也能进入乳汁。在肝内代谢，$t_{1/2}$ 为 0.5 ~ 2h。主要经肾排泄，72 ~ 80h 尿排泄率为 30% ~ 55%，72h 粪便排泄率约为 15%。本药为广谱抗病毒药，体外可抑制呼吸道合胞病毒、流感病毒、甲肝病毒、腺病毒等多种病毒的生长，机制不完全清楚。药物进入被病毒感染的细胞后迅速磷酸化，其产物可抑制肌苷单磷酸脱氢酶、流感病毒 RNA 多聚酶和 mRNA 尿苷转移酶，引起细胞内尿苷三磷酸减少，损害病毒 RNA 和蛋白质合成，从而抑制病毒复制和传播。对急性甲型和丙型肝炎有一定疗效，对呼吸道合胞病毒肺炎和支气管炎效果最佳。静脉滴注可治疗流行性出血热或麻疹并发肺炎，滴鼻可用于防治病毒性上呼吸道感染。常见贫血、乏力等不良反应，停药后即消失。孕妇禁用。不能与齐多夫定合用。

板 蓝 根

板蓝根是十字花科植物菘蓝的干燥根，功能为清热解毒、凉血利咽，用于瘟疫时毒、发热咽痛、温毒发斑、丹毒、痈肿。体外和动物实验均证明，板蓝根有明显的抗病毒作用，如流感病毒、腺病毒、流行性腮腺炎病毒、单纯疱疹病毒、柯萨奇病毒、出血热病毒等。

第三节 抗病毒药物的合理应用

病毒性疾病的治疗中，根据患者的具体情况，选择安全、有效的抗病毒药物，对获得满意的临床疗效具有重要意义。抗病毒药物的合理应用应注意以下几点。

1. 根据病毒种类，合理选择抗病毒药物 应先确定是否为病毒感染或何种病毒感染，再选用相应抗病毒药物。如奥司他韦可抑制流感病毒的复制和致病性，临床用于流感的预防和治疗。某些特殊情况下，在病原体不完全明确时，可选择能够覆盖可能病毒的广谱抗病毒药物，待病原体明确后再换用针对性的抗病毒药。

案例 25-1

患者，男，78岁，因"高热1天伴咳嗽"就诊。体温39.5℃，伴有头痛、肌肉酸痛、寒战、乏力、食欲缺乏。发病前7d有与流感患者接触史。乙型流感病毒核酸检测（+），既往有糖尿病史。诊断为：乙型流感。

问题： 患者应选用何药进行治疗？

解析： 患者确诊为乙型流感，年龄＞65岁，且有糖尿病史，感染流感病毒后较易发展为重症病例，国家卫生健康委员会《流行性感冒诊疗方案》（2020版）建议应尽早给予抗病毒药物治疗。因病原体为乙型流感病毒，可选用神经氨酸酶抑制药，如奥司他韦，每次75mg，2次/日；或扎米拉韦（吸入喷雾剂），每次10mg，2次/日，连续5d。M_2离子通道抑制药对乙型流感无效。针对患者的体温升高、头痛、肌肉酸痛等症状，可选用解热、镇痛、抗炎药对症处理。

---

2. 抗病毒药物治疗时机的选择 不同病毒感染引起的病毒性疾病，抗病毒药物治疗时机选择也不尽相同。确诊或高度怀疑流感症状患者、流感重症的高危人群（儿童、老年人、孕妇、有慢性基础疾病者）出现症状者，发病48h内尽早使用奥司他韦、扎那米韦和帕拉米韦等。带状疱疹发疹后24～72h开始使用阿昔洛韦、伐昔洛韦、泛昔洛韦等。急性病毒性肝炎除丙型肝炎外，一般不选择抗病毒药物治疗。慢性乙型肝炎排除其他原因外GPT持续异常升高、有肝硬化的客观指标等情况时，首选恩替卡韦、富马酸替诺福韦酯、富马酸丙酚替诺福韦治疗。成人和青少年一旦确定HIV感染，立即选用抗病毒药物治疗。

案例 25-2

患者，男，60岁，因"慢性乙型肝炎20年，乏力、食欲缺乏2个月"入院治疗。20年前检查患者发现乙肝表面抗原阳性，诊断为乙肝表面抗原携带者，未予抗病毒治疗，未定期复查。2个月前出现乏力、食欲缺乏入院时检查，血清HBsAg（+），HBeAg（+），抗HBC（+），HBV-DNA $6×10^6$U/ml，GPT 60U/L，肝组织学检查有明显的炎症（G3S），腹部CT提示肝硬化。

问题： 该患者是否需要抗病毒治疗？应该选用哪些药物？

解析： 该患者影像学提示肝硬化，且HBV DNA阳性，肝组织学提示G3S，根据《慢性乙型肝炎防治指南（2019年版）》建议，需抗病毒治疗。因患者肝硬化，需慎重使用Peg-IFNα。如果该患者是初治患者，首选一线药物进行治疗，如恩替卡韦、替诺福韦或者丙酚替诺福韦进行治疗。正在使用非一线抗病毒药物治疗的患者，建议换用一线药物治疗，以进一步降低耐药风险和低病毒血症的发生率。

3. 抗病毒药物的联合应用和耐药性 某些抗病毒药物作用位点单一，单独使用效果不佳。此外病毒具有易变异的特性，长期应用单一抗病毒药物时，病毒容易产生耐药性。不同抗病毒药联合应用，可增加疗效，减少耐药性的产生。如成人和青少年艾滋病患者初始抗病毒治疗时可联合用药，两种 NRTI[替诺福韦 + 拉米夫定（恩曲他滨），或丙酚替诺福韦 / 恩曲他滨复方制剂] 加一种 NNTRI[依非韦伦（不推荐用于病毒载量每毫升 > $5×10^5$ 拷贝的患者）或利匹韦林（仅用于病毒载量每毫升 < $5×10^5$ 拷贝和 CD4$^+$T 淋巴细胞计数每微升 > 200 个的患者）或一种 PI（洛匹那韦 / 利托那韦）或一种 INSTI（多替拉韦或拉替拉韦）]。

4. 不同病理状态的抗病毒药物应用 肝是最主要的药物代谢器官，肾在药物的代谢和清除中也起着极其重要的作用。肝、肾功能损伤易引起抗病毒药物在体内蓄积，甚至发生毒性反应。如肾功能不全的患者，要根据肾功能调整奥司他韦剂量。肾功能持续下降者，立即停用阿昔洛韦，换用泛昔洛韦或其他抗病毒药物继续治疗。

思 考 题

1. 试述抗流感病毒的药物有哪些及其临床应用评价。
2. 试述抗 HIV 病毒的药物分类。在临床治疗疾病时应如何选用？
3. 试述慢性乙型肝炎患者抗病毒治疗的药物选择。

（李成檀 楼剑书）

第二十六章 抗恶性肿瘤药物的临床应用

学习目标

掌握：常用抗恶性肿瘤药物的药理作用、临床应用及不良反应。

熟悉：抗恶性肿瘤药物的分类和作用机制；中西医结合抗肿瘤的优势和意义。

了解：抗恶性肿瘤药物的耐药机制及防治；抗恶性肿瘤药物的合理应用。

第一节 抗恶性肿瘤药的药理学基础

恶性肿瘤，指细胞不正常增生且可能侵犯到身体其他部位，是控制细胞分裂增殖机制失常引起的疾病。恶性肿瘤严重威胁着人类健康和生命，在全球范围每年可造成上千万患者死亡。目前，恶性肿瘤主要采用手术切除、放射治疗、化学治疗等手段相结合的综合疗法。由于恶性肿瘤高转移性的特点及手术和放射治疗作用的局限性，化学治疗作为一种全身性治疗手段在肿瘤治疗领域占据着极其重要的地位。自1942年吉尔曼使用氮芥治疗淋巴瘤开始，抗恶性肿瘤药物不断发展，近年来，随着对肿瘤病因学等研究的深入，抗恶性肿瘤药在靶向治疗和免疫治疗等领域逐步开拓新模式，个体差异化综合治疗方法使患者生存期延长、治愈率提高。

一、抗恶性肿瘤药物的作用机制

抗恶性肿瘤药物主要是通过抑制肿瘤细胞生长、诱导肿瘤细胞死亡而达到抗肿瘤效果。肿瘤细胞群包括增殖细胞群、静止细胞群（G_0期）和无增殖能力细胞群，传统的化疗药物主要针对增殖细胞群，通过影响细胞周期的生化事件对处于不同时相的肿瘤细胞产生毒作用。然而，这种靶向增殖细胞以DNA为靶点杀灭细胞的药物缺乏足够的选择性，在杀伤肿瘤细胞的同时，对非肿瘤细胞也产生不同程度的损伤，这促使了非细胞毒性药物的发展。非细胞毒性药物主要以肿瘤病理过程的关键调控分子等为靶点，具有高选择性和高治疗效率，因而临床优势明显。

（一）抗恶性肿瘤药物作用的细胞生物学机制

细胞由一次分裂结束到下一次分裂完成的时间为一个细胞增殖周期。根据细胞内DNA含量的变化，可将增殖周期分为四期：G_1期，即DNA合成前期，为DNA合成做准备；S期，即DNA合成期，同时合成RNA和蛋白质；G_2期，即DNA合成后期，DNA合成停止，继续合成RNA和蛋白质，为细胞分裂作准备；M期，即有丝分裂期，一个母细胞分裂成为两个子细胞。此外，细胞离开增殖周期并停止分裂的阶段称为G_0期。依据药物对处于增殖周期不同阶段肿瘤细胞的作用差异，将药物抗肿瘤机制分为细胞周期非特异性作用和细胞周期特异性作用。细胞周期非特异性作用是指对处于增殖周期各时相的细胞甚至包括G_0期细胞发挥杀灭作用，如直接破坏DNA结构的烷化剂、铂类配合物及抗肿瘤抗生素等，此类药物对肿瘤细胞的作用较强，能迅速杀死肿瘤细胞；细胞周期特异性作用是指仅对增殖周期的某些时相发挥效应，而对G_0期细胞不敏感，如作用于S期细胞的抗代谢药物和作用于M期细胞的长春碱类药物，此类药物对于肿瘤细胞的作用效果较弱，需要一定时间才能实现杀灭作用（图26-1）。

（二）抗恶性肿瘤药物作用的生物化学机制

抗恶性肿瘤药物作用的生物化学机制，是指药物在肿瘤细胞核酸合成、DNA复制、RNA合成、蛋白质合成等过程发挥作用，实现抗肿瘤效应（图26-2）。

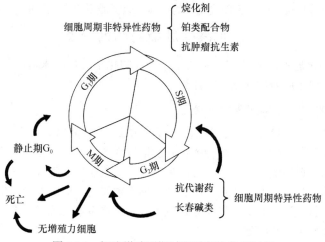

图 26-1 细胞增殖周期过程及药物作用时相

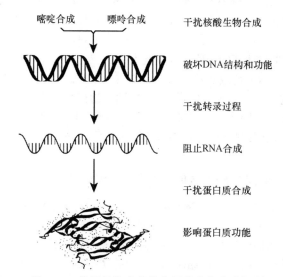

图 26-2 抗恶性肿瘤药物作用的生物化学机制

1. 干扰核酸生物合成 核苷酸是核酸的基本结构单位，其合成需要嘌呤、嘧啶等前体物质。药物可通过下列方式阻止核酸生成：①阻止嘌呤类核苷酸形成，如 6- 巯嘌呤；②阻止嘧啶类核苷酸合成，如 5- 氟尿嘧啶；③抑制二氢叶酸还原酶，如甲氨蝶呤；④抑制 DNA 多聚酶，如阿糖胞苷；⑤抑制核苷酸还原酶，如羟基脲。

2. 影响 DNA 结构和功能 该类药物主要破坏 DNA 结构或抑制拓扑异构酶活性，影响 DNA 复制和修复功能。如烷化剂通过产生 DNA 链内或链间交联从而破坏 DNA 结构；喜树碱类以拓扑异构酶为靶点，抑制 DNA 复制。

3. 干扰转录过程阻止 RNA 合成 该类药物能嵌入 DNA 碱基对之间，与 DNA 结合形成复合物，抑制 RNA 转录酶功能，阻止 mRNA 的形成，干扰转录过程，如放线菌素 D、柔红霉素。

4. 干扰蛋白质合成与功能 该类药物或使蛋白质的合成受阻，或影响蛋白质功能的发挥。主要方式有：①抑制微管蛋白，如长春碱类、紫杉醇类；②干扰核糖体功能，如三尖杉生物碱类；③影响氨基酸供应，如 L- 门冬酰胺酶。

5. 其他 通过靶向肿瘤病理过程关键调控分子抑制肿瘤进程，实现抗肿瘤效应。如靶向 *KRAS*（kirsten rat sarcoma viral oncogene homologue）、*EGFR*（epidermal growth factor receptor）等基因的小分子抑制药、以细胞信号转导分子为靶点的酪氨酸激酶抑制药、MAPK（mitogen-activated protein kinase）信号转导通路抑制药、针对免疫检查点的抗体、改变激素失调状态的某些激素或其拮抗药等。

二、抗恶性肿瘤药物的分类

目前临床常用的抗恶性肿瘤药物，主要根据药物的化学结构与来源、药物作用的生化机制、药物对细胞周期或时相作用的特异性进行分类。

（一）根据药物的化学结构和来源分类

1. 烷化剂　氮芥类、乙烯亚胺类、亚硝基脲类、烷基磺酸酯类等。

2. 抗代谢物　碱基、嘌呤、嘧啶类似物；叶酸拮抗物等。

3. 抗肿瘤抗生素　蒽环类、丝裂霉素、博来霉素类、放线菌素类等。

4. 植物类抗癌药　长春碱类、喜树碱类、三尖杉生物碱类、鬼臼毒素衍生物等。

5. 激素类　肾上腺皮质激素类、雌激素及抗雌激素、雄激素及抗雄激素、孕激素类等。

6. 其他类　铂类配合物和酶等。

（二）根据抗肿瘤作用的生化机制分类

1. 干扰核酸生物合成药物　如叶酸拮抗物、嘧啶拮抗物、嘌呤拮抗物、核苷酸还原酶抑制药、DNA 多聚酶抑制药等。

2. 直接影响 DNA 结构和功能的药物　如烷化剂等。

3. 干扰转录过程抑制 RNA 合成药物　如抗肿瘤抗生素类。

4. 干扰蛋白质合成的药物　如长春碱类、三尖杉酯碱类等。

5. 激素类药物　包括肾上腺皮质激素类、雌激素药物、雄激素药物及其拮抗物等。

6. 分子靶向药物　如蛋白酪氨酸激酶抑制药、蛋白酶体抑制药、血管内皮细胞生长因子抗体等。

（三）根据对细胞周期或时相的特异性分类

1. 细胞周期非特异性药物（cell cycle nonspecific agents，CCNSA）　此类药物无选择性地直接作用于细胞增殖周期的各个时相，甚至是 G_0 期的细胞，作用较强，可迅速杀伤肿瘤细胞，其剂量与疗效呈正相关。此类药物包括烷化剂、铂类配合物及抗肿瘤抗生素类等。

2. 细胞周期特异性药物（cell cycle specific agents，CCSA）　此类药物只对细胞周期的某一时相发挥作用，包括：① S 期特异性药物，如叶酸拮抗物、嘧啶拮抗物、嘌呤拮抗物；② G_2 期特异性药物，如博来霉素；③ M 期特异性药物，如长春碱类。

三、抗恶性肿瘤药物的毒性及防治

（一）抗恶性肿瘤药物的毒性反应

抗恶性肿瘤药物的毒性反应按发生时序的远近分为近期毒性反应和远期毒性反应。根据反应发生的特点，近期毒性又分为共有毒性反应和特有毒性反应。通常情况下，毒性反应的严重程度与用药剂量成正比，剂量愈大，毒性反应愈严重。

1. 近期毒性反应

（1）共有毒性反应：发生时间一般较早，多见于增殖迅速的组织，通常产生骨髓抑制、消化道反应、脱发等毒性反应。①对骨髓的毒性：抗恶性肿瘤药物对新陈代谢活跃的骨髓干细胞表现强抑制作用，导致白细胞和血小板缺乏，甚至全血细胞降低，患者易出现贫血、出血、感染等。除激素类、博来霉素和 L- 门冬酰胺酶外，大多数抗恶性肿瘤药物均导致不同程度的骨髓抑制。②对消化系统的毒性：抗恶性肿瘤药物诱导肠嗜铬细胞释放 5- 羟色胺（5-hydroxytryptamine，5-HT），并通过 5- 羟色胺 -3 受体（5-hydroxytryptamine-3 receptor，$5\text{-}HT_3R$）将信号传递到大脑从而导致呕吐反射，反应强度与用药剂量呈正相关。③对毛囊的毒性：细胞毒类抗肿瘤药物会攻击身体内快速分裂的细胞，包括正在分裂的毛发基质细胞，引起脱发。

（2）特有毒性反应：此毒性反应较共有毒性反应出现晚，一般长期大剂量用药后发生，不仅累及心、肝、肺、肾等主要器官，还可对遗传物质产生损害。①对心、肺、肝、肾、膀胱等器官的毒性：蒽环类药物可通过氧化、应激等引起细胞死亡，造成累积的心脏损伤和内源性心脏修复功能失衡，最终导致心力衰竭；分子靶向药可通过直接损伤肺泡上皮细胞或肺泡毛细血管内皮细胞，释放细胞因子，诱发炎症反应引起肺损伤；抗恶性肿瘤药物在代谢过程产生氧自由基可诱发肝细胞坏死或凋亡，引起肝损伤；顺铂等可通过诱导近端肾小管细胞死亡产生肾毒性；环磷酰胺代谢物丙烯醛与膀胱黏膜通过共价键结合，引起黏膜损伤，导致出血，引起对膀胱的毒性。②对神经系统的毒性：周围神经病变是抗恶性肿瘤药物引起的常见不良反应，呈剂量依赖性，临床多表现为感觉神经受累，其可能与药物对神经细胞微管损伤导致的功能障碍等相关。③过敏反应：可表现出颜面发红、荨麻疹、发绀等症状，包括输液反应和即时过敏反应。如靶向药物与靶向分子等相互作用后释放的细胞因子运行到全身各处可引起不同程度的过敏反应，较易发生过敏反应的药物有紫杉醇、多西他赛等。

2. 远期毒性反应　多发于生存期长的患者，包括生长迟缓、不育、肝纤维化、神经损害和第二原发肿瘤，在儿童和青年患者中尤为常见。

（二）抗恶性肿瘤药物常见毒性的防治

> **案例 26-1**
> 　　患者，女性，55 岁，绝经 2 年，因消瘦、乏力、腹胀、排尿频繁入院，诊断为"上皮性卵巢癌Ⅱ期"，采用卡铂联合紫杉醇的化疗方案，无既往病史。
> 　　**问题：** 化疗过程中可能出现的不良反应有哪些？怎样进行防治？
> 　　**解析：** 卡铂联合紫杉醇使用后，患者可能出现骨髓抑制、胃肠道反应、过敏等副作用；在化疗过程中要注意对不良反应的监测，对症缓解。如针对骨髓抑制导致的白细胞降低，可配合使用升白细胞药物；针对恶心、呕吐等胃肠道反应，可使用 5-HT$_3$R 拮抗药配合质子泵抑制药等进行防治；针对紫杉醇导致的过敏反应，可在化疗前使用地塞米松等药物进行预处理。

1. 骨髓抑制　在使用可能导致骨髓抑制的药物时，应定期进行血常规检查，当白细胞及血小板等指标出现异常时，应停药观察并对症治疗，包括使用升白细胞、血小板的药物。

2. 消化道毒性　出现恶心、呕吐等症状时，使用 5-HT$_3$R 拮抗药、激素类（如地塞米松）等对症治疗。

3. 心脏毒性　抗肿瘤治疗前应评估患者心脏功能，用药过程中严格监测心电图、心功能，应用血管紧张素转换酶抑制药等用于缓解心脏毒性，同时需要注意低盐饮食、卧床休息。

4. 肺毒性　高龄、肺功能不良、肺或纵隔有放疗史的患者均需慎用药；已产生的肺损害若无有效治疗手段，应立即停药；谷胱甘肽、维生素 E 等抗氧化药或者皮质激素可降低肺毒性；抗生素等可预防肺部感染。用药过程中需配合使用肺功能检查监测。

5. 肝毒性　通过监测血清中丙氨酸氨基转移酶、γ- 谷氨酰转移酶等酶学指标诊断，应用保肝药物降低转氨酶；症状需要注意区别于原发性、转移性肝癌和病毒性肝炎。

6. 肾毒性　化疗前评估患者的肾功能，对于肾功能异常的患者，可以在使用利尿药时合用肾血管扩张药等。

7. 脱发　患者可使用冰帽冷却头皮，此法可在一定程度上预防脱发，但实际效果有限。

8. 过敏　应在有专业知识的医护人员监管下使用有可能发生过敏反应的药物，及时作出处理。如可使用地塞米松、苯海拉明和西咪替丁（或雷尼替丁）预防性处理紫杉醇过敏。

四、恶性肿瘤的耐药性及防治

肿瘤的耐药性是抗肿瘤药物治疗失败的主要原因，一旦肿瘤细胞产生耐药性，抗肿瘤药物就不能有效杀死肿瘤细胞，持久性耐药的肿瘤细胞会继续存活，使肿瘤治疗陷入困境，甚至导致肿瘤转移、复发。了解肿瘤耐药的发生机制，对于延缓肿瘤耐药、增强肿瘤细胞对药物的敏感性、提高恶性肿瘤的治愈率，具有非常重要的意义。

（一）肿瘤耐药的机制

肿瘤耐药性可以是天然存在，也可以是后天获得，分为天然耐药（natural drug resistance）和获得性耐药（acquired drug resistance）两种。天然耐药是指肿瘤细胞在接触抗肿瘤药物之前已经具有耐药性；获得性耐药是指肿瘤细胞在与抗肿瘤药物反复接触后产生对药物的抵抗性。此外，根据耐药谱系抗肿瘤药物还可分为原药耐药（primary drug resistance，PDR）和多药耐药（multidrug resistance，MDR）。原药耐药是指癌细胞对原接触的药不敏感，但对其他药物不产生耐药；多药耐药是指癌细胞不仅对原接触的药物不敏感，同时对其他结构和功能不同的药物也产生交叉性耐药。肿瘤耐药是多因素参与的复杂过程，一方面，基因突变、DNA 损伤修复能力改变、凋亡抵抗等使肿瘤细胞对药物敏感性降低；另一方面，肿瘤细胞可以通过促进药物外排、提高药物代谢来降低抗肿瘤药物在细胞内的有效药物浓度。肿瘤细胞耐药的主要机制包含以下几个方面。

1. 药物外排　ABC（ATP-binding cassette transporter）转运蛋白利用 ATP 水解产生的能量将药物进行逆浓度梯度运输，降低抗肿瘤药物在细胞内的浓度，ABC 蛋白与多药耐药密切相关。

2. 药物代谢　药物代谢酶对药物的代谢作用可影响药物药效，如细胞色素 P450 酶系、谷胱甘肽 S- 转移酶（glutathione S-transferase，GST）对药物的代谢。

3. 基因突变及表观遗传修饰　基因突变使肿瘤细胞对抗肿瘤药物产生耐药性，如抑癌基因的突变失活使肿瘤细胞对细胞毒性药物产生耐受；靶向药物靶点基因的突变使肿瘤细胞对靶向药物产生耐药；基因突变引起肿瘤细胞表面抗原或抗原呈递信号的改变使细胞对免疫治疗药物产生耐药；DNA 甲基化等表观遗传修饰通过调控耐药相关基因的转录，影响肿瘤细胞的耐药性。

4. DNA 损伤和修复　肿瘤细胞 DNA 损伤修复过程可以减少抗肿瘤药物导致的 DNA 损伤，从而阻止抗肿瘤药物诱导肿瘤细胞死亡，降低基于破坏肿瘤细胞 DNA 的抗肿瘤效果。

5. 肿瘤干细胞　肿瘤干细胞具有自我更新和分化特性，多处于细胞 G_0 期，具有很高的端粒酶活性及 DNA 复制修复能力。

6. 自噬　自噬可以帮助肿瘤细胞在饥饿等外界压力作用情况下继续生存，同时还可以促进肿瘤细胞对抗凋亡。

7. 凋亡抵抗　肿瘤细胞通过上调抗凋亡蛋白、抑制促凋亡蛋白的表达，抑制抗肿瘤药物诱发的肿瘤细胞凋亡。

8. miRNA 调控　miRNA 通过影响药物外排、细胞凋亡、DNA 损伤修复、自噬和药物代谢等过程改变肿瘤细胞的耐药性。

（二）肿瘤耐药的防治

由于肿瘤的高度异质性和肿瘤进展演变过程的复杂性，解决肿瘤耐药问题十分困难。癌症基因组学、蛋白质组学等技术的发展，对于阐明耐药的机制、实现肿瘤分子分型、个体差异化精准治疗具有重要的推动作用。目前，针对临床出现的多药耐药情况主要有以下防治策略：

1. 阻滞 ABC 转运蛋白对药物的外排　靶向 P 糖蛋白（p-gp）等蛋白质的小分子抑制药可抑制 ABC 结合盒蛋白（ABC 蛋白）p-gp 等的表达或影响腺苷三磷酸酶（ATPase）活性，包括传统中药在内的众多天然小分子，均对 p-gp 等 ABC 蛋白表现出抑制作用。

2. 抑制药物代谢　通过抑制 GST 等酶的活性或者减少其代谢底物的水平，降低对抗肿瘤药物的代谢。

3. 纳米载药递送系统 纳米载体对抗肿瘤药物的包载，可以隔绝体内生理环境对药物稳定性的破坏、克服屏障跨越障碍、增加药物在体内的循环时间、靶向肿瘤富集药物；同时，纳米载药系统还可以进行多种药物的共递送，实现对肿瘤的联合治疗；另外，纳米药物将基因治疗、光动力治疗、光热治疗等手段与化疗相结合，在发挥化疗优势的同时实现耐药防治，从而达到科学、高效的肿瘤治疗目的。

4. 中西医结合治疗 中医药已成为我国独具特色且安全、有效的肿瘤辅助治疗方法，辨证论治是中医学理论和临床治疗的核心。传统中医药具有多组分、多靶点、多阶段作用的优势，与化疗药物同时使用，可以实现"增效减毒"，发挥肿瘤耐药防治功能。

第二节 常用抗恶性肿瘤药物

一、细胞毒类抗恶性肿瘤药物

（一）干扰核酸生物合成的药物

1. 二氢叶酸还原酶抑制药

甲氨蝶呤（methotrexate，MTX）

【体内过程】

用量小于 $30mg/m^2$ 时，口服吸收良好，$1 \sim 5h$ 血药浓度达峰值。与血浆蛋白结合率为 50%，$t_{1/2}$ 约 2h，不易通过血脑屏障。部分在肝中代谢，大部分经肾以原型排出体外。

【药理作用特点】

化学结构与叶酸相似，可与二氢叶酸还原酶不可逆结合，使二氢叶酸不可还原生成具有生理活性的四氢叶酸，干扰嘌呤核苷酸和嘧啶核苷酸生物合成过程中一碳基团的转移，导致 DNA 和 RNA 合成受阻，产生细胞毒作用。

【临床应用及评价】

临床上用于各种急性白血病，尤其是儿童急性淋巴细胞白血病，疗效较好。此外，还可用于治疗绒毛膜上皮癌、多发性骨髓瘤、卵巢癌、肺癌、头颈部肿瘤等。

【不良反应与防治】

MTX 可致骨髓抑制，主要表现为白细胞、血小板减少，也可致胃肠道反应，包括恶心、呕吐、腹泻等。此外，亦可见脱发、皮疹等不良反应。大剂量长期用药还可致肝、肾损害。孕妇早期使用可致畸胎，少数患者可见月经延迟及生殖功能减退。

【药物相互作用】

与有肝毒性的药物合用时需谨慎，以免增加肝毒性。与磺胺类、水杨酸盐等药物合用时，可通过竞争性结合血浆蛋白而使 MTX 血清浓度升高。MTX 可增加抗凝血作用，与其他抗凝血药同用时需谨慎。此外，MTX 可引起血液中尿酸水平增高，痛风或高尿酸血症患者应增加别嘌醇等药剂量。MTX 用药后 24h 内用 L- 门冬酰胺酶可起增效减毒作用。

2. 嘌呤核苷酸互变抑制药

巯嘌呤（6- 巯基嘌呤，6-mercaptopurine，6-MP）

【体内过程】

口服胃肠道吸收不完全，生物利用度约为 50%，t_{max} 约为 2h，个体差异较大。给药后广泛分布于体液内，血浆蛋白结合率约为 20%。静脉注射后血浆 $t_{1/2}$ 约为 90min。主要在肝代谢，经肾排泄，其中 7% $\sim$ 39% 以原药排出。

【药理作用特点】

化学结构与次黄嘌呤相似，在次黄嘌呤 - 鸟嘌呤磷酸核苷转移酶催化下转变成有活性的 6- 巯基嘌呤核苷酸，可竞争性阻断次黄嘌呤核苷酸转为腺嘌呤核苷酸和鸟嘌呤核苷酸的过程，从而干扰嘌呤代谢，抑制核酸合成。主要作用于细胞增殖周期的 S 期。

【临床应用及评价】

适用于绒毛膜上皮癌、侵蚀性葡萄胎、急性淋巴细胞白血病及急性非淋巴细胞白血病，对慢性髓细胞性白血病的急变期亦有效。

【不良反应与防治】

骨髓抑制是本品较常见的不良反应，表现为白细胞和血小板减少；亦可致恶心、呕吐等消化系统反应；大剂量可致肝损害、口腔炎、胃肠黏膜损害、血便等；敏感患者可有高尿酸血症，多见于白血病治疗初期，严重的可发生尿酸性肾病；少见间质性肺炎及肺纤维化。

【药物相互作用】

与别嘌醇同服，可明显增加 6-MP 的效能；与其他有肝毒性的药物合用有增加肝毒性的风险。此外，与其他具有骨髓抑制作用的抗肿瘤药物或放射治疗合用时，需考虑调节本品的剂量和疗程。

3. 胸苷酸合成酶抑制药

氟尿嘧啶（5- 氟尿嘧啶，5-fluorouracil，5-FU）

【体内过程】

口服吸收不完全，静脉注射后血药浓度迅速下降，半衰期为 10 ～ 20min，分布于全身组织，在肿瘤组织中浓度较高。大剂量用药可透过血脑屏障，静脉滴注 30min 后到达脑脊液，可维持 3h。主要经肝代谢，大部分转化为二氧化碳由呼吸道排出。

【药理作用特点】

5-FU 属嘧啶拮抗药，是尿嘧啶 5 位上的氢被氟取代后形成的衍生物。在体内转化为 5- 氟尿嘧啶脱氧核苷酸，抑制胸腺嘧啶核苷酸合成酶，阻断尿嘧啶脱氧核苷酸转变为胸腺嘧啶脱氧核苷酸，从而干扰 DNA 的生物合成。此外，亦可通过转化为 5- 氟尿嘧啶核苷酸，以伪代谢物的形式掺入到 RNA 中，从而干扰蛋白质的生物合成。

【临床应用及评价】

抗癌谱广，对肠癌、胰腺癌等消化道肿瘤有较好疗效。亦可用于乳腺癌、卵巢癌、肺癌、宫颈癌及膀胱癌等恶性肿瘤的治疗。大剂量时可用于治疗绒毛膜上皮癌。

【不良反应与防治】

胃肠道反应较为明显，如恶心、呕吐、食欲缺乏等，严重者有血性腹泻。亦可致骨髓抑制，白细胞减少常见，血小板减少罕见。长期应用还可致神经系统毒性。

【药物相互作用】

与甲氨蝶呤合用时，可使本品疗效减弱。应先给甲氨蝶呤，4 ～ 6h 后再给 5-FU，则可产生抗肿瘤协同作用。与甲酰四氢叶酸或顺铂合用，可增加本品疗效。与地高辛/氨基糖苷类抗生素合用，可致肠道吸收减少，作用降低。

4. 核苷酸还原酶抑制药

羟基脲（hydroxycarbamide，hydroxyurea，HU）

【体内过程】

口服吸收迅速，口服后 1 ～ 2h 血药浓度达峰值，半衰期约为 2h，易透过血脑屏障。主要在肝内代谢，经肾排泄。

【药理作用特点】

羟基脲是一种核苷二磷酸还原酶抑制药，可阻止胞苷酸到脱氧胞苷酸的转变，从而干扰 DNA 的合成，但对 RNA 和蛋白质的合成无抑制作用。

【临床应用及评价】

对慢性髓细胞性白血病有较好疗效，也可用于黑色素瘤、胃癌、肠癌、膀胱癌、肾癌、头颈癌等恶性肿瘤的治疗。

【不良反应与防治】

骨髓抑制是 HU 的主要不良反应，表现为白细胞减少和血小板下降；亦可见胃肠反应、中枢神经系统症状、脱发、皮疹等；肝、肾功能不全者慎用；有致畸作用，孕妇慎用。

【药物相互作用】

HU 与能引起白细胞或血小板降低的药物或放射治疗联用时，应根据患者白细胞及血小板数，适当调整 HU 用量。此外，由于 HU 对中枢神经系统具有抑制作用，与巴比妥类、地西泮等药物合用时需谨慎。

5. DNA 聚合酶抑制药

阿糖胞苷（cytarabine，Ara-C）

【体内过程】

口服无效，仅有不到 20% 口服剂量的阿糖胞苷被胃肠道吸收。静脉注射或静脉滴注给药后迅速分布于各组织，血浆蛋白结合率约为 13.3%，可通过血-脑屏障。主要在肝中经胞苷酸脱氨酶催化生成阿糖尿苷而失活，随尿排出。

【药理作用特点】

阿糖胞苷可在细胞内代谢成活性代谢物阿糖胞苷三磷酸，抑制 DNA 多聚酶活性，从而影响 DNA 合成。也可掺入 DNA 中，干扰 DNA 的复制。为细胞周期特异性药物，S 期细胞对其最敏感。

【临床应用及评价】

Ara-C 是治疗急性非淋巴细胞白血病的首选药物，对非霍奇金淋巴瘤以及急性淋巴细胞白血病也有效，但单独使用缓解率差，常与 6-MP 等合用。

【不良反应与防治】

Ara-C 可致骨髓抑制，表现为白细胞和血小板减少。久用后胃肠道反应明显，可出现恶心、呕吐、口腔溃疡等。大剂量给药可出现明显肝功能异常及黄疸。

【药物相互作用】

与其他具有骨髓抑制作用的药物合用，可增加血液系统毒性的发生率和严重程度。与柔红霉素、多柔比星、环磷酰胺及亚硝脲类药物合用，可增强 Ara-C 作用效果。

（二）直接影响 DNA 结构及功能的药物

1. 烷化剂（alkylating agents） 烷化剂是最早问世的细胞毒类药物，可与细胞中 DNA、RNA 及蛋白质的功能基团（巯基、氨基、羧基等）发生烷化反应而影响其生物功能。其中，与 DNA 的反应是其发挥细胞杀伤作用的主要机制。氮芥（nitrogen mustard，HN_2）为最早应用于临床的烷化剂，其可通过与 DNA 鸟嘌呤第 7 位氮原子结合形成 DNA 单链间或链内交联而破坏 DNA 正常结构，影响 DNA 复制，最终导致细胞死亡。主要用于恶性淋巴瘤，尤其是霍奇金淋巴瘤的治疗，但目前已逐渐被其他烷化剂类药物取代。卡莫司汀（carmustine）为亚硝脲类烷化剂，临床上主要用于治疗脑部肿瘤、恶性淋巴瘤及多发性骨髓瘤等。骨髓抑制为其剂量限制性毒性。此外，对肝、肾功能亦有影响。塞替派（thiotepa）为烷化剂中的乙烯亚胺类药物，生理条件下可形成不稳定的亚乙基亚胺基，通过鸟嘌呤碱基与 DNA 双链交联，导致 DNA 不可修复性损伤。主要用于膀胱癌、乳腺癌、卵巢癌、胃肠道肿瘤等恶性肿瘤的治疗。骨髓抑制是其最常见的剂量限制毒性，停药后大多可恢复。亦可见恶心、呕吐等胃肠道反应，偶见皮疹等过敏反应。白消安（busulfan）属烷基磺酸盐类烷化剂，可在水溶液中水化并释放出磺化甲烷基团，使 DNA 烷基化而发挥作用，与环磷酰胺（cyclophosphamide，CTX）联用可作为慢性髓细胞性白血病同种异体的造血祖细胞移植前的预处理方案。环磷酰胺是一种氮芥衍生物，本身无活性，进入体内后转变为有活性的磷酰胺氮芥，与 DNA 发生交叉联结，抑制 DNA 的合成，干扰 RNA 的功能，从而起到杀伤肿瘤细胞的作用。单用或与其他药联合，可用于多种恶性肿瘤的治疗，如霍奇金淋巴瘤、非霍奇金淋巴瘤、多发性骨髓瘤、乳腺癌、卵巢癌、神经母细胞瘤等。恶心、呕吐和脱发为常见不良反应。骨髓抑制是环磷酰胺的剂量限制性毒性，主要表现为白细胞减少。大剂量使用可引起出血性膀胱炎，宜同时给予美司钠，以预防和减少尿路并发症。

替莫唑胺（temozolomide）

【体内过程】

口服后迅速吸收，0.5 ～ 1h 达血药峰浓度，蛋白结合率低，为 10% ～ 20%，可通过血脑屏障。生理 pH 条件下自发水解为活性物质 MTIC（3- 甲基 -（三嗪 -1-）咪唑 -4- 甲酰胺）和替莫唑胺酸代谢物，主要经尿排泄，平均消除半衰期为 1.8h。

【药理作用特点】

替莫唑胺为咪唑并四嗪类烷化剂，在体循环生理 pH 条件下可迅速转化为活性产物 MTIC。MTIC 可通过对 DNA 分子上鸟嘌呤第 6 位氧原子以及第 7 位氮原子的烷基化而发挥细胞毒作用。

【临床应用及评价】

可用于治疗新诊断的多形性胶质母细胞瘤及常规治疗后复发或进展的多形性胶质母细胞瘤或间变性星形细胞瘤。

【不良反应与防治】

胃肠道反应为最常见的不良反应，特别是恶心和呕吐，服用本品前建议采用镇吐药预防。还可见骨髓抑制，包括全血细胞降低和白细胞减少等。其他常见不良反应为疲乏、便秘、头痛、眩晕、呼吸短促、脱发、贫血、发热及免疫力下降等。

【药物相互作用】

与其他可导致骨髓抑制的药物联用时，骨髓抑制可能加重。

2. 铂类化合物

顺铂（cisplatin）

【体内过程】

口服无效。静脉注射、动脉给药或腔内注射吸收迅速。静脉注射后广泛分布于肝、肾、大小肠、膀胱、卵巢及皮肤，极少通过血脑屏障。主要由肾排泄。

【药理作用特点】

顺式有意义，反式无效。溶解后氯离子为水所取代，电荷呈阳性，具有类似烷化剂双功能基团的作用，可与细胞核内 DNA 的碱基结合，形成三种形式的交联，造成 DNA 损伤，破坏 DNA 复制和转录。高浓度时也可抑制 RNA 及蛋白质的合成。

【临床应用及评价】

具有广谱抗肿瘤效果，是治疗多种实体瘤的一线用药，如卵巢癌、肺癌、骨肉瘤、头颈癌及泌尿系统肿瘤等。

【不良反应与防治】

肾毒性是本品最常见的严重毒性反应。亦可致严重的恶心、呕吐等胃肠道反应，需合用强效镇吐药。此外，还可见耳鸣、听力下降等神经毒性及皮疹、气喘、低血压等过敏反应，以及轻度骨髓抑制。

【药物相互作用】

与氯霉素、呋塞米或依他尼酸合用时，可增加本品的耳毒性。抗组胺药可掩盖顺铂所致的耳毒性症状。与秋水仙碱、丙磺舒或磺吡酮合用时，顺铂可能提高血液中尿酸的水平。与各种骨髓抑制药或放疗联用时，可增加毒性作用，用量应减少。与氨基糖苷类抗菌药物、两性霉素 B 或头孢噻吩等合用时，有肾毒性叠加作用。甲氨蝶呤及博来霉素主要由肾排泄，顺铂所致的肾损伤会延缓上述两种药物的排泄，导致肾毒性增加。

3. 破坏 DNA 的抗生素类药物

丝裂霉素 C（mitomycin C，MMC）

丝裂霉素 C 是从头状链霉菌中分离出来的抗肿瘤抗生素，其作用机制与烷化剂相似。MMC 化学结构具有苯醌、乙酰亚胺基和氨甲酰 3 个活性基团，可与 DNA 的鸟嘌呤和胞嘧啶碱基结合，与 DNA 链形成交联，抑制 DNA 复制。口服可吸收，但不规则，常注射给药。静脉注射后迅速分布于皮肤、肺、肾、腹腔和淋巴结，不能透过血脑屏障。主要经肝代谢，经肾排泄。对胃癌、肠癌、肝癌、胰腺癌等具有较好疗效，也可用于肺癌、乳腺癌、宫颈癌、绒毛膜上皮癌、恶性淋巴瘤及癌性腔内积液。不良反应主要为骨髓抑制和胃肠道反应，少见间质性肺炎、不可逆的肾衰竭。与阿霉素合用有增加心脏毒性的风险。

（三）干扰转录过程阻止 RNA 合成的药物

多柔比星（阿霉素，doxorubicin，adriamycin，ADM）

阿霉素是一种具有细胞毒性的蒽环类抗生素，可嵌入到 DNA 双螺旋链中，破坏正常的 DNA 空间结构，干扰转录过程。对肿瘤细胞增殖各期均有杀伤作用，尤其对 S 期早期最为敏感。ADM 口服无效，静脉注射后迅速分布于心、肾、肝、脾、肺组织中，不能透过血脑屏障。主要在肝内代谢，经胆汁排泄。可用于治疗白血病、恶性淋巴瘤、多发性骨髓瘤、乳腺癌、肺癌、软组织肉瘤、胃癌、肝癌、结直肠癌、卵巢癌等。骨髓抑制作用较为明显，表现为白细胞和血小板减少，应注意预防感染。还可引起迟发性严重心力衰竭及心律失常、恶心、呕吐、脱发、静脉炎等。与 β 受体拮抗药合用时，可能增加心脏毒性。与可能增加肝功能损害的药物合用时，可增加 ADM 的肝毒性。与阿糖胞苷同用可导致坏死性结肠炎。

（四）干扰蛋白质合成与功能的药物

L- 门冬酰胺酶（L-asparaginase）

L- 门冬酰胺酶可将血清中的门冬酰胺水解而使肿瘤细胞缺乏门冬酰胺供应，生长受抑。正常细胞有自身合成门冬酰胺的功能，受影响较小。肌内注射和静脉注射血浆的半衰期分别为 $39 \sim 49h$ 和 $8 \sim 30h$，血浆蛋白结合率约为 30%，排泄呈双相性，仅有微量随尿排出。L- 门冬酰胺酶对急性淋巴细胞白血病疗效最好，也可用于急性粒细胞白血病、恶性淋巴瘤、急性单核细胞白血病。过敏反应比较常见，用前应作皮试。亦可引起肝损害、食欲缺乏等不良反应。少见高血糖、高尿酸血症、神经毒性。罕见低脂血症、颅内出血或血栓形成、骨髓抑制。与泼尼松、促肾上腺皮质激素、长春新碱合用时，可增强本品的致高血糖作用，并可增加本品引起的神经病变及红细胞生成紊乱的危险性。与别嘌醇等抗痛风药合用时，需调节抗痛风药的剂量，以控制高尿酸血症与痛风。与甲氨蝶呤合用时，可通过抑制细胞复制，阻断甲氨蝶呤的抗肿瘤作用。

此外，许多植物成分药及其衍生物，如长春碱类、紫杉醇类及三尖杉酯碱类等可通过抑制微管蛋白活性和干扰核蛋白体功能等发挥抗肿瘤作用，详见抗恶性肿瘤植物成分药章节。

二、非细胞毒类抗恶性肿瘤药物

（一）蛋白激酶抑制药

1. BCR-ABL-TKI 目前，临床上针对 BCR-ABL 融合基因的酪氨酸激酶抑制药（tyrosine kinase inhibitor，TKI）包括伊马替尼、达沙替尼、普纳替尼等，主要用于白血病的治疗，见表 26-1。

表 26-1　BCR-ABL-TKI 及相应临床适应证

类别	药物名称	适应证
第一代	伊马替尼（imatinib）	用于治疗费城染色体阳性的慢性髓细胞性白血病的慢性期、加速期或急变期；不能切除和（或）发生转移的恶性胃肠道间质肿瘤患者；复发或难治的费城染色体阳性的急性淋巴细胞白血病患者
第二代	达沙替尼（dasatinib）	用于治疗伊马替尼耐药，或不耐受的费城染色体阳性慢性髓细胞性白血病慢性期、加速期和急变期的成年患者
第三代	普纳替尼（ponatinib）	用于慢性髓细胞性白血病对先前的治疗有耐药性或不耐受；复发或难治性费城染色体阳性急性淋巴细胞白血病

2. EGFR-TKI　表皮生长因子受体（epidermal growth factor receptor，EGFR）是一种跨膜糖蛋白和酪氨酸激酶 ErbB 受体家族的成员。第一代 EGFR 酪氨酸激酶抑制药（EGFR-TKI），如吉非替尼，为合成的低分子量苯胺基喹唑啉。为克服第一代 EGFR-TKI 的耐药性问题，第二代及第三代 EGFR-TKI 药物陆续被开发出来。该类药物主要用于非小细胞肺癌（NSCLC）的治疗，见表 26-2。

表 26-2　EGFR-TKI 及相应临床适应证

类别	药物名称	适应证
第一代	吉非替尼（gefitinib）	适用于具有 *EGFR* 基因敏感突变的局部晚期或转移性 NSCLC 患者
第二代	阿法替尼（afatinib）	适用于 *EGFR* 基因敏感突变的局部晚期或转移性 NSCLC，既往未接受过 EGFR-TKI 治疗；含铂化疗期间或化疗后疾病进展的局部晚期或转移性鳞状组织学类型的 NSCLC 患者
第三代	奥希替尼（osimertinib）	适用于既往经 EGFR-TKI 治疗时或治疗后出现疾病进展，并且经检测确认存在 EGFR T790M 突变阳性的局部晚期或转移性 NSCLC 成人患者

3. ALK-TKI　目前，针对间变性淋巴瘤激酶（anaplastic lymphoma kinase，ALK）获批的 ALK-TKI 药物主要包括克唑替尼、色瑞替尼、劳拉替尼等（表 26-3）。ALK-TKI 可为 ALK 阳性的非小细胞肺癌患者带来长期生存。该类药物主要不良反应包括皮疹、胃肠道反应和肝转氨酶升高。各个药物不良反应出现程度不同，但总体可控。

表 26-3　ALK-TKI 及相应临床适应证

类别	药物名称	适应证
第一代	克唑替尼（crizotnib）	适用于 ALK 阳性的局部晚期或转移性 NSCLC 患者
第二代	色瑞替尼（ceritinib）	适用于此前接受过克唑替尼治疗后进展的或者对克唑替尼不耐受的 ALK 阳性的局部晚期或转移性 NSCLC 患者
第三代	劳拉替尼（lorlatinib）	用于治疗接受克唑替尼或至少一种其他 ALK 抑制药治疗后疾病进展的或接受阿来替尼或色瑞替尼作为一线治疗后疾病继续恶化的 ALK 阳性晚期 NSCLC 患者

4. 其他激酶抑制药　除以上 BCR-ABL-TKI、EGFR-TKI 和 ALK-TKI 外，其他激酶抑制药也被开发出来并成功应用于临床，如 RET 抑制药、PI3K 抑制药及各种多靶点抑制药，见表 26-4。此外，源于中国传统中医药的三氧化二砷（arsenic trioxide，ATO）被证实可通过靶向急性早幼粒细胞白血病（acute promyelocytic leukemia，APL）特异的融合产物 PML/RARα 融合蛋白，诱导 APL 细胞分化和凋亡。中国学者结合传统中医药的优势及国际白血病诊断新标准，通过中西医结合创新性实现"老药新用"，准确找到砷剂治疗最有效的白血病亚型 APL，极大提高了 APL 的临床疗效。ATO 已成为全球治疗 APL 的标准药物之一。

表 26-4 其他激酶抑制药及相应临床适应证

类别	药物名称	适应证
RET 抑制药	普拉替尼（pralsetinib）	用于治疗 RET 融合阳性的 NSCLC 成人患者、12 岁以上需全身治疗的晚期或转移性 RET 突变甲状腺髓样癌患者，以及需系统性治疗且放射性碘难治性晚期或转移性 RET 融合阳性甲状腺癌患者
PI3K 抑制药	度维利塞（duvelisib）	用于治疗既往至少经过两次系统治疗的复发或难治性滤泡性淋巴瘤
多靶点抑制药	索拉非尼（sorafenib）	用于治疗不能手术切除的肝细胞肝癌；也可用于晚期肾细胞癌、胃癌及黑色素瘤的治疗

（二）单克隆抗体药物

单克隆抗体属于大分子单抗类药物，主要用于肿瘤的靶向治疗，最突出的优点是靶向性强，可选择性杀灭癌细胞而对正常细胞几乎没有伤害，可大幅降低不良反应。此类药物已在抗肿瘤领域广泛应用，常见药物及临床应用见表 26-5。

表 26-5 单克隆抗体及相应临床适应证

药物名称	适应证
曲妥珠单抗（trastuzumab）	适用于 HER2 阳性的转移性乳腺癌，作为单一药物治疗已接受过 1 个或多个化疗方案的转移性乳腺癌；与紫杉醇或多西他赛联合，用于未接受化疗的转移性乳腺癌患者；联合卡培他滨或 5-FU 和顺铂用于既往未接受过针对转移性疾病治疗的 HER2 过表达的转移性胃腺或胃食管交界腺癌患者
贝伐珠单抗（bevacizumab）	联合以 5-FU 为基础的化疗适用于转移性结直肠癌患者的治疗；联合卡铂与紫杉醇用于不可切除的晚期、转移性或复发性非鳞状细胞 NSCLC 患者的一线治疗
西妥昔单抗（cetuximab）	可与 FOLFOX 或 FOLFIRI 方案联合用于一线治疗 *RAS* 基因野生型的转移性结直肠癌，或与伊立替康联合用于经含伊立替康治疗失败后的 *RAS* 基因野生型的转移性结直肠癌；也可用于一线治疗复发和（或）转移性头颈部鳞状细胞癌

此外，各类单克隆抗体免疫检查点抑制药也已应用于临床肿瘤的治疗，主要包括细胞毒性 T 淋巴细胞伴随抗原 -4（cytotoxic T lymphocyte-associated antigen-4，CTLA-4）和程序性细胞死亡蛋白（programmed cell death protein-1，PD-1）抑制药，如 CTLA-4 抑制药伊匹木单抗（ipilimumab）、PD-1/PD-L1 抑制药纳武利尤单抗（nivolumab）和阿替利珠单抗（atezolizumab）等。该类药物可通过阻断 T 淋巴细胞激活过程中的两个关键免疫检查点通路 CTLA-4/B7 和 PD-1/PD-L1 而达到抗肿瘤治疗的目的，目前已广泛应用于肺癌、恶性黑色素瘤、乳腺癌、胃癌、肝癌、结直肠癌、宫颈癌等多种恶性肿瘤的临床治疗。2021 版 NCCN 指南对于驱动基因阴性且 PD-L1 表达 ≥ 50% 的晚期非小细胞肺癌患者，阿替利珠单抗单药和纳武利尤单抗 + 伊匹木单抗联合方案的推荐等级由 2A 级调整为 1 级，对于驱动基因阴性且 PD-L1 表达为 1% ～ 49% 的患者，纳武利尤单抗 + 伊匹木单抗联合的一线治疗方案推荐等级也从 2A 级上升为 1 级，抗肿瘤免疫治疗地位再度提升。

（三）调节体内激素平衡的药物

1. 雄激素和雌激素类 医学研究表明，乳腺癌的发生与伴随女性一生的雌激素水平有着密切的关系。雌激素水平升高会延长其对乳腺上皮的刺激，改变体内内分泌环境，导致细胞恶变，诱发乳腺癌的发生。雄激素类药物，如丙酸睾酮（testosterone propionate）等，可通过抑制垂体分泌促卵泡生成素，降低卵巢的雌激素分泌，从而达到治疗乳腺癌的目的。雌激素类药物，如己烯雌酚（stilboestrol）等，则可通过降低体内雄激素的水平，用于前列腺癌的治疗。

2. 抗雄激素和抗雌激素类 氟他胺（flutamide）是一非类固醇抗雄激素药，可与雄激素竞争雄激素受体，妨碍细胞对雄激素的摄取。此外，其与雄激素受体结合后形成的受体复合物可进入细胞核，与核蛋白结合，从而抑制肿瘤细胞生长。临床上主要用于前列腺癌的治疗。他莫昔芬

（tamoxifen）的结构类似雌激素，能与雌二醇竞争雌激素受体，与乳腺细胞的雌激素受体形成稳定复合物，并转运入细胞核内，阻止染色体基因开放，使转录过程不能进行。临床上可用于晚期乳腺癌治疗。对于雌激素受体阳性的患者疗效较好，阴性患者疗效较差。

3. 孕激素类 由于孕激素是雄激素、雌激素、肾上腺皮质激素等生物合成的重要中间体，因此在不同程度上具有上述各类激素的作用。孕激素类药物，如甲羟孕酮等，可用于子宫内膜癌的治疗，也可用于乳腺癌和前列腺癌的治疗及晚期肿瘤患者恶病质的改善。

三、抗恶性肿瘤植物成分药

（一）榄香烯

榄香烯（elemene）是从中药姜科植物浙八味温郁金（温莪术）中提取的有效活性成分，共4种同分异构体，其中β-榄香烯起主要的抗癌活性。β-榄香烯作用机制广泛，包括诱导细胞凋亡和细胞周期阻滞、抑制信号转导及下调多药耐药蛋白表达等。临床合并放、化疗方案对肝癌、食管癌、肺癌、鼻咽癌、脑瘤、骨转移癌等多种恶性肿瘤可起到增效减毒的功效，并可用于介入、腔内化疗及癌性胸腔积液、腹水的治疗。部分患者用药后可有静脉炎、发热、局部疼痛、过敏反应及轻度消化道反应。给药前30min口服泼尼松或解热镇痛药可预防或减轻发热。高热患者、胸腔积液、腹水合并感染的患者慎用。与放疗或其他化疗药物及生物反应调节药联合应用有协同作用，合用加温疗法有协同作用。

（二）喜树碱类

喜树碱（camptothecin，CPT）和羟基喜树碱（hydroxycamptothecin，HCPT）是从山茱萸目珙桐科乔木植物喜树中提取的有效活性成分。该类药物可选择性作用于细胞周期S期，抑制I型DNA拓扑异构酶的活性，从而干扰肿瘤细胞DNA的复制。CPT有较强的细胞毒性，对胃癌、肝癌、膀胱癌及慢性髓细胞性白血病等恶性肿瘤有良好的治疗效果。不良反应主要表现为泌尿系统症状，如血尿、尿急、尿频等，亦可见骨髓抑制。HCPT可用于原发性肝癌、胃癌、膀胱癌及直肠癌等恶性肿瘤的治疗。不良反应常见骨髓抑制，表现为白细胞减少。

（三）长春碱类

长春碱类化合物是从夹竹桃科植物长春花中提取的生物碱，主要包括长春碱（vinblastin，VLB）、长春新碱（vincristin，VCR）、长春地辛（vindesine，VDS）和长春瑞滨（vinorelbine，NVB）。该类药物可干扰细胞周期的M期，通过与微管蛋白的结合而产生细胞毒性，抑制微管聚合，妨碍纺锤微管的形成，使有丝分裂停止于中期。VLB主要用于恶性淋巴瘤、睾丸癌及泌尿系统肿瘤的治疗，对乳腺癌亦有一定的疗效。VCR对急性淋巴细胞白血病、恶性淋巴瘤疗效较好，对乳腺癌、神经和肾母细胞瘤、消化道癌、肉瘤及黑色素瘤等也有一定的疗效。VDS对肺癌、乳腺癌、恶性淋巴瘤、食管癌及恶性黑色素瘤等恶性肿瘤有效。NVB主要用于非小细胞肺癌、转移性乳腺癌、难治性淋巴瘤、卵巢癌及头颈部肿瘤的治疗。该类药物不良反应常见神经系统毒性，亦可见局部刺激、脱发、腹痛、便秘、四肢麻木、恶心、呕吐、骨髓抑制以及反复静脉注射引起的血栓性静脉炎。与门冬酰胺酶、异烟肼合用时，可加重神经毒性。

（四）紫杉醇类

紫杉醇（paclitaxel）是从红豆杉植物紫杉的树干和树皮中提取的天然抗癌药物。该类药物作用于聚合状态的微管蛋白，可抑制微管的解聚，妨碍纺锤体的形成，阻止细胞的正常分裂。临床上可用于卵巢癌、乳腺癌和非小细胞肺癌的一线和二线治疗，亦可用于治疗头颈癌和食管癌等。静脉输注给药，不易透过血脑屏障，通过肝代谢，肾排泄。不良反应包括过敏反应，表现为支气管痉挛性呼吸困难、荨麻疹和低血压，治疗前应用地塞米松、苯海拉明、西咪替丁（或雷尼替丁）

等进行预处理可明显降低过敏反应的发生率。骨髓抑制是紫杉醇类药物的剂量限制性毒性，一般表现为中性粒细胞减少，血小板降低少见，贫血较常见。此外，还可见轻度麻木和感觉异常的神经毒性反应、心血管毒性、肝毒性和胃肠道反应等。

（五）三尖杉酯碱类

三尖杉酯碱类是从三尖杉属植物的枝、叶和树皮中提取的生物碱，包括三尖杉酯碱（harringtonine，HRT）和高三尖杉酯碱（homoharringtonine）。该类药物可抑制蛋白质合成的起始阶段，使核蛋白体分解，释放出新生肽链，抑制肿瘤细胞有丝分裂，导致核体分解，核 DNA 和细胞质 RNA 减少。静脉注射后主要分布在肾、肝、骨髓、肺、胃肠等脏器和组织，主要在肝代谢，经肾及胆道排泄。三尖杉酯碱类药物可用于治疗急性粒细胞白血病、急性非淋巴细胞白血病、慢性髓细胞性白血病急变。不良反应常见骨髓抑制，与其他可能抑制骨髓功能的抗癌药合用可加重毒性，亦可引起胃肠道反应、脱发及心脏毒性等。老年患者及已反复采用多柔比星等蒽环类抗生素治疗的患者，应慎用本药，以免加重心脏毒性。

（六）鬼臼毒素衍生物

鬼臼毒素（podophyllotoxin）是从小檗科鬼臼属植物中提取的抗肿瘤有效成分。鬼臼毒素衍生物代表性药物主要包括依托泊苷（etoposide）和替尼泊苷（teniposide）。该类药物能够抑制拓扑异构酶 II 的活性，阻碍 DNA 修复，干扰 DNA 的结构和功能，延长 S 及 G_2 期时间，并对该期细胞有明显杀伤作用。依托泊苷对于治疗急性粒细胞白血病有较好的疗效，也可用于治疗睾丸癌、小细胞肺癌、神经母细胞瘤和卵巢癌等。替尼泊苷可用于治疗中枢神经系统原发及转移性恶性肿瘤，对急性白血病、恶性淋巴瘤、小细胞肺癌、卵巢癌、膀胱癌等也有一定疗效。不良反应主要表现为骨髓抑制、胃肠道反应、低血压反应及过敏反应等。与其他化疗药物联合使用时应评估发生协同毒性作用的可能，特别是对骨髓的毒性。

第三节 抗恶性肿瘤药物的合理应用

抗肿瘤药物合理应用是提高疗效、降低不良反应发生率以及合理利用卫生资源的关键。由于肿瘤的复杂性，不同作用机制、不同作用靶点的抗肿瘤药物联合治疗仍然是临床肿瘤治疗常用的重要手段，其主要目的是：①提高抗肿瘤疗效；②减少不良反应；③克服或延缓耐药。

一、联合给药的理论基础

肿瘤由多种致病因素引起，同时肿瘤在发展过程中也受到多个因素的调节，针对一条通路单个靶点的单药在治疗初期疗效往往较好，但肿瘤细胞会通过其他通路逃避药物治疗，导致疗效下降及肿瘤耐药。联合用药是指将两种或两种以上药物同时或先后使用。联合用药的生物学理论基础是使用多种药物抑制肿瘤发病机制中同一通路中不同的分子靶点，来同时抑制主要通路和补偿通路，或者抑制同一靶点的不同结合位点以降低耐药性或使用较低剂量来降低药物毒性。其主要策略是利用新机制、新旧药物结合提高药效，协调上下游通路，联合改善耐药性。

多种药物联合后可表现为效应强度或作用时间的改变。与单药作用效应相比，多药联用效应可分为 3 类。①相加作用：两种或两种以上药物联合使用时，所得疗效等于单用各药疗效之和，则称之为相加作用；②协同作用：两种或两种以上药物联合使用时，所得疗效大于单用各药疗效之和，则称之为协同作用；③拮抗作用：两种或两种以上药物联合使用时，所得疗效低于单用各药疗效之和，即为拮抗作用。药物联用的效应一般用等效线评价（图 26-3），横坐标为药物 A 的联用剂量，纵坐标为药物 B 的联用剂量。

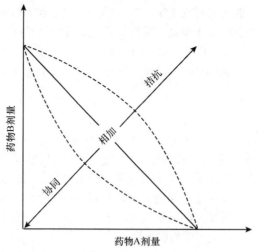

图 26-3　两种药物组合的等效线图

与单药治疗方法相比，联合用药主要通过典型的协同或相加作用靶向关键的通路来提高抗肿瘤疗效；此外，联合用药可以在保证疗效的情况下，降低高毒性药物的使用剂量，减轻高毒性药物的不良反应；联合用药还可以延缓肿瘤耐药的发生，由于肿瘤的异质性，通过多种药物的组合，可以更全面地杀伤肿瘤细胞，延缓耐药。

> **案例 26-2**
> 　　患者，女，45 岁，因排便次数增加、带血 3 个月入院。钡剂灌肠造影、结肠镜检、腹部 B 超、病理分析后确诊为Ⅲ期结肠癌，行根治性手术。
> 　　**问题：** 患者术后是否应进行辅助化疗，应选用何种辅助化疗方案？
> 　　**解析：** 结肠癌患者术后的辅助化疗选择主要依据 TNM 分期而定。Ⅲ期结肠癌是辅助化疗的标准适应证，推荐原发灶切除术后常规进行辅助化疗，方案首选含奥沙利铂的 FOLFOX（氟尿嘧啶＋奥沙利铂）或 CAPEOX（卡培他滨＋奥沙利铂）联合化疗方案。

二、联合方案的设计

临床中采用单药、两药或多药联合组成治疗方案的形式进行抗肿瘤治疗，只有在了解药物作用机制、药动学、肿瘤生物学特点以及患者临床特点的基础上，针对不同治疗目的，把握好用药时机，合理选择药物的组合、剂量和疗程等，方能达到最好疗效，在设计联合方案时应遵循以下原则。

（一）从抗肿瘤药物的生化作用机制考虑

选择作用机制、作用时相不同的药物组成联合方案，以发挥协同作用，有以下几种方式：①序贯抑制，即阻断同一代谢物合成的各个不同阶段，如先用羟基脲抑制核苷酸还原酶，继而使用阿糖胞苷抑制 DNA 聚合酶，协同阻断 DNA 的合成；②同时抑制，即抑制产生同一代谢物的不同途径，如阿糖胞苷与硫代鸟嘌呤合用，前者抑制 DNA 聚合酶，后者抑制嘌呤核苷酸合成，为临床上治疗急性粒细胞白血病常用方案之一；③互补抑制，将直接破坏生物大分子药物与抑制核苷酸合成的药物联用，如 5-FU 与环磷酰胺联合治疗乳腺癌。

（二）从肿瘤细胞增殖动力学考虑

1. 招募作用　指设计细胞周期非特异性药物和细胞周期特异性药物的序贯应用方法，增加肿瘤细胞杀灭数量。策略是：对增长缓慢的实体瘤，可先用细胞周期非特异性药物杀灭增殖期及部

分 G_0 期肿瘤细胞，使瘤体缩小而招募 G_0 期细胞进入增殖周期，继而用细胞周期特异性药物进行杀灭；对增长快的肿瘤，如急性白血病等，宜先用细胞周期特异性药物（作用于 S 期或 M 期药物），使大量处于增殖周期的恶性肿瘤细胞被杀灭，再用细胞周期非特异性药物杀灭其他各期细胞。

2. 同步化作用　指先用细胞周期特异性药物，将肿瘤细胞阻滞于某时相，待药物作用消失后，肿瘤细胞即同步进入下一时相，再用作用于后一时相的药物，予以杀灭。

（三）从抗肿瘤药物的药动学考虑

抗肿瘤药物在体内的分布和代谢对其疗效有着重要的影响。抗肿瘤药物需要进入肿瘤细胞才能发挥其抗肿瘤作用，其疗效与细胞内药物浓度密切相关，如抗肿瘤药物的多药耐药性（multidrug resistance，MDR）与肿瘤细胞表面负责 P- 糖蛋白的基因表达增加有关，由于 P- 糖蛋白可将药物从细胞内泵出从而产生耐药，故钙通道阻滞药，如维拉帕米、粉防己碱等可逆转该作用；另一方面，部分抗肿瘤药物在体内受到代谢酶的代谢而失活，如果抑制该代谢途径，则可提高其疗效，如阿糖胞苷受胞苷脱氧酶催化脱氨变成阿糖鸟苷而失活，若同时应用四氢鸟苷可逆性抑制该酶，则可延缓阿糖胞苷的灭活，增强其疗效。

（四）从药物的抗瘤谱考虑

不同类型的肿瘤对不同种类药物的敏感性不同，因此在肿瘤治疗中要先考虑药物的抗瘤谱。如胃肠道癌选用氟尿嘧啶、环磷酰胺、丝裂霉素、羟基脲等；鳞癌宜选用博来霉素、甲氨蝶呤等；肉瘤选用环磷酰胺、顺铂、多柔比星等；骨肉瘤选用多柔比星及大剂量甲氨蝶呤加甲酰四氢叶酸钙等；脑原发或转移瘤首选亚硝脲类，亦可用羟基脲等。

（五）从抗肿瘤药物联合使用的毒理学考虑

1. 减少毒性的重叠　大多数抗肿瘤药物有抑制骨髓的作用，而泼尼松、长春新碱、博来霉素的骨髓抑制作用较轻，联合应用可提高疗效并降低骨髓毒性。

2. 降低药物的毒性　使用美司钠可预防环磷酰胺引起的出血性膀胱炎；使用四氢叶酸钙可减轻甲氨蝶呤的骨髓毒性。

（六）新型药物联合方案

肿瘤治疗方法除传统的放疗、化疗外，还包含新型免疫、靶向治疗等，其联合方案包括以下几种。

1. 双靶向药物联合方案　指作用于同一条信号通路或信号旁路的靶向药物进行联合使用，发挥药物协同作用或逆转耐药的发生，如 BRAF 抑制药达拉非尼与 MEK 抑制药曲美替尼联合治疗 BRAF V600 突变阳性转移性非小细胞肺癌（NSCLC）患者。

2. 与免疫药物联合方案　通过不同的药物与免疫药物的联合，改变肿瘤的免疫微环境，从而增强免疫药物的治疗效果。目前主要包括 3 种联合方案：靶向联合免疫，如抗 VEGF 与抗 PD-L1 抗体药联合；化疗联合免疫，如白蛋白紫杉醇联合抗 PD-1 单抗或者抗 PD-L1 抗体；免疫联合免疫，如抗 CTLA-4 抗体与抗 PD-1 抗体联合使用。

案例 26-3

患者，女，60 岁，患者因阴道不规则流血至医院就诊，子宫双附件彩超检查显示"子宫后壁低回声结节，可疑肌瘤"，行子宫全部切除术，术后病理结果提示低分化子宫内膜腺癌，患者术后同步 TP 方案全身化疗 2 周期。

问题：何为 TP 方案？TP 方案的用药顺序？

解析：TP 方案即紫杉醇与顺铂联合化疗方案，在肺癌、卵巢癌、宫颈癌等多种肿瘤中都有广泛的应用。两者联用时若先给予顺铂，顺铂对细胞色素 P450 有抑制作用，可使紫杉醇清除率降低 25%～33%，从而加重紫杉醇骨髓抑制等不良反应发生率，故两者联用宜先用紫杉醇。

第四节　中西医结合在恶性肿瘤治疗中的临床应用

中西医结合医学（integration of traditional chinese and western medicine）是具有悠久历史的中医药学，与迅速发展的西医学形成的具有中国特色的一门新兴学科。对于恶性肿瘤，西医通常根据肿瘤的病理性质、成瘤的器官组织、疾病恶化程度等进行综合治疗。传统的治疗方法主要包括手术、化疗、放疗、靶向治疗和免疫治疗等。手术切除是首要的治疗手段，其次是化疗，根据患者的情况，可选择化疗药物的单用或联合应用。数千年来，中医药以其多组分和多靶点的优势在癌症治疗中发挥了重要的作用。中西医结合，是将传统医学的"辨证论治"与现代医学的"循证医学"相结合，发挥现代医学与传统医学的优势，在恶性肿瘤的治疗中凸显强大的优势。

一、中西医结合抗肿瘤增效减毒的理论基础

恶性肿瘤严重威胁着人类健康，是科学家亟待解决的医学难题。在临床治疗恶性肿瘤时，手术治疗存在术后复发、转移等不良预后。对于恶性肿瘤晚期等失去手术机会的患者，不得不采取化疗作为替代治疗方案，然而，现有的大多数化疗药物，在抑制或杀死肿瘤细胞的同时，会对健康的机体细胞产生严重的副作用，如干扰细胞增殖等，严重影响了化疗的治疗效果。面对化疗带来的各种不良反应，中医药在标本兼治时具有调和阴阳等优点，可与化疗药物联用，发挥增效减毒的作用，越来越广泛地用于恶性肿瘤的临床治疗。

（一）增效作用

在化疗过程中，肿瘤细胞常对化疗药物产生耐药性，逐渐丧失了对原浓度化疗药物的敏感性，严重影响着肿瘤患者的预后，是导致临床治疗失败的主要原因之一。针对传统化疗药物在治疗中的不足，中医药可以通过两个方面发挥其特有的增效作用：首先，化疗药物与中药合用，可降低肿瘤细胞对化疗药物的敏感性，减少药物剂量，减少副作用；其次，化疗药物与中医药联用，可以大幅度增加其对化疗耐药患者的疗效。鉴于肿瘤细胞产生耐药的普遍性，中医药在提高化疗药物疗效方面受到越来越广泛的关注，具有广阔的应用前景。

（二）减轻化疗药物的不良反应

中医认为，化疗损害人体正气，可产生一系列的胃肠道反应，如呕吐、腹泻及食欲缺乏等，严重的肿瘤患者可能会出现肝、肾损伤及骨髓抑制等危及生命的不良反应。如何降低甚至避免化疗产生的各种副作用已成为亟须解决的医学问题。在临床治疗中，必须重视化疗可能引起的不良反应并及时做好防治措施，保证患者的用药安全。临床试验表明，化疗药物联合中医药能够有效缓解化疗导致的胃肠道不良反应并降低骨髓抑制作用，控制化疗可能产生的不良反应，提高化疗疗效，具体如下。

1. 提高骨髓造血功能　从中医的理解上来看化疗药物是一种毒药，可引起阴阳失和、正气不足、气血亏损等不良反应，影响着人体健康。其中，骨髓抑制主要体现在血细胞前体的活性降低，气血两虚。从传统医学的角度来看，肾主骨生髓，并没有"骨髓抑制"的定义。一部分研究人员认为，在骨髓抑制发生的时候，容易出现"脾肾两亏、血虚不荣"，或兼见"气不摄血"。使用健脾补肾养肝的药物，可以起到防治骨髓抑制的作用，如黄芪、当归、人参灵芝等可以补充人体白细胞，使用扶正益气补血药物可以有效提高骨髓造血功能等。

2. 改善化疗后胃肠道的不良反应　化疗是治疗恶性肿瘤的主要方式，伴随其后的恶心、食欲缺乏、严重呕吐、腹痛或便秘等胃肠道不适症状，可导致电解质紊乱与营养吸收不平衡，影响化疗的疗效，并可导致化疗失败。中医认为，脾胃是人体血液和气血生化的源泉，水和谷的运输是先天的基础，因此，中医更注重疾病治疗的基础。根据中医虚实相济的治疗原则，所谓虚实为补，亏为利，治疗以调理脾胃为主。

3. 降低化疗药物对肝、肾功能的危害　肝、肾功能不全也是化疗药物常见的不良反应之一，

是达不到预期临床化疗效果的主要原因。中医可以使用滋补肝肾、疏肝理气和清肝利胆等手段来降低化疗药物对肝、肾功能的危害，这也是中医优于西医的一大特征。

（三）逆转肿瘤细胞的多药耐药

中医观点认为，存在气滞、血瘀、湿聚、痰凝和热毒等内邪聚集，六淫邪气、七情失衡时正气亏虚，可引发肿瘤。长期的临床实践表明，阴虚、湿热、瘀血和热毒等病理因素可导致肿瘤对化疗药物产生耐药。现代医学常使用新一代药物来降低肿瘤细胞的耐药性，但仍无法解决新一代药物靶点单一、不良反应高，再次产生 MDR 的问题，从而限制了其在临床治疗中的大量推广。中药具有适用范围广、靶点多、不良反应少、不易产生耐药等优点，可用于治疗多种具有不同发病机制的恶性肿瘤，并取得了良好的效果。例如，中药温郁金的有效成分榄香烯可通过抑制细胞自噬介导的耐药，克服非小细胞肺癌对吉非替尼的耐药。中药联合化疗药物可兼收并蓄，发挥其治疗肿瘤的优势，达到克服肿瘤耐药的治疗效果。

（四）增强机体的免疫功能

作为临床治疗肿瘤的主要方式，化疗不仅杀伤患者体内的肿瘤细胞，还会对人体的免疫系统造成不同程度的损害。在肿瘤治疗早期，稳定和增强患者的免疫功能，对肿瘤的临床诊治至关重要。"辨证论治"是中医抗肿瘤的主要优势，是运用辨证的思想来为肿瘤患者设计合理的治疗方案，增强机体自身免疫，提高化疗疗效等。其中，扶正类中药功效主要体现在增强人体自身免疫细胞活性，提高免疫力等方面；益气助阳类药物是通过与化疗药物联合使用，发挥其增效减毒的作用。

二、中西医结合分子配伍理论研发新型抗肿瘤药物

在总结前人经验的基础上，杭州师范大学谢恬教授团队发展中医"君臣佐使"配伍理论，提出了中西医结合治疗肿瘤的"分子配伍（molecular compatibility）"新假说。以中医理论为指导，分子配伍是在成分配伍的基础上进一步分析有效成分并阐明其作用机制，将结构、功效、靶点明确的多个有效单体优化组合成复方，制成现代中药剂型，并建立相应的质量标准。借助现代医学理论体系，中药分子配伍理论可明确复方中各组分的分子靶点，明确其作用机制。通过该理论，从分子水平阐述"药证"和"方证"理论，从而进一步优化方剂成分。该团队提出的分子配伍理论是在组分配伍理论的基础上进一步发展和完善的结果。利用中药合理配伍理论"辨证论治 - 君臣佐使 - 七情和合"，达到增效减毒、适应个体差异的疑难病情，最终高效低毒驱除病症。

（一）辨证论治

辨证论治是中医理论的核心，应用中医理论治疗癌症应遵循"扶正祛邪"的理念。中西医结合肿瘤学既讲究辨证，也重视辨病，同时更注重两者结合。"气滞、气虚、湿阻、血瘀"容易促进肿瘤形成，基于此病机，中医形成了多种抗癌治则，包括理气行气、活血化瘀、化痰散结、扶正祛邪等。

（二）君臣佐使理论的科学含义

借用人际关系"君臣佐使"阐述方剂中不同的作用，该理论可追溯至《内经》之《素问·至真药大论》："岐伯曰：主病之谓君，佐君之谓臣，应臣之谓使，君一臣二，制之小也，君一臣三佐五，制之中也，君一臣三佐九，制之大也"。后来人们在治疗应用的过程中，慢慢完善了一套具体的中医组方理论——"君臣佐使"理论。方中君臣佐使各自的含义为：必须有一味针对主要症状治疗效果明显的中药作为君药。药方的药力主要依靠君药，用量较高，药味少。臣药有两种意义：一是配合君药增强其疗效的中药；二是针对主症所附带或引发的一些并发症。其药力小于君药，药味较多。佐药有三种含义：一是佐助药；二是佐制药；三是反佐药。佐药在方剂中的地位较低，用量少。使药有两种含义：一是引经药；二是调和药。使药的药力、药量小，药味少。

案例 26-4

应用君臣佐使理论设计出来的榄香烯脂质体复方：β-榄香烯，含量达85%；γ-榄香烯和δ-榄香烯，占总量15%；胆固醇和大豆磷脂；磷酸二氢钠、磷酸氢二钠。

问题：榄香烯脂质体复方中含有七种成分，如何体现君臣佐使的理论要求？其作用分别是什么？

解析：①β-榄香烯在复方中是君药，有明显抑制癌症进展的针对主要病症的药效；②γ-榄香烯和δ-榄香烯作为臣药，联合应用可以增加君药的药效；③大豆磷脂和胆固醇是佐制药，在它们的帮助下可以将榄香烯包裹在肿瘤细胞周围，形成具有缓释作用的双分子层结构，延长榄香烯的药效，持续杀伤癌症细胞；④磷酸二氢钠和磷酸氢二钠为pH调节剂，也是水相融媒体，由于亲水性高，在体循环中扩散迅速，可快速递送药物至各靶点，充当药物载体，共为使药。

（三）分子配伍的特点

1. 坚持中医整体观理论 分子配伍是以中医理论为指导，根据中医的"理""法""方""药"等辨证论治，选择合适的药物。该药物处方则是根据中药配伍原则制定的，尽量避免单一成分入药。这充分体现了中医整体观理论，同时还展示了中药复方多目标、多缓解、多渠道、多成分的优点。

2. 系统思维与分析还原法的有机结合 中药及其复方的研究应明确概念、逻辑推理，建立具有自身特点的研究方法体系，并在系统论的指导下还原分析。分子配伍法在先进思想的指导下，充分吸收了现代先进科学技术的优势，通过分析还原法解释中药复方的科学性，分别从细胞和分子的层面阐明中药复方的作用机制，其中，从分子水平阐明了其作用机制和分子化合物的组合，从现代医学的角度解释了中药及其化合物的科学性，证实了中药及其化合物的可靠性。

3. 分子配伍充分秉承了中西医有机结合的思想 分子配伍法以系统思维为指导思想，包含了中西药治病的优点，摒弃了其缺点，将有效成分按照君臣佐使进行配伍制成复方。因此，它克服了可能存在的中药成分混乱和西药作用片面的问题，兼取了中药综合作用的优势和西药针对性强的优点。

（四）中西医结合研发的新型抗肿瘤药物

1. 榄香烯脂质体 榄香烯脂质体，是基于谢恬教授团队创新性提出的中西医结合"分子配伍"理论从温郁金中提取出的抗癌活性小分子复方，是具有中国自主知识产权的抗癌新药。该复方中含有七种成分：β-榄香烯、δ-榄香烯、γ-榄香烯、大豆磷脂、胆固醇、磷酸二氢钠和磷酸氢二钠，符合"君臣佐使"的配伍理论，以含量85%的抗癌活性成分β-榄香烯为方中君药。该复方具有抗肿瘤效果好、不良反应低、成分明确、质量可控、安全性强、靶向性高、缓释性好等优点，是倍半萜烯类化合物应用于癌症治疗的一次重大创新。

榄香烯脂质体是一种无细胞毒性的抗肿瘤药物，被称为癌症治疗的"绿色疗法"。在临床上，榄香烯脂质体可单药使用，或与放化疗联合使用，也可在围手术期使用。榄香烯脂质体乳状注射液联合使用化疗药物可用于治疗肺癌、肝癌、食管癌、鼻咽癌、骨转移癌等恶性肿瘤，能起到协同增效的作用，并降低化疗的不良反应。机制上，可通过抑制肿瘤细胞膜转运体蛋白的表达和细胞增殖等相关信号通路蛋白的表达、诱导非凋亡性细胞死亡等抑制肿瘤的进展。

2. 榄香烯和紫杉醇类药物纳米复合药 紫杉醇类药物是一种从红豆杉树叶或针叶中得到的广谱抗癌药物，主要作用于微管/微管蛋白系统。传统的紫杉醇、卡巴塞尔、多西紫杉醇等紫杉醇类药物不仅存在不良反应大、生物利用度低的问题，而且容易产生肿瘤耐药性，极大地限制了传统紫杉醇类药物的临床应用价值。研究表明，榄香烯联合使用紫杉醇类药物，可以提高肿瘤细胞对紫杉醇类药物的敏感性，克服其耐药作用。分子机制上，可抑制肿瘤细胞膜转运体蛋白的表达、阻滞肿瘤细胞周期等。基于此，以紫杉醇类药物（紫杉醇或多西他赛或卡巴他赛）为君药、榄香烯为臣药，大豆磷脂和胆固醇为佐药，海藻糖为使药进行分子配伍，制备的纳米复合药物可提高乳腺癌、结肠癌和肺腺癌耐药细胞对紫杉醇类药物的敏感性；其次，纳米复合物中的榄香烯提高了肿瘤细胞对紫杉醇类药物的敏感性，使其较低剂量的药可达到相同疗效；再者，该复合物具有减轻紫杉醇类药物的不良反应和改善患者术后生活质量等作用。

3. 姜黄素纳米复合药　姜黄素是一种从姜科植物的根与茎中获得的小分子活性成分，具有抗氧化、抗癌、抗炎等多种药理作用。由于姜黄素水溶性差和生物利用度低，严重限制了姜黄素应用于临床治疗的可能性。在分子配伍理论的指导下，利用纳米材料的载药优势，可设计一种姜黄素纳米复合药，有效解决了以上问题。例如，研究者将姜黄素和盐酸多柔比星等按照一定的质量浓度比例制备的复方脂质体，对乳腺癌细胞具有较好的抑制作用；将姜黄素和奎纳克林等制备的脂质体，具有粒径均一、包封率高、稳定性良好和缓释作用好的优势。

4. 白藜芦醇纳米复合药　白藜芦醇是一种多酚化合物。类似于姜黄素，白藜芦醇亦是一种广谱抗癌的天然成分，然而，由于其水溶性很差，直接使用时药效较低。研究者将替莫唑胺和白藜芦醇包封于纳米颗粒中，研发了一种新的靶向纳米复合药。该药在神经胶质瘤中显示出替莫唑胺和白藜芦醇二者协同增效的作用，安全性和稳定性良好。此外，研究者将阿霉素和白藜芦醇优化配伍，研发了一种阿霉素/白藜芦醇固体脂质纳米微粒，该药可以增加药物的疗效，同时降低阿霉素的不良反应。研究表明，白藜芦醇和姜黄素配伍的复合纳米药与阿霉素联用，可增强阿霉素对卵巢癌的疗效，同时降低阿霉素的用量。

5. 其他分子配伍复合制剂　黄芩素是中国传统中药黄芩中提取的小分子抗癌活性成分，具有抗癌、抗炎、抗氧化等功效。研究表明，紫杉醇/黄芩素纳米复合药克服了肺癌对紫杉醇的耐药，同时发挥了黄芩素和紫杉醇二者协同增敏的作用。此外，吉西他滨/黄芩素纳米复合药对胰腺癌也具有较好的疗效。

水飞蓟素是一种天然抗癌的小分子活性成分，亲水性低，可从水飞蓟中提取。实验证明，卡巴他赛/水飞蓟素纳米复合药在前列腺癌中具有显著的功效。此外，阿霉素/水飞蓟素纳米复合药能够显著增强阿霉素对肝细胞癌的疗效，同时减轻了阿霉素对心肌的毒性。

雷公藤甲素是一种环氧二萜内酯化合物。研究者研发了一种由阿霉素和雷公藤甲素配伍的纳米新药，可以显著增加阿霉素对口腔鳞癌的药效。

三、中西医结合分子配伍抗肿瘤网络药理应用

（一）中医药与网络药理学的关系

网络药理学（network pharmacology）是基于药物相互之间在结构、功效等方面的相似性，并考虑机体内靶标分子、生物效应分子的多种相互作用关系，通过构建药物-药物、药物-靶标等网络，来预测药物功效以及特定功效对应药物的新兴学科。网络药理学把生命理解为一种动态的系统，以相互联系又不停变换的基因或蛋白质产生的各种生理或病理现象为疾病。它从系统生物学和生物网络平衡的角度阐释疾病的发生发展机制、从改善或恢复生物网络平衡的整体观角度认识药物与机体的相互作用并指导新药研发。网络药理学融合了系统生物学和多向药理学的优秀思想，整合了生物网络和药物作用网络，分析了药物与网络中节点或网络模块的关系，从传统的单一目标搜索转变为综合网络分析。

中医注重辨证论治，强调从整体上把握病因、发病机制的传播变化规律；而配伍方剂讲究"君臣佐使"，通过多味中药的互相配合来达到对机体失衡状态的修正。这些中医概念体现了与现代医学相一致的多成分、多目标、系统调控的理念。一方面，网络药理学的整体性、系统性特点与中医药"整体观念""辨证论治"的理论一致；另一方面，其研究模式从以往"单药物、单靶点"向"疾病-基因-靶点-药物"转变，与中药复方"多成分、多途径、多靶点"的协同作用特点相似。

因此，网络药理学被广泛用于探索药物及其活性成分、阐释整体作用机制、解析药物组合和方剂配伍规律等，为中医药复杂体系研究提供了新的思路，为临床用药和新药研发等提供了新的技术支持。

（二）分子配伍抗肿瘤的网络药理应用

随着虚拟筛选技术的发展，越来越多的中药化合物被筛选和鉴定出来，其活性成分和作用机制也逐渐被阐述清晰。网络药理学建立了全面而强大的数据库，以了解中医与疾病网络的关系。鉴于中药方剂不等同于单一草药的叠加，加上中药配方中活性成分的复杂性，传统方法很难对其进行鉴别。分子对接和网络药理学的应用，有利于分析中药复方中的活性组分及其作用的靶点。

扶正药物是中国传统医学的一个代表类型，已广泛用于癌症的治疗，然而，养生草药生物学基础的共性仍有待全面阐明。相关研究表明，将网络药理学与实验方法相结合的突破性高通量研究策略可以解决这一难题。首先，基于网络的大规模目标预测，分析了 1446 个中药化合物的目标谱；接下来，通过高通量测序，使用独特的高通量筛选策略，测量了 166 种化合物对 420 种抗肿瘤或免疫相关基因的作用，揭示了强身健体（扶正）草药生物学基础的共性。研究表明，相比直接杀伤肿瘤细胞，扶正药物在肿瘤免疫微环境调节和肿瘤预防方面具有更大的潜力。例如，无论是在体内还是体外，强身健体中药白芍中的化合物没食子酸芍药苷都具有较好的抗肿瘤作用。

肾损害是顺铂的主要不良反应。研究人员利用综合代谢组学和网络药理学策略，发现了可以减轻顺铂的肾毒性的潜在候选中药物质。首先，通过查询人类代谢组数据库（human metabolome database，HMDB）、治疗靶点数据库（therapeutic target database，TTD）、PharmGKB、在线人类孟德尔遗传（online mendelian inheritance in man，OMIM）和疾病关联数据库（genetic association database，GAD）获得了肾损伤的分子靶点；其次，通过应用网络药理学方法，将失调代谢物和肾损伤的共同靶标用于中药活性成分的筛选。通过实验评估，发现有 14 种有效成分，其中，山奈酚表现出相对较好的活性，进一步的代谢组学分析显示，山奈酚通过调节氨基酸、嘧啶和嘌呤代谢以及脂质代谢，在大鼠中可发挥抗肾毒性作用。

此外，通过网络药理学与分子对接技术，可以模拟药物在体内的作用机制。以阐释复方苦参注射液治疗肺癌的靶点为例，研究者采用了网络药理学的方法来收集化合物，预测目标，构建中药 - 化合物 - 靶点 - 作用机制网络，并分析相应的生物功能和途径，通过富集分析发现，苦参注射液在非小细胞肺癌和小细胞肺癌中可通过调节蛋白多糖和 PI3K-Akt 信号通路相关蛋白的表达等发挥治疗作用。

（三）常见的中医药相关数据库

典型的中西医结合网络药理学应用流程：首先，研究人员通过 Swiss Target Prediction、GeneCards 和 Uniprot 等数据库，搜索获得相关中医药的有效活性成分，识别有效成分的预测靶点；其次，与疾病（证候）的作用靶点相比较，获取交叉靶点；再次，构建药物疾病靶点预测网络，对靶点相关信号通路进行富集分析等，获得中西药抗癌的潜在作用机制；最后，通过体内外实验进行验证。近年来，中医药与疾病相关的数据库日益增加。

1. 基于天然产物药物组合及其作用疾病的分子调控数据库（natural product-based drug combination and its disease-specific molecular regulation，NPCDR） 在现代药物的发展中有着悠久历史的天然产物，衍生形成了现存的多种处方药物。近年来，越来越多的研究表明，天然产物联合化疗的策略可显著克服肿瘤对传统化疗药物的耐药，药物组合涉及的分子调控机制变化对相关药物研发等具有重要的指导意义。NPCDR 是一个基于天然产物的药物组合及其在特异性疾病中的分子调控机制的数据平台。该数据库的主要功能包括：①提供了天然产物的药物组合信息及其临床或实验验证的治疗功效；②提供了多种天然产物药物组合在特定疾病中的分子调控机制；③将天然产物、药物和相关信号分子通路与现有的描述其生物学或药理特性的数据库关联。因此，该数据库为网络药理学、医学生物化学、药物化学和药物设计等研究提供了重要的参考。该数据库目前可以在官方（https：//idrblab.org/npcdr/）和镜像（http：//npcdr.idrblab.net/）站点免费访问，无需注册登录。

2. 中药系统药理学数据库与分析平台（traditional chinese medicine systems pharmacology database and analysis platform，TCMSP）　目前，对于中药作用机制的理解和认识还比较模糊，这成为现代医学和传统中医药学之间的一个鸿沟。TCMSP 是一个独特的中草药系统药理学数据库，其融合了药物化学、药动学和药物 - 靶标 - 疾病网络的相关信息。该数据库收集了中国药典 2010 版中的 499 种中草药及其 29 384 种化合物成分、3311 个靶点和 837 种相关疾病；TCMSP 还提供每个活性化合物的药物靶点和相关疾病，可自动建立化合物靶点和目标疾病网络，让用户查看和分析药物的作用机制；该数据库包含化合物、靶点以及疾病的信息，通过高级搜索，用户可进一步通过选择草药成分及其毒药动学相关特性、化合物靶向关系和靶向疾病关系筛选所需信息。TCMSP 数据库为发现中药活性物质、系统阐明中药靶标、研究中药作用机制、进行老方优化和新复方配伍提供了重要的参考。该数据库可以自由访问：https：//old.tcmsp-e.com/index.php。

思 考 题

1. 试述抗恶性肿瘤药物的作用机制及临床应用原则。

2. 目前临床应用的小分子蛋白激酶抑制药抗肿瘤药物有几类？各举 1～2 个代表药物并简述其临床应用。

3. 细胞毒类抗肿瘤药物的常见不良反应有哪些？

4. 榄香烯紫杉醇类纳米复合物，如何体现分子配伍的理论要求？其主要作用机制是什么？

（隋新兵　冯　娇　刘水平　孙雪妮　段　婷）

第二十七章 抗炎免疫药物的临床应用

学习目标

掌握：抗炎药物、免疫调节药物的种类及药理作用特点、临床应用、药物相互作用、不良反应与防治。

熟悉：类风湿关节炎常用生物制剂；器官移植排斥反应的类型、用药原则。

了解：抗炎药物、免疫调节药物的体内过程。

第一节 概　　述

炎症和免疫是机体对异物的两种不同反应，它们涉及许多共同的细胞类型、细胞因子、化学介质与发病机制。炎症是机体对于外界刺激或者身体内刺激的防御反应，表现为红、肿、热、痛和功能障碍，因此有必要通过药物治疗等措施控制炎症反应所造成的伤害。抗炎药物主要包括非甾体抗炎药、糖皮质激素及抗风湿性关节炎药物等。免疫系统可通过识别抗原、激活细胞免疫和体液免疫机制，抵御外来病原体，清除自身突变细胞，保护机体。作用于免疫系统的药物主要有免疫抑制药和免疫增强药物。

第二节 抗炎药物

一、非甾体抗炎药物

非甾体抗炎药（nonsteroidal anti-inflammatory drug，NSAID）是一组化学结构不同的药物，能抑制前列腺素的合成，具有解热、镇痛和抗炎作用。

（一）阿司匹林（aspirin）

【体内过程】

阿司匹林口服后迅速吸收，被酯酶水解，主要以水杨酸盐的形式迅速分布至全身组织。阿司匹林的排泄速度与给药量和尿液 pH 有关，当尿液碱化时，药物排泄增加。肌酐清除率小于 10ml/min、严重肝功能不全的患者避免使用。

【药理作用特点】

阿司匹林是一种弱有机酸，其代谢产物水杨酸对环氧合酶（cyclooxygenase，COX）具有显著的抑制作用，且抑制作用是不可逆的，从而可减少前列腺素的合成，起到抗炎、镇痛、解热的作用。

【临床应用及评价】

1.抗炎镇痛　阿司匹林在较低剂量时具有镇痛活性，较高剂量下表现出抗炎活性。

2.解热作用　阿司匹林可用于治疗发热。为预防瑞氏综合征，18 岁以下患有水痘或流感的患者应避免服用阿司匹林。

3.阿司匹林用于预防心血管疾病。

4.其他　可用于缓解轻度疼痛，预防子痫前期，儿科用于治疗川崎病、胆道蛔虫病。

【不良反应与防治】

1.消化道系统　最常见的不良反应，表现有胃灼热、消化不良、腹部疼痛、胃肠道出血等，建议饭后服用、服肠溶片或同时服用抗酸药。

2.血液系统　弥散性血管内凝血、出血、出血时间延长、凝血酶原时间延长、血小板减少，部分手术前需要考虑停止使用阿司匹林。

3. 其他副作用　阿司匹林抑制前列腺素合成可能会间接导致白三烯的产生增加，从而增加哮喘恶化的风险，哮喘患者应谨慎使用阿司匹林及其他 NSAID。大约 15% 服用阿司匹林的患者可出现过敏反应，症状包括荨麻疹、支气管收缩和血管水肿。对阿司匹林严重过敏的患者应避免使用 NSAID。

4. 水杨酸中毒　水杨酸中毒特征是恶心、呕吐、明显换气过度、头痛、精神错乱、头晕和耳鸣，此时应立即停药，采取对症措施，并静脉滴注碳酸氢钠以碱化尿液加快药物排出。当服用大剂量阿司匹林时，可能会导致严重的水杨酸盐中毒，出现躁动、谵妄、幻觉、抽搐、昏迷、呼吸和代谢性酸中毒，甚至呼吸衰竭而死亡。

5. 孕妇　除非在与妊娠相关的情况下使用较低剂量阿司匹林，否则应在妊娠 20 周以后避免使用阿司匹林。如怀孕期间需要镇痛或解热药物，最好选用对乙酰氨基酚。

【药物相互作用】

阿司匹林有抗血小板聚集作用，与其他非甾体抗炎药、抗凝药物、抗血小板药物、部分抗抑郁药物联合使用时出血风险增加，应避免同时使用或密切监测出血症状。与口服糖皮质激素合用可增加消化性溃疡的风险。阿司匹林可通过竞争血浆蛋白结合部位，提高某些药物的游离血药浓度，从而增强它们的作用或毒性。与碱性药物合用时，阿司匹林的肾排泄加快，可降低阿司匹林疗效。当与呋塞米（furosemide）、青霉素 G 等合用时，因竞争肾小管分泌系统而使水杨酸盐排泄减少，易造成蓄积中毒。

（二）其他非选择性的 NSAID

【体内过程】

大多数非选择性 NSAID 口服后被充分吸收，与血浆蛋白结合率高，经肝代谢，通过尿液清除活性药物和代谢物。

【药理作用特点】

除阿司匹林外的 NSAID 能可逆地抑制 COX，具有抗炎、镇痛等作用，不具有抗血小板聚集作用。

【临床应用及评价】

NSAID 在镇痛作用方面具有同等疗效，主要用于治疗肌肉、骨骼疾病引起的轻度至中度疼痛。

【不良反应与防治】

除阿司匹林外，所有 NSAID 都与心血管事件（包括心肌梗死和卒中）的风险增加有关。已确诊的心血管疾病患者不建议使用 NSAID（阿司匹林除外）。对无法避免 NSAID 治疗的心血管疾病患者，可考虑使用萘普生（naproxen），并根据患者情况考虑是否合用质子泵抑制药。NSAID 与抗凝血药合用时，可增加出血的危险。与阿司匹林有交叉过敏反应，对阿司匹林过敏者和哮喘患者禁用。

（三）塞来昔布（celecoxib）

塞来昔布是一种选择性 COX-2 抑制药。与阿司匹林对 COX-1 的抑制作用不同，其对 COX-2 的抑制作用是可逆的。

【体内过程】

塞来昔布口服后易于吸收，食物可明显减少其吸收。在肝中被细胞色素 CYP2C9 代谢，严重肝功能不全患者避免使用。塞来昔布通过粪便和尿液排泄，需要根据肌酐清除率调整药物剂量。

【药理作用特点】

塞来昔布对 COX-2 抑制强度强，治疗剂量对 COX-1 无明显活性，具有解热、镇痛、抗炎作用。

【临床应用及评价】

塞来昔布被批准用于治疗类风湿关节炎、骨关节炎和急性轻中度疼痛，也可用于缓解强直性脊柱炎或类风湿关节炎、痛经、成年偏头痛、关节炎的治疗。

【不良反应与防治】

不良反应主要包括急性心肌梗死、胸痛、腹泻、肝药酶升高等。与其他 NSAID 相比，塞来昔布的胃肠道反应较轻，溃疡、出血的发生率明显低于传统的 NSAID。但长期使用塞来昔布可能增加严重心血管血栓性不良事件、心肌梗死和卒中的风险，有血栓形成倾向的患者慎用。冠状动脉旁路移植手术的心肌梗死患者和对磺胺类药物、NSAID、塞来昔布过敏的患者禁用塞来昔布。

【药物相互作用】

CYP2C9 慢代谢者（CYP 2C9*3/*3）慎用此药。CYP2C9 诱导药可降低塞来昔布的血药浓度，抑制药可增加塞来昔布的血药浓度。塞来昔布需要避免与肝素（heparin）、甲氨蝶呤（methotrexate）、酮咯酸（ketorolac）等药物联合使用。另外，高脂饮食可延迟药物的吸收，应避免同服。

案例 27-1

患者，男，64 岁，既往病史包括 2 型糖尿病、高血压、高脂血症、胃溃疡和冠心病。目前正在使用的药物有二甲双胍、依那普利、阿托伐他汀、美托洛尔及阿司匹林，且病情稳定。昨天因运动导致轻度的肌肉疼痛。

问题：药师推荐患者使用布洛芬缓释片用于镇痛，你认为是否合理？如果不合理，请向患者推荐更为合理的药物？

解析：不合理。布洛芬因抑制胃肠道、心血管及肾的环氧合酶，可产生胃溃疡、血压升高等不良反应，且该患者既往有胃溃疡、冠心病史，心血管疾病风险显著，应避免使用 NSAID 类药物。对于轻度的疼痛，可推荐使用对乙酰氨基酚用于镇痛。另外，临床上萘普生（naproxen）被认为是治疗心血管疾病最安全的 NSAID，或推荐患者联合使用萘普生和奥美拉唑（omeprazole）。

二、糖皮质激素类药物

【体内过程】

糖皮质激素（glucocorticoid）给药途径有静脉、肌内、关节内、局部、吸入或鼻腔给药。外用和吸入的糖皮质激素在一定程度上都可被吸收，因此有可能抑制下丘脑 - 垂体 - 肾上腺轴。吸收的糖皮质激素与血浆蛋白结合率达 90% 以上，随后经肝代谢，其产物由肾排泄。

【药理作用特点】

1. 抗炎作用 糖皮质激素对各种刺激所致的各种炎症及炎症的各个阶段都有强大的非特异性抑制作用，主要是通过降低机体对各种致炎物质的反应，从而提高机体对炎症的耐受性。

2. 免疫抑制作用 糖皮质激素主要是抑制细胞免疫，大剂量尚能干扰体液免疫，并轻度降低血清抗体水平。

3. 其他作用 糖皮质激素尚有抗毒素、抗休克作用，以及刺激骨髓造血功能、提高中枢神经系统的兴奋性、退热、促进胃酸和胃蛋白酶分泌等作用。

【临床应用及评价】

糖皮质激素因其药理作用可用于多种疾病。

1. 感染或炎症疾病 糖皮质激素可用于感染及一些炎症性疾病，辅助治疗细菌引起的严重急性感染；对结核性脑膜炎、胸膜炎、心包炎、腹膜炎，早期应用抗结核药的同时辅以短程糖皮质激素治疗；也常应用糖皮质激素治疗风湿性心瓣膜炎、损伤性关节炎及睾丸炎、慢性阻塞性肺病等疾病；糖皮质激素也用于眼科疾病，如虹膜炎、视神经炎、视网膜炎等。

2. 自身免疫病、变态反应性疾病和器官移植排斥反应 适当应用糖皮质激素能缓解某些疾病症状，如严重风湿热、风湿性心肌炎、风湿性及类风湿关节炎、全身性红斑狼疮、结节性动脉周围炎、皮肌炎、自身免疫性贫血和肾病综合征等。一般采用综合治疗，不宜单用，以免引起不良反应。糖皮质激素可广泛应用于过敏性疾病，如顽固性荨麻疹、血管神经性水肿、过敏性皮炎、严重输血与输液反应、过敏性休克等。异体器官移植术后的免疫排斥反应，也可使用糖皮质激素，一般与环孢素等免疫抑制药联合使用。

3. 替代疗法　用于急、慢性肾上腺皮质功能减退症，以及脑腺垂体功能减退及肾上腺次全切除术后的替代治疗。

4. 其他　糖皮质激素也可用于治疗肿瘤患者的恶心、呕吐、感染中毒性休克、血液肿瘤、皮肤等疾病。

【不良反应与防治】

糖皮质激素可引起许多不良反应，表现为向心性肥胖、满月脸、水牛背、皮肤变薄、多毛、低血钾、血压升高、血糖升高等。高血压及心、肾功能不全的患者应慎用糖皮质激素。糖尿病患者如果服用皮质类固醇，应密切监测血糖并相应调整药物剂量。糖皮质激素长期应用常可诱发或加重感染、诱发或加重消化性溃疡、骨质疏松、肌萎缩、创口愈合延迟等。吸入性糖皮质激素可导致鹅口疮、声音嘶哑等不良反应，应教育使用吸入性糖皮质激素后及时深度漱口。另外，久用糖皮质激素后突然停药或减量过快可使原有疾病复发或加重，出现反跳现象，为避免反跳现象，长期应用且剂量较高的患者应缓慢减量，乃至停药。

【药物相互作用】

肝药酶诱导药苯巴比妥（phenobarbital）、利福平（rifampin）、卡马西平（carbamazepine）等可降低糖皮质激素的疗效，应适当调整剂量；肝药酶抑制药克拉霉素（clarithromycin）、伊曲康唑（itraconazole）等可增强糖皮质激素的治疗作用和不良反应；糖皮质激素与利尿药合用时可增加低血钾的风险；与抗胆碱药、三环类抗抑郁药或肾上腺素受体激动药长期合用时，可引起眼压升高；与氟喹诺酮类药物合用时有增加其肌腱病变的风险；与 NSAID 联用时有增加胃溃疡的风险。

三、其他抗炎抗风湿药物

治疗类风湿关节炎的药物（disease modifying antirheumatic drugs，DMARDs）被用于类风湿关节炎（rheumatoid arthritis，RA）的治疗，并已被证明能延缓疾病进程、诱导病情缓解、防止关节和受累组织进一步破坏。

（一）甲氨蝶呤（methotrexate，MTX）

【体内过程】

口服吸收良好，1～5h 血药浓度达最高峰。食物影响 MTX 的吸收，建议空腹给药。MTX 主要经肾排泄，大多以原型药排出体外，小于 10% 的药物通过胆汁排泄。肌酐清除率小于 60ml/min 时需调整给药剂量，肝功能不全患者可根据胆红素或肝药酶水平调整给药剂量。

【药理作用特点】

MTX 主要作用机制是竞争性抑制二氢叶酸还原酶，抑制二氢叶酸的还原，从而产生免疫抑制和抗炎作用，具有抗肿瘤、抗代谢、免疫抑制作用。

【临床应用及评价】

MTX 临床上可用于各种肿瘤、银屑病、RA 等多种疾病。治疗类风湿关节炎时可单独或联合使用，是临床首选药物。

【不良反应与预防】

MTX 的不良反应较多，包括腹泻、恶性、呕吐、口腔溃疡、肝功能异常、头晕、乏力、头痛等。常见不良反应有脱发、骨髓抑制、视物模糊、间质性肺炎等。严重皮肤反应有多形性红斑、史 - 约综合征、中毒性表皮坏死松解症。孕妇禁止使用 MTX。

【药物相互作用】

由于磺胺类药物与 MTX 的抗叶酸作用会发生协同效应，增加 MTX 的副作用，因此不建议两者同时使用。阿司匹林、利尿药、NSAID、青霉素等可增加甲氨蝶呤的毒性，应避免同时使用，或考虑减少甲氨蝶呤的剂量。MTX 与来氟米特联用可增加全血细胞减少的风险。卡介苗、活疫苗等可导致感染风险增加，禁止联合使用。食物影响 MTX 吸收，建议空腹服用。

（二）来氟米特（leflunomide）

来氟米特是一种免疫调节药物，用于类风湿关节炎、系统性红斑狼疮等自身免疫病的治疗和器官移植的抗排斥治疗。用于类风湿关节炎时，治疗剂量的来氟米特不良反应轻微，但随剂量增大，不良反应增加。最常见的副作用有头痛、腹泻、恶心、肝损伤，其他不良反应包括体重减轻、过敏反应、流感样症状、皮疹、脱发和低钾血症。有肝损害和明确的乙肝或丙肝血清学指标阳性的患者慎用来氟米特。孕妇及尚未采取可靠避孕措施的育龄妇女及哺乳期妇女禁用。准备生育的男性应考虑停止服药，同时服用考来烯胺（colestyramine）帮助清除体内残留的来氟米特。

（三）羟氯喹（hydroxychloroquine，HCQ）

羟氯喹用于早期、轻度的 RA，通常与 MTX 联合使用，HCQ 也用于治疗系统性红斑狼疮和疟疾的治疗。其在自身免疫病中的作用机制尚不清楚，起效时间为 6 周至 6 个月。HCQ 对肝和免疫系统的影响小于其他 DMARDs，安全性好，仅有非常低的皮肤和消化道不良反应，建议饭后服用。HCQ 可导致不可逆性视网膜病变，建议用药前及用药 5 年后每 12 个月进行眼科复查；它还可能导致中枢神经系统紊乱、胃肠道紊乱、皮肤变色和皮疹。

（四）硫唑嘌呤（azathioprine，AZA）

硫唑嘌呤是一种前药，作为一种抗代谢药，其作用广泛而缺乏选择性。临床用于抑制器官移植排斥反应及治疗多种自身免疫病。不良反应主要为剂量依赖性的骨髓抑制、肝损害、对微生物感染的易感性增加等。别嘌呤醇是一种治疗痛风的药物，可显著抑制 AZA 的代谢，因此，如需联用必须减少 AZA 的剂量。使用 AZA 的患者用药前应检查血常规、肝功能和巯嘌呤甲基转移酶（Thiopurine methyltransferase，TPMT）水平，低 TPMT 水平的患者易出现血液系统毒性，因此需密切监测血常规。

（五）雷公藤总苷（tripterygium Glycosides，TG）

亦称雷公藤多苷，有较强的免疫抑制作用，能抑制 B 淋巴细胞及抗体的生成；尚有较强的抗炎作用，在产生免疫抑制作用的剂量下，无直接细胞毒性。主要用于治疗各种自身免疫病，如类风湿关节炎、肾病综合征、肾炎、皮肌炎、自身免疫性肝炎、血管炎及自身免疫性的白细胞和血小板减少症。不良反应主要为胃肠道反应，偶见白细胞及血小板减少、毛囊角化。

（六）类风湿关节炎的生物制剂

治疗类风湿关节炎生物制剂的出现已经改变了 RA 的治疗前景，其包括抑制炎症因子和炎症细胞的多种药物。例如，抑制 TNF-α 的单克隆抗体英夫利昔单抗（infliximab）、阿达木单抗（adamuzumab，ADA）和戈利木单抗（glimumab）、抑制 TNF-α 受体蛋白的依那西普（etanercept）、白细胞介素 -6（IL-6）受体拮抗药单克隆抗体托珠单抗（tocilizumab）、抑制 B 细胞的利妥昔单抗（rituximab）、抑制 T 细胞的阿巴西普（abatacept）、Janus 激酶抑制药托法替尼（tofacitinib）等。这类药物主要用于严重或难治性 RA 的治疗，研究证实生物制剂联合甲氨蝶呤比单用效果更佳。对于接受 TNF-α 抑制药的患者感染结核病、败血症、真菌、淋巴瘤和其他癌症的风险增加，且不推荐接种活疫苗。TNF-α 抑制药可能导致或加重心力衰竭，心力衰竭患者应谨慎使用。

四、抗炎药物的合理应用

（一）NSAID

NSAID 具有解热、镇痛、抗炎的作用，可用于发热、炎症、疼痛等疾病。发热时可先选择物理降温，无效或体温过高时再考虑选用解热药。解热药不能替代抗感染、抗休克等治疗措施。在查明发热原因并治疗的同时，再根据指征选用解热药。儿童避免使用阿司匹林用于解热，对乙酰氨基酚和布洛芬是常用的儿童解热药物，应根据儿童的体重计算药物剂量。对于疼痛症状应找出疼痛原因后再采用药物镇痛。NSAID 主要用于轻、中度疼痛，对于头痛、牙痛、肌肉痛、痛经等效果较好，但对于平滑肌痉挛性疼痛、创伤剧痛、肿瘤晚期剧烈疼痛无效。NSAID 是类风湿性疾病、全身性红斑狼疮、强直性脊柱炎等非感染性慢性炎症的首选，这类药物可导致心血管系统、肾、胃肠道等系统的不良反应，使用药物前应评估患者潜在的不良事件，考虑患者的既往史、用药情况，谨慎选择药物。

（二）糖皮质激素

糖皮质激素分泌具有昼夜节律性，应用广泛。在确定糖皮质激素的剂量时，应考虑许多因素，包括糖皮质激素活性、作用时间、制剂类型、给药时间和给药途径。大剂量冲击疗法适用于严重中毒性感染及中毒性休克、严重哮喘持续状态、器官移植急性排斥危象、系统性红斑狼疮肾病的诱导治疗，疗程限于 3～5 日，同时配合其他有关的有效治疗措施。一般剂量适用于反复发作、累及多种器官的慢性疾病，长期使用停药时应考虑反跳现象。小剂量替代疗法适用于腺垂体功能减退、艾迪生（Addison）病。

（三）其他抗炎抗风湿药物

当患者被诊断为 RA 时，应在 3 个月内启动 DMARDs，以便在早期阶段阻止疾病的进展。如果需要，NSAID 或皮质类固醇也可用于缓解症状。没有一种 DMARDs 对每个患者都有效且安全，可能需要应用几种不同的药物进行治疗。对于疾病活动性较低的患者，可使用任何 DMARDs 开始单一治疗；对于中度至高度疾病活动或对单一疗法反应不足的患者，可能需要联合 DMARDs 治疗（通常以 MTX 为基础）或使用抗 TNF-α 药物；对于病情较严重的患者，可以考虑使用其他生物疗法。这些药物中的大多数是孕妇禁忌使用的，RA 患者在治疗期间和治疗后一段时间应采取避孕措施。生物制剂使用之前一般需要排除肿瘤、病毒性肝炎和结核病。

案例 27-2

患者，女，42 岁，体重 60kg，有磺胺类药物过敏史，既往史有射血分数降低的心力衰竭（NYHA Ⅲ级）。13 年前被诊断为类风湿关节炎。此次就诊主诉过去的 4 个月里，一直患有晨僵，持续数小时，并伴有疲劳和关节疼痛。既往用药为 MTX 15mg，每周口服 1 次；叶酸 1mg，每日口服 1 次。此次检查 DAS28 分为 6.2，1 年前该指标是 3.0。

问题：请问该患者目前用药是否合理，并说明原因。

解析：不合理。MTX 单独使用或与其他 DMARDs 联合使用通常是 RA 初始治疗的首选治疗方法，特别是对于疾病活动度高的患者，其作用机制是抑制二氢叶酸还原酶产生抗炎和免疫抑制作用。MTX 每周给药 1 次，提高了患者的依从性，可在开始治疗 1 个月内开始见效。考虑该患者目前使用的 MTX 单独治疗方案效果不佳，且已确诊 RA（病程＞6 个月），疾病活动度高（DAS28 为 6.2），建议更改治疗方案。根据指南，单一传统合成 DMARDs 治疗未达标时，建议联合另一种或两种传统合成 DMARDs 或生物制剂进行治疗。由于患者存在射血分数降低（NYHA Ⅲ级）的心力衰竭，应避免推荐使用 TNF-α 抑制药。

第三节　免疫调节药物

免疫调节药物通过影响机体的免疫应答和免疫病理反应而调节机体的免疫功能，包括免疫抑制药和免疫增强药，广泛应用于炎症免疫性疾病、肿瘤、移植排斥反应等的治疗。

一、免疫抑制药物

免疫抑制药是一类非特异抑制机体免疫功能的药物，主要用于防治器官移植后排斥反应和治疗自身免疫病。

（一）钙调磷酸酶抑制药

环孢素（cyclosporin，CsA）

环孢素，又名环孢素 A，是一种钙调神经磷酸酶抑制药，是由真菌的代谢产物中分离的中性环多肽。

【体内过程】

环孢素可口服或静脉输注。口服生物利用度为 20% ~ 50%，达峰时间为 3 ~ 4h，分布广泛，与其他药物不同的是环孢素可分布到红细胞中。血浆中蛋白结合率高，血浆游离药物仅 5%。大部分药物经肝 CYP3A4 代谢，通过胆汁排出，6% 经尿排出。

【药理作用特点】

环孢素为特异性胸腺细胞和 T 淋巴细胞的抑制药，作用于 T 细胞活化的早期，可抑制抗原刺激所引起的 T 细胞信号转导过程，从而抑制 T 细胞活化和细胞因子的表达，起到免疫抑制作用。

【临床应用与评价】

1. 用于难治性自身免疫病、难治性弥漫性结缔组织病、狼疮性肾炎、活动性红斑狼疮、眼炎、炎性肠病、难治性银屑病、难治性类风湿关节炎、难治性肾病综合征等。

2. 用于器官移植抗排斥反应。环孢素是抗排斥反应联合用药中的核心药物，通常与皮质类固醇和抗代谢药结合使用。

【不良反应与防治】

CsA 的不良反应发生率较高，最常见的严重不良反应是肾毒性，发生率为 10% ~ 40%，多出现在最初 4 个月。如果与其他肾毒性药物合用，肾毒性作用可能叠加。服用环孢素的患者容易发生感染，如疱疹病毒和巨细胞病毒（CMV）引起的病毒感染，有些感染可危及生命。其他不良反应包括升高血压、血脂、血钾水平，导致震颤、多毛症和牙龈增生等。对环孢素过敏者、水痘、带状疱疹等感染患者禁用环孢素。严重肝、肾损害，以及未控制的高血压、感染及恶性肿瘤者禁用或慎用该药。

【药物相互作用】

CsA 作为 CYP3A4/5 和 P-gp 的底物，可与克拉霉素、葡萄柚汁、维拉帕米等抑制药及利福平、苯巴比妥等诱导药发生药物相互作用。与糖皮质激素、硫唑嘌呤、环磷酰胺合用时会增加感染的概率。环孢素可以增加依折麦布（ezetimibe）的水平，不建议联合使用。

他克莫司（tacrolimus，FK506）

他克莫司是一种从土壤真菌链霉菌中分离出来的大环内酯。与环孢素相比，药效增强，排斥反应发生率降低，临床上可用于治疗器官移植，如肝、心脏、肾、胰腺移植及骨髓移植后抗排斥反应，均有较好的疗效。他克莫司的口服吸收个体化差异大，药物相互作用与环孢素相似。如果与高脂肪或高碳水化合物的膳食一起服用，药物的吸收会减少。他克莫司的肾毒性和神经毒性（震颤、癫痫发作和幻觉）往往较环孢素严重，其他不良反应与环孢素类似。他克莫司不会引起多毛症或牙龈增生，但可导致脱发。与环孢素相比，心血管毒性发生率较低。

（二）西罗莫司（sirolimus）

西罗莫司是从土壤霉菌吸水链霉菌发酵中获得的大环内酯，高脂肪食物会减少吸收。西罗莫司由 CYP3A4 同工酶代谢，P-gp 的底物。作用机制是阻止活化 T 细胞从细胞周期 G_1 期进入 S 期，从而阻止这些细胞的增殖，抑制细胞对 IL-2 的反应。临床上被批准用于肾移植的排斥反应。与环孢素和皮质类固醇合用，可降低这些药物的使用剂量，减少其潜在毒性。常见不良反应为外周水肿、血压升高、高胆固醇血症、便秘、腹痛、贫血等；其他不良反应包括头痛、恶心、腹泻、白细胞减少和血小板减少。

（三）依维莫司（everolimus）

依维莫司被批准用于肾移植，也适用于晚期肾细胞癌患者的二线治疗。依维莫司的作用机制与西罗莫司相同，可与巴利昔单抗、环孢素和皮质类固醇联合使用，以预防肾移植患者的排斥反应。依维莫司口服后吸收迅速，但高脂膳食会降低吸收，是 CYP3A4 和 P-gp 的底物，因此与前面提到的药物相互作用相同。依维莫司可导致血红蛋白、淋巴细胞、中性粒细胞和血小板减少，建议在治疗前检查全血细胞计数，并定期复查。

（四）麦考酚酸吗乙酯（mycophenolate mofetil，MMF）

免疫抑制抗代谢药物通常与皮质类固醇和钙调神经磷酸酶抑制药、环孢素和他克莫司联合使用。麦考酚酸吗乙酯又称霉酚酸酯，口服后迅速吸收并被水解为活性代谢产物霉酚酸（mycophenolie acid，MPA），主要用于自身免疫病，对银屑病和类风湿关节炎也有较好的疗效，也常与环孢素或他克莫司等联用治疗器官移植排斥反应。因其安全性和有效性的优势，在很大程度上取代了硫唑嘌呤的应用。霉酚酸酯最常见的不良反应是胃肠道反应，包括腹泻、恶心、呕吐和腹痛，1% 患者可出现可逆的血液系统损伤，如贫血、白细胞和血小板减少。高剂量霉酚酸酯与巨细胞病毒感染、肿瘤的高风险相关。孕妇及严重肝、肾、心功能不全者慎用该药。用药期间应定期检查血常规和肝功能，不宜与硫唑嘌呤合用。含镁、铝的抗酸制剂能降低 MMF 的口服吸收率。大剂量的呋塞米或阿司匹林、低蛋白血症均可增高游离 MPA 水平。考来烯胺等影响肠肝循环的药物可减少 MMF 的吸收，应避免合用。

（五）环磷酰胺（cyclophosphamide，CTX）

环磷酰胺是烷化剂类抗肿瘤药，也具有免疫抑制作用。CTX 作用强而持久，临床上可用于糖皮质激素不能缓解的自身免疫病，如系统性红斑狼疮、大动脉炎、类风湿关节炎等，也用于器官移植的排斥反应和肿瘤的治疗。主要不良反应包括骨髓抑制、出血性膀胱炎、恶心、呕吐、焦虑不安、乏力等。

（六）器官移植排斥反应其他常用药物

抗体的使用在延长同种异体移植物存活期中起着核心作用。抗淋巴细胞的抗体可减少急性排斥反应发生率，主要包括单克隆抗体和多克隆抗体。前者有抗 T 细胞单克隆抗体 OKT3、抗 CD52 表面抗原的阿伦单抗（alemtuzumab）、抗 IL-2 受体抗克隆抗体巴利昔单抗（balliximab），后者为多克隆抗 T 细胞抗体，代表性有抗淋巴细胞球蛋白（antilymphocyte globulin，ALG）和抗胸腺细胞球蛋白（antithymocyte globulin，ATG）。抗胸腺细胞球蛋白主要在移植时与其他免疫抑制药一起用于防止早期同种异体移植排斥反应，它们也可用于治疗严重排斥反应或糖皮质激素抵抗的急性排斥反应。不良反应包括寒战和发热、白细胞减少和血小板减少、CMV 或其他病毒引起的感染以及皮疹。

案例 27-3

患者，男，45 岁，肾移植受者，因尿量减少和下肢肿胀到医院就诊。主诉左下腹（肾移植部位）疼痛，双侧下肢水肿，双腿，主要是足部，有轻微的疼痛和刺痛，自诉在过去的 1 周里，每日总排尿量有所下降，现在每日尿量约为 1.5L，而两周前每日尿量在 2L 以上。肾活检显示急性异体肾排斥反应。体格检查和实验室结果显示患者有高钾血症，白细胞减少，低镁血症和亚治疗他克莫司水平（正常血药浓度范围以下），被诊断为急性排斥反应。目前用药情况：他克莫司 4mg，po，bid；麦考酚酸酯 1000mg，po，bid；缬更昔洛韦 900mg，qd；卡马西平 200mg，po，bid（两周前开始用于治疗神经病变）。

> **问题：** 请对该患者用药出现急性排斥反应和白细胞减少的原因进行解析？
>
> **解析：** 该患者出现急性排斥反应可能与亚治疗他克莫司水平有关，周围神经病变可能是由他克莫司治疗引起的。卡马西平为肝药酶的诱导药，与他克莫司同时使用时出现相互作用，增加了他克莫司代谢，导致他克莫司的血药浓度下降，疗效降低，出现急性排斥反应。伴有肾功能下降的急性同种异体排斥反应降低了缬更昔洛韦的清除率，较高的缬更昔洛韦导致白细胞减少。

二、免疫增强药物

免疫系统是人体最重要的防御系统之一。正常的免疫应答赋予人体抗御感染，一个免疫应答能力有缺陷的个体对疾病的抵抗能力是非常低的。许多疾病的发生、发展与机体免疫系统功能缺陷和功能失调有着密切的关系。调节患者的免疫功能是非常重要的，用于免疫系统的药物一般分为免疫增强药和免疫抑制药两大类。免疫增强药是一类通过非特异性途径提高机体对抗原或微生物特异性反应的物质，通过增强非特异性或特异性的细胞免疫、体液免疫功能，促使机体自主清除细菌或病毒。免疫增强药临床上主要用于免疫缺陷疾病、慢性难治性疾病和肿瘤患者。

（一）卡介苗（bacillus calmette-guerin，BCG）

卡介苗是由减毒牛型结核分枝杆菌悬浮液制成的活菌苗，具有增强巨噬细胞活性、加强巨噬细胞杀灭肿瘤细胞的能力、活化 T 淋巴细胞、增强机体细胞免疫的功能。临床最常用于恶性黑色素瘤，瘤内注射可使瘤体缩小或消失，瘤结节的大小及位置对疗效影响很大，而且机体免疫系统必须对卡介苗有应答能力。作为常规接种可预防结核，用于 1 岁以内或结核菌素试验阴性的儿童或成年人。死菌苗用于小儿喘息性支气管炎的治疗、小儿感冒的预防和成人慢性支气管炎的防治。不良反应较多见，严重程度和发生率与剂量、给药方法及免疫治疗的次数等有关。注射局部可见红斑、硬结和溃疡。瘤内注射、胸腔内注射及皮肤划痕均可引起全身反应，有寒战、高热、全身不适等。瘤内注射偶见肉芽肿性肝炎或过敏性休克，甚至死亡。

（二）白细胞介素-2（interleukin-2，IL-2）

IL-2 与相应细胞的 IL-2 受体结合后，发挥广泛的免疫增强及调节作用。白细胞介素是介导细胞间相互作用的一组免疫细胞因子，具有广泛的生物学效应。IL-2 可用于肿瘤，免疫缺陷病、感染性疾病的治疗。对黑色素瘤、结肠和直肠癌等效果较好，可控制肿瘤发展，减小肿瘤体积及延长生存时间，尚能缓解晚期癌症患者的抑郁症状。常见不良反应主要是流感样症状和胃肠道反应，如发热、寒战、食欲缺乏、肌痛及关节痛等，大剂量可出现神经系统症状、肾功能减退、水肿、血压升高等，剂量减少可减轻。严重低血压、心功能不全、高热者禁用。孕妇、患有心脏病或肺部疾病、60 岁以上者慎用。

（三）干扰素（interferon，IFN）

IFN 具有抗病毒、抑制细胞增殖、抗肿瘤及调节免疫作用，临床上可用于疱疹性角膜炎、病毒性眼病、带状疱疹等皮肤疾病、慢性乙型肝炎、非霍奇金淋巴瘤等。不良反应有胃肠道反应、流感样症状及神经系统症状、皮疹、肝功能损害等，大剂量尚可致血细胞减少。妊娠期间、乙肝患者有精神病史、未能控制的癫痫、未戒断的酗酒或吸毒者、未经控制的自身免疫病、失代偿期肝硬化、有症状的心脏病等患者禁用。

（四）粒细胞集落刺激因子（granulocyte colony stimulating factor，G-CSF）

G-CSF 是一种糖蛋白，主要作用于中性粒细胞系造血细胞的增殖、分化和活化。重组人粒细胞巨噬细胞集落刺激因子（rhGM-CSF）主要作用于造血祖细胞，促进其增殖和分化，其重要作用是刺激粒细胞、单核巨噬细胞成熟，促进成熟细胞向外周血释放，并能促进巨噬细胞的多种功能。G-CSF 临床上主要用于预防和治疗肿瘤放疗和化疗后引起的白细胞减少症、治疗骨髓造血功能障碍及骨髓增生异常综合征、预防白细胞减少可能发生的潜在感染，以及感染引起的中性粒细胞减少的恢复。代表性的药物有非格司亭（Filgrastim）、培非格司亭（Pegfilgrastim）和沙格司亭（Sargramostim）。骨痛是主要的不良反应，与剂量相关；还可导致发热、乏力、头痛、肌痛、皮疹、注射局部疼痛；罕见副作用有低血压、恶心、腹泻、水肿、过敏、呼吸困难等。

三、免疫调节药物的合理应用

多数免疫增强药对机体的免疫功能具有双向调节作用，使过低或过高的免疫功能调节到正常水平。临床上主要用于各种功能低下所导致的免疫缺陷病、肿瘤，以及难治性细菌、病毒感染等。临床应用免疫增强药应结合患者本身特点，合理选择药物种类，并对药物的禁忌证进行筛查，监护患者的药效及不良反应。肿瘤患者在放疗或化疗之后会出现白细胞减少、免疫低下的并发症，一般在化疗结束后 24 ～ 72h 开始应用 G-CSF 类药物，持续用到中性粒细胞最低点过后计数 $> 10 \times 10^9/L$ 为止，亦可根据具体情况适当缩短给药时间。必须指出的是，CSF 不能与化疗或放疗同时应用。免疫增强药物干扰素的不良反应及禁忌证比较多，在使用之前应排查患者是否存在禁忌证，用药期间也要进行药学监护，监测患者神经系统评估、感染、肺和心功能、血糖、甲状腺功能等。

免疫抑制药是对免疫有抑制作用的药物，在临床上主要应用于器官移植排斥反应、系统性红斑狼疮、银屑病等自身免疫病和变态反应性疾病。不同的药物分别作用于免疫反应及调节的不同环节，一般需联合使用。免疫抑制药根据患者疾病种类、病情严重程度、治疗方案、既往史、现病史、是否处于孕期或哺乳期等不同因素而进行选择。患者在接受免疫治疗时应加强自我疾病认识，注意自我管理，监测药物不良反应，避免药物相互作用，接受专业的药学服务。

第四节　器官移植排斥反应的临床用药

一、概　述

排斥反应是移植器官携带的异体抗原所引起的受者体内发生的免疫反应，有体液免疫反应和细胞免疫反应两种，其机制、病理及临床表现均不同。体液免疫反应在超急性排斥反应、急性加速性排斥反应及慢性排斥反应中都发挥重要作用。细胞免疫反应需经过抗原识别免疫活性细胞、致敏免疫细胞增殖、攻击靶细胞等过程，是急性排斥反应的主要原因。

（一）超急性排斥反应

超急性排斥反应是不可逆的体液免疫反应，是移植器官血流恢复后，在 24h 之内发生的各种免疫排斥反应，这种反应的特点是急、快并且严重。

（二）加速性排斥反应

加速性排斥反应亦属急性体液免疫反应。多在术后 2 ～ 5d 发生，也可出现在术后 1 个月内。临床表现为移植器官功能减退或丧失，伴有全身症状，如高热、畏寒、乏力、食欲缺乏，伴有白细胞增高。

（三）急性排斥反应

急性排斥反应主要是细胞免疫反应，属迟发型超敏反应的细胞免疫现象。除同卵生供者，几乎所有供体的器官都将发生程度不同的急性排斥反应。免疫抑制药停用或剂量不足将促使其发作。急性排斥反应多发生于术后 1 个月内，也可延至数月后发作，临床表现为发热、畏寒、全身不适、局部胀痛和移植器官功能骤然恶化的症状。

（四）慢性排斥反应

慢性排斥反应以体液免疫反应为主。病变表现为间质及动脉内膜纤维组织明显增生，如伴血管壁弹力层纤维断裂和增厚，使血管管腔狭窄，器官、组织呈慢性缺血性改变。慢性排斥反应一般发生于手术4个月后，直至1年以上，缓慢出现症状。

二、用药原则与注意事项

预防和治疗排斥反应是器官移植成功的关键，目前防治移植排斥反应的方法主要是正确地进行组织配型、严格选择供者、抑制受者的免疫反应和加强移植后的免疫检测等。应用免疫抑制药预防和治疗移植排斥反应是目前临床器官移植的常规使用方法，甄选免疫抑制方案的目的是合理应用免疫抑制药，以防排斥反应的发生，同时保持患者适度的免疫抵抗力和减少药物不良反应。联合用药方案通常以基础免疫抑制药为基础，联合辅助免疫抑制药，具体用药方案应根据药物的作用机制、副作用等情况，并结合患者的经济条件来确定。

（一）诱导期治疗

移植早期出现移植功能延迟和急性排斥反应，需进行诱导治疗。皮质类固醇冲击治疗是治疗急性排斥反应等的常用药物；同时，联合抗体治疗可降低急性排斥反应的发生率和延迟移植功能。

（二）维持期治疗

免疫抑制诱导期结束后，即进入维持期治疗。维持期治疗是在预防急性排斥反应、慢性排斥反应和防治药物副作用之间取得平衡的个体化治疗过程，是采用不同作用机制的免疫抑制药联合治疗，从而增加疗效，降低其副作用。常用的方案有环孢素/他克莫司+MMF+糖皮质激素、环孢素/他克莫司+西罗莫司/依维莫司+糖皮质激素、环孢素/他克莫司+糖皮质激素、环孢素/他克莫司+MMF或抗体等。

（三）抗排斥反应的注意事项

移植患者出现排斥反应时应展开个体化治疗，需考虑患者肝、肾功能及其他疾病状态，根据药物的特点合理选择治疗方案，治疗期间应监测肝肾功能、血常规、血压、血糖、电解质等药学监护指标，注意免疫抑制药和其他药物的相互作用。环孢素、他克莫司等免疫抑制药在使用过程中应定期监测血药浓度，避免用量不足导致排斥反应或用量过大产生毒性反应。

思 考 题

1. 考虑非甾体抗炎药的不良反应，哪些患者不建议使用非甾体抗炎药？
2. 长期口服使用糖皮质激素的患者会有哪些不良反应，需要监测哪些指标？
3. 为什么环孢素A进行血药浓度监测时可以用全血样本？

（汤依群　郑玉粉）

第二十八章 毒物中毒与抢救

学习要求

掌握：有机磷酸酯类、联苯吡啶类农药及灭鼠药中毒的解救；急性乙醇中毒解救。

熟悉：金属螯合剂的使用；误食毒蕈和毒蛇咬伤的处理方法；氰化物中毒、一氧化碳中毒及亚硝酸盐中毒的解救。

了解：中毒抢救的一般程序；其他化合物中毒的解救。

中毒（poisoning）是指由于化学物质通过各种途径进入体内，通过化学和物理化学作用，导致机体代谢紊乱、组织结构破坏和脏器功能障碍，从而出现临床症状、病理体征、各种实验室及影像学检查异常的一种疾病状态。习惯上将引起中毒的外源性化学物质称为毒物（poison）。中毒时需采取综合性措施，所用的解救药物称为解毒药。解毒药分为一般性解毒药和特异性解毒药，前者为解救各种毒物中毒的一般性用药，不具专属性和特效性，如阻止毒物继续吸收的清洗剂、催吐药、导泻药和胃黏膜保护药等；后者为特定毒物的对抗药，专属性高，有特效性，如解救金属中毒的络合药、解救有机磷中毒的胆碱酯酶复活药等。

第一节 概 述

一、中毒的诊断

（一）详尽询问病史

包括起病情况、毒物暴露情况、基础疾病及用药情况，以及了解患者发病前进食及同餐者情况、有无有毒动物咬刺史等。

（二）体格检查

重点注意神志、精神状态、呼吸、血压、心率、瞳孔等生命体征和一般临床表现。

（三）毒物鉴定

对残留食物、毒物及容器、呕吐物、排泄物、洗胃液或血液等进行毒物化学分析（包括定性和定量分析），并根据中毒原理进行选择性的实验室检查。

二、中毒的救治原则

（一）迅速脱离中毒环境，清除未被吸收的毒物

吸入中毒应迅速将患者撤离中毒现场。体表接触中毒应及时脱去污染的衣服，清洗接触部位（皮肤、眼睛及伤口等）。胃肠道中毒应立即停止服用并清除尚未被吸收的毒物，可使用催吐、洗胃和导泻等方法。

1. 催吐　可采用饮温水 300～500ml 后刺激咽后壁、皮下注射阿扑吗啡（apomorphine）及口服硫酸锌、硫酸铜等方法。目前，对多数中毒患者不主张使用催吐，应严格掌握禁忌证，呕吐时，应将患者头部放低并转向一侧，以防呕吐物吸入气管或肺。

2. 洗胃　使用较为普遍，应尽早进行。洗胃液可用清水或添加适量解毒药，可使用胃黏膜保护药、吸附剂活性炭、中和剂、沉淀剂等。注意洗胃可能引起吸入性肺炎、胃肠道穿孔等并发症。昏迷、惊厥及吞服强酸、强碱等腐蚀剂的患者不宜洗胃。

3. 导泻 一般用硫酸钠或硫酸镁；中枢抑制药中毒或昏迷时不用硫酸镁；严重腹泻、腐蚀性毒物中毒及极度衰竭者禁止导泻；其他常用的导泻药有甘露醇、山梨醇、复方聚乙二醇等。

4. 洗肠或全肠灌洗 一般用 1% 微温盐水、1% 肥皂水、清水，可在洗肠液中加药用炭。对于重金属中毒，缓释药物或肠溶药物中毒以及消化道藏毒品者，可采用全肠灌洗，经口或胃灌注大量聚乙二醇溶液。

（二）迅速判断患者的生命体征，及时处理威胁生命的情况

观察患者神志、体温、血压、呼吸等情况，注意保持昏迷患者的呼吸道通畅和生命体征稳定。出现惊厥、脑水肿、休克、肾衰竭，以及水、电解质和酸碱平衡紊乱等危急情况时应立即采取有效的急救措施。

（三）促进已吸收入血的毒物清除

1. 促排 一氧化碳中毒时，吸氧可加速一氧化碳排出；弱酸性毒物，如苯巴比妥等中毒可用呋塞米或葡萄糖溶液静脉给药以增加尿量，并用碳酸氢钠碱化尿液，加速肾对毒物的排泄；弱碱性毒物，如士的宁、苯环己哌啶、苯丙胺等中毒则可用维生素 C 酸化尿液。

2. 血液净化 血液净化的治疗模式有血液透析（hemodialysis，HD）、血液滤过（hemofiltration，HF）、血液灌流（hemoperfusion，HP）、血液透析滤过（hemodiafiltration，HDF）、血浆置换（plasma exchange，PE）、连续性血液净化（continuous blood purification，CBP，或称连续性肾脏替代治疗，continuous renal replacement therapy，CRRT）等，上述方式均可用于清除血液中的毒物。通常情况下，毒物的血浆蛋白结合率较低时，可选择血液透析模式；血浆蛋白结合率高或相对分子质量较大的毒物，则采用血液灌流模式清除。

（四）应用特异性解毒药（对抗药）

目前特异性解毒药不多，且其本身亦具有一定毒性。在使用特异性解毒药时应注意：①诊断明确，针对性使用；②及早使用，剂量适当；③应采取综合措施

（五）对症支持治疗，防治并发症

昏迷患者在保持呼吸道通畅时，可适当使用呼吸兴奋药；中枢兴奋药中毒而惊厥时，可用中枢抑制药，如巴比妥类或地西泮，同时注意保护患者，避免受伤；脑水肿时，应用甘露醇、山梨醇和地塞米松等；选用适当的抗菌药物防治感染；患者需要时给予鼻饲或肠外营养等。治疗过程中应注意对心、肺、肾等重要脏器的功能支持，防治脏器功能衰竭，防治可能出现的严重并发症。

第二节　常见毒物中毒的救治

一、农药中毒

（一）有机磷酸酯类（organophosphates）中毒

1. 分类 有机磷酸酯类农药按毒性可分为：剧毒类，如内吸磷（systox，E1059）、对硫磷（parathion，605）（禁用）等；高毒类，如甲胺磷（methamidophos）（禁用）、氧化乐果（omethoate）、敌敌畏（dichlorvos）等；中毒类，如乐果（rogor）、乙硫磷（echothiophate iodide）、敌百虫（dipterex）等；低毒类，如马拉硫磷（malathion）等。此外，用作化学武器的塔朋（tabun）、索曼（soman）、沙林（sarin）等，毒性远强于剧毒类农药。

2. 有机磷农药中毒机制和表现 有机磷可抑制体内胆碱酯酶活性，造成乙酰胆碱在体内大量积聚而引起中毒症状。根据临床症状和血中胆碱酯酶活性，可分为轻度中毒、中度中毒和重度中毒。

（1）轻度中度：以 M 样症状为主，全血胆碱酯酶活力为正常值的 50% ～ 70%。

（2）中度中毒：M 样症状加重，出现 N 样症状，全血胆碱酯酶活力为正常值的 30% ～ 50%。

（3）重度中毒：除外周 M 样和 N 样症状外，还有中枢症状，出现肺水肿、呼吸衰竭、昏迷、脑水肿等，全血胆碱酯酶活力在正常值 30% 以下。

3. 有机磷类农药中毒解救

（1）一般治疗：不主张药物催吐，可反复洗胃、导泻。敌百虫忌用碳酸氢钠、硫代有机磷忌用高锰酸钾溶液洗胃。血液净化首选血液灌流。

（2）特异性解毒药

1）胆碱酯酶复活药（cholinesterase reactivators）：常用的有碘解磷定（pralidoxime iodide，PAM）、氯解磷定（pyraloxime methyl chloride，PAM-Cl）、双复磷（obidoxime）、双解磷（trimedoxime）、甲磺磷定（pralidoxime mesylate）等，首选氯解磷定肌内注射。

2）抗胆碱药：首选阿托品（atropine）静脉注射，可重复给药，直到患者出现"阿托品化"或症状明显缓解为止。"阿托品化"后采用维持剂量，在酶复活后应及时减少用量，以免发生阿托品中毒。也可使用戊乙奎醚（penehyclidine），戊乙奎醚兼有阻断 M、N 受体的作用，易通过血脑屏障，对心率的影响较阿托品轻，患者心率过低时可联用阿托品，其半衰期（10.34h）比阿托品（2 ～ 4h）长，用药重复次数较少，首次使用需与氯解磷定合用。

（3）其他对症治疗：有机磷中毒可导致低氧血症和呼吸衰竭，患者应常规吸氧，机械通气；对症处理酸中毒、低钾血症、严重心律失常、脑水肿等多种并发症，并防治感染和休克；应及时识别和治疗可能出现的中间综合征和迟发性周围神经病变。

案例 28-1

患者，女，78 岁，家属代诉：误服不明溶液后恶心、呕吐，口中有大蒜味。既往有高血压病史 8 年，血压最高 168/105mmHg，无抗高血压药服用史。查体：T37.1℃，P103 次/分，R 19 次/分，BP176/95mmHg，神志谵妄状，双侧瞳孔等大等圆，直径 4.1mm，对光反应迟钝，双肺底可闻及湿啰音，腹软。辅助检查：胆碱酯酶活性 427U/L（酶法），胸部 CT 示右下肺有少许渗出。诊断为有机磷酸酯类中毒。

问题：诊断为有机磷中毒的依据有哪些？应如何处理？

解析：

1. 诊断的依据　①接触史：误服不明溶液，口中有大蒜味；②临床症状：恶心、呕吐、双肺湿啰音；③胆碱酯酶检测：胆碱酯酶活性 427U/L（酶法），低于正常值（410 ～ 32 000U/L）。

2. 处理　洗胃；反复给予 M 受体拮抗药和胆碱酯酶复活药（首选阿托品和氯解磷定），原则为及时、足量和联合用药；机械通气。注意监测胆碱酯酶活性，及时调整阿托品剂量。

（二）联吡啶类中毒

联吡啶类包括百草枯（paraquat）（禁用）、敌草快（diquat）等，为杂环类结构，用作除草剂，此类化合物对接触部位有腐蚀性损伤，表现为皮肤红肿、水泡及眼睑炎、口腔灼痛，以及消化性溃疡、出血等，吸收后增加体内氧自由基生成，导致氧化应激，造成肝、肾、心、肺等多器官损伤。肺组织对百草枯有主动摄取和蓄积特性，可致肺水肿、肺出血及弥漫性肺纤维化，最终导致呼吸衰竭、死亡。敌草快对肺损伤比百草枯轻，中毒早期死亡的原因主要是大量摄入后导致的循环衰竭。

联吡啶类无特异性解毒药，尽早地、积极地采取措施清除进入体内的毒物是成功救治急性百草枯中毒的基础，包括阻断毒物吸收和促进毒物排出。此外，救治以对症处理为主。

1. 清除毒物　脱去污染的衣服，用清水和肥皂水彻底清洗接触部位。消化道中毒应尽快催吐、洗胃（因其有腐蚀性须小心进行）、导泻，必要时全肠灌洗，可使用吸附剂漂白土、活性炭，导泻可用 20% 甘露醇、硫酸镁或硫酸钠。敌草快口服中毒者 1 ～ 4 日内可能出现肠梗阻，禁用吸附剂或全肠灌洗。

2. 血液净化　可于中毒 2～4h 进行血液灌流，百草枯中毒者出现合并肾功能损伤时也可用血液透析，敌草快中毒者如循环系统不稳可采用 CRRT。严重中毒可大量输液以利尿。

3. 药物治疗　抗氧化剂谷胱甘肽、大量维生素 C 等有一定帮助。百草枯中毒的非暴发型中、重度患者可早期联合应用糖皮质激素及环磷酰胺冲击治疗，注意剂量和疗程，避免股骨头坏死。

（三）其他

1. 氨基甲酸酯类（carbamates）中毒　氨基甲酸酯类包括克百威（carbofuran）、丙硫克百威（benfuracarb）、丁硫威（carbosulfan）等，属于有机氮类农药，能可逆性抑制胆碱酯酶，中毒表现与有机磷相似，毒性较低，中毒症状出现快，恢复也快。M 样症状可用阿托品、东莨菪碱或戊乙奎醚解救。需要注意的是，胆碱酯酶复活药会使其毒性加剧。因此，确诊氨基甲酸酯类中毒者禁用胆碱酯酶复活药解救。

2. 拟除虫菊酯类（pyrethroids）中毒　拟除虫菊酯类包括氟氯氰菊酯（cyfluthrin）、溴氰菊酯（deltamethrin）、氯氟氰菊酯（lambdacyhalothrin）等，可影响神经细胞膜 Na^+ 通道的关闭，提高中枢和外周神经的兴奋性，表现为持续性肌痉挛。中枢性肌松药美芬新（mephenesin）可选择性抑制脊髓的多突触中间神经元，解除痉挛。其他综合治疗措施包括静脉滴注能量合剂、大剂量维生素 C、适量糖皮质激素和利尿药等。此类农药气味及中毒的临床症状均与有机磷相似，但不降低胆碱酯酶活性和机体对阿托品的敏感性，不宜用阿托品治疗，应注意与有机磷中毒的鉴别诊断。

3. 沙蚕毒素类（nereistoxins）中毒　沙蚕毒素类包括杀虫双（单）（dimehypo/monosultap）、杀虫环（thiocyclam）等，属有机硫类。中毒时主要表现为神经肌接头阻滞、中枢神经系统兴奋和 M 样症状。胆碱酯酶活性轻度抑制，致死原因多为呼吸麻痹和肺水肿。

特异性解毒药为二巯丙磺钠（sodium dimercaptopropane sulfonate，DMPS）和二巯丁二钠（sodium dimercaptosuccinate，DMS），可恢复肌力，解除呼吸肌麻痹，并部分对抗惊厥症状。M 样症状可用阿托品。惊厥发作频繁者可用地西泮（diazepam）或美索巴莫（methocarbamol）。

4. 甲脒类（formamidines）中毒　甲脒类包括杀虫脒（chlordimeform）（禁用）、双甲脒（amitraz）、螟蛉畏（chloromethiuron）等，属于有机氮类农药，中毒表现以嗜睡、发绀、出血性膀胱炎三大症状为主。对于高铁血红蛋白血症的治疗，轻度中毒者静脉注射维生素 C；严重中毒伴全身发绀者，应立即给予亚甲蓝，亦可用过氧化氢注射液稀释后静脉注射。对出血性膀胱炎的处理可给予止血药酚磺乙胺（etamsylate）、卡巴克洛（carbazochrome）等；同时，可口服或注射碳酸氢钠碱化尿液。

二、灭鼠药中毒

（一）维生素 K 拮抗药中毒

维生素 K 拮抗药毒性低，目前最为常用，包括香豆素类（coumarins），如溴敌隆、大隆、灭鼠灵等；茚满二酮类（diphacinone），如杀鼠酮、敌鼠钠等。此类物质通过抑制维生素 K 环氧化物还原酶使得凝血因子 Ⅱ、Ⅶ、Ⅸ、Ⅹ 不能被激活，因此具有抗凝作用，中毒后可出现皮肤、黏膜及全身出血、凝血时间延长。维生素 K_1 为其特异性解毒药，严重出血时每日总量可用至 300mg；其他措施包括给予糖皮质激素、大剂量维生素 C 等，有助于降低血管的通透性，促进止血；出血严重者可输新鲜全血。

（二）有机氟类中毒

包括氟乙酸钠（sodium fluoroacetate）（禁用）、氟乙酰胺（fluoroacetamide）（禁用）、鼠甘氟等。氟乙酰胺进入机体后脱氨生成氟乙酸，后者与辅酶 A 作用生成氟乙酰辅酶 A，然后氟乙酰辅酶 A 与草酸乙酰作用生成氟柠檬酸，抑制乌头酸酶，阻断三羧酸循环，其毒性主要表现在神经系统，对心脏亦有明显损伤。

常用的解毒药有解氟灵（acetamide），化学结构与氟乙酰胺相似，在体内与氟乙酰胺竞争某些酶（如酰胺酶），使氟乙酰胺不能转变成氟乙酸，从而消除它对三羧酸循环的影响。

出现癫痫持续状态者，给予地西泮或苯巴比妥；有呼吸抑制者可用纳洛酮。

（三）其他

硫脲类有安妥、捕灭鼠、氯灭鼠、灭鼠特等，目前已很少使用。磷化锌、磷化镁、磷化钙等磷化物已禁用。磷化铝（aluminium phosphide）可用作灭鼠药或熏蒸式杀虫剂，在潮湿空气中释放出磷化氢气体，可致吸入中毒，其中毒的治疗以对症处理为主。毒鼠强（tetremthylene disulfotetramine）（禁用）有剧毒，无特异性解毒药，可应用大剂量地西泮、苯巴比妥或丙戊酸钠控制抽搐。地西泮联用二巯丙磺钠对于控制惊厥有协同效果。

三、急性乙醇中毒

急性乙醇中毒（acute ethanol intoxication），也称急性酒精中毒（acute alcohol intoxication），是指短时间内摄入大量乙醇导致的机体病理状态，以中枢神经系统功能紊乱为主，伴代谢异常和心、肝、肾、肺等脏器损伤。

急性乙醇中毒时应及时给予基础治疗。首先，应保持呼吸道通畅，避免呕吐物阻塞呼吸道或吸入引起窒息，同时给予吸氧处理并给有指征的患者洗胃；其次，应大量补液，通过补充维生素、电解质和使用利尿药等促进分解代谢、维持水、电解质和酸碱平衡。此外，可根据临床症状对症治疗。由于机体对乙醇的耐受程度和清除速度个体差异很大，中毒程度的分级以临床表现为主。轻度中毒仅有情绪和语言的兴奋和轻微的运动不协调，一般无须治疗。

（一）洗胃

一般限于病情可能恶化的昏迷患者或高度怀疑合并其他毒物中毒且 1h 内无呕吐的患者，有呕吐症状则不洗胃。洗胃液可用 1% 碳酸氢钠或温开水，每次不超过 200ml，总量不超过 2000 ～ 4000ml。

（二）加快体内乙醇代谢

美他多辛（metadoxine）每次 0.9g 静脉滴注给药，并适当补液，补充维生素 B_1、维生素 B_6、维生素 C。美他多辛可激活乙醛脱氢酶，阻止乙醇脱氢酶失活并加速乙醇及其代谢产物乙醛和酮体经尿液排泄，多用于中、重度中毒，尤其伴有情绪异常、攻击行为者，但哺乳期和哮喘患者禁用。

（三）对症与支持治疗

中度、重度中毒出现呼吸抑制、昏迷等，可用纳洛酮静脉注射或静脉滴注至患者神志清醒。有兴奋或攻击行为可用小剂量地西泮肌内注射；躁狂者首选氟哌啶醇，也可口服奥氮平，避免使用氯丙嗪、吗啡、巴比妥类等。重度中毒特别是消化道症状明显的患者，可用 H_2 受体拮抗药或质子泵抑制药。

同时，应保持呼吸道通畅，对血压、体温、心电进行监测，维持水、电解质、酸碱平衡，纠正低血糖、低血镁等。脑水肿患者应给予脱水药，有明确合并感染指征时可使用抗菌药物，但要注意避免使用可能引起双硫仑反应的药物，如头孢菌素、甲硝唑、呋喃唑酮等。

（四）血液净化

血中乙醇浓度高于 87mmol/L 或有其他临床指征的危重患者可进行血液透析，也可行连续性肾脏替代治疗。

四、金属或类金属中毒

金属或类金属主要抑制细胞内巯基酶的活性，导致细胞代谢紊乱和生理功能障碍，表现为多个系统的器官损伤和功能紊乱，如恶心、呕吐、消化道出血、肝肾损伤、神经炎、贫血等。金属螯合剂（chelating agent）中的供电子基团（氮、氧、硫），可与金属或类金属离子结合成环状螯合物，从而转化为低毒或无毒的可溶性化合物，并随尿排出，因此可用于解救金属类金属中毒。常用的药物有二巯丁二钠、二巯丙磺钠、二巯丙醇（dimercaprol，BAL）、依地酸钙钠（calcium disodium edetate，EDTA Na-Ca）、D- 盐酸青霉胺（D-penicillamine hydrochloride）、去铁胺（deferoxamine）等。

（一）急性铅中毒

急性铅中毒常由呼吸道或消化道进入大量铅化合物所致，表现为恶心、呕吐、腹泻、腹绞痛，严重者出现溶血性贫血、肝脏疾病、中毒性脑病及肾脏疾病。除一般治疗外，可选用 EDTA Na-Ca、DMS、DMPS 等驱铅。EDTA Na-Ca 效果最好，但对铅中毒性脑病疗效差，宜与 BAL 合用，可加速铅自尿液排出，并减轻脑病后遗症的神经症状。

（二）急性汞中毒

汞分为有机汞和无机汞两大类，两者中毒在临床表现和治疗上均有所不同。无机汞中毒常用的螯合剂为 BAL 和 D- 盐酸青霉胺，前者用于症状严重的患者，后者用于症状较轻的患者。治疗中毒性脑病时，青霉胺的衍生物 N- 乙酰 - 消旋青霉胺（N-acetyl-DL-penicillamine）效果更好。有机汞中毒时，青霉胺的用量约为无机汞中毒时的 2 倍。甲基汞中毒不可用 BAL，因动物实验表明 BAL 可增加甲基汞的脑内浓度。鉴于甲基汞在体内存在肠肝循环，可考虑使用非吸收型甲基汞结合剂巯基树脂，阻断其再吸收。

（三）急性铁中毒

急性铁中毒者应用去铁胺疗效良好。重症 β- 珠蛋白生成障碍性贫血患者，在输血同时合用去铁胺，可减轻输血所致铁负荷过度，防止心脏和肝损害。不宜使用 BAL，因其螯合产物对肾损害较大。

（四）急性砷中毒

急性砷中毒表现为恶心、呕吐、惊厥、低血压等，严重时可致死。除对症治疗外，螯合剂通常先用 DMPS 或 BAL（肝、肾功能严重损害时慎用），胃肠道症状缓解后再改用口服青霉胺。

（五）急性镉中毒

急性镉中毒常用 EDTA Na-Ca，不可应用 BAL，因其可增加肾毒性。

五、氰化物中毒

氰化物（cyanide）是指含有氰根（CN^-）的化合物，分为无机和有机氰化物，如氢氰酸、氰化钠、氰化钾、氰化锌、乙腈、丙烯腈等，大多数属于剧毒或高毒类，可通过消化道、呼吸道、皮肤和眼睛接触进入体内。氰化物在体内释出 CN^-，可与多种酶结合，尤其是与细胞色素氧化酶中 Fe^{3+} 牢固结合，从而阻断氧化还原过程中的电子传递，使组织细胞不能利用氧而引起窒息，出现缺氧、发绀等症状。大量摄入氰化物可在数分钟内使呼吸和心跳停止，导致快速死亡。

（一）高铁血红蛋白形成剂和供硫剂

氰化物中毒时，可先用高铁血红蛋白形成剂使血红蛋白氧化为高铁血红蛋白，后者与氰离子亲和力强，且结合牢固，能使细胞色素氧化酶复活，从而解除氰化物的急性中毒症状。形成的氰化高铁血红蛋白数分钟后又可逐渐释出氰离子，使中毒症状再度出现，因此在注射完高铁血红蛋白形成剂后应立即注射供硫剂硫代硫酸钠（sodium thiosulfate）。硫代硫酸钠在转硫酶的作用下，能和游离或结合状态的氰离子相结合，形成无毒的硫氰酸盐从尿中排出。

1. 高铁血红蛋白形成剂 常用的有亚硝酸钠（sodium nitrite）、亚硝酸异戊酯（amylnitrite）、亚甲蓝、4- 二甲基氨基酚（4-dimethylaminophenol，4-DMAP）等。

2. 供硫剂 可于注射亚硝酸钠或 4-DMAP 后缓慢静脉注射 25% 硫代硫酸钠溶液 50ml。

（二）钴类化合物

钴类化合物能与体内氰离子结合成无毒的氰钴酸盐从尿中排出而起到解毒作用，不良反应较轻，但价格昂贵，性质不稳定。可用依地酸二钴（dicobalt edetate，Co_2EDTA）、羟钴胺（hydroxocobalamine）及其前体钴啉醇酰胺（cobinamide）。

六、其他中毒

（一）蛇毒中毒

蛇毒（venom）分为神经毒、血液循环毒、肌肉毒和混合毒。银环蛇毒、眼镜蛇毒、眼镜王蛇毒、海蛇毒为神经毒，可引起肌肉麻痹，呼吸肌麻痹和呼吸衰竭为此类蛇毒主要致死原因；还可能会同时引起肌肉毒，导致骨骼肌细胞坏死，表现为肌痛、坏死、肌红蛋白尿、高钾血症等。五步蛇毒、响尾蛇毒和大部分蝰蛇毒含有血液循环毒，可引起溶血、凝血或出血。眼镜蛇毒和蝰蛇毒亦有心脏毒性，可引起心肌变性坏死、心律失常等。被毒蛇咬伤后，应及时结扎伤肢，切开排毒，局部应用 2.5% ～ 5% EDTA 及胰蛋白酶 2000 ～ 6000U 稀释后浸润注射，以及对症治疗；确保在 2h 内使用特异性的抗蛇毒血清，如抗蝰蛇毒血清、抗五步蛇毒血清、抗银环蛇毒血清、抗眼镜蛇毒血清等。蛇种不明时，如有神经毒表现则使用抗银环蛇毒血清；有血液循环毒表现可使用抗蝰蛇毒血清、抗五步蛇毒血清，或二者联用；有混合毒表现则使用抗眼镜蛇毒血清、抗蝰蛇毒血清联用抗银环蛇毒血清。蛇种不明时应尽量使用多联抗毒血清。用前应做皮试，阳性应按常规脱敏注射。通过提前 15min 肌内注射 20mg 苯海拉明，或将地塞米松 5mg 加于 25% ～ 50% 葡萄糖液 20ml 内静脉注射，防止过敏反应的发生。

（二）毒蕈中毒

毒蕈（muscarinic）种类繁多，误食可引起消化道中毒，症状表现为神经型、溶血型和肝病型。神经型表现为副交感神经兴奋，可服用阿托品对抗；出现阿托品中毒样症状时应使用地西泮。溶血型患者用糖皮质激素，糖皮质激素具有抗炎、稳定溶酶体及细胞膜、抗毒素等多重作用，对溶血反应、中毒性心肌炎、中毒性脑炎、严重肝损害均有治疗作用，患者出现血红蛋白尿时需碱化尿液。肝病型患者使用螯合剂 BAL 或 DMS。

（三）气体中毒

1. 急性一氧化碳中毒 吸入过量一氧化碳后主要引起组织缺氧。应迅速将患者转移到空气流通地方，保持呼吸道通畅，纠正缺氧（吸入纯氧或高压氧），促进脑细胞代谢（如 ATP、辅酶 A、维生素 C 等），防治脑水肿及各种并发症。

2. 急性苯中毒 苯为有机化合物，短时间内吸入高浓度苯蒸气引起的急性中毒，常影响中枢神经系统，表现为烦躁不安和肌肉抽搐。除对症治疗外，可用维生素 C 联合葡醛酸内酯抢救。

3. 刺激性气体中毒 刺激性气体中毒常见于工业事故、化学武器袭击及密闭不良环境等。气体种类繁多，国内比较常见的有氯气、氨气、无机酸、光气等，其毒性机制包括：①直接破坏细胞膜和蛋白质，造成组织细胞损伤；②诱发炎症反应、免疫反应、氧化应激反应；③诱导细胞凋亡；④特有的毒性作用，如汞抑制线粒体呼吸链功能，氮氧化物引起高铁血红蛋白血症，高浓度硫化氢抑制呼吸中枢等。中毒时临床表现复杂，以不同程度的呼吸损害为主。气体的直接刺激作用或引发的炎症免疫反应可导致喉头水肿、上呼吸道梗阻，以及并发的急性呼吸窘迫综合征（acute respiratory distress syndrome，ARDS）或其他肺部并发症，均可能危及患者生命。

刺激性气体中毒时应首先对患者进行洗消、评估、分级和生命体征监控，紧急处置包括气管切开、补液、给予血管活性药物、心肺复苏等。重症患者应进行合理氧疗、呼吸支持和气道管理。有特效解毒药物时应尽早给予解毒药，如硫化氢中毒可应用高铁血红蛋白形成剂 4-DMAP、3% 亚硝酸钠或亚甲蓝解毒；大部分刺激性气体中毒无特效解毒药，常用药物有糖皮质激素、支气管扩张药、抗氧化药 N- 乙酰半胱氨酸、谷胱甘肽、维生素 C 等；有感染指征时适当应用抗菌药物。

（四）亚硝酸盐中毒

亚硝酸盐、硝酸盐可引起高铁血红蛋白血症，可用小剂量亚甲蓝和大剂量维生素 C 治疗。注意高浓度亚甲蓝会增加高铁血红蛋白形成。

思 考 题

1. 阐述有机磷酸酯类的中毒机制及药物解救原理。
2. 如何处理急性乙醇中毒？
3. 简述二巯丙磺钠的临床应用及注意事项。

（周红宇）

参 考 文 献

陈新谦, 金有豫, 汤光, 2018. 新编药物学 [M]. 18 版. 北京: 人民卫生出版社.

陈焱, 李清, 周宏灏, 2021. 药物基因组学在精准医学和新药研发中的作用 [J]. 中国临床新医学, 14(10): 956-963.

狄潘潘, 贾淑云, 2020. 抗肿瘤药物的时辰药理学研究进展 [J]. 肿瘤药学, 10(2): 159-165.

封宇飞, 胡欣, 2020. 实用临床药物治疗学老年疾病 [M]. 11 版. 北京: 人民卫生出版社.

国家卫生健康委办公厅, 国家中医药管理局办公室, 关于印发流行性感冒诊疗方案 (2020 年版) 的通知 [EB/OL]. (2020-10-27) [2022-8-20] http://www.gov.cn/zhengce/zhengceku/2020-11/05/content_5557639.htm.

国家药品监督管理局, 国家卫生健康委员会, 国家药监局 国家卫健委关于发布药物临床试验质量管理规范的公告 [EB/OL]. (2020-4-23) [2022-8-15] http://www.gov.cn/zhengce/zhengceku/2020-04/28/content_5507145.htm

国家药品监督管理局, 国家药监局关于修订质子泵抑制剂类药品说明书的公告 [EB/OL]. (2022-2-5)[2022-8-15]. https://www.nmpa.gov.cn/xxgk/ggtg/ypshmshxdgg/20220225141656166.html.

国家药品监督管理局药品评审中心, 2020. 群体药代动力学研究技术指导原则 [A/OL]. (2020-12-31)[2022-09-02]. https://www.cde.org.cn/main/news/viewInfoCommon/b3e8205a4749c aa0264414514cdf45ac.

何春远, 沈炳香, 谢海棠, 2020. 群体药动学研究方法及其研究进展 [J]. 中国医院用药评价与分析, 20(12): 1532-1536.

李俊, 2018. 临床药理学 [M]. 6 版. 北京: 人民卫生出版社.

刘东, 李国辉, 赵荣生, 等, 2022. 医疗机构麻醉药品和第一类精神药品信息化管理专家共识 [J]. 医药导报, 41(1): 1-16.

罗建东, 闵清, 2018. 临床药理学案例版 [M]. 2 版. 北京: 科学出版社.

孙承业, 2020. 实用急性中毒全书 [M]. 2 版. 北京: 人民卫生出版社.

涂宏, 刘丽英, 2021. 常见病联合用药手册 [M]. 北京: 中国医药科技出版社.

王栋梁, 宋海栋, 许可, 等, 2019. 新型抗癫痫药物临床应用研究 [J]. 中国医学科学院学报, 41(4): 566-571.

王卫平, 孙锟, 常立文, 2018. 儿科学 [M]. 9 版. 北京: 人民卫生出版社.

魏敏杰, 杜智敏, 2014. 临床药理学 [M]. 2 版. 北京: 人民卫生出版社.

魏伟, 2017. 中国临床药理学发展概况与展望 [J]. 安徽医药, 21(1): 1-6.

杨宝峰, 陈建国, 2018. 药理学 [M]. 9 版. 北京: 人民卫生出版社.

杨珊珊, 2022. 甲状腺疾病发生影响因素研究进展 [J]. 中国实用医药, 17(01): 208-210.

药物临床试验数据管理与统计分析计划指导原则, 2022. 国家食品药品药品监督管理局.

张文政, 毛许庆, 孙雪妮, 等, 2021. 中西医结合分子配伍治疗肿瘤协同增效及逆转耐药的研究进展 [J]. 中国肿瘤临床, 48(11):566-570.

《中国血栓性疾病防治指南》专家委员会, 2018. 中国血栓性疾病防治指南 [J]. 中华医学杂志, 98(36): 2861-2888.

中国药理学会治疗药物监测研究专业委员会, 中国药学会医院药学专业委员会, 中国药学会循证药学专业委员会, 等, 2020. 治疗药物监测结果解读专家共识 [J]. 中国医院药学杂志, 40(23): 2389-2395.

中国医药教育协会感染疾病专业委员会, 2018. 抗菌药物药代动力学 / 药效学理论临床应用专家共识 [J]. 中华结核和呼吸杂志, 41(6): 409-446.

中华医学会感染病学分会艾滋病丙型肝炎学组, 中国疾病预防控制中心, 2021. 中国艾滋病诊疗指南 (2021 年版)[J]. 中国艾滋病性病, 27(11): 1182-1201.

中华医学会感染性分会, 中华医学会肝病学分会, 2020. 慢性乙型肝炎防治指南 (2019 年版)[J]. 中华病毒性杂志, 10(1): 1-25.

中华医学会糖尿病学分会, 2021. 中国 2 型糖尿病防治指南 (2020 年版)[J]. 国际内分泌代谢杂志,41(5):482-548.

钟南山, 万希润, 马小军, 等, 2015. 抗菌药物临床应用指导原则 [M]. 北京: 人民卫生出版社.

周宏灏, 2013. 遗传药理学 [M]. 2 版. 北京: 科学出版社.

周宏灏, 2020. I 期临床试验设计与实施 [M]. 北京: 人民卫生出版社.

Bai X, Ta N, Gong G H, et al, 2022. Effects of integrated chinese traditional medicine and conventional western medicine on the quality of life of breast cancer patients: a systematic review and meta-analysis[J]. Evidence-based Complementary and Alternative Medicine, 2022: 3123878.

Brown J M, Sharma P, Mir A F, et al, 2019. Clinical pharmacology[M]. 12th ed. New York: Elsevier.

Dathe K, Schaefer C, 2019. The use of medication in pregnancy[J]. Deutsches Arzteblatt International,116(46): 783-790.

David H E, 2019. Clinical pharmacology in diuretic use[J]. Clinical Journal of the American Society of Nephrology, 14(8): 1248-1257.

GBD 2019 Diseases and Injuries Collaborators, 2020. Global burden of 369 diseases and .injuries in 204 countries and territories, 1990–2019: a systematic analysis for the Global Burden of Disease Study 2019[J]. Lancet, 396(10258): 1204-1222.

Hermida R C , Hermida A G , Smolensky M H , et al, 2021. Ingestion-time differences in the pharmacodynamics of hypertension medications: Systematic review of human chronopharmacology trials [J]. Advanced Drug Delivery Reviews, 170: 200-213.

ICH. General considerations for clinical studies E8 (R1) (draft version). (2019-08-01). https://www.fda.gov/media/129527/download.

January C T, Wann L S, Calkins H, et al, 2019. 2019 AHA/ACC/HRS Focused Update of the 2014 AHA/ACC/HRS Guideline for the Management of Patients With Atrial Fibrillation: A Report of the American College of Cardiology/American Heart Association Task Force on Clinical Practice Guidelines and the Heart Rhythm Society in Collaboration With the Society of Thoracic Surgeons[J]. Circulation, 140(2): e125-e151.

Katzung G B, Vanderah W T, 2021. Basic and Clinical Pharmacology[M]. 15th ed. New York: McGraw Hill / Medical.

Li C P, Rao T, Chen X P, et al, 2019. HLA-B*35:01 Allele Is a Potential Biomarker for Predicting Polygonum multiflorum-Induced Liver Injury in Humans [J]. Hepatology, 70(1):346-357.

Mukhopadhyay S, Wade K C, Puopolo K M, 2019. Drugs for the prevention and treatment of sepsis in the newborn [J]. Clinics in Perinatology, 46(2): 327-347.

Scherholz M L, Schlesinger N, Androulakis I P, 2019. Chronopharmacology of glucocorticoids [J]. Advanced Drug Delivery Reviews, 151-152: 245-261.

Schwinghammer L T, Koehler M J, Borchert S J, et al. 2020. Pharmacotherapy Casebook : A Patient-Focused Approach[M]. 11th ed. New York: McGraw Hill/ Medical.

Su Z W, Dong S W, Zhao S C, et al, 2021. Novel nanomedicines to overcome cancer multidrug resistance[J]. Drug Resistance Updates, 58: 100777.

Sui X B, Xie T, 2020. Combination of Chinese and Western Medicine to Prevent and Reverse Resistance of Cancer Cells to Anticancer Drugs[J]. Chinese Journal of Integrative Medicine, 26(4): 251-255.

Vargesson N, 2015. Thalidomide-induced teratogenesis: history and mechanisms[J]. Birth defects research. Part C, Embryo Today: reviews, 105 (2): 140-156.

Wang X, Zhang H Y, Chen X Z, 2019. Drug resistance and combating drug resistance in cancer[J]. Cancer Drug Resistance, 2(2): 141-160.